药食同源植物的鉴别与利用

IDENTIFICATION AND UTILIZATION OF MEDICINAL AND
EDIBLE HOMOLOGOUS PLANTS

陈先荣　王同德　王海波　主编

中国农业大学出版社

·北京·

内 容 简 介

我国地域辽阔，植物资源十分丰富，为了更好地开发利用植物资源，发挥药食同源植物食疗、治病、防病的作用，本书对各地的药食同源植物资源深入挖掘，收集了南北独具地方特色的植物、各地著名的传统代表性植物、从国外引进的植物以及有待进一步研究推广的植物等。对各种植物（不含食用菌类植物）的介绍，按照植物从低级到高级进化的原则整理排序，低等植物从藻类开始，高等植物按蕨类植物、裸子植物、被子植物顺序排列，被子植物先双子叶植物，后单子叶植物，并将植物学分类中应用价值高、种类多的科属排在前面。

本书由新疆农业职业技术学院教师和常年在海南、新疆两地旅居的一线科技人员共同编写，以图文结合的形式，介绍南北各地具开发利用价值的植物。本书收录植物涵盖 143 科，770 种。每种植物配有形态图片以便于识别。每种植物的描述内容包括中文名称、别名、拉丁学名、植物特征、生境、功用及推广价值等；尽可能列出每种植物在我国的分布地区和生长环境，以便各地引种栽培时应用，并简述了民间应用的实况、开发现状、存在的问题以及推广应用价值等，是药食同源植物查询利用的实用工具书。本书可供农、林、牧、药学等生产及科研工作者及大中专院校师生阅读，也可供对野生植物食用、食疗保健有兴趣的人士参阅。

图书在版编目（CIP）数据

药食同源植物的鉴别与利用 / 陈先荣，王同德，王海波主编 . —北京：中国农业大学出版社，2017.6（2024.1 重印）
ISBN 978-7-5655-1827-0

Ⅰ.①药…　Ⅱ.①陈…　②王…　③王…　Ⅲ.①药用植物 - 鉴别　②药用植物 - 综合利用　Ⅳ.① R282.71

中国版本图书馆 CIP 数据核字（2017）第 114482 号

书　　名	药食同源植物的鉴别与利用
作　　者	陈先荣　王同德　王海波　主编

策划编辑	张　玉　姚慧敏	责任编辑	姚慧敏
封面设计	郑　川	责任校对	王晓凤
出版发行	中国农业大学出版社		
社　　址	北京市海淀区圆明园西路 2 号	邮政编码	100193
电　　话	发行部 010-62818525,8625	读者服务部	010-62732336
	编辑部 010-62732617,2618	出 版 部	010-62733440
网　　址	http://www.cau.edu.cn/caup		
经　　销	新华书店	E-mail	cbsszs@cua.edu.cn
印　　刷	北京锦鸿盛世印刷科技有限公司		
版　　次	2017 年 6 月第 1 版　2024 年 1 月第 2 次印刷		
规　　格	787×1 092　16 开本　30.75 印张　760 千字		
定　　价	158.00 元		

党的二十大报告指出，"推进健康中国建设""促进中医药传承创新发展"。药食同源植物指既可食用又能作为中药材防病治病的植物。药食同源植物入食入药，历史悠久，并且资源丰富。中国人一直把药食同源等作为养生的原则，翻看中国的历史，黄帝内经的"药食同源"和"不治已病治未病"的理念，早已渗透在华夏五千年的文明史中。中国历代本草均有记载，《神农本草经》《食疗本草》，唐代孙思邈的《千金要方》，明代的《本草纲目》《滇南本草》《救荒本草》《野菜博录》，清代的《植物名实图考》等，均有野生药用植物作为食材食用的收载。我国卫生部关于进一步规范保健食品原料管理的通知（见附录1）中，对药食同源植物、可用于保健食品的物品和保健食品禁用物品做出了具体规定。

近年来，随着社会快速发展，全球人口老龄化加剧、人类面临各类现代病多发的现状，人们对自身的营养健康日益关注，自我保健意识日益增强。人们在不断探寻能促进人体健康、抗御疾病、延年益寿的食物，以食物疗法为基础的药膳、药茶、药粥、药饮、药酒等被普遍应用。药食同源植物迎合和满足了这种社会需求，并因其独特的营养保健作用，具有开发利用的优势和非常广阔的市场前景。

许多食物有提高免疫力的作用，可在身体不适、亚健康状况时，有选择地辨证施食，适时饮用调节，如石斛、金线莲、明日叶、绞股蓝、芡实、人参叶、麦冬、莼菜、蒌蒿、桂圆、藤三七、黄秋葵辣木等均有不同程度的提高免疫力和治疗作用。针对防癌抗癌，可有针对性地选择食疗膳食，如对消化系肿瘤有益的菜肴食物有韭菜、莼菜、甘蓝、百合、刀豆等，其中刀豆味苦、性温，具有温中下气、补肾健脾的功能，民间用其配丁香、柿蒂治疗食管癌、胃癌、肝癌等；蒲公英、芦笋、天门冬、东北红豆杉，以及日常生活中的食物如大蒜、绿茶、豆制品、甘薯等都是抗癌良药。薏苡仁含有薏苡仁脂，临床常用于肺癌、肠癌、宫颈癌、茸毛膜上皮癌等；绿豆配甘草与化疗药同用，有清凉解毒而降低副作用的功效；海带、紫菜、海藻治疗甲状腺、颈部肿瘤及肺部肿瘤，能软坚散结；白扁豆可降低鼻咽癌病人淋巴细胞转化率；其他如姜黄（咖喱）、无花果、地耳、杏仁、荸荠、乌梅、银耳、黄精、芡实等，都有抗癌作用。能预防和缓解乳腺疾病的有蒲公英、海带、海藻、紫菜、菱角、芦笋、猕猴桃、鱼腥草、大白菜等。糖尿病人可选择青钱柳、枸杞、桑叶、翻白草、辣木籽、洋葱、荞麦、燕麦、豇豆、苦瓜、芦荟、空心菜、马齿苋、芦笋、白背天葵等食用。

现代人生活节奏快，工作压力大，过度劳累；有时烦恼事不断，情绪低落，可以通过合适的食材早期预防和有意识地调节，帮助改善精神状态。如西番莲属的几种植物具有神经安定、缓解焦虑、温和镇静和治疗失眠的功用；合欢花、假马齿苋、厚朴、银杏、贯叶金丝桃、人参、佛手、郁金等具抗焦虑作用；假马齿苋能提高人的认知功能，改善学习能力；金针菜也称忘忧草，具有较佳的健脑安神抗衰功能，有"健脑菜"之称，精神过度疲劳时食用，可使人情绪舒缓，缓解压力。

一直以来，很多地方的优势传统特色作物，依托本地的自然和气候资源优势，在当地人生活中发挥着营养和药用价值，但尚需大力普及推广应用。目前，药食两用植物很多地方都是小规模种植或者根据订单种植，如桔梗、紫苏、牛蒡、葛根、苹果花、淡竹叶等，订单主要来自日本、韩国等的企业。桔梗作为药用，需求量起伏不大，但韩国食用市场需求量很大。葛根、苹果花、淡竹叶作为丰胸美体养颜等原料，大量出口日本、韩国，用于发展美容美体产业，而其他地区需求量不大。因此，发展药食同源植物需要有组织地引导和扩大生产。现代农业的发展促进了各地，尤其是北方高寒地区设施农业的蓬勃发展，也使药食同源植物南种北引、北种南引得以普及种植。因此，优质特种药食同源作物生产将成为农业发展的一个新生长点，适应现代社会快速发展的需要，满足当地农民增收的需要。

伴随都市农业的发展，可以利用闲暇空间生产药食同源植物，通过阳台园艺、庭院经济等形式，以鲜活的产品器官，优质的保健产品满足市场需要，实现农民增收的愿望。更要通过不断地推广药食同源植物，提高国民对药食同源植物的认识，促进相关科研力量和研发水平的提高。随着现代加工工艺、生产工艺的飞速进步，可以开发更多的药食同源植物加工产品，将会有越来越多的药食同源食物融入到我们的生活当中，方便我们选择，为自己进行食疗，达到强体健身、护肤美容等作用。很多药食同源植物还具有很高的观赏价值，可以更好地利用在各地调整农业产业结构、发展生态观光农业和休闲农业的过程中，让人们在休闲采摘的农业体验中，收获食疗保健的食物及功效。

本书期望有助于当前农业产业结构的调整，为农业产业转型升级提供参考，给科研人员的课题研究、项目开发提供思路，为医药开发利用提供启示，相关企业能从中发现商机、能为百姓养生保健提供帮助，有助于社会大众在紧张的工作之余，学会食疗排解压力，缓解情绪。

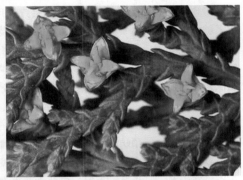

现代科技虽然发达，但仍有人力不可抵御的自然灾害频发，如台风、龙卷风等风灾，大地震、连年大旱或涝灾等，会引起粮菜绝收，甚或卷入战争等，当人陷入严重的饥饿状态时，若能分辨出身边近处或野外可食植物，了解充饥野草，就能挽救生命。另外，每年都有野菜野果中毒的案例发生，社会需要普及野菜知识和辨识能力，此书能助你提高对野菜野果的鉴别力。

本书由长期从事科技一线工作的王同德老先生带领新疆农业职业技术学院中青年专业教师，根据研究积累、查阅大量文献资料和参考网络资源编写而成。限于作者水平和知识面，书中撰写内容的不足及错误之处，敬请广大读者和有关专家批评、指正。

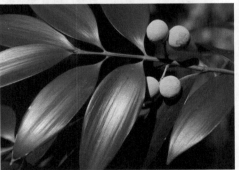

编者

2024 年 11 月

目 录

DIRECTORY

目
录

药食同源植物的鉴别与利用

目
录

药食同源植物的鉴别与利用

目　录

目录

目录

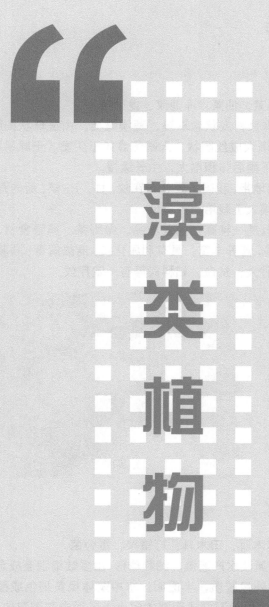

藻类植物

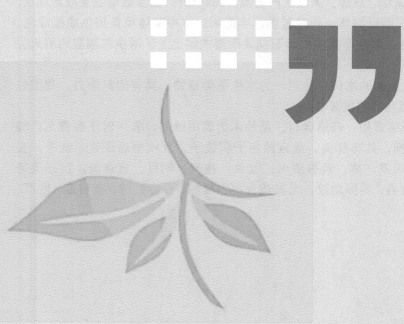

1. 念珠藻科 Nostocaceae

1.01　发菜 *Nostoc commune* var. flagelliforme（Berk. ex Curtis）Born. ex Flah.

【别名】头发菜、地毛、旃毛菜、地毛菜、仙菜、净池菜、龙须菜

【植物特征】国家一级保护植物。念珠藻科发状念珠藻，荒漠藻类。由链珠状细胞组成长链，像头发，色黑，雨天湿润膨胀增大成丝团状。天晴干燥如干头发，干脆易断。多生于荒漠中的牛羊蹄踩出的蹄窝内，下雨后体积增大，生长缓慢。

【生境】分布于世界各大洲的荒漠贫瘠地带，我国主要分布在陕、甘、宁、蒙、新的荒漠中。以宁夏产量最多，质量最好。有小规模人工栽培，产量低。

【功用及推广价值】名贵山珍之一，也是一种高档的营养品。做野菜、药膳食材。丝状体可食，多用于广式菜肴中。味道鲜美，营养丰富。具有利尿化痰、清热解毒、顺肠理肺、防衰滋补的功能。对高血压、甲状腺肿大、贫血、妇科病等有一定疗效。

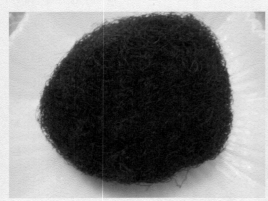 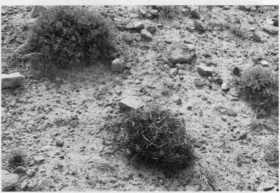

1.02　葛仙米 *Pogostemon auricularius*（L.）Kassk.

【别名】天仙米、天仙菜、珍珠菜、水木耳、田木耳、打雷菜、雷公菌

【植物特征】念珠藻科拟球状念珠藻。属淡水产蓝藻。细胞球形，由多数细胞连成念珠状、链状、珠球状或其他不规则形群体，外包胶质，半透明。水中藻体呈黄褐色或墨绿色，干燥后呈灰黑色或棕褐色。附生于水中的沙石间或阴湿的泥土上，雨中和潮湿的阴天会膨大、生长。

【生境】主要生于磷矿质土类的水田、池沼，为水生藻类植物，具有固氮能力。我国各地均有分布，以四川、湖北产的最著名。

【功用及推广价值】做野菜食用、药膳食材。葛仙米为席中珍品，食用时干鲜宜烹，糖盐可调，蒸、炒、汤不拘，其味鲜美，最宜做包子和饺子。夏秋雨后采收，洗净，去杂质，鲜用或晒干。性味淡，寒。具有清火、收敛、益气、明目、抗衰老、抗感染等治疗功效，兼具护肤、美容、养颜功效。尤其适合视力模糊、目赤红肿、夜盲症、脱肛、烧伤、烫伤等患者。

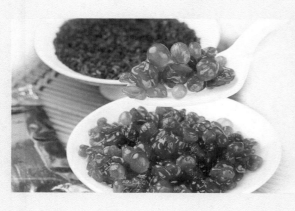 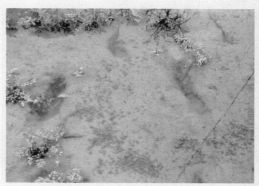

1.03　地皮菜 *Nostoc commune*

【别名】地木耳、地耳、地软儿、地曲莲、雷公菌、救荒菜、踏菰、地踏菇

【植物特征】念珠藻科真菌和藻类的结合体，可固氮，藻体丝状胶质，初为球形，或者若干丝状、团块状物在胶质鞘中，后扁平扩展构成不规则的叶状体或耳片状胶质体。有时不规则卷曲，并常有穿孔。蓝绿色、橄榄色或棕色。

【生境】多生于阴暗、潮湿的土壤表面或草地上等潮湿的环境中。夏季雨后湿地上最常见，暗黑色，有点像泡软的黑木耳。分布于长江和黄河流域及其北部广大地区，生于山坡低草地带。宜阴雨天采拾。

【功用及推广价值】可食用，也以全植物入药。夏秋雨后采收，洗净，去杂质，鲜用或晒干。食疗可降脂减肥，清热明目，收敛益气。性凉，味甘，入肝经。具有补虚益气、滋养肝肾的作用。对目赤、夜盲、久痢、脱肛等病症也有一定疗效。地耳性寒而滑，内服外用，可辅助治疗烧伤、烫伤及疮疡肿毒。可以抑制人大脑中的乙酰胆碱酯酶的活性，从而对老年痴呆症有疗效，可预防老年痴呆。

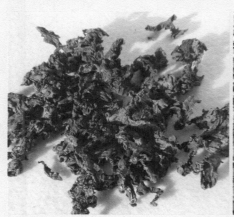 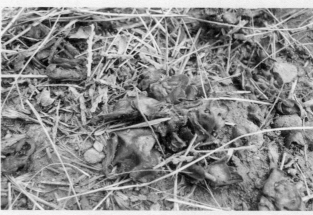

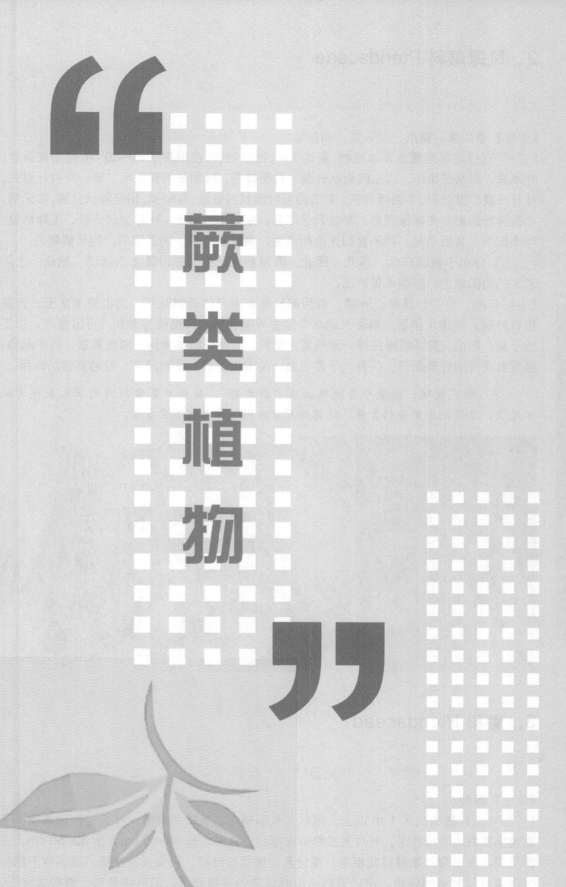

蕨类植物

2. 凤尾蕨科 Pteridaceae

2.01　蕨菜 *Pterdinm aquilinum var. Latiusculum*

【别名】拳头菜、猫爪、龙头菜、如意菜

【植物特征】多年生蕨类草本植物。高达 1 m，根茎细长，在地表下20~30 cm处匍匐延伸。叶草质，卵状三角形，二三回羽状分裂，背面有毛，叶柄长而粗无毛，第一回羽叶对生，披针形或广披针形，下部叶有柄。第二回羽叶圆状披针形，基部宽，稍呈羽状分裂，似无柄，小裂片长圆形，先端微圆形，基部几乎汇合，生在小叶轴上；叶脉羽状分枝，主脉明显，叶表凹下，背面凸起，孢子囊相连不断缘生，囊群盖二层，内盖膜质。孢子群锈色。

【生境】分布于我国东北、华北、西北、西南各地。生长在山区土质湿润、肥沃、土层较深的向阳坡上。新疆未见产出。

【功用及推广价值】蔬菜、野菜。食用部分是未展开的幼嫩叶芽，为山野菜之王，大量出口外销。经沸水烫后，再浸入凉水中除去异味食用，口感清香滑润。可以炒吃，加工成干菜，做馅、腌渍成罐头等。蕨根富含淀粉，可做成粉条食用。清热解毒，利水滑肠。经常食用可治疗高血压、头昏、子宫出血、关节炎等症，并对麻疹、流感有预防作用。

　　[注]研究发现，蕨菜中含致癌物质"原蕨苷"，新鲜蕨菜食用前用草木灰或者碱水处理，可降低原蕨苷的含量。脾胃虚寒者慎用，常人也不宜多食。

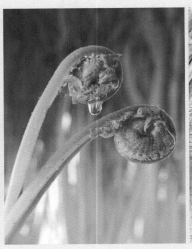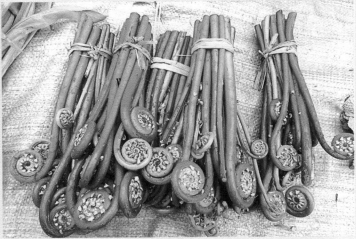

3. 蕨科 Pteridaceae

3.01　密毛蕨 *Pteridium revolutum*（Bl.）Nakai

【别名】饭蕨

【植物特征】植株高达 1 m 以上。根状茎长而横走，有褐色茸毛。叶远生，近革质，下面密生灰白或淡棕色毛。叶片宽三角形或卵状三角形，长 30~80 cm，宽 30~50 cm，三回羽裂，末回裂片基部彼此相连，或分离，镰状披针形，钝尖头，全缘，或偶有下部的为浅裂或呈波状的圆齿。孢子囊群生小脉顶端的连接脉上。沿叶缘分布。囊群盖条形，并有由变质的叶缘反折而成的假盖。

【生境】分布于我国陕西、湖北、四川、云南、贵州、广东、广西、海南。生长于阳坡疏林下。

【功用及推广价值】野菜，用途与蕨菜同。嫩叶可食用。根状茎可提淀粉食用，蕨根淀粉优于蕨菜粉。根茎药用，味涩，性凉。驱风湿，解热利尿，消肿毒。治风湿关节炎、尿路感染、疮毒、驱虫等。密毛蕨对铜有富集作用，可作为修复土壤铜污染的材料。

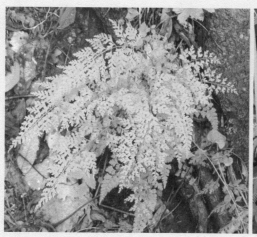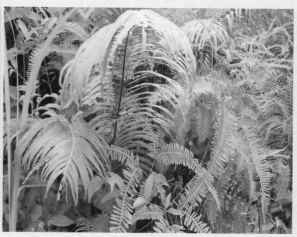

4. 紫萁科 Osmundaceae

4.01　紫萁 *Osmunda japonica* Thunb.

【别名】牛毛广、薇菜、高脚贯众、水骨菜

【植物特征】株高 50~80 cm，根状茎粗壮，斜升。叶二型，幼时密被茸毛，不育叶片三角状阔卵形，长 30~50 cm，宽 25~40 cm，顶部以下二回羽状，小羽片矩圆形，或矩圆披针形，先端钝或短尖，基部圆形或圆楔形，边缘有匀密的矮钝锯齿。能育叶强度收缩，小羽片条形，长 1.5~2 cm，沿主脉两侧密生孢子囊，成熟后枯死。

【生境】为我国暖温带及亚热带多见的蕨类野菜。喜生于林下的酸性土壤上。

【功用及推广价值】野菜，嫩叶可食，作菜用。根状茎在少数地区用作贯众的代用品，有一定药效。

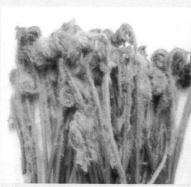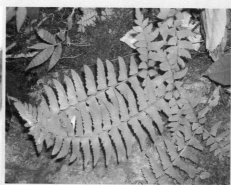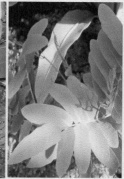

7

裸子植物

5. 苏铁科 Cycadaceae

5.01　苏铁 *Cycas revoluta* Thunb.

【别名】铁树、避火蕉、凤尾蕉、凤尾松、凤尾草

【植物特征】常绿树，不分枝，高 1~4 m，密被宿存的叶基和叶痕。羽状叶长 0.5~2 m，基部两侧有刺，羽片达 100 对以上，条形质坚硬，长 9~18 cm，宽 4~6 mm，先端尖锐，边缘向下卷曲，深绿色有光泽，下面有毛或无毛。雄球花圆柱形，长 30~70 cm，直径 10~15 cm，小孢子叶长方状楔形，长 3~7 cm，有急尖头，有黄褐色茸毛。大孢子叶扁平，长 4~22 cm，生黄褐色长茸毛，上部顶片宽卵形，羽状分裂，其下方两侧着生数枚近球形的胚珠。种子卵圆形，微扁，顶凹，长 2~4 cm，熟时朱红色。

【生境】广泛分布于中国、日本、菲律宾和印度尼西亚等国家。我国多种植在南方，分布于海南、广东、福建等华南地区。现各地也有栽培。

【功用及推广价值】新发出的卷曲成螺旋状的嫩叶可作为蔬菜享用。茎中含淀粉可食，从茎髓部提取得到的淀粉称为"西米"。用西米配合其他甜味食品可以制成味道鲜美、甜味适口的百果西米羹等。种子含油和丰富的淀粉，微有毒，供食用和药用。叶和种子入药，有收敛止咳、止血、治痢疾之效。是优美的观赏树种，普遍盆栽和植于庭院观赏。

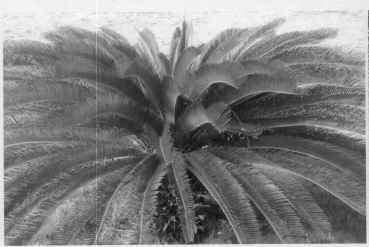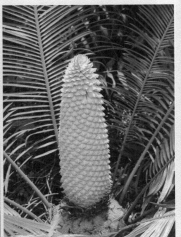

6. 银杏科 Ginkgoceae

6.01　银杏 *Ginkgo biloba* L.

【别名】白果、公孙树

【植物特征】第四纪冰川运动后遗留下来的种子植物中最古老的孑遗植物，世界上十分珍贵的树种之一、濒危植物，号称活化石。树体生长较慢，寿命极长。落叶乔木。枝有长枝与短枝之分。叶在长枝上螺旋状散生，在短枝上簇生。叶片扇形，有长柄，有多数二叉状并列的细脉，上缘宽 5~8 cm，浅波状，有时中央浅裂或深裂。雌雄异株，稀同株，球花生于短枝叶腋或苞腋，雄球花呈柔荑花序状，雄蕊多数，各有 2 花药，雌球花有长梗，

梗端二叉（稀不分叉或 3~5 叉），叉端生一珠座，每珠座生一胚珠，仅一个发育成种子。种子核果状，椭圆形至近球形，长 2.5~3.5 cm，外种皮肉质，有白粉，熟时青黄色或橙黄色，中种皮骨质，白色，具 2~3 棱，内种皮膜质，胚乳丰富。

【生境】我国特产，分布于温带和亚热带气候区内，现南北各地都有栽培。

【功用及推广价值】种仁可食（多食中毒，当慎）。银杏树具有观赏、材用、叶用、药用等价值，其叶、果实、种子均有较高的药用价值。种仁入药有润肺止咳、营养强壮的功效。叶药用在秋季叶尚绿时采收，及时干燥。具有活血化瘀，通络止痛，敛肺平喘，化浊降脂的功效。用于瘀血阻络，胸痹心痛，中风偏瘫，肺虚咳喘，高脂血症。民间用银杏叶填充做枕头，长期使用可以预防与治疗心血管疾病，防止成年人因血管老化引起的高血压、脑中风、糖尿病等。

[注] 银杏叶含黄酮、双黄酮等有效成分，并含有大量的银杏酸，而银杏酸有毒且是水溶性的，不宜直接泡水饮用。

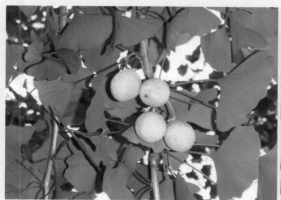 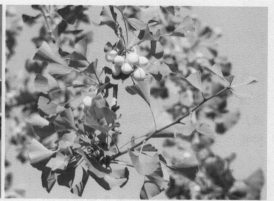

7. 松科 Pinaceae

7.01　红松 *Pinus koraiensis* Sieb. et Zucc.

【别名】果松、海松、韩松、红果松、朝鲜松

【植物特征】国家二级保护植物。常绿乔木，一年生枝密生黄褐色柔毛，冬芽淡红褐色。针叶 5 针一束，粗，硬而直，长 6~12 cm，树脂管 3 个，中生。叶鞘早落。球果大，圆锥状长卵形或圆锥状矩圆形，长 9~14 cm，熟后种鳞张开，种子不脱落。种鳞先端向外反曲；种子倒卵状三角形，长 1.2~1.6 cm，无翅。

【生境】分布在我国东北长白山、大兴安岭到小兴安岭一带，温寒、湿润、棕色森林土地带。新疆阿尔泰山西北部，是红松自然分布区的最南端，分布有相近种西伯利亚红松。国外也只分布在日本、朝鲜和俄罗斯的部分区域。

【功用及推广价值】著名的用材、绿化和经济树种，用途广。种子可食，可做糖果、糕点辅料，松子油可食用。种子入药，为滋补强壮剂。适用于建筑、桥梁、枕木、家具制作等。松子油还是干漆、皮革工业的重要原料。可产松脂、松节油、松针油、松香等，是工业原料；还可制造纸浆和纤维板。

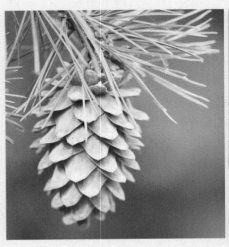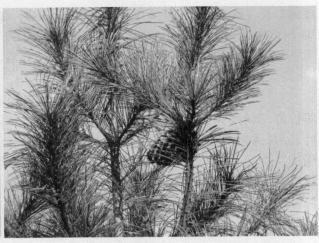

7.02　华山松 *Pinus armandi* Franch.

【别名】白松、青松、五须松、五针松、吃松、果松、马袋松

【植物特征】常绿乔木，一年生枝绿色或灰绿色，干后褐色或黑褐色，无毛，冬芽褐色，微具树脂。针叶5针一束，（稀6针、7针）较粗硬，长8~15 cm，树脂管3个，背面2个边生，腹面1个中生，叶鞘早落。球果圆锥状长卵形，长10~22 cm，直径5~9 cm，熟时种鳞张开，种子脱落。种鳞的鳞盾无毛，不具纵脊，鳞脐顶生，形小，先端不反曲，或微反曲。种褐色至黑褐色，无翅或上部具棱脊，长1~1.8 cm，直径0.6~1.2 cm。

【生境】原产于中国，因集中产于陕西的华山而得名。分布于我国中部及西南部。多生于山地。

【功用及推广价值】种子食用或榨油；针叶可提香精油。材优，供建筑、家具及木纤维工业原料等用材。树干可割取树脂，提取医用松节油，树皮可提取栲胶。

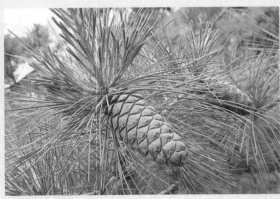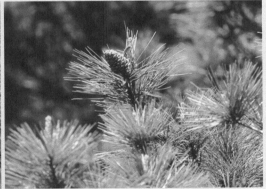

7.03　马尾松 *Pinus massoniana* Lamb.

【别名】松树、山松

【植物特征】常绿乔木，一年生枝淡黄褐色，无毛，冬芽褐色。针叶2针一束，细柔，长12~20 cm，树脂管4~7个，边生。叶鞘宿存。球果卵圆形或圆锥状卵形，长4~7 cm，直径2.5~4 cm，成熟后栗褐色，种鳞的鳞盾平或微肥厚，微具横脊，鳞脐微凹，无刺尖，种子长卵形，长4~6 mm，种翅长1.6~2 cm。

【生境】分布极广，遍布于华中、华南、西南各地。

【功用及推广价值】种子油可食用。植株各部均可入药，有祛湿通络、活血消肿、止血生肌之效。树干可割取松脂，提取松香和松节油。可植作盆景观赏。

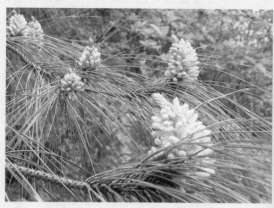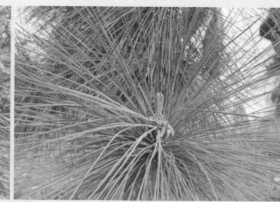

7.04 白皮松 *Pinus bungeana* Zucc.

【别名】白果松、蛇皮松、虎皮松

【植物特征】常绿乔木，树皮灰绿色或灰褐色，内皮白色，裂成不规则薄片脱落。一年生枝灰绿色，无毛，冬芽红褐色。无树脂。针叶 3 针一束，粗硬，长 5~10 cm，宽 1.5~2 mm，叶的背面与腹面两侧均有气孔线，树脂道 4~7 个，通常边生或兼有边生与中生。叶鞘早落。球果常单生，卵圆形，长 5~7 cm，成熟后淡黄褐色，种鳞先端厚，鳞盾多为菱形，有横脊，鳞脐生于鳞盾的中央，具尖刺。种子倒卵形，长约 1 cm，种翅长 5 mm，有关节，易脱落。

【生境】分布于山西、河南、陕西、甘肃、四川、湖北、河北、辽宁、山东、江苏等地，山地野生，也习见栽培。

【功用及推广价值】种子可食或榨油。白皮松松塔熬水饮用可治咳嗽。

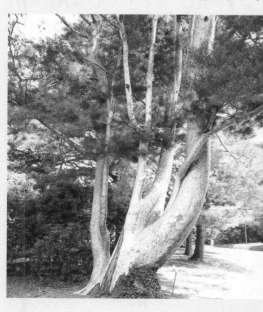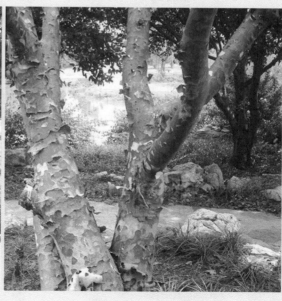

7.05　赤松 *Pinus densiflora* Sieb. et Zucc.

【别名】辽东赤松、短叶赤松

【植物特征】常绿乔木，树皮黄红色，鳞状脱落。一年生枝淡橘黄色或红黄色，微被白粉，无毛，冬芽红褐色。针叶2针一束，长8~12 cm，树脂管6~7个，边生；叶鞘宿存。球果圆锥状卵形，长3~3.5 cm，成熟后淡褐黄色或淡黄色。种鳞较薄，鳞盾平或微厚，鳞脐背生，通常有刺，种子长倒卵形或卵圆形，长4~7 mm，种翅淡褐色，长1~1.5 cm。

【生境】生于东北牡丹江流域，山东、江苏北部，南京有栽培。

【功用及推广价值】种子可榨油，食用或工业用。树干可制取松香，也可制医用松节油。可植作盆景观赏。

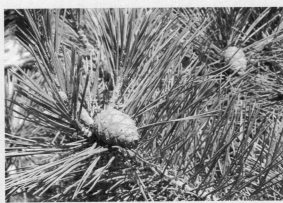
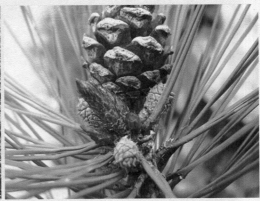

7.06　油松 *Pinus tabnlaeformis* Carr.

【别名】红皮松、短叶松

【植物特征】常绿乔木。大树的枝条平展，或微向下伸，树冠近平顶状，一年枝淡红褐色，或淡灰黄色，无毛，二、三年生枝上苞片宿存，冬芽红褐色。针叶2针一束，粗硬，长10~15 cm，树脂管约10个，边生，叶鞘宿存。球果卵圆形，长4~10 cm，成熟后宿存，暗褐色。种鳞的鳞盾肥厚，横脊显著，鳞脐凸起有刺尖。种子长6~8 mm，种翅长约10 mm。

【生境】分布于辽宁、内蒙古、河北、山东、河南、山西、陕西、甘肃、青海和四川。生于山地。

【功用及推广价值】种子含油40%，可食用或工业用。松树节、松叶、松油入药，能祛风湿、散寒。花粉能止血燥湿，树干可割取松脂。为荒山造林树种。

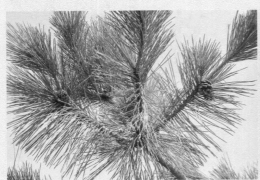
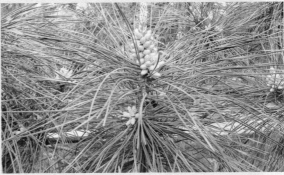

8. 柏科 Cupressaceae

8.01 侧柏 *Platycladus orientalis* （L.） Franco

【别名】扁柏、黄柏、香柏、扁桧、香树、香柯树

【植物特征】常绿乔木，小枝扁平，排成一平面，直展。鳞形叶交互对生，长 1~3 mm，位于小枝上下两面之叶的露出部分倒卵状菱形或斜方形，两侧的叶折覆着上下之叶的基部两侧，叶背中部均有腺槽。雌雄同株，球花单生短枝顶端。球果当年成熟，卵圆形，长 1.5~2 cm，熟前肉质，蓝绿色，被白粉。熟后木质，张开，红褐色；种鳞 4 对，扁平，背部近顶端有反曲的尖头，中部种鳞各有种子 1~2 粒，种子卵圆形或长卵形，无翅，或有棱脊。

【生境】现分布几乎遍及全国。多栽培。

【功用及推广价值】种子榨油食用，亦药用，有滋补强壮，安神宁心、润肠通便之功效。枝叶药用，能收敛止血、利尿、健胃、解毒散瘀。常用于公园、绿地等，为园林和山地造林树种。

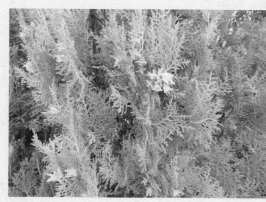 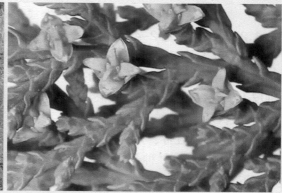

9. 罗汉松科（竹柏科）Podocarpaceae

9.01 竹柏 *Podocarpns nagi* （Thunb.） Zoll et Mor.

【别名】罗汉柴、椰树、椤树、山杉、宝芳、铁甲树、猪肝树、大果竹柏

【植物特征】竹柏起源于中生代白垩纪，为古老的裸子植物，被称为活化石，是国家二级保护植物。常绿乔木。叶交互对生或近对生，排成两列，厚革质，窄卵形，卵状披针形或椭圆状披针形，长 5~7 cm（萌生枝的叶长可达 11 cm），宽 1.5~2.8 cm，无中脉而有多数并列细脉。雄球花穗状，常分枝，单生叶腋，长 1.8~2.5 cm，梗较粗短，雌球花单生叶腋，稀成对腋生，基部有数枚苞片，花后苞片不变成肉质种托。种子球形，直径 1.2~1.5 cm，熟时紫黑色，有白粉，种托与梗相似，共长 7~13 mm，上部有苞片脱落的疤痕。

【生境】分布于台湾、福建、浙江、江西、湖南、广东、四川等地。常散生于阔叶林中。

【功用及推广价值】种子油可供食用和工业用。以叶入药，能止血接骨。栽于庭院供观赏。

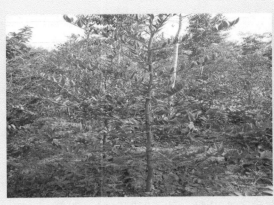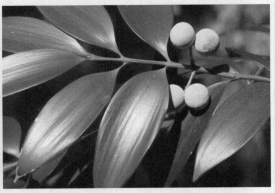

10. 红豆杉科 Taxaceae

10.01　香榧 *Torreya grandis* Fort.

【别名】榧、榧树、野杉、玉榧、赤果、玉山果、野极子

【植物特征】常绿乔木，小枝近对生或近轮生。叶螺旋状着生，二列，条形，直，长 1.2~2.5 cm，宽 2~4 mm，先端急尖，有刺状短尖头，基部圆，上面微凸，无明显中脉，下面有两条与中脉带近等宽的窄气孔带。雌雄异株；雄球花单生叶腋，雌球花成对生于叶腋。基部各有两对交互对生的苞片及外侧的 1 小苞片，近无梗，胚珠直立，单生于假种皮上。受粉后假种皮包裹胚珠。种子椭圆形，倒卵形或卵圆形，长 2~4 cm，假种皮淡紫红色，胚乳微皱。

【生境】分布于江苏、浙江、福建、安徽、江西、湖南等地。

【功用及推广价值】种子炒熟可食。榨油可食用，种子油有驱钩虫的作用。假种皮与叶可提取香榧油供药用。根皮（榧根皮）、花（榧花）亦供药用。

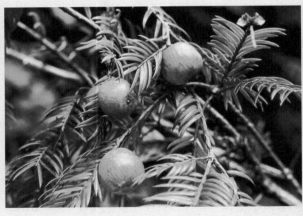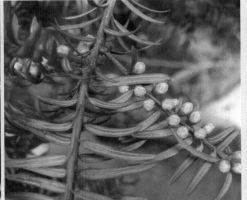

10.02　巴山榧树 *Torreya forgesii* Franch.

【别名】球果杉、崖头杉、铁头榧、篦子杉、球果榧

【植物特征】常绿乔木，小枝基部无宿存芽鳞。叶螺旋状排列，基部扭转呈二列，条形或披针状条形，直或微弯，长 1.3~3 cm，宽 2~3.5 mm，先端微急尖或微渐尖，有刺状

短尖，基部宽楔形，有短柄，上面无中脉而有两条不伸达中上部的凹槽。下面有两条窄气孔带。雌雄异株。雄球花单生叶腋，雌球花成对生于叶腋，通常仅一个发育。种子卵圆形、球形或宽椭圆形，长约 2 cm，直径约 1.5 cm，肉质假种皮微被白粉，骨质种皮的内壁平滑，胚乳周围显著地向内深皱。

【生境】国家二级保护植物，我国特有种，分布于陕西南部、湖北西部及四川，生于 1 000~1 800 m 高海拔山地。

【功用及推广价值】种子可榨油食用，具杀虫疗疮、健脾养胃的作用。材质坚，可做家具。

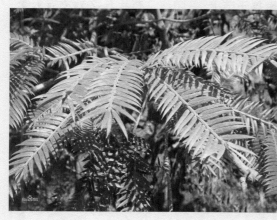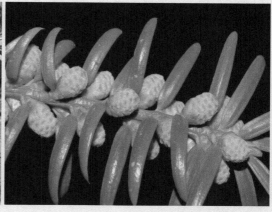

10.03　东北红豆杉 *Taxus cuspidate* S. et Z.

【别名】紫杉、米树

【植物特征】第三纪孑遗种。乔木，高达 20 m，树皮红褐色，枝条平展或斜上直立。小枝基部有宿存芽鳞。一年生枝绿色，秋后呈淡红褐色，冬芽淡黄褐色。叶排成不规则的二列，条形、通常直，稀微弯，长 1~2.5 cm，稀长 4 cm，有短柄，上面深绿色有光泽。雄球花有雄蕊，9~14 枚，各具 5~8 个花药。花序托肉质，像小果、多浆，熟时可食。种子紫红色，有光泽，卵圆形，种脐通常为三角形或四方形。种子 9~10 月成熟。

【生境】分布于我国东北和俄罗斯，我国已大量栽培。

【功用及推广价值】药膳食材、油用植物。种子的假种皮可食，种子可榨油食用。枝和叶入药，味淡，性平；利尿消肿。可治糖尿病。枝叶含紫杉碱和紫杉醇，为主要的治癌、防癌药。高档绿化树种，珍稀观赏盆景。心材可提取红色染料。

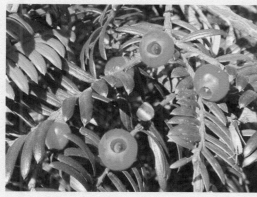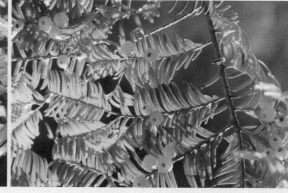

11. 麻黄科 Ephedraceae

11.01　中麻黄 *Ephedra intermedin* **Schrenk**

【别名】肉麻黄

【植物特征】灌木，高 1 m 以上。茎直立，粗壮，小枝对生或轮生，圆筒形，灰绿色，有节，节间通常长 3~6 cm，直径 2~3 mm，叶退化成膜质鞘状，上部约 1/3 分裂，裂片通常 3（稀 2），钝三角形或三角形。雄球花常数个密集于节上，呈团状。苞片 5~7 对交互对生，或 5~7 轮（每轮 3）；雄花有雄蕊 5~8；雌球花 2~3 生于节上，由 3~5 轮生或交互对生的苞片所组成，仅先端一轮或一对苞片生有 2~3 雌花；珠被管长达 3 mm，常螺旋状弯曲，稀较短而不明显弯曲。雌球花熟时苞片肉质，红色，种子通常 3（稀 2），包藏于肉质苞片内，不外露，长 5~6 mm，直径约 3 mm。

【生境】分布于吉林、辽宁、河北、山西及西北各省（自治区）的干旱荒漠、沙滩地区及干旱的山坡或草地上。阿富汗、伊朗和俄罗斯也有分布。

【功用及推广价值】肉质苞片可食。麻黄素含量较少，但亦药用有止咳、发汗之效。

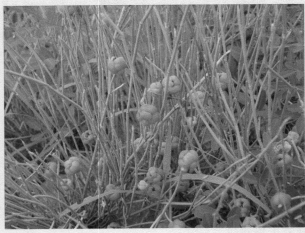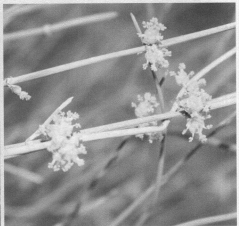

12. 买麻藤科 Gnetaceae

12.01　买麻藤 *Gnetum montanum* **Markgr.**

【别名】倪藤

【植物特征】常绿木质藤本，枝茎圆或扁圆，有膨大的节，节下常有宿存苞片。叶对生，革质，矩圆状椭圆形、卵状椭圆形或矩圆状披针形，长 10~20 cm，宽 4.5~11 cm，先端有急尖或钝尖的钝尖头。基部圆或宽楔形，柄长 8~15 mm，雌雄异株，球花排成穗状花序，腋生或顶生，雄球花序 1~2 回三出分枝，各分枝上有环状总苞 13~17 轮，每轮总苞内有雄花 20~40 朵，雄花基部有毛，花被微肥厚呈盾形筒，花丝连合，约 1/3 伸出；雌球花序单生或簇生，有 3~4 对分枝，每环总苞内常有 5~8 朵雌花。种子核果状，矩圆状椭圆形或长椭圆形，长 1.4~2 cm，基部窄呈短柄状，长 2~5 mm，熟时假种皮黄褐色，或红褐色，或被银色鳞斑。

【生境】分布于云南、广西、广东、福建、江西、湖南等地。常生于林中，或山坡、山谷、河边。原产于热带地区，喜欢高温、高湿环境，因此对冬季温度的要求很严，当环境温度在 10℃ 以下停止生长，在霜冻出现地区不能安全越冬。

【功用及推广价值】种子可炒食、榨油。药用可祛风除湿、活血散瘀，消肿止痛。茎皮纤维可织麻袋、渔网。相近植物小叶买麻藤功用与其相同。

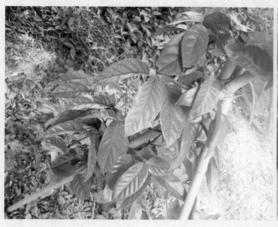 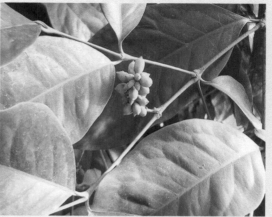

13．三尖杉科 Cephalotaxaceae

13.01　三尖杉 *Cephalotaxus fortune* Hook.f.

【别名】藏杉、桃松、狗尾松、三尖松、山榧树、头形杉、榧子、血榧、石榧、水柏子、尖松、白头杉、崖头杉、岩杉

【植物特征】渐危种。三尖杉是我国亚热带特有植物。常绿乔木，树皮红褐色或褐色，片状开裂。叶螺旋状着生，基部扭转排成二列状，近水平展开，披针状条形，常略弯曲，长 5~8 cm，宽 3~4 mm，约由中部向上渐狭，先端有渐尖的长尖头，基部楔形，上面亮绿色，中脉隆起，下面有白色气孔带，中脉明显。雄球花 8~10 枚聚生成头状，花梗长 4~7 mm，雌球花生于小枝基部，总梗长 1~2 cm。种子椭圆状卵形，长 2~3 cm，未熟时绿色，外被白粉，熟后变成紫色或紫红色。

【生境】主要分布于四川、云南、河南、湖北、湖南、广西、广东、安徽、江西、浙江、福建、贵州等地。其垂直分布幅度较大，在海拔 800~2 000 m 的丘陵山地均有分布，适应性强。多见于亚热带常绿阔叶林中，能适应林下光照强度较差的环境条件。

【功用及推广价值】种子可食用、榨油等。果实入药有润肺、止咳、消积之效。叶、枝、种子及根等可提取多种植物碱，可治疗癌症，因被过度利用，处于渐危状态。种子甘、涩，性平，用于驱虫、消积。枝、叶苦涩，性寒，用于治疗恶性肿瘤，抗癌。三尖杉总生物碱对淋巴肉瘤、肺癌等有较好的疗效。其木材坚实、有弹性，可供航空、高级家具、仪表箱盒、雕刻等，具多种用途。树姿优美，是良好的观赏树种。

藻类植物　蕨类植物　裸子植物　被子植物　双子叶植物　被子植物　单子叶植物

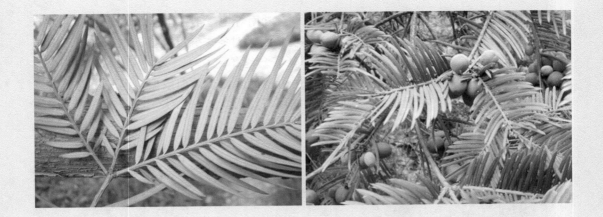

被子植物　双子叶植物

14. 菊科 Compositae

14.01 草地婆罗门参 *Tragopokon pratensis* L.

【别名】老官菜、西洋牛蒡

【植物特征】二年生草本植物，高 30~120 cm，不分枝或少分枝。叶狭长，条形，基部半抱茎，先端渐尖，上部叶渐小。头状花序于茎顶或枝端，花全部舌状、黄色。瘦果灰褐色。冠毛灰白色，长 2 cm。中国有婆罗门参 T. orientalis L. 和草地婆罗门参 T. pratensis L. 等 10 种。

【生境】分布于东半球温带与热带地区，中国产地为东北、华北、西藏和新疆。多生长于山坡或滩地，散状分布。新疆昌吉地区已驯化栽培成功。

【功用及推广价值】野菜、观赏植物、药膳食材。其肉质根、嫩茎叶及嫩花序均可食用，洗净焯熟凉拌或做蛋汤食用，且可生食，有特殊风味，其花、根、叶做沙拉食用。还具有治疗黄疸病、提神与利尿的功效。药用时春采其根洗净晒干，用于治疗精神萎靡、体虚和食欲不振。羽伞状冠毛可做成工艺品。也作为观赏植物栽培。

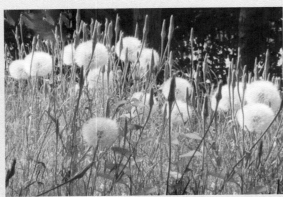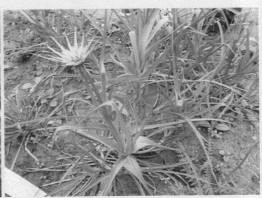

14.02 蒜叶婆罗门参 *Tragopogon porrifolius* L.

【别名】面条菜、牡蛎草、蔬菜牡蛎

【植物特征】二年生草本。高 30~60 cm。叶线状披针形，基部半抱茎，先端渐细渐尖，长可达 20 cm。头状花序单生茎顶或枝端，舌状花红紫色，直径 3 cm。瘦果黄褐色。污白色冠毛组成球状，能带种子随风远播。

【生境】陕西、新疆及云南。欧洲地中海地区及俄罗斯部分区域。生于荒地、田野、荒漠及半荒漠地带。新疆多生于田埂和年降水量 240 mm 以上的天山北坡地带。乌鲁木齐和昌吉地区周边已驯化栽培成功。

【功用及推广价值】野菜、药膳食材。直根粗壮，作菜肴，味如牡蛎。其余食用亦同草地婆罗门参，其当年根去掉黑色表皮后可炒食。药用同草地婆罗门参。冠毛去掉种子后可装填枕芯。

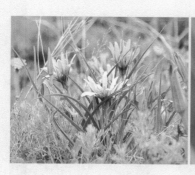 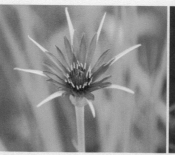 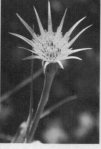 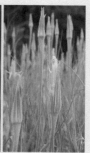

14.03　长茎婆罗门参 *Tragopogon elongatus* S. Nikit.

【别名】面条菜

【植物特征】二年生草本。高 30~60 cm，直立。叶条形狭长。头状花序生于茎顶或枝端。瘦果表皮有疣状小突起。冠毛白黄色，组成美丽的、拳头大小的球体，十分美观。

【生境】同蒜叶婆罗门参。分布于中国新疆、俄罗斯西伯利亚、哈萨克斯坦等中亚地区。生于山坡草地、砾石地或田野。作者曾将以上三种婆罗门参当作新种菜蔬，成片播种栽培并获成功，但因无经济效益未能发展。三种婆罗门参都能以天然自播的能力在草场和牧场上生长，但因过度放牧，加之植物株高大，牧群经过时最易被啃去地上部分而难以开花结籽，故难能续繁续生。只有合理轮牧才能做到不至绝种。

【功用及推广价值】野菜、药膳食材、观赏植物。同草地婆罗门参。冠毛可做工艺品和填充物。

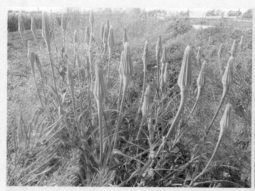 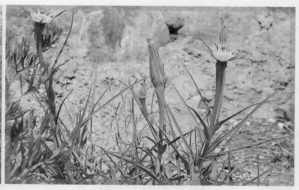

14.04　兔苣 *Lagoseris sancta* （L.） K. Maly

【别名】兔子菜

【植物特征】一年生草本，茎单生或簇生。高 10~45 cm。基生叶莲座状，长 3~30 cm，宽 1~4 cm，长椭圆状披针形，羽状浅裂或深裂，先端尖，具叶柄，茎生叶少而小。头状花序在枝端排列成疏伞房状，总苞果期钟状；花全部舌状，黄色。

【生境】分布于地中海地区和中亚、小亚细亚及伊朗，我国只有兔苣 1 种，产于新疆。生于山地草坡和山地田埂。

【功用及推广价值】食用嫩茎叶，可做汤和水焯凉拌。有清热效果。也可饲养猪、鹅、兔和火鸡等。

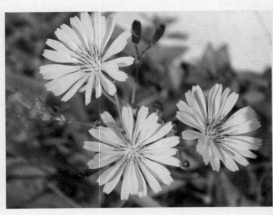
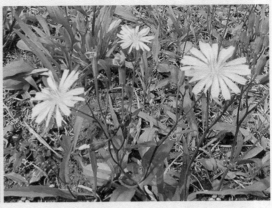

14.05　蒲公英 *Taraxacum officinale* F. H. Wigg.

【别名】西洋蒲公英、婆婆丁、黄花菜、蒲公草、尿床草、黄花地丁、华花郎

【植物特征】多年生草本。根垂直。叶狭倒卵形，长椭圆形，羽状深裂或浅裂，顶端裂片呈三角形，裂片间常有小齿或小裂片；叶基有时呈红色。花葶多数，直立，长于叶，中空，暗红色；头状花序，总苞宽钟状，舌状花花瓣黄色，花直径约 3 cm。种子棕色、很小，有白色伞状冠羽能带其顺风远播。

【生境】多分布于北半球。多生于低山草坡和田间地头，分布于全国各地。人工驯化栽培成功。

【功用及推广价值】野菜、药膳食材、传统中药材。可全年采地上部嫩茎叶，可生吃、炒食、做汤、炝拌、做馅、粥，风味独特，是药食兼用的植物。也可采集晾干储存，随吃随取，也可采头状花干后混茶泡饮。蒲公英花、叶、茎、根均可食，营养价值丰富。同时也是制作饮料、罐头、花茶、化妆品等很好的原料。现代医学研究表明，蒲公英具有抗病毒、抗感染、抗肿瘤"三抗"作用。全草入药，性甘，微苦，寒。全年花开时采挖全草，洗净晒干药用。有清热解毒、消肿散结、利尿缓泻、退湿热黄疸、舒肝利胆、滋阴润燥等功效，被称为中药八大金刚之一。治疗疔疮肿毒、乳痈肿痛、乳腺炎、上呼吸道感染、眼结膜炎、流行性腮腺炎、高血糖、肝炎、胆囊炎、咽炎、尿路感染等。临床适用于多种肿瘤，如乳腺癌、肝癌、肺癌等。阳虚外寒、脾胃虚弱者忌用。

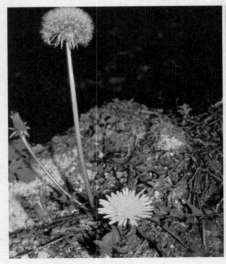
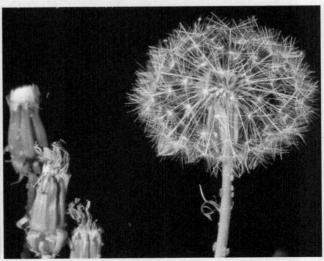

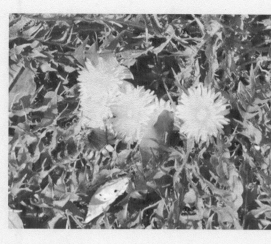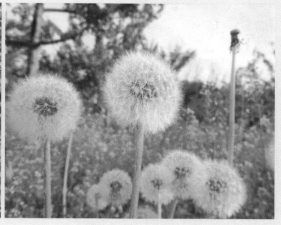

14.06 碱地蒲公英 *Taraxacum borealisinense* **Kitam.**

【别名】盐生蒲公英

【植物特征】多年草本。根颈部有残存叶基。叶莲座状，狭叶披针形，无毛，羽状深裂，顶裂片较大，长三角形，或戟状三角形。花葶1至数个。头状花序，舌状花黄色。瘦果淡褐，长3mm左右。冠毛白色。

【生境】生长于轻度盐碱地带。

【功用及推广价值】野菜、传统中药材。药食功用同蒲公英。

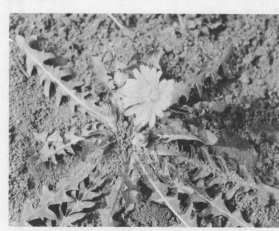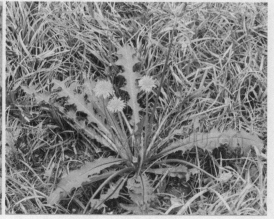

14.07 戟片蒲公英 *Taraxacum leucanthum*（Ledeb.）

【别名】白花蒲公英、亚洲蒲公英、戟叶蒲公英

【植物特征】植株矮小，根颈部被大量黑褐色残存叶，基叶线状披针形或条形，近全缘至具浅裂，两面无毛。花葶1至数个，头状花序较小，舌状花白色或淡黄色，瘦果喙粗壮或略粗壮，冠毛淡红色或污白色。

【生境】分布于甘肃西部、青海、新疆、西藏等省区。印度西北部、伊朗、巴基斯坦、俄罗斯等国也有分布。产草丛或滩地。

【功用及推广价值】野菜、传统中药材。药食功用同蒲公英。

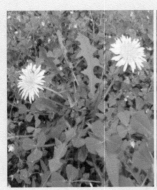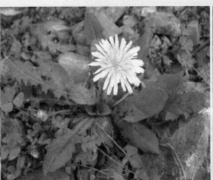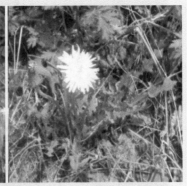

14.08 苦苣菜 *Sonchus oleraceus* L.

【别名】苦菊菜

【植物特征】一年生草本。高 30~100 cm。根纺锤状。茎不分枝或上部分枝。叶柔软无毛，长 10~18 cm，宽 5~7 cm，羽状深裂。边缘有刺状尖齿，下部的叶有柄，基部抱茎。头状花在茎端排成伞房状花序，总苞钟状，舌状花两性，黄色。冠毛毛状，白色。

【生境】世界各地广布。

【功用及推广价值】野菜、药膳食材。嫩茎叶食用，宜凉拌或做汤。食用有健脾益胃效果。

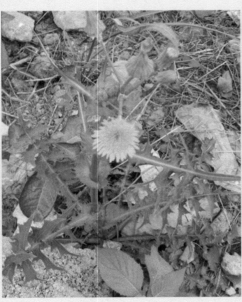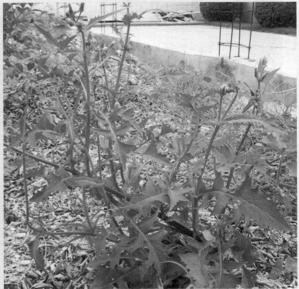

14.09 阿尔泰莴苣 *Lactuca ataica* Fisch. et Mey.

【别名】兔儿菜

【植物特征】一、二年生草本。茎单生少有丛生。高 40~70 cm。不分枝或上部分枝。叶长披针形，基部戟形，无柄，茎上部叶变小，条状披针形。舌状花黄色。冠毛白色。

【生境】原产于新疆，国外分布于原苏联中亚地区。生山谷、沟底或滩地。

【功用及推广价值】食用，嫩茎叶沸水焯后凉拌或做汤。有健食效果。

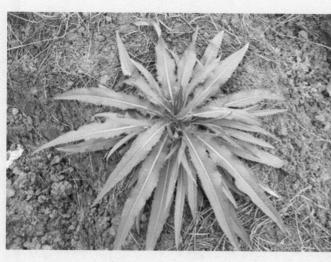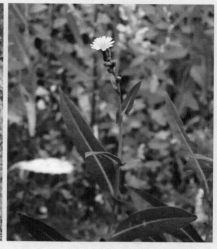

14.10　小蓟 *Cirsium setosum*（Willd.）Bess.

【别名】刺儿菜、马刺稽、猫蓟、刺萝卜、刀菜、野红花

【植物特征】多年生草本。茎直立，高 30~80 cm。有分枝。基生叶和茎中部叶长椭圆形或倒披针形；叶缘有细密的针刺，大部分茎叶羽状浅裂或半裂，裂片端有较长的针刺。头状花序单生枝端，总苞片约 6 层，覆瓦状排列，花紫红色。冠毛多层，污白色。

【生境】多生于山坡或河岸，生于田地者为恶性杂草。

【功用及推广价值】野菜、传统中药材。为国人传统救荒野菜。春采刚出土嫩茎叶凉拌、炒食或做馅包饺子等。全草或根入药，盛花期采割、洗净、切段、晒干，生用或炒炭用。性凉，味甘。用于吐血、衄血、尿血、血淋、便血、血崩、外伤出血、急性传染性肝炎、疔疮、痈毒。

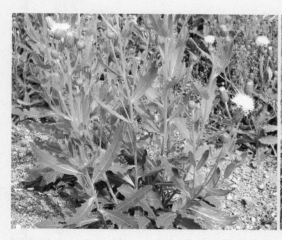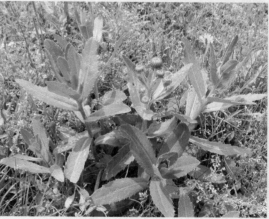

14.11　椒蒿 *Artemisia dracunculus* L.

【别名】狭叶青蒿、龙蒿、灰蒿、蛇蒿

【植物特征】多年生灌状草本。高 50~150 cm。根粗大，有短根茎。茎多数，有时成丛，茎有细纵肋。多分枝。中部叶线状披针形，全缘不分裂；上部叶略短小。头状花序多数，近球形或半球形，具短梗或近无梗，基部有线形小苞叶，在茎的分枝上排列成复总状花序。

花果期7~10月。鲜草牧群避食，故生长繁茂。

【生境】分布于我国东北、华北、西北等地。生于山坡、草原、半荒漠草原、林缘、田埂、路旁及干河岸和亚高山草甸。乌鲁木齐和昌吉地区已人工栽培。

【功用及推广价值】野菜、香料调料。新疆天山北坡居民普遍采食其嫩茎叶，已有数百年食用史。常用于混炒牛羊肉、混炒土豆丝，也用于做肉汤饭的调味或佐料。以盐腌制可常食用。但食用过多可能影响视力（待医界研证）。

[注] 椒蒿分绿茎和紫茎两个种，紫茎食味麻烈，而绿茎麻味缓和。药用，夏季初花期割取地上部分阴干或晒干。用于受寒感冒、风湿性关节炎、食欲不振。味辛、微苦、性温，祛风散寒、宣肺止咳。

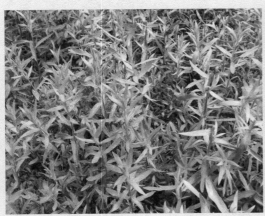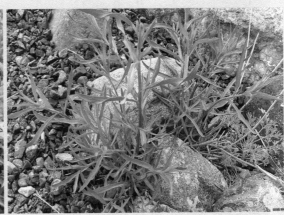

14.12　菊苣 *Cichorium intybus* L.

【别名】蓝花野菊、卡斯尼、蓝菊、苦苣、苦菜、硕参、皱叶苦苣、明目菜、咖啡萝卜、咖啡草

【植物特征】多年生草本，高40~100 cm。茎直立，单生，分枝开展或极开展，茎枝全绿色，有纵棱，被稀疏弯曲的糙毛，多见无毛。基生叶莲座状，倒披针状长椭圆形；茎生叶少而小。头状花序多数，单生，或数个集生于茎顶或枝端。舌状小花蓝色。花果期5~10月。

【生境】广布于欧洲、亚洲、北非。耐寒，耐旱，喜生于阳光充足的田边、水沟边和山坡等地。国内各地均有分布，四川、广东有栽培，山西省已将其加工出口。

【功用及推广价值】野菜、蔬菜、药膳食材。可提制代用咖啡。有野生菊苣与欧洲栽培菊苣两大类。地中海地区做蔬菜食用，多软化栽培。根经烘烤磨碎后加入咖啡，做着色、增浓增香和增加苦味的添加剂，或做咖啡的代用品；根煮熟后可涂上奶油食用，叶可做沙拉。野菜食用，采莲座期嫩株，水焯、冷浸、去苦、凉拌食用。野生菊苣药用于夏盛花期，采收全草，洗净切段晒干。用于治疗湿热黄疸、胃痛少食、水肿尿少。也作观赏栽培。做饲料适口性好，利用率高，牛、羊、猪、鸡、兔均喜食。

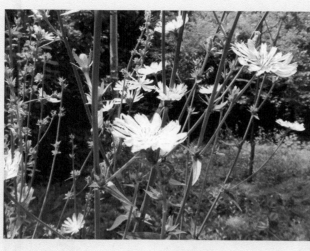
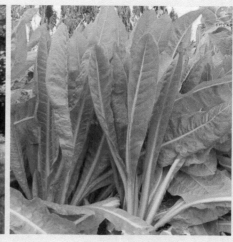

14.13　款冬 *Tussilago farfara* L.

【别名】款冬花、冬花、虎须、山蒌、蜂斗菜、款冬蒲公英

【植物特征】多年生草本，高 5~15 cm。根状茎黑色，横生，早春先出土花葶数条，被白茸毛，具互生鳞片状叶 10 多片，淡紫褐色。头状花序直径 2.5~3 cm。后生出基生叶，宽心形，长 3~12 cm，宽 4~14 cm，叶下面密生白色茸毛，叶柄长 5~15 cm。

【生境】中国分布于华北、西北、西南及河南、湖北、西藏等地，各地已引种栽培。主产于河南、陕西、四川和湖北等省。多生于山地、水边和湿地。

【功用及推广价值】野菜、药膳食材、传统中药材。嫩叶炒食味佳，荤素皆宜。药用，初冬地冻前花蕾未出土时采收，摊放在干燥通风处晾干或烘干贮存。用于止咳、平喘，为传统中药。

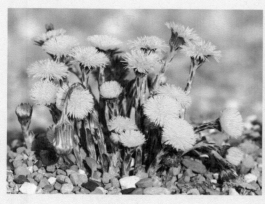
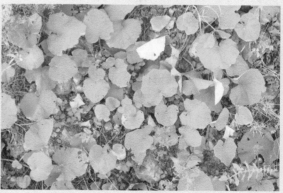

14.14　大花旋覆花 *Inula britannica* L.

【别名】欧亚旋覆花、旋覆花、金佛草

【植物特征】多年生草本，高 20~70 cm。茎直立，被长柔毛。叶矩椭圆状披针形，基部宽大，心形，或有耳，半抱茎，边缘有疏浅齿或全缘。头状花序 1~8 个，生茎或枝端。舌状花黄色、舌片条形，筒状花有 5 个小裂片。花冠直径 4 cm 左右。

【生境】分布于我国黑龙江、河北、内蒙古、新疆等地，欧洲、俄罗斯、朝鲜、日本也有。喜向阳湿润环境，多生长在渠边、河岸、林边、盐化草甸、荒地、田边等湿润多水处。

【功用及推广价值】野菜、药膳食材、传统中药材。春采嫩芽食用,水焯去劣味,凉拌食用。可为救荒野菜,但勿过量食用。盛花期花序晒干药用,消肿拔毒、风寒咳喘祛痰、呕吐噫气。全草煎剂驱虫和解酒精中毒,外用冲洗伤口,治妇女病。花泡茶喝,治内出血。观赏栽培。

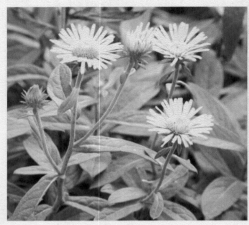
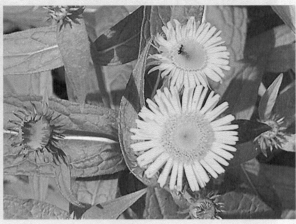

14.15　艾蒿 *Artemsia argyi* Lev L. et Vant.

【别名】艾、蕲艾、灸绒艾、冰台、医草、灸草、黄草、家艾、甜艾、草蓬、艾蓬、狼尾蒿子、香艾、野莲头、阿及艾

【植物特征】多年生草本。全草具有特殊香气。茎直立,高 50~120 cm。被密茸毛。中部以上或仅上部有开展及斜升的花序枝。叶互生,下部叶在花期枯萎;中部叶长 6~9 mm,宽 4~81 mm,基部急狭成短柄,或稍扩大成托叶状;叶片深裂或浅裂,侧裂片约两对,常楔形;中裂片又常三裂,裂片边有齿,上部叶渐小,三裂或全裂,无梗。头状花序多数,排列成复总状。瘦果 1 mm,无毛。

【生境】我国全国广布。多生于林缘、旷野、山沟、田埂、路边、河边及山坡等地,也见于森林草原及草原地区。新疆昌吉地区已人工栽培。

【功用及推广价值】野菜、药膳食材、传统中药材。食用嫩茎叶,煮烂打浆和面做成面条称艾面,防病祛邪,全国端午节皆食。阴虚血热者慎用。作为吉祥之物,端午节装制香囊,或门上插艾或熏室。药用干燥叶。煎服能温经、去湿、散寒、止血、消炎、平喘、止咳、安胎、抗过敏。可做艾卷用于艾灸。也可做印泥。

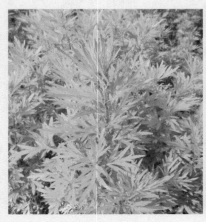
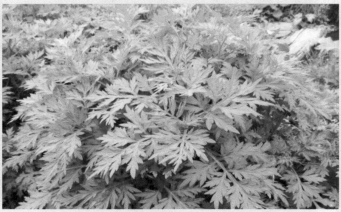

14.16 茵陈蒿 *Artemisia capillaris*

【别名】野艾蒿、白毛蒿、因陈蒿、绵茵陈、野兰蒿、细叶青蒿、绒蒿、婆婆蒿

【植物特征】多年生草本。茎直立，高 50~100 cm。多分枝。叶二次羽状分裂，下部叶裂片宽短，常被短绢毛；上部叶羽状分裂，三裂或不裂。头状花序极多数，在枝顶排列成复总状。花黄色，外层雌性，能育。瘦果矩圆形，长 0.8 mm。本植物抗病虫害，不施农药化肥。本植物有很多变种。

【生境】分布中国、朝鲜、日本、菲律宾、越南、柬埔寨、马来西亚、印度尼西亚、俄罗斯等。我国全国广布，分布环境与艾蒿同。

【功用及推广价值】香料调料、传统中药材。幼嫩枝、叶可作菜蔬或酿制茵陈酒。食用春季嫩茎叶，洗净沸水焯后凉拌或炒食。嫩苗与幼叶入药，常用于治疗肝炎胆疾、黄疸、膀胱湿热、肺病、风痒、疮疥。鲜或干草作家畜饲料。

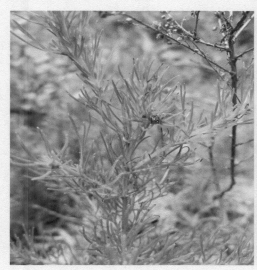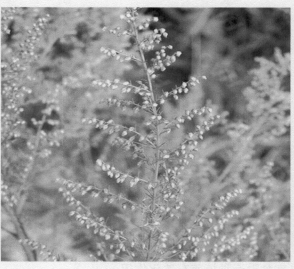

14.17 牛蒡 *Arctium lappa* L.

【别名】恶实、大力子、鼠粘子、大猪耳刮子、东洋参、东洋牛鞭菜

【植物特征】二年生草本。根肉质。茎粗壮，高 1~2 m，紫色，有微毛，上部多分枝。基生叶丛生，茎生叶互生，宽卵形或心形，长 40~50 cm、宽 30~40 cm，上面绿色无毛，下面密被灰白色茸毛，全缘，波状或有细锯齿，顶端圆钝，茎部心形，上部叶渐小。头状花序，紫色，总苞片披针形，顶端钩状内弯，花全部筒状，淡紫色。种子倒卵形，长 5 mm、宽 3 mm，棕色。

【生境】原产中国，主要分布于中国、西欧、克什米尔地区、欧洲、美洲等地。全国广布，多生于田野或山地。中国牛蒡种植区主要在江苏、山东和台湾，大量出口韩国、日本。

【功用及推广价值】保健蔬菜、药膳食材、传统中药材。根皮肉质，食用肉质根，风味极佳，现已成世界名菜，可煮，生食，炒食，或加工成饮料，可腌渍并用于出口（出口品种为栽培种）；嫩茎叶焯熟可凉拌食用。常食用有防衰老和防高血压的功能。果实和根入药，治疗糖尿病、高血压、高血脂等，抗癌，可降血糖、治疗失眠，提高人体免疫力等，种子有消炎解毒、止咳利咽之效。牛蒡籽可作工业用油。干的头状总苞带有钩刺，放在鼠洞口，老鼠怕粘，有防鼠之效。故有鼠粘子之名。也可美化庭院。

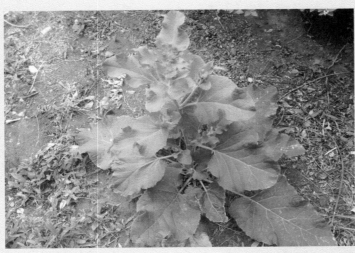
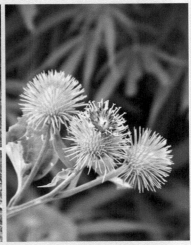

14.18　菊芋 *Helianthas tuberosus* L.

【别名】洋姜、鬼子姜

【植物特征】多年生草本。高 1~3 m。具块状地下茎，茎直立，上部分枝，被短糙毛或刚毛。基部叶对生，上部叶互生，矩卵形至卵状椭圆形，长 10~15 cm，宽 3~9 cm，3 脉，上面粗糙，背面有柔毛，边沿有锯齿，顶端尖，基部宽楔形。头状花序数个，生于枝端，直径 5~9 cm，舌状花黄色，筒状花蛋黄色。瘦果楔形，上端具扁芒。在新疆 9 月下旬才开花，难能结实。

【生境】原产北美，新中国成立前引入新疆，耐寒，逸生于野地。

【功用及推广价值】蔬菜、药膳食材等用途。块茎食用，煮食或熬粥，腌制咸菜，也可炒、可煮，做成各式菜肴。块茎含菊糖，可用于糖尿病人的保健食品。可晒制菊芋干，或作制取淀粉和酒精原料。植株地上部分可为优良牧草，产量极高，亩产可达 4 t。根亦可饲畜。宅舍附近种植兼有美化作用。

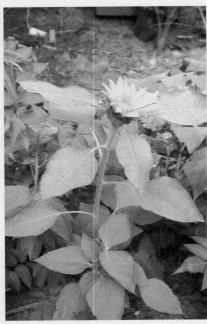
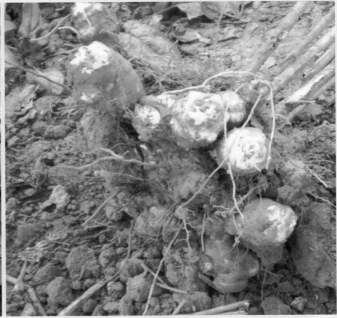

14.19　菊薯 *Smallanthus sonchifolius*

【别名】雪莲果、雪莲薯、亚贡、阿贡

【植物特征】根系强大。具块根，纺锤状，多汁而甜。茎直立，少分枝，高 50~80 cm。叶椭圆披针形，先端尖，三主脉，基部耳形，长 10~20 cm，宽 8~15 cm。头状花序，舌状花黄色。

【生境】喜夏季凉爽气候，不耐寒，在新疆只能于保护地大棚栽培，不能野外越冬。近年引进入疆，新疆昌吉已试栽成功。宜于天山北部逆温带栽培。

【功用及推广价值】是水果，也是蔬菜、药膳食材。可生食亦可熟食，糖饯食；因富含寡糖和多种营养物而有明显的降血压、降血脂的保健功能。

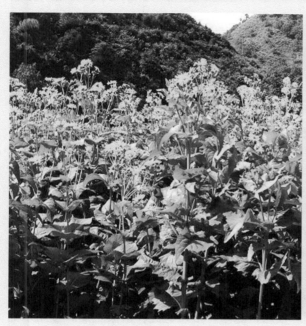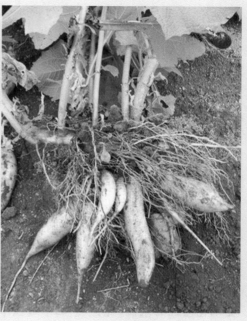

14.20　菊花脑 *Chrysanthemum nankingense*

【别名】菊菜、菊花郎

【植物特征】多年生宿根草本。多茎，茎直立，高 30~60 cm，绿色，光滑。叶互生，卵圆形或长椭圆形，羽状缺刻。花小，黄色。种子很小，多数。

【生境】原产中国，江苏、湖南和贵州等省都有野生种。有小叶菊花脑和大叶菊花脑两种，以大叶者品质为佳。不耐寒，宜保护地栽培。新疆昌吉试种成功。

【功用及推广价值】是菜、是花，也是药膳食材，也入药。江苏南京地区特产蔬菜，食用风味独特。春季摘其嫩苗炒菜、凉拌、做汤、荤素皆宜。具清喉利咽、清热醒脑、解毒、调中开胃，降血压之功效。

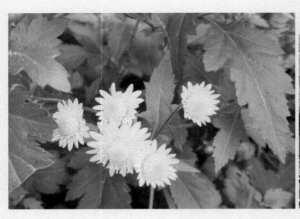
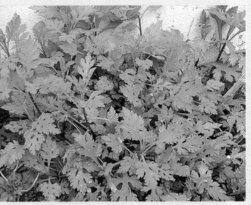

14.21　红花 *Carthamus tinctorius* L.

【别名】红蓝花、草红花、黄蓝、红蓝、刺红花、红花草

【植物特征】一、二年生草本，高约 30~80 m。茎直立，无毛，上部分枝。叶长椭圆形或卵状披针形，长 4~12 cm，宽 1~3 cm，无柄，基部抱茎，边沿羽状齿裂，齿端有针刺，两面无毛，上部叶渐小，成苞片状围绕着头状花序。头状花序直径 3~4 cm，有梗，排成伞房状，总苞球形，外层苞片卵状披针形，边缘具针刺。花橘红色。种子倒卵形，基部歪，具四棱，无冠毛。

【生境】全国各地均有栽培，抗旱、抗寒和耐盐碱，适于中国北方及西北地区栽培。新疆、河南、四川和浙江等地为主要产区。

【功用及推广价值】蔬菜、药膳食材、传统中药材、观赏植物、油料植物。种子促生芽菜炒食；大田莲座期间的幼苗，洗净，可炒食或凉拌，也可晾干存食。种子油为保健高档油，能降胆固醇和高血脂；软化和扩张血管，防衰老，调节内分泌。也是良好的工业和医药用油，还可做油漆、精密机件的喷漆和涂料，也是制造醇酸树脂的原料。花为传统中药，夏季花橙红时采摘，阴干、晒干或烘干。性温，味辛，活血通经、散瘀止痛。多用于妇科调经去瘀。花也用以提取色素、做化妆品、染料等。油饼用于肥田和牲畜饲料。

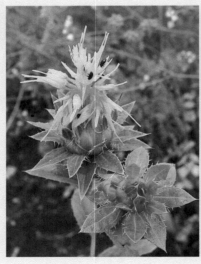
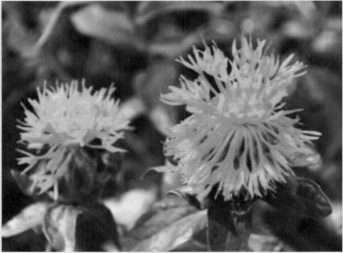

14.22　乳苣 *Mulgeium tataricum*（L.）DC.

【别名】马苦苣、奶子草、蒙山莴苣、紫花山莴苣、苦菜

【植物特征】多年生草本。高 10~100 cm。嫩茎叶皆含乳汁。叶条形，边缘具三角形尖齿。头状花序，舌状花紫色。其种子与地下根茎均可繁殖。

【生境】生于河滩、湖边、草甸、固定沙丘或砾石地、平原、田间地头。在潮湿地生长最茂。国内分布于东北、西北、华北等地。国外分布于欧洲、俄罗斯、中亚等地。

【功用及推广价值】野菜、药膳食材。开胃健食。嫩茎叶沸水焯后浸出苦水，可炒食、凉拌或做汤。也可晒干存放，在缺菜时取食。做兰州酸浆水，质量最好。山西省已将其包装出口。

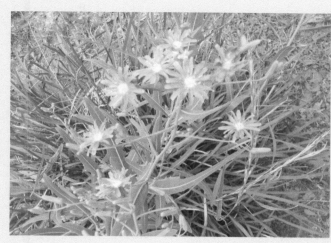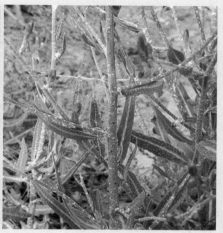

14.23　苣荬菜 *Sonchus arvensis* L.

【别名】苦芒菜、北败酱、苦苣菜、取麻菜、曲曲芽、荬菜、野苦菜、野苦荬、苦葛麻、苦荬菜、苣菜

【植物特征】菊科苦苣菜属多年生草本，全株有乳汁。茎直立，高 30~80 cm。地下根状茎匍匐，多数须根着生。

【生境】我国大部分地区有分布。生于路边、田野、荒山坡地、海滩、路旁等地。适应性广，抗逆性强、耐旱、耐寒、耐贫瘠、耐盐碱。

【功用及推广价值】野菜、药膳食材。嫩茎叶沸水焯后凉拌或做汤食用，东北食用多为蘸酱生食；西北食用多为包子、饺子馅，拌面或加工酸菜；华北食用多为凉拌、和面蒸食。民间用于清热去燥通便。全草入药，味苦，性寒，无毒。具清热解毒、补虚止咳、杀菌消炎、利湿排脓、凉血止血、防治贫血、消暑保健、防治癌症等功能；对糖尿病患者有效，对现代人的亚健康状况有改善效果。塑料大棚人工栽培，可比露地早上市 40~50 d，亩产可达 1 000 kg 以上。

[注]随地域的差异，同名所指植物不同。各地广泛食用的一般是指菊科苦苣菜属 9 种植物，分别是：1. 苦苣菜 *Sonchus oleraceus* Linn.; 2. 苣荬菜 *Sonchus arvensis* Linn.; 3. 花叶滇苦菜 *Sonchus asper*（Linn.）Hill.; 4. 短裂苦苣菜 *Sonchus uliginosus* M. B.; 5. 长裂苦苣菜 *Sonchus brachyotus* DC.; 6. 南苦荬菜 *Sonchus lingianus* shih.; 7. 全叶苦苣菜 *Sonchus transcaspicus* Nevski; 8. 续断菊 *Sonchus asper*（L.）Hill.; 9. 沼生苦苣菜 *Sonchus palustris* Linn.。

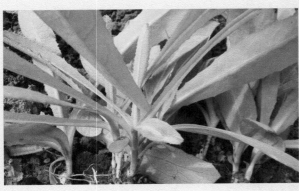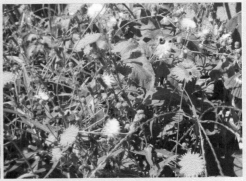

14.24　南牡蒿 *Artemisia eriopoda* Bunge.

【别名】百岁草、牡蒿、拔拉蒿、黄蒿、一枝蒿、米蒿

【植物特征】多年生草本，茎直立，高 30~70 cm，单生或数个簇生，基部被茸毛，上部有花序枝。基部叶有长柄，全长 5~10 cm、宽 2~5 cm，边缘有齿或浅裂，也时有羽状深裂，裂片 5~7 个，宽倒卵形、基部楔形，全部叶上面无毛，下面被微柔毛。头状花序极多数，生枝端排列成复总状花序，无梗或有短梗，有条形苞叶，总苞卵形。花外层雌性、能育；内层两性、不育。瘦果矩圆形，微小无毛。

【生境】在东北多生于林缘、山坡。新疆吉木萨尔县引种栽培成功。

【功用及推广价值】野菜、药膳食材。民间以为常食其嫩茎叶可活百岁，故名百岁草。可荤炒、素炒或凉拌。有人将其打粉，加入面粉做成挂面，烧制成馕成功上市。以南牡蒿的全草及根入药，全草可用于风湿关节痛，头痛，浮肿，毒蛇咬伤。

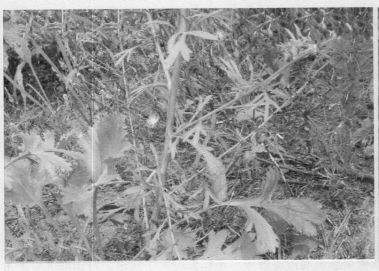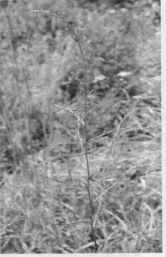

14.25　长裂苦苣菜 *Sonchus brachyotus* DC.

【别名】蛐蛐菜、荬菜、野苦菜、野苦荬、苦葛麻，苦荬菜、取麻菜、败酱草

【植物特征】一、二年生草本。茎绿色、中空，高 30~80 cm，分枝。叶长条状，浅裂，先端尖；互生，长 15~20 cm，宽 3~4 cm，无柄，基部半抱茎。主叶脉粗大，由叶基直达叶尖，无锯齿，断面有乳汁。头状花序、钟状，花黄色。瘦果小，冠毛白色。

【生境】主要分布于我国西北、华北、东北等荒山坡地、海滩、路旁等湿润的地带，或有水灌溉的田间地头。耐盐碱。多为田间杂草。

【功用及推广价值】野菜、药膳食材。嫩茎叶食用味美，胜于蒲公英，凉拌为佳。东北食用多为蘸酱；西北食用多为包子、饺子馅，拌面或加工酸菜；华北食用多为凉拌、和面蒸食。疗效近似蒲公英。具有清热解毒、凉血利湿、消肿排脓、祛瘀止痛、补虚止咳的功效，可预防和治疗贫血病。

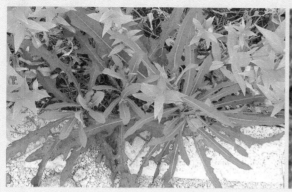 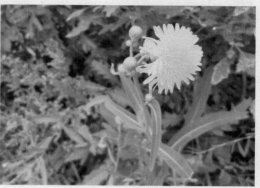

14.26　甜叶菊 *Stevia rebaudiana*（Bertoni）Hemsl.

【别名】甜菊

【植物特征】多年生草本。高 50~100 cm。多分枝，二回分枝更多。叶对生，长椭圆形。头状花序近伞房状分布，近白色。瘦果纺锤形，淡棕色。叶含甜叶菊苷糖。

【生境】主要分布在江苏、安徽、黑龙江、甘肃等。20 世纪 80 年代新疆昌吉州就引进栽培。由于冬季须埋压防冻而不能推广；但农户或市民需要时，可在保护地栽培。

【功用及推广价值】香料调料、新型糖源植物，是食品及药品工业的原料之一。用甜叶菊提取的甜菊苷，为现代食品和药物最重要的添加剂。鲜叶或干叶放入茶中饮用，使茶水特具别韵。调节血压、软化血管、降低血脂、降血糖、抑菌止血、镇痛、减肥养颜、养阴生津、帮助消化，促进胰腺、脾胃功能和清热解毒。对糖尿病、高血压等病有辅助疗效。

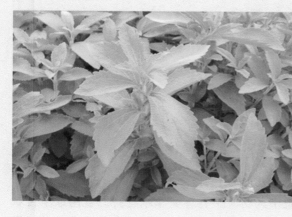 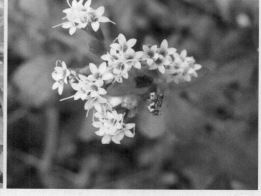

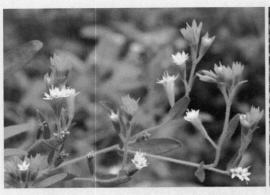 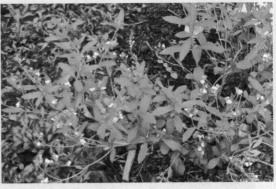

14.27　粉苞菊 *Chondrilla piptocoma* Fiseh. et Mey.

【别名】光杆蒿

【植物特征】多年生草本。高 30~80 cm，被蛛丝状茸毛，少有无毛的。茎下部木质，自基部分枝、开展。茎下部叶长椭圆状倒披针形，长 3~5 cm，宽 4 mm，上部叶条形或丝状，长 4~6 cm。头状花序同型，生于枝端。花全部舌状，黄色。瘦果长 3~5 mm。冠毛长 6~8 mm。

【生境】分布在俄罗斯、哈萨克斯坦以及我国新疆等地。喜生于干旱戈壁沙地的低凹处，多生长在河漫滩砾石地带。

【功用及推广价值】野菜、药膳食材。春季嫩芽炒食用风味独特。有观赏价值。新疆农业大学有其引种驯化、观赏研究的成果。

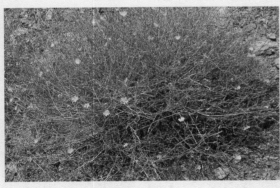 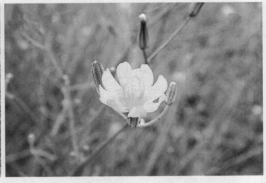

14.28　金盏花 *Calendula officinalis* L.

【别名】长生菊、金盏菊、黄金盏、醒酒花、常春花、金盏

【植物特征】一年生草本。微有毛，株高 50~60 cm。叶互生，多肉，矩圆状倒卵形。头状花序单生，总花梗粗壮，花序直径 4~10 cm。舌状花黄色，盘心筒状花黄色，不育。瘦果有船形、爪形、环形三种形状。种子千粒重 10.56 g。

【生境】世界各地广为栽培。也有逸生。适应性强，耐瘠薄土壤。

【功用及推广价值】野菜、药膳食材、传统中药材、早春重要草本花卉。食用取下舌状花晒干，做炖汁或汤调味。新鲜的花卉可以放在沙拉里吃，或花瓣来制作金盏草茶。用于护肤美容。全草入药，性味淡平，花、叶有消炎、抗菌作用；根能行气活血，花可凉血、止血，用于发汗利尿。

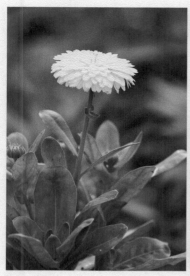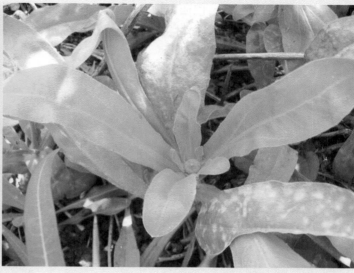

14.29　新疆雪菊 *Coreopsis drummondii* Torr. et A. Gray

【别名】金鸡菊、高寒雪菊、蛇目菊、清三高花、高山雪菊、昆仑雪菊、昆仑血菊、高原雪菊、小波斯菊、金钱菊、孔雀菊

【植物特征】一年生草本。疏生茸毛，分枝伸张，株高 30 cm。叶 1~2 回羽裂，裂片少，短，椭圆形；上部叶裂片条形，头状花序，花盘舌状花黄色，基部浓红色。瘦果广椭圆形，无翅。

【生境】原产于北美，我国部分地区广为栽培。新疆生长高海拔的雪山之隅及喀喇昆仑山脉，是目前新疆唯一与雪莲齐名，具有独特功效的稀有高寒植物。

【功用及推广价值】药膳食材、花茶、观赏等其他用途。多用花冲泡茶饮。脾胃虚寒少喝。医药界用花做药材。具清热凉血、利水利尿；也用于冠心病、高血压和高脂血症，美容养颜、润肠通便安神等。也可用于园林业花卉栽培。

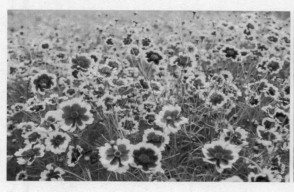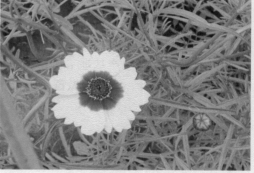

14.30　波斯菊 *Cosmos bipinnatus* Cav.

【别名】秋英、大波斯菊、秋樱、八瓣梅、扫帚梅

【植物特征】一年生草本，株高 120~150 cm。叶对生长约 10 cm，二回羽状全裂，裂片稀疏、线型、全缘。头状花序有长总梗，顶生或腋生，花序径 5~8 cm，花盘心黄色，盘缘舌状花红、淡红或白色。种子千粒重 6 g。花期 9 月。

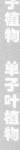

【生境】原产于墨西哥、巴西，现世界普栽。

【功用及推广价值】药膳食材、观赏植物。种子可榨油。可入药，有清热解毒、明目化湿之效。

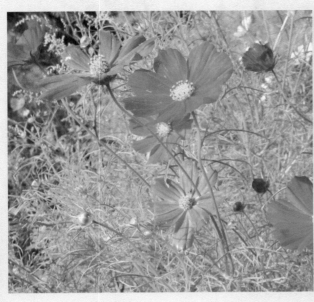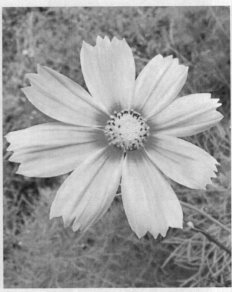

14.31　向日葵 *Helianthus annus* L.

【别名】葵花

【植物特征】一年生草本。根系发达。植株强壮，直立，多粗硬刚毛，茎内心髓发达，株高 90~350 cm。叶互生，宽卵形，先端尖，基部心形或截形，长 10~30 cm，边缘具粗锯齿，两面被糙毛，基部 3 脉，有长柄。头状花序单生于枝端或茎顶。舌状雌花金黄色不育，花盘内管状花密布，发育良好。花期 7~9 月。瘦果矩圆或椭圆形，稍扁，长 1.5~2.5 cm，宽 0.8~1.2 cm。变种很多，有园艺专用型和油脂专用型两种。

【生境】全都是人工栽培。

【功用及推广价值】菜用、药膳食材、油用植物、观赏植物。嫩心髓可拌凉菜；舌状花与面粉混合可做蒸面。种子可炒制成零食，即风行全国的"葵花瓜子"。在内蒙古、新疆为大面积的油料生产基地；也是蜜源植物基地，可生产食用油和蜂蜜。脱籽后的花盘可提取果胶。茎叶、油渣可做畜禽饲料。

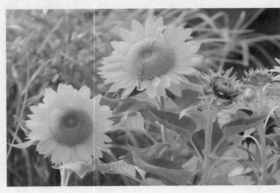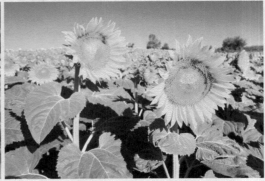

14.32　金光菊 *Rudbeckia laciniata* L.

【别名】菜菊、臭菊

【植物特征】多年生草本。株植高大，可达 1.5 m，丛生。基部叶掌状分裂，有 5~7 裂片，裂片再次 2~3 半裂，茎部叶具 3~5 裂片，叶片两面平滑。花序单生或少数合生，黄色。分株繁殖。

【生境】仅见人工栽培。

【功用及推广价值】菜用、观赏植物、药膳食材。嫩茎叶可做菜食用。采花干制泡茶可开胃、明目。叶入药，清热解毒。多用于园林观赏。

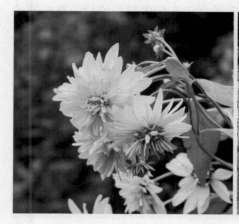 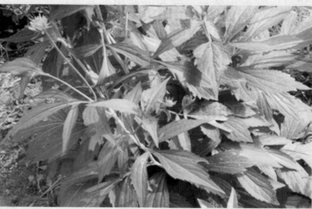

14.33　桂圆菊 *Spilanthes paniculata* Wall. ex DC.

【别名】金纽扣、红细水草、散血草

【植物特征】一年生草本，微具短柔毛，分枝多，株高 40~50 cm。叶对生，有柄，广卵形，长 4~7 cm，边缘具波状半锯齿。头状花序呈短圆筒形，先端钝，渐伸长至 2.5 cm；没有舌状花，只有两性花，初黄褐带绿色渐变为褐色。瘦果扁平，种子千粒重 0.05 g。不耐寒，在新疆只能在保护地栽培或盆栽。

【生境】产于云南、广东、海南岛、广西及台湾。常生于田边、沟边、溪旁潮湿地、荒地、路旁及林缘。已有人工栽培。

【功用及推广价值】野菜、观赏植物、药膳食材。其嫩茎叶味辛辣，可做调味料。全草供药用，有解毒、消炎、消肿、祛风除湿、止痛、止咳定喘等功效。用作观赏花卉。

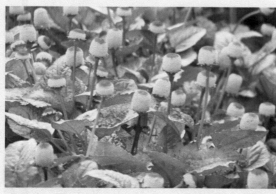 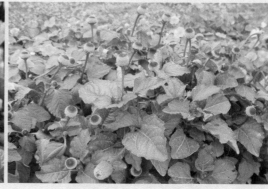

14.34 万寿菊 *Tagetes erecta* L.

【别名】臭芙蓉、蜂窝菊、万寿灯、臭菊花、蝎子菊、金菊花

【植物特征】一年生草本，株高 60~100 cm。茎粗壮、光滑。叶对生，羽状全裂，裂片长矩圆形或披针形，有锯齿。上部裂片的锯齿或顶端常具长而软的芒。叶缘具数个大的油腺点。头状花序单生，径 6~10 cm，花黄或橙色。花梗粗壮，接近花序处膨大。花期 6 月至霜降。瘦果黑色，冠毛淡黄，千粒重 3 g。同种种类很多，花型大小各异。

【生境】人工栽培。

【功用及推广价值】可作为野菜、观赏植物、药膳食材。有人将大花瓣直接用来炒菜食用。花可提制食用色素。花与叶药用，有清热化痰、补血通经、去瘀生新的作用。更多的是用于园艺观赏。

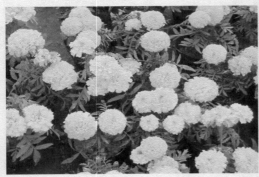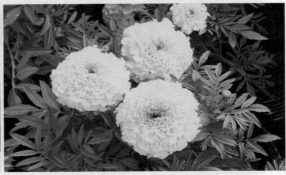

14.35 百日草 *Zinnia elegans* Jacq.

【别名】百日菊、步步高、火球花、对叶菊、秋罗、步登高

【植物特征】一年生草本，茎直立，高 40~90 cm，茎被短毛。叶对生，呈抱茎状，叶片广卵形至椭圆形，长 6~10 cm，宽 2.5~5 cm，具短的粗糙硬毛。头状花序直径 5~12 cm。总花梗单生；雌花舌状倒卵形，紫红色或淡红色；管状花两性，黄色或橙黄色。瘦果有两种形态，舌状花的瘦果倒卵圆形，扁平，中部微凹，顶端截形，基部狭窄，被密毛；管状花瘦果倒卵状楔形，极扁，被疏毛，顶端有短齿。

【生境】原产墨西哥，著名的观赏植物，多人工栽培。

【功用及推广价值】野菜、观赏植物、药膳食材。花叶均可入药，能消炎、祛湿热。园林可作花境材料。嫩茎叶可作蔬菜食用。

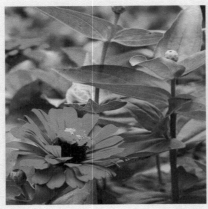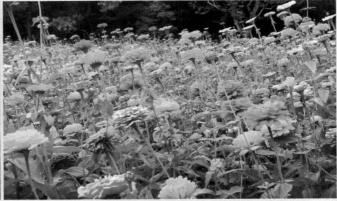

药食同源植物的鉴别与利用

14.36　金盏银盘 *Bidens biternata* （Lour.） Merr. et Sherff.

【别名】鬼针草、铁笔帚、千条针、黄花雾、黄花母、虾箝草、金杯银盏

【植物特征】一、二年生草本，直立，茎方形有细的纵棱，高 30~90 cm。叶对生，上部叶有时互生。1~2 回羽状分裂，小叶片卵形或卵状披针形，顶端渐尖，边有锯齿；叶柄长 4~5 cm。头状花序，边缘舌状花 5~7 枚，白色，构成银盘；中心为管状花，黄色，构成金盏。瘦果条形，具纵棱，顶端具数枚针芒，可刺附野生动物皮毛之上而远播。

【生境】广东、广西、海南多野生，新疆昌吉已试栽成功。

【功用及推广价值】野菜、药膳食材、观赏植物。水焯后凉拌食用也可蒸面或做汤或炒食。新疆也有鬼针草类植物，但无人采食。本种系编者自海南岛引入的野生种。医用疏表清热，解毒，散瘀。有降血压、降血糖的效果。

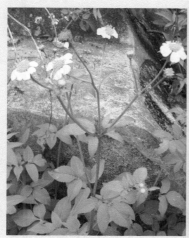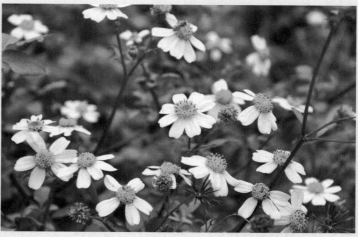

14.37　大理花 *Dahlia pinnata* Cav.

【别名】大丽花、天竺牡丹、地瓜花、西番莲、东洋菊、苕花

【植物特征】多年生草本，具肥大的肉质块根。株高依品种的不同有高有低，叶对生，1~3 回羽状分裂，裂片卵形，锯齿粗钝，总柄微带翅状。头状花序具长的总梗，顶生，其大小、色彩、形状因品种而不同。花期自夏至秋末。因人工杂交育种，本植物品种之多已不胜数。

【生境】多人工栽培。

【功用及推广价值】野菜、观赏植物、药膳食材。本植物块根富含菊糖，药用活血散瘀，也用于食品工业。本植物花色鲜艳多姿多态，是极为重要的园林花卉。也用于花篮、切花和礼花上市。将大型品种的块根去皮洗净打浆加饴糖浓缩、制成菊酱，可用于食品调味或做馅心。

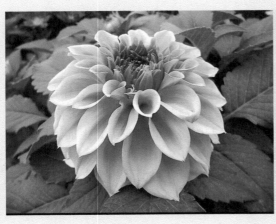
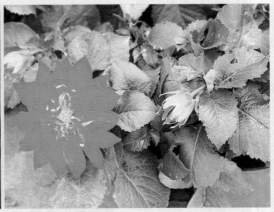

14.38　苦苣菜 *Sonchus oleraceus* L.

【别名】苦菜、苦菊、滇苦菜、田苦卖菜、尖叶苦菜

【植物特征】一、二年生草本，高 30~90 cm。根纺锤形。茎直立，粗壮，上部分枝，无毛或上部被腺毛。叶片柔软无毛，长椭圆状倒披针形，深羽裂或提琴状羽裂，裂片边缘有不整齐的短刺状齿至小尖齿；茎生叶片基部常为尖耳廓状抱茎，基生叶片基部下延成翼柄。头状花形如小瓶，3~5 个分生在总柄之上，花序梗常有腺毛或初期有蛛丝状毛；总苞钟形或圆筒形；舌状花黄色。瘦果倒卵状椭圆形，成熟后红褐色，有白色细软冠毛。花、果期 5~9 月。10 月地上部逐渐枯死。由于种子有冠毛可随风飘移传播。

【生境】全球分布，生于山坡路边荒野处；中国各地有分布。

【功用及推广价值】野菜、蔬菜、药膳食材。有栽培作蔬菜，是一种出色的保健菜，叶有苦味，有降血压作用，也用于治疗口角溃烂。嫩茎叶沸水烫焯，入汤或凉拌食用均佳。能提高人体免疫力，促进大脑机能。可用作良好的青绿饲料。

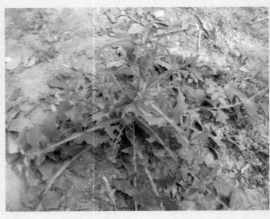
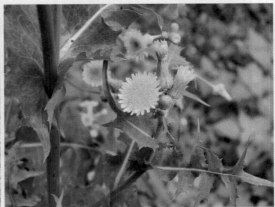

14.39　一点红 *Emilia sonchifolia*（L.）DC

【别名】叶下红、红背叶、羊蹄草、山羊草、天毛草、野芥蓝、一点碪、清香菜

【植物特征】一、二年生草本，高 10~60 cm，光滑无毛或被疏毛，少分枝，枝条柔弱、粉绿色。叶近肉质，生于茎下部的卵形，长 5~10 cm，宽 4~5 cm，提琴状分裂，边具钝齿；茎上部的叶小，通常全缘或有细齿，全无柄，常抱茎，叶面绿色，叶背常紫红色。头状

花序，直径 1~1.3 cm，具长梗，为疏散的伞房花序，花枝常二歧分枝，花全为两性，筒状。总苞圆柱状，苞片一层，与花冠等长。花紫红色。瘦果长约 2.4 mm。冠毛白色而柔软。

【生境】大多数亚洲热带、亚热带和非洲，我国华南、华东、华中、西南等地极为常见，华北、西北保护地栽培。近年已成北方保护地栽培常见蔬菜。

【功用及推广价值】药膳食材、野菜、蔬菜。全草或带根全草入药，清热解毒，散瘀消肿，凉血。用于防治感冒、咽喉痛、口腔破溃、风热咳嗽、泄泻、痢疾、疖肿疮疡等。常用于烹炒做汤和火锅菜。也用于园林疏林的地被花卉点缀。调制成青贮饲料，作越冬饲草。

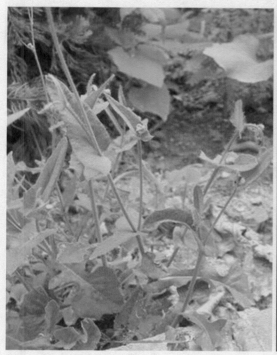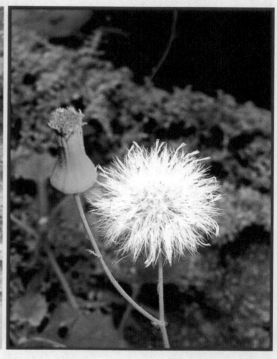

14.40　东风菜 *Doellingeria scabor*（Thunb.）Nees.

【别名】山蛤芦、小叶青、钻山狗、白云草、疙瘩药、草三七、大耳毛

【植物特征】多年生直立草本，高 100~150 cm。叶互生，心形，长 9~15 cm，宽 6~15 cm，基部急狭成 10~15 cm 长的叶柄，边缘有具小尖的齿，两面有糙毛，中部以上的叶常有楔形、具宽齿的叶柄。头状花序，直径 18~24 mm，排成圆锥伞房状，总苞片边缘宽膜质，外圈一层雌花约 10 个，舌状，舌片白色；中央有多数筒状花，两性。瘦果倒卵圆形或椭圆形。冠毛污黄白色。

【生境】东北至东南广布，生山间田边、草地和灌丛中。同属植物短冠东风菜功用亦同，很早已人工栽培。

【功用及推广价值】野菜、药膳食材，饲用。现已成为时兴野菜，用于炒烹和做汤。嫩茎叶晒干可长期贮存，随用随取。脾胃虚寒者慎食。医疗用于蛇药；也治头痛目眩、肝热目赤，具有解热镇痛、活血消肿的作用。

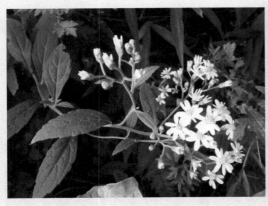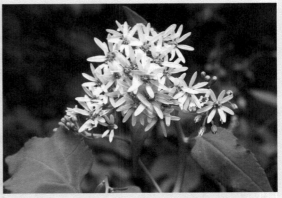

14.41　泥胡菜 *Hemistepta lyrata*（Bunge）Bunge.

【别名】苦郎头、猪兜菜、艾草、苦马菜、剪刀草、石灰菜、绒球、花苦荬菜

【植物特征】二年生草本，直立，高 30~80 cm，被白色丝状软毛，基生叶莲座状，具柄，倒披针形或倒卵状椭圆形，长 7~20 cm，提琴状羽状分裂，顶裂片近三角形，较大；侧裂片 7~8 对，长椭圆状倒披针形，下面具蛛丝状毛。中部叶椭圆形，无柄，羽状分裂，上部叶条状披针形或条形。头状花序多数；总苞球形，长 12~14 mm，宽 18~22 mm。花紫色。瘦果圆柱形，长 2.5 mm，冠毛白色。

【生境】全国广布，多生于低山田埂路边。

【功用及推广价值】野菜、药膳食材。食用需将泥胡菜用沸水焯熟，打浆、和面、发酵做馍食用。全株入药，多用于外伤、骨折、疮毒，清热解毒、散结消肿。有人用其治白内障有效。

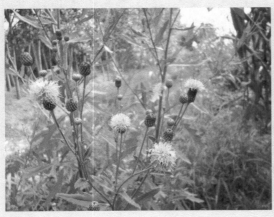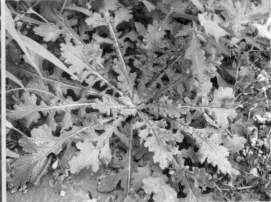

14.42　串叶松香草 *Silpheum perfoliatum* L.

【别名】松香草

【植物特征】多年生高大草本。高可达 3 m。茎绿色方形，髓肉多汁。分枝多，叶长披针形，长 40 cm，宽 20 cm，半肉质；无柄，对生，由叶耳无隙抱茎，形成茎穿叶而过的形状。头状花序生于枝端，花冠径 5 cm，舌状花平展围成花盘，花黄色，艳丽。种子带膜片，扁平。

【生境】引自北美洲，近年来在我国各地栽培，分布比较集中的有广西、江西、陕西、山西、

吉林、黑龙江、新疆、甘肃等地。生长茂盛，种一次可连收 10 年以上，为世界顶级高产牧草。本品在新疆昌吉地区试种表现高产，唯牲畜的适口性要 1 周以上的习惯期。

【功用及推广价值】野菜、观赏植物、药膳食材，饲用牧草。适于除猪之外的各类牲畜和禽鱼。可以干的草粉入饲。嫩茎叶沸焯制成干菜随用随取，复水后可做菜蒸面。饥荒而食，不可常吃。本品高大茂盛，叶大花艳，也用于庭院和园林的环境美化。

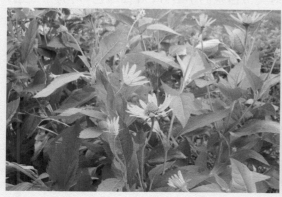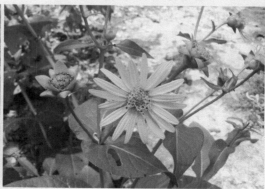

14.43　白背天葵 *Gynura divaricata*（L.）DC.

【别名】百子菜、白凤菜、片子璜、白背三七、接骨丹、菊三七、聪明菜、富贵菜

【植物特征】多年生宿根草本植物。高 50~110 cm，茎粗壮，淡紫色，有纵条纹，具细柔毛。叶互生膜质，长可达 20 cm，羽状深裂，裂片顶端渐尖，有不规则的锯齿，基部楔形，叶柄长约 2 cm；茎上部叶近无柄。头状花排成圆锥花序生于枝顶，总苞圆柱状。花全为两性，筒状，金黄色。瘦果狭圆柱形。冠毛丰富，白色。

【生境】自然生长于华东、华南各地的低山、草地、林下和路边。新疆适宜保护地栽培，民间多盆栽；大田试栽培表现粗放栽培产量较高，不能露地越冬。可药菜联产，以塑料大棚栽培时，一次扦插，收三年菜品之后再收块根作药材。

【功用及推广价值】野菜、药膳食材。现作时兴蔬菜食用，以嫩茎叶入蔬，清炒、荤炒或糖醋渍、做汤或凉拌、作馅，口感嫩滑，具特殊香味。生能破瘀，炮制补血。有破血散瘀、清热消炎、抗病毒、凉血生津、降血脂、降血糖、降血压、抗肿瘤等功效。是凉茶饮料，泡茶饮用，清凉解暑。由于含锌量较高，故称"聪明菜"。味淡、性寒，补血健脑，促发育。

　　[注] 因本品含吡咯里西啶生物碱（PAs）成分，对肝脏有害。

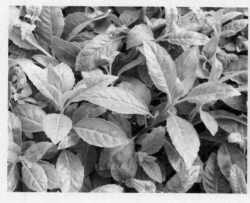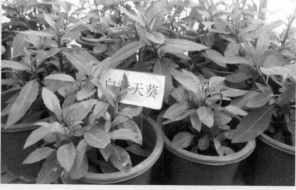

14.44　紫背天葵 *Begonia fimbristlpula* Hance

【别名】观音菜、血皮菜、补血菜、红背菜、红军菜、双色三七草

【植物特征】多年生常绿草本。全株肉质。根粗壮,茎直立,高约45 cm,节部带紫红色。分枝性强,分枝与茎呈45°角。叶互生,卵圆形,长15~18 cm,宽约5 cm,厚0.1 cm,边缘有锯齿,上部新叶的基部有一对类似抱茎的小裂片,叶面绿色,叶背紫红色,表面蜡质有光泽。头状花序,花序梗明显高出叶丛顶部。小花在花序梗上行伞房状排列,花黄色筒状,两性。瘦果矩圆形。

【生境】分布于中国华东、华南、西南地区,生于低山草地林下和路边。适应性强,抗逆性强、耐高温、耐旱、耐瘠薄。新疆适宜保护地栽培,伊犁察布查尔县和乌昌附近有生产,冬季保持地温最低在0℃以上即可越冬。民间多盆栽。在新疆昌吉附近大田搭遮阳网栽培产量较高。冬季平茬后埋土加厚越冬,理论上是可以安全越冬的。

【功用及推广价值】野菜、药膳食材。食用嫩茎叶,可凉拌,可做汤,荤素皆宜。质柔细滑,脆嫩可口,近年来流行栽培食用。研究表明,紫背天葵有抗人体寄生虫、抗病毒和提升人体免疫力的作用,并对恶性生长细胞具有中度抗效;能治疗咯血、血崩、痛经、盆腔炎、气血两亏、支气管炎、中暑,也可用于外伤止血。有霜冻的地区可在保护地全年生产供市,北方可早春扦插育苗,露地生产,也可盆栽。

[注] 因本品含吡咯里西啶生物碱（PAs）成分,对肝脏有害。

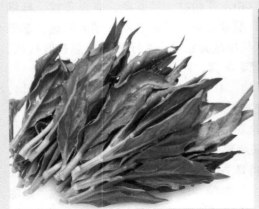 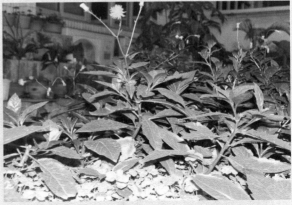

14.45　蒌蒿 *Artemisia selengensis* Turcz. ex Bess.

【别名】芦蒿、水蒿、黎蒿、柳蒿、驴蒿、香艾、小艾、水艾

【植物特征】多年生草本。有地下茎,茎直立,无毛,常紫红色,上部有直立的花序枝。下部叶在花期枯萎,中部叶密集,羽状深裂,长10~18 cm,宽约为长的一半,侧片2对或1对,条状披针形或条形,顶端渐尖,有疏浅锯齿,上面无毛,下面被白色薄茸毛,基部渐狭成楔形短柄,无托叶;部叶三裂或不裂,或条形而全缘。头状花序直立或稍下倾,有短梗,多数密集成狭长的复总状花序。花黄色,内层两性,外层雌性。瘦果微小无毛。

【生境】广布东北、西南、江淮流域、河北、山东、山西等地,野生;东南各地已人工栽培多年。北方多保护地栽培。多生于低海拔地区的河湖岸边与沼泽地带,在沼泽化草甸地区常形成小区域植物群落的优势种与主要伴生种;可葶立水中生长,也见于湿润的疏林中、山坡、路旁、荒地等。

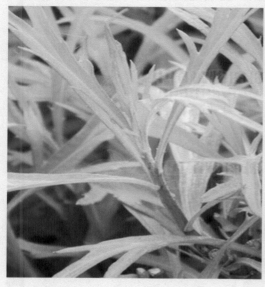

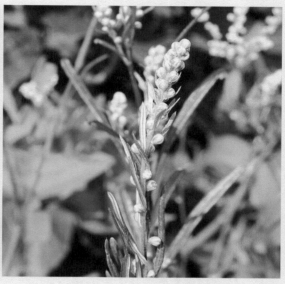

【功用及推广价值】蔬菜、药膳食材。典型的保健蔬菜，自古以来，蒌蒿就在江淮地区食用，宋代诗人苏东坡即有"蒌蒿满地芦芽短，正是河豚欲上时"之名句。蒌蒿食用嫩茎叶、根状茎，可凉拌、炒食、荤素火锅均可，根状茎腌渍。鲜嫩茎秆食用脆嫩爽口、辛香鲜美、风味独特，供不应求，是闻名遐迩的优良蔬菜。人工软化的嫩芽更好吃，地下茎和肉质根均可食。茎段繁殖栽培较易。蒌蒿富含硒、锌、铁等多种微量元素，可制作蒿茶。医用可平息肝火，止血消炎，镇咳化痰。它对降血压、降血脂、缓解心血管疾病均有较好的食疗作用。李时珍《本草纲目》草部第十五卷记载：蒌蒿"气味甘，无毒，主治五脏邪气、风寒湿痹、补中益气、长毛发、令黑、疗心悬、少食常饥、久服轻身、耳聪目明、不老"。随着人民生活水平的提高，越来越多的人已充分认识到蒌蒿的保健作用。蒌蒿也饲用。

14.46　马兰 *Kalimeris indica*（L.）Sch.-BiP.

【别名】马兰头、红梗菜、紫菊、鸡儿肠、红管药、阶前菊

【植物特征】多年生草本，高 30~70 cm。直立，叶互生，薄质，倒披针形或倒卵状矩圆形，长 3~10 cm，宽 0.8~5 cm，顶端钝或尖，基部渐狭无叶柄，边缘有疏齿或羽状浅裂，上部叶小全缘。头状花序单生于枝顶，排成疏伞房状，舌状花一层，舌片淡紫色，筒状花多数，筒部被短毛。瘦果倒卵状矩形，极扁，褐色。有冠毛，易脱落。

【生境】分布全国，原产亚洲南部及东部。我国各地极为常见，以长江流域分布较广。我国各地很早就有春季采食马兰的习惯。目前，在我国个别大中城市已有人工栽培，且南京地区已有了一定的种植面积，并成为初春和秋季市场上深受欢迎的绿叶蔬菜。新疆未见野生，但有盆栽。

【功用及推广价值】野菜、药膳食材。马兰幼嫩的地上部茎叶作为一种营养保健型蔬菜食用。可炒食、凉拌或做汤，具菊花一样的清香，香味浓郁。南京名菜"马兰松"即用马兰做成。药用全草。性凉，味辛。入手太阴肺、足厥阴肝经。凉血，清热，利湿，解毒。医用消积食、除湿热、利小便、治外感风热、退热止咳和治咽喉肿痛。

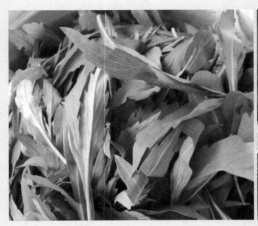
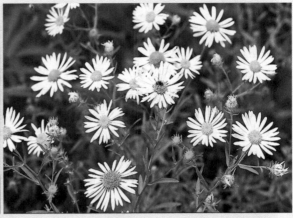

14.47　珍珠花菜 *Artemisia lactiflora* Wall.

【别名】珍珠菜、四季菜、白苞蒿、鸭脚艾、白花蒿、甜菜、刘奇奴、鸭脚菜

【植物特征】艾属多年生草本。茎叶含芳香物质，具特殊香气，含丰富的维生素、矿物质和多种氨基酸。与豆腐干丁凉拌有特殊风味，又可做馄饨、饺子馅料。

【生境】我国南北均可栽培。生于路边、山坡、草地、较潮湿地方或人工栽种，以扦插育苗法繁殖较易。

【功用及推广价值】野菜、药膳食材。作馅料食用。开胃健食，凉血解毒，去瘀明目，祛风止咳。

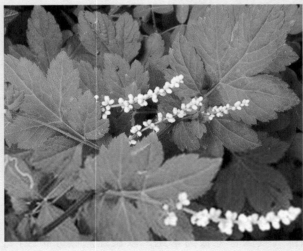
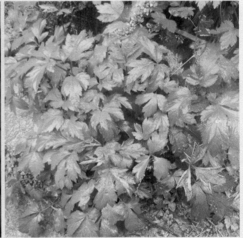

14.48　食用菊花 *Chrysanthemum morifolium* Ram.

【别名】甘菊、食菊

【植物特征】是菊科植物中以花器供食的无苦涩味而味甘芳香的栽培种。是观赏加食用的品种。花色多花冠大，观赏期长，可药用、饮用和食用。近年来，新疆乌鲁木齐及昌吉地区常办菊展，其展出品种，多半是食用种。证明观赏食用菊在新疆的发展很有前途。

【功用及推广价值】野菜、药膳食材。以柔嫩而富有香气的花朵食用，食用方式多样，泡茶泡酒、腌渍、熬粥、做馅、做汤、涮锅、软炸和凉拌均宜。所见的食用菊都有养肝

明目、疏风清热、养颜美容的功能。以浙江的杭白菊和广州的旱白和大白（即蟹爪菊）驰名中外。

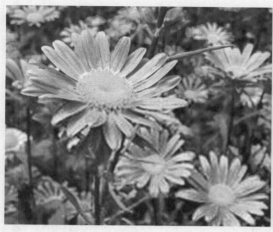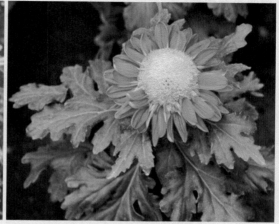

14.49　刺菜蓟 *Cynara cardunculus*

【别名】洋蓟

【植物特征】多年生草本，内叶和叶柄苍白色，主根肥厚。

【生境】原产欧洲南部和北非的蔬菜。为短日照植物，在高温、短日照条件下能开花结果。其块根耐寒，经埋压能露地越冬。本品怕水涝，抗旱性较强。大棚栽培可以高产。

【功用及推广价值】野菜、药膳食材。以嫩的叶片供食用。通常将全株煮熟、调味、冷冻后加入沙拉。食用之外，其所含菜蓟素和黄酮物质可开胃养胃，并有增强血管壁韧性和解毒之效。

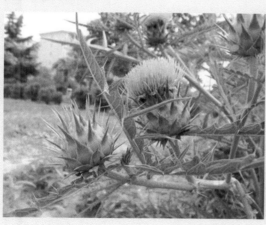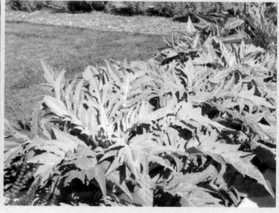

14.50　朝鲜蓟 *Cynara scolymus* L.

【别名】洋百合、菊蓟、菜蓟、法国百合、荷花百合

【植物特征】多年生草本。高 100 cm 左右，茎有纵纹，多分枝。抽薹前为短缩茎，基部易发生分蘗。显蕾后，茎节伸长，抽薹茎上又抽生次花枝，枝顶着生花苞。叶互生，大而肥厚，略宽披针形，长 30~80 cm，宽 15~40 cm，羽状深裂，绿色，叶面密生白毛，叶缘齿尖有刺，初生真叶全缘，后生叶有浅裂，至第 9~10 叶始有深裂，叶柄肥厚，两

侧裂片呈齿状排列。头状花序，花序直径 10~20 cm，花盘上有管状花，紫色，两性，萼片退化成冠毛，子房 1 室，下位，花盘为总苞包围。果卵形，果皮灰白。花期高温多雨时不易结籽。

【生境】南欧及中亚细亚尚有野生种，法国栽培最多。我国主要在上海、浙江、湖南、云南等地有栽培。朝鲜蓟喜湿润气候，耐轻霜，忌干热。应引入新疆保护地栽培，但要注意越冬保护。

【功用及推广价值】蔬菜、观赏植物。朝鲜蓟为世界名菜，花蕾的总苞片及花托作为蔬菜食用，有似板栗的香味，可鲜食，也可切成薄片油炸，可制酱，作汤料或加工成罐头。朝鲜蓟的萼片还制成蜜饯。茎叶软化栽培后可煮食，或加工成开胃酒。常食花蕾可增强肝肾功能，叶片有治疗慢性肝炎的保健功能。根部可作为药物，有增强肝肾功能、促进胆汁分泌、利尿作用，降低胆固醇。庭院栽培可供观赏，也可用于切花。

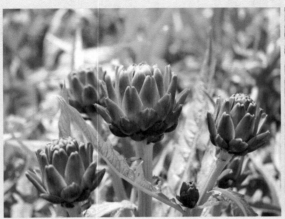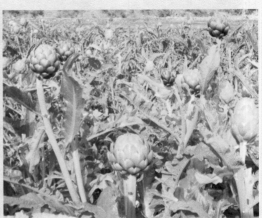

14.51　笔管草 *Scorzonera albicaulis* Bunge

【别名】华北鸦葱

【植物特征】多年生草本。根茎部有少数上年残叶。茎直立，高达 1 m，中空，有沟纹，被密蛛丝状毛，后脱落无毛。叶条形，或宽条形，有 5~7 脉，无毛或微被蛛丝状毛，基生叶长达 40 cm，宽 0.7~1.8 cm，茎生叶与基生叶类似，茎部微扩大，抱茎，上部叶渐小。头状花序，在茎顶和侧生花梗顶端排成伞房状花序；总苞圆柱状，长达 4.5 cm，直径 1.2 cm，总苞片多层，外层三角状卵形。全部舌状花，黄色。瘦果长 2.5 cm，上部狭窄成喙，有多数纵肋。冠毛污黄色，羽状，基部联合成环状。

【生境】分布于东北和黄河流域各省区。多生于山坡林下草地。

【功用及推广价值】野菜、药膳食材。治疗"五劳七伤"、两目昏花、腹泻、心悸、无力、头昏、肺虚咳嗽、口腔溃烂等症。食用嫩茎叶，洗净、切段、先焯、浸水去苦、再炒，荤素皆宜。

52

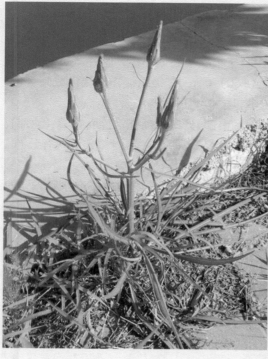
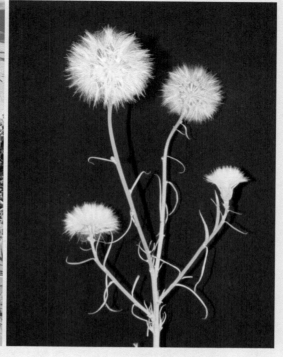

14.52 稻槎菜（稻茬菜）*Lapsana apogonoides* Maxim

【别名】回荠

【植物特征】一、二年生细弱草本，高 5~30 cm，基生叶丛生，有柄，叶片长 4~18 cm，宽 1~3 cm，先端圆钝或短尖，顶端裂片较大，卵圆形，边缘羽状分裂，茎生叶 1~2，有短柄或近无柄。头状花序成稀疏的伞房状圆锥花丛，花黄色，全为舌状花瓣。瘦果椭圆状披针形，扁平，长 4~5 mm，成熟后黄棕色，背腹面各有 5~7 肋，先端两侧各有钩刺，无冠毛。

【生境】分布于江南稻区。为稻田杂草。

【功用及推广价值】野菜、传统中药材。全草具清热、解毒、透疹之效。也用于咽痛、痢疾、肿毒、蛇咬。鲜用或晒干使用。嫩茎叶供食用，沸水焯后凉拌或做汤。明代就已开发为救荒本草，载入《救荒本草》之中。全草具清热、解毒、透疹之效。也用于咽痛、痢疾、肿毒、蛇咬。鲜用或晒干使用。

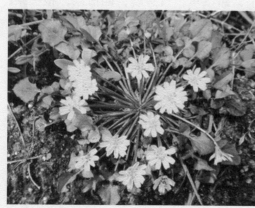
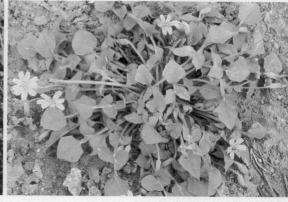

14.53　暗绿蒿 *Artemisia atrovirens* Hand.-Mazz.

【别名】铁蒿、白蒿、白毛蒿、水蒿，大蒿，白艾蒿，青蒿

【植物特征】多年生草本。主根稍明显，侧根少数；根状茎细或略粗，直径 3~6 mm，直立或倾斜。茎少数，成丛或单生，高 60~100（130）cm，有细纵棱，紫褐色或暗褐色，初时被短柔毛与短腺毛，后柔毛渐脱落，分枝多，枝长 20~60 cm。

【生境】产于亚热带地区。我国陕西（南部）、甘肃（南部）、安徽、浙江、江西、福建（北部）、河南（南部）、湖北、湖南、广东（北部）、广西（北部）、四川、贵州、云南均有分布；生于山坡、草地、路旁等地。适应性强，抗寒。

【功用及推广价值】药食两用。食用主要是在开水中过一下凉拌吃和做茶泡水喝，也可嫩枝叶切碎拌面粉炸饼食用。泡茶可用新鲜的嫩头或叶子，或晒干泡水喝。困难时期老百姓也食用充饥，有食用保健价值，可惜无人研究开发。铁蒿与青蒿相似，但味淡、不太苦，可降火、清虚热。新鲜铁蒿有偏方载可治疗流鼻血，可杀黏虫，止痛，抑痧，消肿，主治脑刺痛，黏痧，虫牙，白喉，炭疽，皮肤瘙痒，疥疮，痘疹。作饲料，羊、骆驼喜食，其次是马，牛多不采食，适口性中等。蛋白质含量高于禾本科牧草，纤维素含量较少，为 14.16%，结实期纤维素为 21.56%。含脂肪较高，生长后期纤维素也增加不明显，是秋季家畜抓膘及春季恢复体膘的优良牧草。

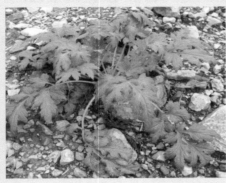 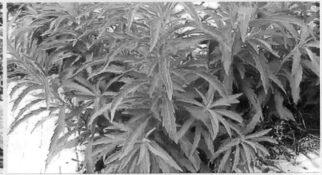

15．蔷薇科 Rosaceae

15.01　委陵菜 *Potentilla chinensis* Ser

【别名】毛鸡腿子、野鸡膀子、蛤蟆草、山萝卜、翻白草、白头翁、翻白菜、根头菜、龙牙草、天青地白、小毛药、虎爪菜、老鸦翎、老鸦爪

【植物特征】多年生草本植物。高 30~60 cm，根肥大，木质化。茎丛生，直立或斜上，有白色柔毛。羽状复叶，基生叶有小叶 15~31，小叶矩圆状倒卵形，或矩圆形，长 3~5 cm，宽约 1.5 cm，羽状深裂，裂片三角状披针形，下面密生白色绵毛，叶柄长约 1.5 cm，托叶和叶柄基部合生，叶轴有长柔毛；茎生叶与基生叶相似。聚伞花序顶生，总花梗和花梗有白色茸毛或柔毛；花黄色，直径约 1 cm。瘦果卵形，有肋纹，多数，聚生于有绵毛的花托上。

【生境】分布于东北、华北、西北、西南。生于山坡或路边。

【功用及推广价值】开花之前的嫩茎叶可炒食或凉拌。根及全草可入药，能清热解毒、收敛止血。

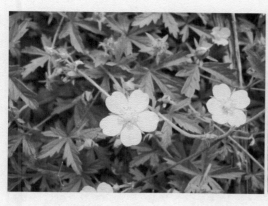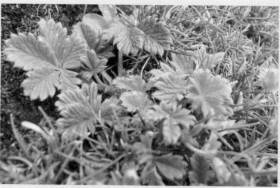

15.02　鹅绒委陵菜 *Potentilla anserina* L.

【别名】人参果、蕨麻

【植物特征】根肉质、纺锤形。匍匐茎细长，节上生根，微生长柔毛。基生叶为羽状复叶，小叶 3~12 对，卵状短圆形或椭圆形，长 1~3 cm，宽 0.6~1.5 cm，先端圆钝，边缘有深锯齿，下面密生白色绵毛；小叶间有极小的小叶片；叶柄长，有白毛，托叶膜质，茎生叶有较少数小叶。花单生于长匍匐茎的叶腋，花梗长 1~7 cm，有长柔毛，花黄色，直径 1~1.8 cm，瘦果卵形，具洼点，背部有槽。

【生境】分布于东北、西北、华北及西南。多生于湿润的草地。以青海省所产最为出名。

【功用及推广价值】根富含淀粉，常配八宝粥食用。有保健、美容之效，故有人参果之称。块根医用，用于治营养不良和虚弱乏力。

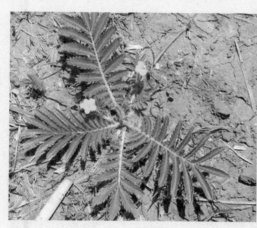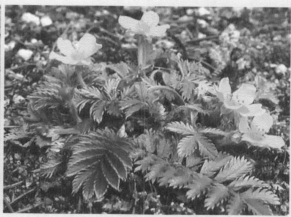

15.03　草莓 *Fragaria ananassa* Duchesne

【别名】莓子

【植物特征】多年生草本植物。全体有柔毛，匍匐枝于花后生。基生三出复叶，小叶卵形或菱形，长 3~7 cm，宽 2~6 cm，先端圆钝，基部心形，边缘有粗锯齿，上面散生长柔毛，有光泽，下面带白色，有长柔毛，沿叶脉较密，叶柄长 2~8 cm。聚伞花序，有花 5~15 朵，生在一总花梗上，花直径约 2 cm，萼裂片披针形，先端锐尖，副萼片椭圆形，约和萼片等长，花瓣椭圆形，白色。聚合果肉质、膨大、球形或卵球形，有时为鸡心形，直径 1.5~3 cm，鲜红色，多数瘦果在肉质的花托之内。

【生境】原产于南美，现我国各地均有栽培。

【功用及推广价值】为世界著名水果。并可加工成各种果制品。也用于盆栽观赏。医用，清凉止渴、提神醒脑。

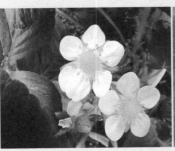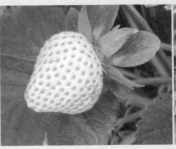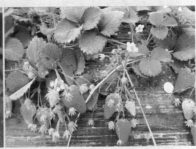

15.04　假升麻 *Aruncus sylvester* Kostel

【别名】升麻草

【植物特征】多年生草本植物，基部木质化，高达 1~3 m，无毛。大型 2~3 回羽状复叶，总叶柄无毛；小叶片 3~9，菱状卵形，卵状披针形或长椭圆形，长 5~13 cm，宽 2~8 cm，边缘具不规则的尖锐重锯齿，近无毛，小叶柄短。大型穗状圆锥花序，被柔毛与疏星状毛。花白色，直径 2~4 mm，萼筒杯状，微被毛，裂片三角形。花瓣倒卵形，雄花具雄蕊约 20，比花瓣长，有退化雌蕊。蓇葖果无毛，果梗下垂，萼片宿存。

【生境】产于我国东北、河南、陕西、湖北、江西、安徽、四川、云南、西藏、广西等地。生于海拔 1 800~3 500 m 的山沟、山坡林下。

【功用及推广价值】种子含油 37%。药用根，疏风解表、活血舒筋。栽培于园林可供观赏。

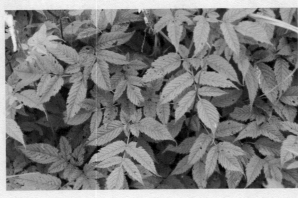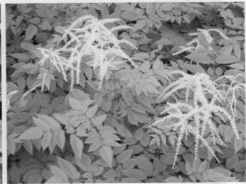

15.05　火棘 *Pyracantha fortuneana*（Maxim.）Li

【别名】火把果、救兵粮、救军粮

【植物特征】常绿灌木，高约 3 m，侧枝短，先端成刺状。小枝暗褐色，幼时有锈色短茸毛。叶片倒卵形或倒卵状矩圆形，中部以上最宽，长 1.5~6 cm，宽 0.5~2 cm，先端圆钝或微凹，有时有短尖头，基部楔形，下延，边缘有钝锯齿，齿尖向内弯，近基部全缘，两面无毛，叶柄短，无毛或幼时有疏柔毛。复伞房花序，总花梗和花梗近无毛，花白色，直径 1 cm，萼筒状无毛，裂片三角卵形，花瓣圆形。梨果近圆形，直径 5 mm，萼片宿存。

【生境】分布在陕西、江苏、浙江、福建、湖北、湖南、广西、四川、云南、贵州等地，生于山地灌丛。

【功用及推广价值】果能健脾消积，果实制干粉可代粮食，也可做酒、酿醋。根、叶、花均入药，治肠炎痢疾、小儿疳积、产后腹痛、活血止血。可栽培于园林中以供观赏。

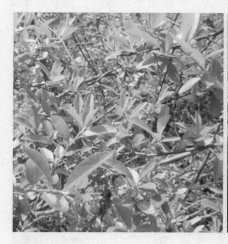 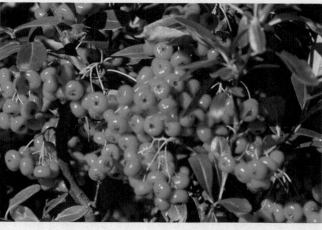

15.06　山楂 *Crataegus pinnatifida* Bunge

【别名】红果、棠棣、绿梨、北山楂、山里果、山里红、酸里红、山里红果、酸枣、红果子、猴楂、映山红果，海红，酸梅子，山梨、梁梅、朹子、棠朹子、鼠查、赤枣子、柿楂子、茅楂

【植物特征】落叶乔木，高达 6 m，小枝紫褐色，无毛或近无毛，有刺，有时无刺。叶宽卵形或三角状卵形，长 5~10 cm，宽 4~7.5 cm，基部截形至宽楔形，有 3~5 羽状深裂片，边缘有尖锐重锯齿，下面缘叶脉有疏柔毛，叶柄长 2~6 cm，无毛。伞房花序有柔毛，花白色，直径 1.5 cm，梨果近球形，直径 1~1.5 cm，深红色。

【生境】分布于东北、华北、江苏等地，生于山坡灌丛。

【功用及推广价值】果做果酱、果糕，药用治食积、泄泻等病。可栽培篱笆。也可用作嫁接苹果和山里红的砧木树。

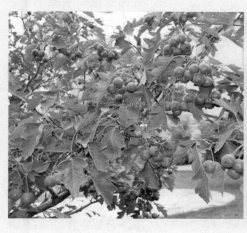 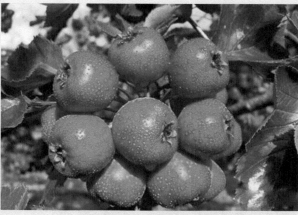

15.07　猴楂子 *Crataegus hupehensis* Sarg.

【别名】湖北山楂

【植物特征】乔木或灌木。高 3~5 m，小枝紫褐色，无毛，有刺。叶三角状卵形至卵形，长 4~9 cm，宽 4~7 cm，先端短，渐尖，基部宽楔形或近圆形，边缘有圆钝重锯齿，上半部有 2~4 对浅裂片，无毛或仅下面脉腋有髯毛，叶柄长 3.5~5 cm，无毛。伞房花序，总花梗和花梗均无毛，花白色，直径约 1 cm，萼筒钟状，外面无毛，裂片三角状卵形，全缘。花瓣卵形。梨果近球形，直径 2.5 cm，深红色，有斑点。萼片宿存，小核 5。

【生境】分布于河南、湖北、湖南、江西、江苏、浙江、四川、陕西等地。生于山坡灌木丛中。

【功用及推广价值】果可食，或做果品加工。果也作药用。

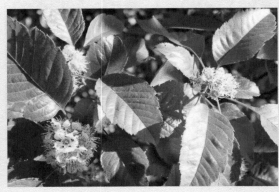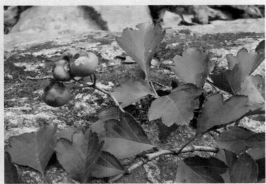

15.08　野山楂 *Crataegus cuneate* Sieb. et Zucc.

【别名】大红子、大红籽、红楂子、小叶山楂、浮萍果、山梨、毛枣子、药山查、药楂、山石榴、红果子、牯岭山楂、黄山楂、木猴梨、牧狐梨、牧虎梨、南山楂、南楂、山果子、野楂、野糖球、斑楂、野山桂、山毛楂、山楂红、小山楂、棠李子

【植物特征】落叶灌木，高达 15 m，常有细刺，刺长 5~8 mm，小枚幼时有柔毛，后脱落。叶片宽倒卵形至倒卵状矩圆形，长 2~6 cm，宽 1~4.5 cm，基部楔形，边缘有尖锐重锯齿，顶端常有 5~7 浅裂片，下面有疏柔毛，后脱落。叶柄有翅，长 4~15 mm。伞房花序，总花梗和花梗均有柔毛。花白色，直径约 1.5 cm，梨果球形或扁球形，直径 1~1.2 cm，红色或黄色，有宿存反折萼裂片。小核 4~5。

【生境】分布在长江流域、河南、广东、广西、云南、福建等地。生山谷或山地灌丛中。

【功用及推广价值】果也用于制酒和果酱。嫩叶可代茶。医用，果能健脾开胃、收敛止血、散瘀止痛。

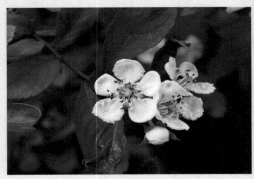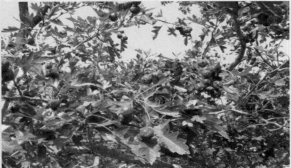

15.09　阿尔泰山楂 Crataegus altaica（Loud.）Lange

【别名】阿勒泰山楂、黄果山楂

【植物特征】中型乔木。高 3~6 m，通常无刺，少数有少量粗壮枝刺，小枝无毛紫褐色或红褐色。叶宽卵形或三角状卵形，长 5~9 cm，宽 4~7 cm，先端急尖，基部截形或宽楔形，边缘有锐齿，通常有 2~4 对裂片，基部一对较深，上面有疏短柔毛，下面无毛，或脉腋有髯毛，叶柄长 2.5~4 cm，无毛。花白色，直径 12~15 mm，萼筒钟状，外面无毛，裂片三角状卵形，或三角状披针形，花瓣近圆形。梨果球形，金黄色或红色，直径 8~10 mm，萼片宿存，果汁浓稠微甜，果皮极薄似软柿之皮。

【生境】生于天山和阿尔泰山浅山区。近年作为园林绿化树和行道树人工广植。

【功用及推广价值】嫩叶代茶。果汁做酱、做糕点。园林绿化用，新疆乡土树种。

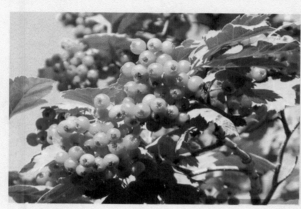 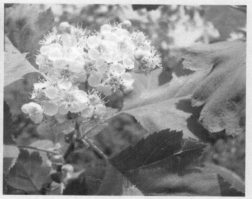

15.10　石楠 Photinia aerrulata Lindl

【别名】千年红、扇骨木

【植物特征】常绿灌木或小乔木。高 4~6 m，稀可达 12 m，小枝褐灰色，无毛。叶革质，长椭圆形，长倒卵状椭圆形，长 9~22 cm，宽 3~6.5 cm，先端尾尖，基部圆形或宽楔形，边缘有疏生带腺细锯齿，近基部全缘，无毛，叶柄长 2~4 cm，老时无毛。复伞房花序顶生，总花梗和花梗无毛，花梗长 3~5 mm，花白色，直径 6~8 mm。梨果球形，直径 5~6 mm，红色或褐紫色。

【生境】分布在陕西，华东、中南、西南。生于山地杂木林中。

【功用及推广价值】种子可榨油。果可酿酒。干叶药用，有利尿、解热、镇痛作用。

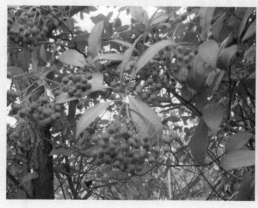 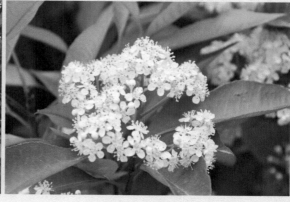

15.11　欧李 *Cerasus humilis*（Bge.）Sok.

【别名】补钙之星、钙果

【植物特征】为欧李 *Prunus humilis* Bge 的一个变种。多年生灌木。株高 30~130 cm，丛生。一年生枝条灰白色。无明显主枝，基生枝年抽生 5~7 株。叶倒卵形，先端尖。花白色或粉色。果形似樱桃，味似李子。耐寒，− 40℃ 可安全越冬。耐瘠薄、耐旱、耐盐碱。根系发达，适于绿化保持水土。果色鲜艳，有红、金黄和紫色之分。果除富含多种养分之外，含钙极高，每 100 g 鲜果的钙含量为 79.09 mg，为所有水果之冠。

【生境】东北、西北有野生，但果形太小。现北方各地栽培者为本种。

【功用及推广价值】鲜果可鲜食、可加工成汁、酱。也用于食疗，作补钙保健品食用。嫩叶代茶。用于绿化和水土保持的环保事业。盆栽观赏。果仁入中药为郁李仁。

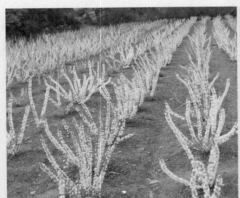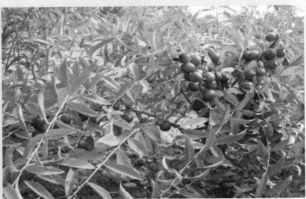

15.12　枇杷 *Eriobotrya japonica*（Thunb.）Lindl.

【植物特征】常绿小乔木。高约 10 m，小枝粗壮，黄褐色，密生锈色或灰棕色茸毛。叶革质，披针形，倒披针形，倒卵形，椭圆状矩圆形，长 12~30 cm，宽 3~9 cm，先端急尖或渐尖，基部楔形，或渐狭成叶柄，边缘上部有疏锯齿，上面多皱，下边及叶柄密生灰棕色茸毛，侧脉 11~21 对，叶柄长 6~10 mm。圆锥花序顶生，总花梗、花梗及萼筒外面皆密生锈色茸毛；花白色，直径 1.2~2 cm，花柱 5，离生。梨果球形或矩圆形，直径 2~5 cm，黄色或橘黄色。

【生境】分布在甘肃、陕西、河南、长江流域，多为栽培或野生。

【功用及推广价值】果鲜食或酿酒。叶药用，能利尿清热。叶及仁能镇咳。此外还有大花枇杷、台湾枇杷，在两广、四川和两湖、台湾都有野生，果实都可食或药用。

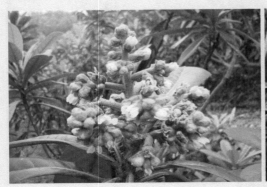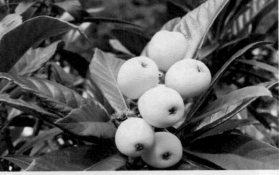

15.13　石斑木 *Rhaphiolepis indica*（L.）Lindl

【别名】春花、雷公树、白杏花

【植物特征】常绿灌木,少数为小乔木。高 4 m,小枝幼时生褐色茸毛,后脱落。叶片革质,卵形、矩卵形,稀矩圆状披针形,长 4~8 cm,宽 1.5~4 cm,先端圆钝,急尖,或短渐尖,边缘有细钝锯齿,上面平滑或有不明显脉纹,两面无毛或下面疏生茸毛,叶柄长 5~18 mm。圆锥花序或总状花序顶生,总花梗和花梗密生锈色茸毛,花梗长 5~15 mm,花白色或淡红色,直径 1~1.3 cm。梨果球形,紫黑色,直径约 5 mm。

【生境】分布于安徽、浙江、江西、湖南、贵州、云南、福建、广东、广西和台湾。生于山坡或灌丛之中。

【功用及推广价值】果实可食。木材可做器具。根入药可治跌打损伤。

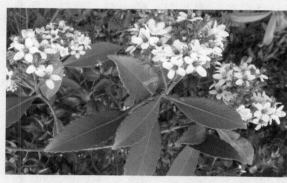 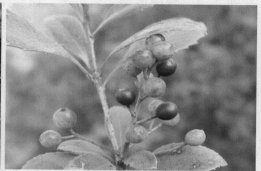

15.14　水榆花楸 *Sorbus alnifolia* Sieb. et Zucc.

【别名】花楸水榆、干筋树

【植物特征】乔木,高 20 m,小枝有灰白色皮孔,幼时微生柔毛,暗红褐色或暗黑褐色。叶卵形至椭圆状卵形,长 5~10 cm,宽 3~6 cm,边缘有不整齐的尖锐重锯齿,有时微浅裂,两面无毛或微生短茸毛,叶柄长 1.5~3 cm,无毛或具疏柔毛。复伞房花序,有花 6~25 朵,总花梗和花梗,有稀疏柔毛,花白色,直径 1.5 cm。梨果椭圆形或卵形,直径 7~10 mm,红色或黄色,萼片脱落后残留圆斑。

【生境】分布在辽宁、甘肃、四川、华北、华东、中南。生于山坡、山沟的灌林之中。

【功用及推广价值】果实食用、酿酒。用作木材或纤维造纸。果可健脾利水、镇咳祛痰。

　　[注] 尚有分布在东北、华北、甘肃等地的山槐子花楸树,其果实能食、能酿酒、制醋、制果酱,亦药用。

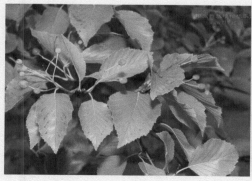 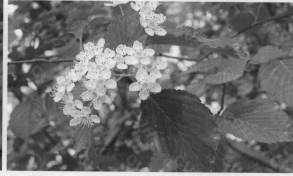

藻类植物　蕨类植物　裸子植物　被子植物　双子叶植物　被子植物　单子叶植物

15.15　秋子梨 *Pyrus ussuriensis* Maxim.

【别名】安梨、酸梨、花盖梨、沙果梨

【植物特征】乔木，高 15 m，小枝粗壮，老枝变为灰褐色。叶片卵形至宽卵形，长 5~10 cm，宽 4~6 cm，先端短渐尖，基部圆形或近心形，边缘有带长刺芒状尖锐锯齿，两面无毛或在幼时有茸毛，叶柄长 2~5 cm。花序有花 5~7 朵，总花梗和花梗幼时有茸毛，花梗长 2~5 cm，花白色，直径 3~3.5 cm，萼筒外面无毛或微生茸毛，裂片三角状披针形，外面无毛，内面密生茸毛，花瓣卵形或宽卵形，花柱 5，离生，近基部疏生茸毛。梨果近球形黄色，直径 2~6 cm，萼片宿存，基部微下陷。果梗长 1~2 cm。

【生境】我国东北、西北、华北均有栽培。

【功用及推广价值】果食用。并可制成冰冻梨存放一个冬天，随吃随取，可消食通便、生津止渴。我国多种知名梨类，如鸭梨、京白梨、雪花梨、砀山梨、香梨、酥梨、南果梨、苹果梨、丰水梨、烟台梨等的基因与此种均有关系。进口的啤梨，与本种也有近似之处。

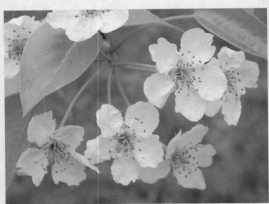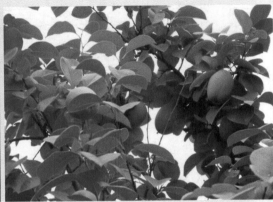

15.16　木梨 *Pyrus xerophila* Yu

【别名】野梨、棠梨、酸梨

【植物特征】乔木，高达 8~10 m，小枝粗壮，灰褐色，幼时无毛，或有稀疏柔毛。叶片卵形或长卵形，稀矩圆状卵形，长 4~7 cm，宽 2.5~4 cm，边缘有圆钝锯齿，两面均无毛，叶柄长 2.5~5 cm，无毛。伞形总状花序，有花 3~6 朵，总花梗和花梗初均疏生茸毛，后脱落，花梗长 2~3 cm，花白色，直径 2~2.5 cm，萼筒无毛或近于无毛，裂片 5，三角状卵形，内面密生茸毛，花瓣宽卵形。梨果卵形或椭圆形，直径 1~1.5 cm，褐色，有稀疏斑点，萼片宿存。果梗长 2~3.5 cm。

【生境】分布在山西、河南、陕西、甘肃等地。生于山坡灌丛。

【功用及推广价值】果味香但石细胞多，适于做抓饭食用（新疆）。用于食疗，开胃健食防衰。长期以来民间用于治疗冬季哮喘、咳嗽等，未被大规模开发利用。为梨的嫁接砧木，在我国西北部常用作栽培梨的砧木，深根抗旱，寿命很长，抗赤星病力特强。

　　［注］本品为麻梨、沙梨、豆梨、罐梨、杜梨、川梨等小果梨的典型。

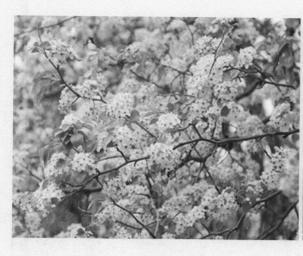
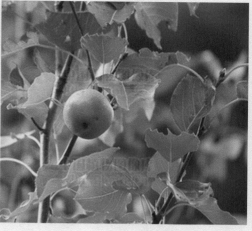

15.17　山荆子 *Malus baccata* （L.） Borkh

【别名】山定子

【植物特征】乔木，高达 10~14 m，小枝无毛，暗褐色。叶片椭圆形或卵形，长 3~8 cm，宽 2~3.5 cm，边缘有细锯齿，叶柄长 2~5 cm，无毛。伞形花序，有花 4~6 朵，无总梗，集生于小枝顶端，花梗细，长 1.5~4 cm，无毛。花白色，直径 3~3.5 cm，萼筒外面无毛，裂片披针形，花瓣倒卵形，梨果近球形，直径 0.8~1 cm，红色或黄色，萼裂片脱落。

【生境】分布于辽宁、吉林、内蒙古、河北、山西、陕西、甘肃等地。生于山坡杂木林或沟谷灌丛。

【功用及推广价值】嫩叶代茶。果可酿酒。做苹果、花红等的砧木。也是蜜源植物和水土保持植物。医用，止呕吐和泄泻。

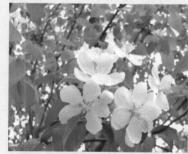
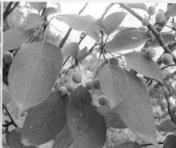
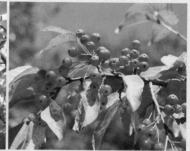

15.18　苹果 *Malus pumila* Mill

【别名】奈、滔婆、频婆、来禽、林檎、超凡子、天然子

【植物特征】乔木，高达 15 m，小枝初密生茸毛，后无毛，老枝紫褐色，冬芽有茸毛。叶片椭圆形、卵形，至宽椭圆形，长 4.5~10 cm，宽 3~5.5 cm，有圆钝锯齿，幼时两面有短茸毛，叶柄长 1.5~3 cm，有短柔毛。伞房花序有花 3~7 朵，花梗长 1~2.5 cm，密生茸毛。花白色或带粉红色，直径 3~4 cm。梨果扁球形，直径在 2 cm 以上，萼片宿存，果柄短促。

【生境】辽宁、河北、山东、山西、陕西、河南、甘肃、四川、云南有栽培，新疆天山有野生。

【功用及推广价值】果生食或加工。医用，生津止渴。苹果花富含蛋白质、氨基酸、维生素、微量元素、活性酶、黄酮类化合物等，被用来促进乳房发育和养颜。新疆野苹果还能提取果胶。

[注] 现今上市的优质苹果如青香蕉、黄元帅、红富士、嘎啦果、平安果等大多有本种的遗传基因。优质苹果的发展方向是高密度矮化栽培。

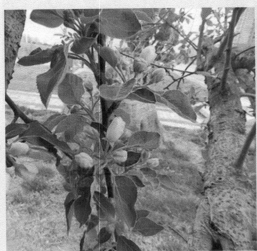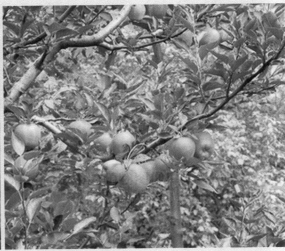

15.19 花红 *Malus asiatica* Nakai

【别名】沙果、林檎、文林郎果

【植物特征】小乔木。高 4~6 m。小枝粗壮，幼时密生茸毛，老枝暗紫色，无毛。叶片椭圆形或卵形，长 5~11 cm，宽 4~5.5 cm，先端急尖或渐尖，基部圆形或宽楔形，边缘有细锐锯齿。上面有短茸毛，渐脱落，下面密生短柔毛，叶柄长 1.5~5 cm，有短柔毛。伞房花序，有花 4~7 朵，生在小枝顶端，花梗长 1.5~2 cm，密生柔毛。梨果卵形或近球形，直径 4~5 cm，黄色或红色。宿存萼肥厚隆起。

【生境】分布地带同苹果，有人工栽培。多野生于浅山坡地。

【功用及推广价值】果可鲜食，也用于加工果干、果丹皮。果医用，健脾胃、消积食。

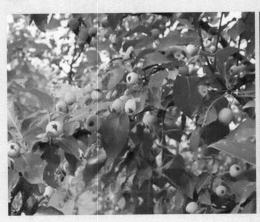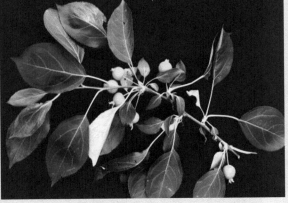

15.20　海棠果 *Malus prunifolia*（Willd.）Borkh.

【别名】楸子

【植物特征】小乔木，高 3~10 m，小枝粗壮，幼时密生短柔毛，老枝灰紫色，或黑褐色，无毛。叶片卵形或椭圆形，长 5~9 cm，宽 4~5 cm，先端渐尖或急尖，基部宽楔形，边缘有细锐锯齿，叶柄长 1~5 cm，疏生白色柔毛。伞形花序，有花 4~10 朵，花梗长 2~3.5 cm，有短柔毛，萼筒外面有柔毛，萼裂片披针形，两面均先白色柔毛，花瓣倒卵状椭圆形，白色或带粉红色，梨果卵形，直径 2.5 cm，红色，萼片宿存。

【生境】分布于山东、山西、陕西、河南、甘肃、辽宁、内蒙古等地，多栽培。野生于山谷或坡地。

【功用及推广价值】为苹果树优良砧木。果食用或加工。果医用煮食可止咳化痰、补脾健胃。

　　[注] 我国境内海棠果种类多达二三十种。各地选植各有侧重。

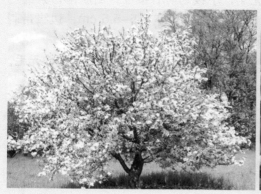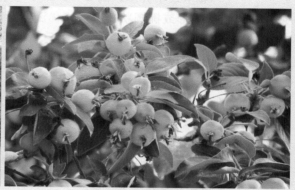

15.21　榅桲 *Cydonia oblonga* Mill.

【别名】蛮檀、楔楂、木梨、土木瓜、提载克（新疆维吾尔语）

【植物特征】灌木或小乔木，高可达 5 m。小枝无刺，幼时密生茸毛，后脱落，紫红色或紫褐色。叶片卵形或矩圆形，长 5~10 cm，宽 3~5 cm，先端急尖、突尖或微凹，基部圆形或心形，全缘，下面密生长柔毛，叶脉显著，叶柄长 8~15 mm，有茸毛。花单生，花梗长约 5 mm，或近无梗，密生茸毛。花白色，直径 4~5 cm，萼筒钟状，外面密生茸毛，裂片卵形或宽披针形，花瓣倒卵形。梨果直径 3~5 cm，密生短茸毛，黄色，有香味，萼片宿存，反折，果梗短，有毛。

【生境】对环境条件要求不严，适应性强，不论是黏土或沙土均能生长。分布于我国的新疆、江苏、山东、湖北、河北、陕西及东北等地。在欧洲、中亚、中国新疆是古老果树之一。

【功用及推广价值】果鲜食或加工。生食具有特殊的清香味，有涩硬之感，但果实却是食品工业上很好的原料，常用以制作果冻、果酱、果脯、果汁、罐头，以及糖果、点心、青红丝等食品。新疆群众用于"抓饭"佐料，其味鲜美，视为上等食品。含儿茶素，根、枝、叶都可入药治疗气管炎。果实入药，下气，消食。味甘、酸，性温，祛湿解暑，舒筋活络，切片阴干治疗伤暑、呕吐、食积胸闷、腹泻、关节疼痛、腓肠肌痉挛。常作为西洋梨的矮化砧木，世界各国普遍采用，但与中国梨品种的亲和力不强。新疆莎车的绿榅桲味香甜出名。喀什的提载克榅桲果熟后挂树不落，颇耐贮藏。

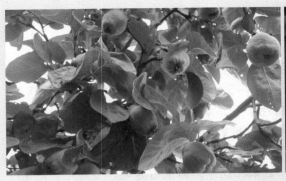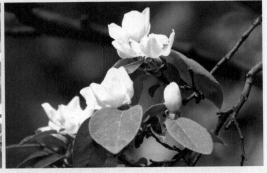

15.22　木瓜 *Chaenomeles sinensis*（Touin）Koehne

【别名】皱皮木瓜、宣木瓜

【植物特征】灌木或小乔木，高5~10 cm，枝无刺，小枝幼时有柔毛，后脱落，紫红色或紫褐色。叶卵形或椭圆状矩圆形，稀倒卵形，长5~6 cm，宽3.5~5.5 cm，边缘带刺芒状尖锐锯齿，齿尖有腺，幼时有茸毛，叶柄长5~10 mm，微生柔毛，有腺体。花单生叶腋，花梗短促长5~10 mm，无毛；花淡粉色，直径2.5~3 cm，萼筒钟状，外面无毛。果实长椭圆形，长10~15 cm，暗黄色，木质，芳香，果梗短。

【生境】分布于山东、陕西、安徽、江苏、浙江、江西、湖北、广东、广西，多栽培。

【功用及推广价值】果实做菜、水果用，煮后可食，也可糖渍食用。庭院栽培观景，春华秋实。盆栽，美化阳台。果实药用，能镇咳、镇痉、清暑利水、治关节酸痛、除肺热，以及吐泻转筋。近又发现对女人丰胸、美容有效。

　　[注] 各地可盆栽观景并入药。

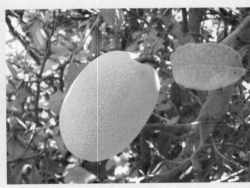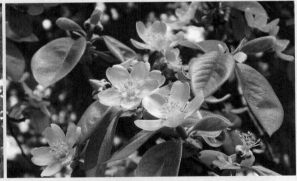

15.23　贴梗木瓜 *Chaenomeles lagenaria*（Loisel.）Koidz.

【别名】贴梗海棠

【植物特征】落叶灌木，高约2 m，枝有刺，小枝无毛，紫褐色或黑褐色。叶片卵形至椭圆形，少数长椭圆形，长3~9 cm，宽1.5~5 cm，边缘有尖锐锯齿，齿尖开展无毛，或下面没叶脉有短柔毛，叶柄长约1 cm，托叶大型，肾形或半圆形，有重锯齿。花先叶开放，3~5朵簇生于二年生枝上，花梗短，长3 mm，或近无梗似贴梗而生。花猩红色，少数淡红色或白色，直径3~5 cm，萼筒钟状。梨果球形或卵形，直径3~5 cm，黄色或黄绿色，萼片脱落。

【生境】栽培，无野生。

【功用及推广价值】观赏栽培，观花看果。果干药用，能舒筋活络、祛风止痛。也可泡茶。

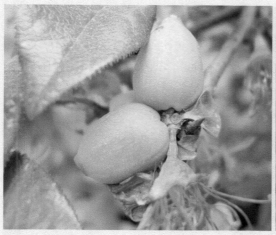 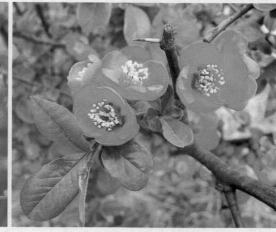

15.24 玫瑰 *Rosa rugose* Thunb.

【别名】徘徊花、刺客、离娘花、刺玫

【植物特征】直立灌木，高约 2 m。枝干粗壮，有皮刺和刺毛，小枝密生茸毛。羽状复叶，小叶 5~9，椭圆形或椭圆状倒卵形，长 2~5 cm，宽 1~2 cm，边缘有钝锯齿，质厚，上面光亮，多皱、无毛，下面苍白色，有柔毛及腺体，叶柄和叶轴有茸毛及疏生小皮刺和刺毛，托叶大部分附着于叶柄上。花单生或 3~6 朵聚生，花梗有茸毛和腺，花紫红至白色，芳香，直径 6~8 cm。蔷薇果扁球形，直径 2~2.5 cm，红色，平滑，具宿存萼片。

【生境】原产于我国北部，现各地均有栽培。

【功用及推广价值】用于食品和化妆品，种子榨油。用于园林观赏，花提取香精和芳香油。花及根入药，有理气活血和收敛作用。近年引入法国和保加利亚的新品种玫瑰很多，所产玫瑰制品多用于出口。

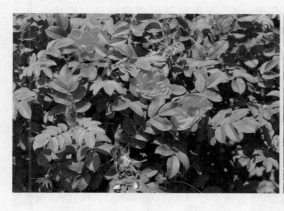 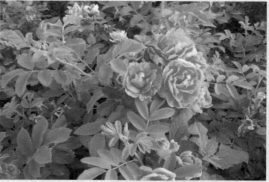

15.25 荼子蘼 *Rosa rubus*

【别名】倒挂刺、小果蔷薇

【植物特征】匍匐状灌木，长约 6 m，小枝具小的钩状皮刺。羽状复叶，小叶通常 5~7，卵状椭圆形或倒卵形，长 3~8 cm，宽 1.5~4 cm，先端突尖，基部近圆形或宽楔形，边缘有粗锐锯齿，下面生柔毛，少数近无毛，叶柄有毛，托叶大部附着于叶柄上。伞房花序少花，花梗长 1~2 cm，有茸毛和腺毛；花白色，芳香，直径 2.5~3 cm，萼裂片卵状披针形，羽状，先端尾状，有毛和腺毛，花瓣倒三角状卵形。蔷薇果近球形，直径 8 mm，深红色，萼片脱落。

【生境】分布于四川、湖北、云南、贵州。生于山坡灌丛。

【功用及推广价值】果可酿酒、制果酱。花提浸膏及芳香油。花蕾及花泡茶，能醒脑提神、防衰、美容。可用于园林绿化。

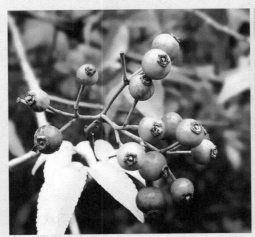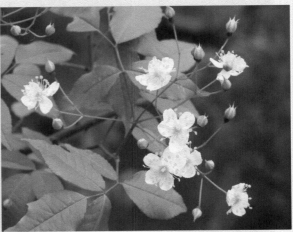

15.26　芳香月季 *Rosa odorata* Sweet

【别名】月季

【植物特征】常绿或半常绿灌木，有长匍匐枝，或攀缘枝，散生钩状皮刺。羽状复叶，小叶 5~9，椭圆形，卵形或矩圆状卵形，长 1.5~7 cm，宽 0.8~4.5 cm，先端急尖或短渐尖，基部近圆形，边缘有锐锯齿，无毛；叶柄和叶轴均被稀疏的钩状皮刺和短腺毛。托叶大部分附着于叶柄上离生部分耳状，边缘有腺毛。花单生或 2~3 朵聚生；花梗有腺毛，花白色、粉红色或橘黄色，芳香，直径 5~8 cm。蔷薇果球形或扁球形，红色。

【生境】分布于浙江、江苏、四川、云南等地。大量栽培。

【功用及推广价值】花制酱和馅。用于园林造景。医用同蔷薇。

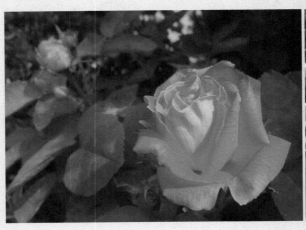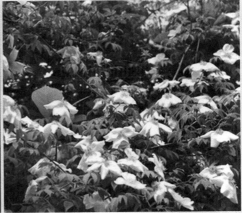

15.27 金樱子 *Rosa laevigata* Michx.

【别名】糖罐子、刺头、倒挂金钩、黄茶瓶、刺梨子、刺榆子、金罂子、山石榴、山鸡头子、糖莺子、糖果、蜂糖罐、金壶瓶、糖橘子、藤勾子、螳螂果、糖刺果、刺橄榄、灯笼果、刺藤棘、刺郎子树、螳螂子树、槟榔果、刺兰棵子

【植物特征】常绿攀缘灌木，高约 5 m，无毛，有钩状皮刺和刺毛。羽状复叶，小叶 3，稀 5，椭圆状卵形或披针状卵形，长 2.5~7 cm，宽 1.5~4.5 cm，先端急尖或渐尖，基部近圆形或宽楔形，边缘具细锯齿，无毛，有光泽，下面脉纹显著，叶柄和叶轴无毛，具小皮刺和刺毛；托叶条形，与叶柄分离，早落。花单生于侧枝顶端，白色，直径 5~9 cm，花梗和萼筒外面均密生刺毛。蔷薇果近球形或倒卵形，长 2~4 cm，有直刺，顶端具长而扩展或外弯的宿存萼片。

【生境】分布在华东华中华南。喜生于向阳山野。

【功用及推广价值】果实可熬糖酿酒，根及果药用，活血散瘀、补肾利尿、止咳祛痰。

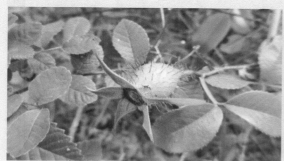 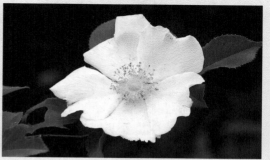

15.28 月季花 *Rosa chinensia* Jacq.

【别名】月月花、月月红

【植物特征】矮直立灌木，小枝有粗壮而略带钩状的皮刺，有时无刺。羽状复叶，小叶 3~5，少数 7，宽卵形或卵状矩圆形，长 2~6 cm，宽 1~3 cm，先端渐尖基部宽楔形，或近圆形，边缘有锐锯齿，两面无毛，叶柄和叶轴散生皮刺和短腺毛，托叶大部附生于叶柄上，边缘有腺毛。花常数朵聚生，花梗长、少数短，散生短腺毛，花红色或玫瑰色，直径约 5 cm，微香。萼裂片卵形，羽状分裂，边有腺毛。蔷薇果卵形或梨形，长 1.5~2 cm，红色。

【生境】各地普遍栽培。

【功用及推广价值】园林栽培观赏。花及根药用，有活血祛瘀、拔毒消肿之效。

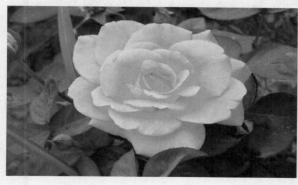 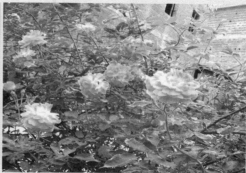

15.29 缫丝花 *Rosa roxburghii* Tratt

【别名】刺梨、木梨子

【植物特征】灌木，高约2.5 m，树皮灰色，成片剥落，小枝常有成对皮刺。羽状复叶，小叶9~15，椭圆形或椭圆状矩圆形，长1.5~2 cm，宽0.5~1 cm，先端急尖或钝，基部宽楔形，边缘有细锐锯齿，两面无毛，叶柄和叶轴疏生小皮刺，托叶大部分附着于叶柄上。花1~2朵，生于短枝上，淡红色、粉红色，微芳香，直径4~6 cm，萼裂片通常宽卵形，两面有茸毛，合生成管，密生皮刺。蔷薇果扁球形，直径3~4 cm，绿色，外面密生皮刺，宿存的萼片直立。

【生境】分布于贵州、云南、江苏、湖北、广东等地。生于溪边山坡和灌丛。

【功用及推广价值】果熬糖做蜜饯和酿酒。叶泡茶能清热。根皮、茎皮提栲胶。

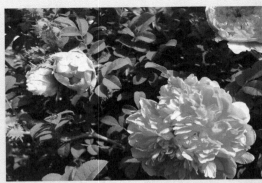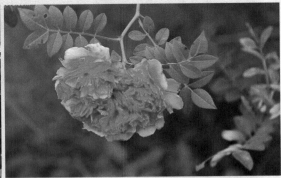

15.30 龙牙草 *Agrimnia pilosa* Ledeb.

【别名】仙鹤草

【植物特征】多年生草本，高30~60 cm，全部密生长柔毛。单数羽状复叶，小叶5~7，杂有小型小叶，无柄，椭圆状卵形或倒卵形，长3~6.5 cm，宽1~3 cm，边缘有锯齿，两面均疏生茸毛，背面多数有腺点，叶柄长1~2 cm，叶轴与叶柄均有稀疏柔毛，托叶近卵形。顶生总状花序多花，近无梗，苞片细小，常3裂，花黄色，直径6~9 mm，萼筒外面有槽并有毛，顶端生一圈钩状刺毛。裂片5，花瓣5。瘦果倒圆锥形，萼裂片宿存。

【生境】分布几乎遍布全国。生于山坡草地。

【功用及推广价值】幼苗做菜可食。医用，收敛止血，强壮止泻。

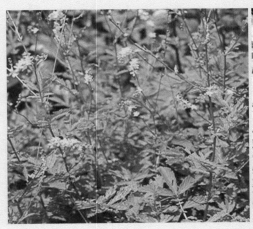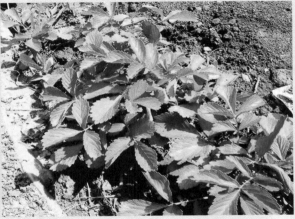

15.31 地榆 *Sanguisorba officinalia* L.

【别名】黄瓜香

【植物特征】多年生草本植物，高 1~2 m，根粗壮，茎直立，有棱，无毛。单数羽状复叶，小叶 2~5 对，稀 7 对，矩圆状卵形至椭圆形，长 2~6 cm，宽 0.8~3 cm，先端急尖或钝，基部近心形或近截形，边缘有圆而锐的锯齿，无毛，有小托叶，托叶包茎近镰刀状，有齿。花小密集，成顶生圆柱形的穗状花序。有小苞片，萼片 4，花瓣状，紫红色，基部具毛，无花瓣，雄蕊 4，花柱比雄蕊短，瘦果褐色，有细毛，有纵棱，包藏在宿萼内。

【生境】分布在华中、华北、华南、西南各地。新疆天山也有散生。生于山坡草地。

【功用及推广价值】幼苗可做菜食用。根为收敛止血药，能清热凉血，外敷治烫伤。

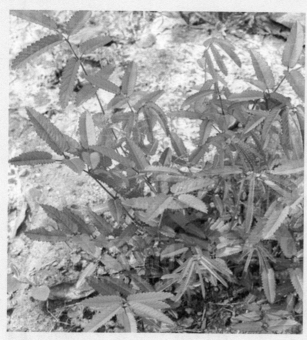 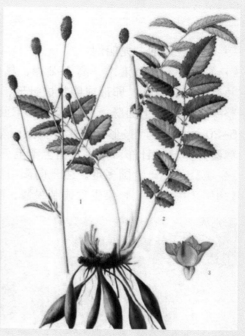

15.32 黄泡子 *Rubus ichangensis* Hems L. et O. Kuntze

【别名】牛尾泡、宜昌悬钩子、红五泡、黄蔍子

【植物特征】攀缘或匍匐灌木，茎细长，具有柄腺毛，或后脱落和散生小钩状皮刺。单叶，近革质，卵状披针形或卵状心形，长 8~15 cm，宽 4~7 cm，先端渐尖，基部深心形，边缘疏生具凸头小锯齿，近基部常有小裂片，两面无毛，下面中脉和叶柄有皮刺；叶柄长 2~3 cm。顶生细圆锥花序，长 15~25 cm，或其下各叶腋生总状花序；花白色，直径 6~8 mm，花梗短，疏生柔毛和腺毛，萼裂片披针形，先端钻状，全缘，内外两面有柔毛，花时直立，果时反折。聚合果球形，直径 5~7 mm，红色，只有 10 多个小核果。

【生境】分布在陕西、甘肃、湖北、湖南、安徽、云南、四川、广西、贵州。生于山坡灌丛。

【功用及推广价值】果味甜美，可食用及酿酒；种子可榨油。叶和根入药，称牛尾泡，性味酸、涩、平，可收敛止血，清热解毒，通经散瘀，治黄水疮，湿热疮毒，治吐血，痔疮出血，有利尿、止痛、杀虫之效。茎皮和根皮含单宁，可提栲胶。

71

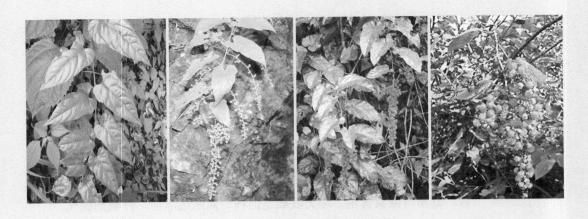

15.33 山莓 *Rubus corchorifolius* L. f.

【别名】三月泡、龙船泡

【植物特征】落叶灌木，高 1~2 m，具根出枝条，小枝红褐色，幼时有柔毛和少数腺毛，并有皮刺。单叶，卵形或卵状披针形，长 3~9 cm，宽 2~5 cm，不裂，或 3 浅裂，有不整齐重锯齿，上面脉上稍有柔毛，下面及叶柄有灰色茸毛，脉上散生钩状皮刺，叶柄长 5~20 mm，托叶条形，贴生叶柄上。花单生或数朵聚生短枝上，花白色，直径约 3 cm，萼裂片卵状披针形，密生灰白色柔毛。聚合果球形，直径 10~12 mm，红色。

【生境】分布于全国多地。生于向阳山坡、溪边或灌丛。

【功用及推广价值】果生食或制果酱，酿酒。根入药，有活血、止血、散瘀的作用。

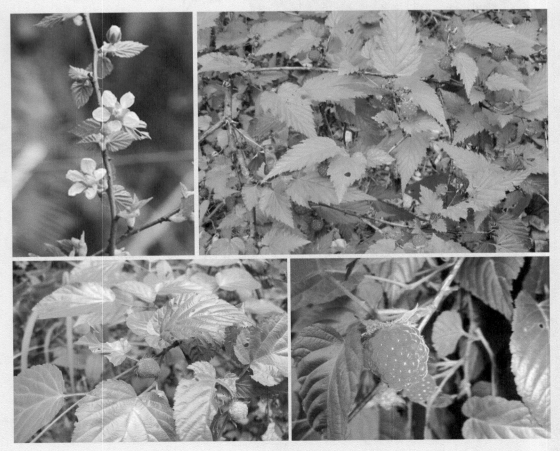

15.34　悬钩子 *Rubus palmatus* Thunb.

【别名】泡儿刺、树莓、槭叶莓

【植物特征】落叶灌木，高 1~2 m，小枝细弱，几无毛，疏生皮刺。单叶，矩圆状卵形或三角状卵形，长 5~10 cm，3~5 深裂，中裂片最大，各裂片先端渐尖，有不整齐钝锯齿和小裂片，下面有短柔毛，沿中脉稀生皮刺，叶柄长 1.5~4 cm，有皮刺，托叶条形。花单生叶腋，先叶开放，白色，直径约 3 cm，垂生，花梗长 5~10 mm，散生皮刺；萼片矩圆状卵形，渐尖，微有柔毛或无毛。聚合果球形，橘黄色。

【生境】分布于安徽、浙江、江苏、广西等地。生山坡灌丛。

【功用及推广价值】果可食及酿酒。根能止咳。

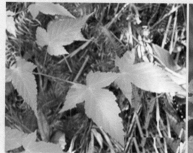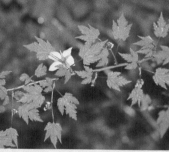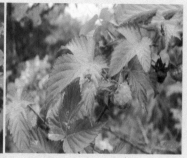

15.35　掌叶覆盆子 *Rubus chingii* Hu

【别名】大号角公、牛奶母

【植物特征】落叶灌木，高 2~3 m。幼枝绿色，有白粉，有少数倒刺。单叶，近圆形，直径 5~9 cm，掌状 5 深裂，少有 3 或 7 裂，中裂片菱状卵形，基部近心形，边缘有垂锯齿，两面脉上有白色短柔毛，基生 5 出脉，叶柄长 3.5~4.5 cm，托叶条形。花单生于短枝的顶端，白色，直径 2.5~3.5 cm，花梗长 2~3 cm，萼裂片两面有短柔毛。聚合果球形，直径 1.5~2 cm，红色，下垂，小核果密生灰白色柔毛。

【生境】分布在安徽、江苏、浙江、江西、福建。生于溪旁或山坡林中。各地引进栽培。

【功用及推广价值】果可生食、制糖或酿酒。果为传统中药，能补肾益精。根能止咳、活血、消肿。

　　[注] 甘肃渭河流域之山区，有当地名为瓢子的矮生近本种植物，聚合果成熟时橘黄色，仰置如水瓢状。味极香甜，可驯化栽培，前途看好。

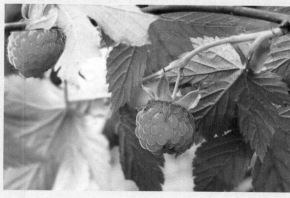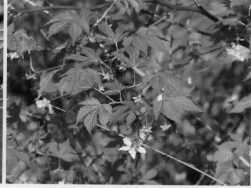

15.36　香莓 *Rubus pungens* Camb.

【别名】九头饭消扭、落地角公

【植物特征】小灌木，平卧地面，高 1.5~3 m，全株青绿色，有强烈香味；茎疏生皮刺。单数羽状复叶，小叶 5~7，稀 9，卵状披针形或长卵形，长 1.5~3 cm，宽 1~2 cm，先端渐尖，基部圆形，边缘有重锯齿和缺刻状齿，叶柄长 1~2 cm，和叶轴有少数细皮刺，托叶条形。花 1~3 朵，成腋生总状花序，花白色，直径 4~4.5 cm，萼无刺，裂片卵形至卵状披针形，先端尾尖，外面无皮刺。聚合果球形，直径 2~2.5 cm，中空，鲜红色，有多数小核果。

【生境】分布于陕西、湖北、浙江、江西、福建等地。生于山坡林中半阴地带。

　　[注] 已有人驯化栽培并推广。

【功用及推广价值】果可食，制酱酿酒。花可泡茶制酱，或用于糕点。鲜细根入药，治小儿惊风。

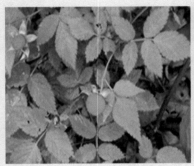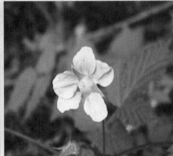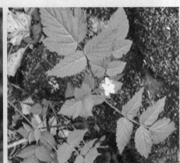

15.37　覆盆子 *Rubus idaeus* L.

【别名】覆盆子（明代李时珍命名。意为此物药用能使遗尿多尿症很快痊愈。使每夜必用的尿盆不用而覆置。）

【植物特征】落叶灌木，高约 2 m，茎红褐色，有少数皮刺，小枝幼时有短茸毛，后脱落。单数羽状复叶，小叶 3，卵形或椭圆形，长 2~10 cm，宽 1.5~4 cm，先端短渐尖，基部圆形或近心形，边缘有粗重锯齿，上面散生细毛或无毛，下面有灰白色茸毛，叶柄长 2~4 cm，和叶轴散生小皮刺，托叶条形。总状花序短，顶生，在其下部常有较小的腋生花序，总花梗、花梗和萼外面有柔毛和皮刺。花白色，直径约 1.5 cm，萼裂片卵状披针形，先端尾尖，内外两面有柔毛。聚合果近球形，直径 10~12 mm，红色，有茸毛。

【生境】分布于河北、陕西、甘肃、山东、山西、河南等地。生于山坡野地。

【功用及推广价值】种子可榨油。果可鲜食并可加工成酱和果冻。鲜果和果干可医阳痿、早泄、遗精、遗尿和视物不清。

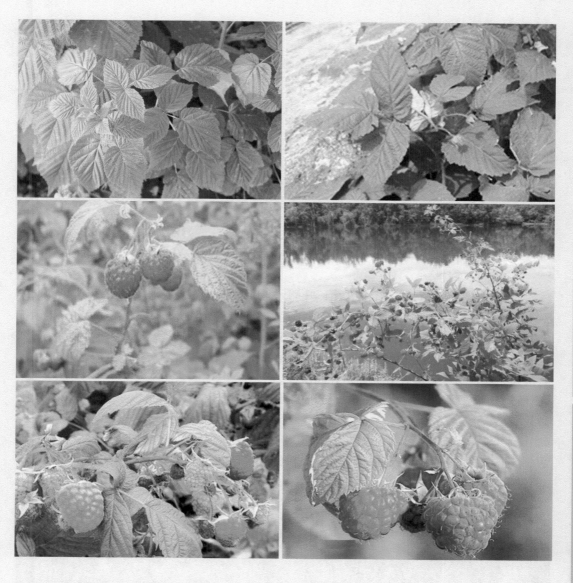

15.38　蕤核 *Prinsepia uniflora* Bata L.

【别名】扁核木、木马茹、茹茹

【植物特征】灌木,高 1.5 m,枝灰褐色,髓心片状,小枝灰绿色,无毛,有枝刺,刺长 6~15 mm。叶片条状矩圆形至狭矩圆形,长 2.5~5 cm,宽约 7 mm,先端圆钝,有短尖头,基部宽楔形,全缘,或有浅细锯齿,上面暗绿色,下面颜色较浅,无毛,叶柄短或近无柄。花单生,或 2~3 簇生,直径约 1.5 cm,花梗长 5~7 mm,无毛,萼筒杯状,无毛,萼片三角状卵形,全缘或具浅齿,果期反折;花瓣白色,倒卵形。核果球形,直径 1~1.5 cm,暗紫红色,有蜡粉,核为左右压扁的卵球形。

【生境】分布在甘肃、陕西、山西和内蒙古以及黑龙江、吉林等地。生于向阳的低山坡或疏林、灌木丛中。

【功用及推广价值】果实供酿酒、食用,或做果酱、果冻。种仁含油约 32%,并可药用。种仁名蕤仁,为传统中药,性甘,微寒。归肝经。有养肝明目,疏风散热功效。治目赤肿痛、睑弦赤烂、昏视畏光、角膜薄翳、结膜发炎。可植做园林景观。带壳种子可雕刻工艺品。

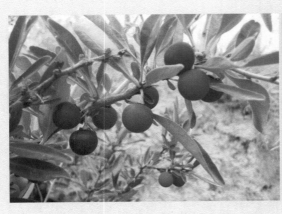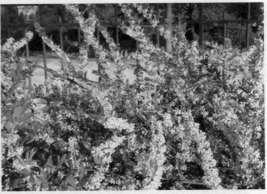

15.39 桃 *Prunus persica* (L.) Batsch

【别名】毛桃、白桃

【植物特征】落叶小乔木，高 4~8 m，叶卵状披针形或矩圆状披针形，长 8~12 cm，宽 3~4 cm，边缘具细密锯齿，两面无毛或下面脉腋间有髯毛。叶柄长 1~2 cm，无毛，有腺点。花单生，先叶开放，近无柄，直径 2.5~3.5 cm，萼筒针状，有短柔毛，裂片卵形，花瓣粉红色，倒卵形或矩圆状卵形，核果卵球形，直径 5~7 cm，有沟有茸毛，果肉多汁，离核或黏核，核不开裂，表面具沟孔和皱纹。

【生境】分布在河北、陕西、甘肃、江苏、浙江、江西、安徽、四川、云南、新疆等地。为栽培种。

【功用及推广价值】果可食用、加工桃酱、桃干。花能利尿泻下。也是蜜源。桃仁医用，活血散瘀。桃胶药用或工业用。可作优良桃的嫁接砧木。

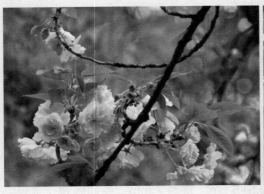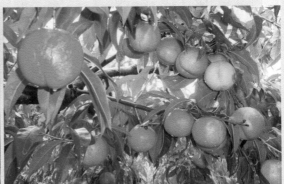

15.40 梅 *Prunus mume* (Sieb.)

【别名】干枝梅、酸梅、红梅花

【植物特征】落叶乔木，少有灌木。高达 10 m，小枝细长，枝端尖，绿色，无毛。叶宽卵形或卵形，长 4~10 cm，宽 2~5 cm，边缘有细密锯齿，幼时两面有短毛，逐渐脱落，或仅在下面沿叶脉有短柔毛，叶柄长 1 cm，近顶端有 2 腺体。花 1~2 朵，直径 2~2.5 cm，花梗短或几无梗，萼筒钟状，有短茸毛，裂片卵形，花瓣白色或淡红色，味香，倒卵形。核果近球形，两边扁，有沟，直径 2~3 cm，黄色或带绿色，有短柔毛、味酸。核卵圆形，有蜂窝状孔穴。

【生境】分布于全国，各地均有栽培。

【功用及推广价值】用植园林观赏。果供食用或加工。果医用，有收敛止痢、解热镇咳、肠道驱虫之效。花入药能活血解毒。木材用于雕刻。

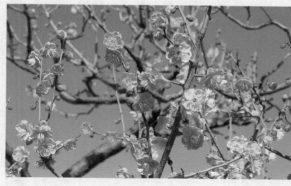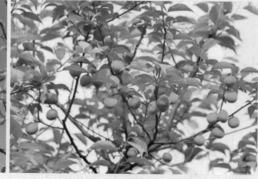

15.41　杏 *Prunus armeniasa* L.

【别名】杏子

【植物特征】乔木，高约 10 m，叶卵形至近圆形，长 5~9 cm，宽 4~8 cm，先端有短尖头或渐尖，基部圆形或渐狭。边缘有圆钝锯齿，两面无毛或在下面叶脉交叉处有髯毛，叶柄长 2~3 cm，近顶端有 2 腺体。花单生，先于叶开放，直径 2~3 cm，无梗或有极短梗，萼裂片 5，卵形或椭圆形，花后反折，花瓣白色或稍带红色，圆形至倒卵形。核果球形，直径最大 2.5 cm，黄白色或黄红色，表面常有红晕，微有短毛或无毛，成熟时不开裂，有沟，果肉多汁。核平滑，沿腹缝有沟，种子扁圆形，味苦或甜。

【生境】分布于东北、西北、华北、西南及长江中下游各省。皆系栽培。

【功用及推广价值】果可鲜食或加工成杏干、杏酱。仁甜者作坚果食用，苦者入药，有平喘止咳、润肠通便之功。可作优良杏子的嫁接用砧木。

[注] 我国新疆杏子种类很多，有一种"小白杏"核小肉厚、味甜多汁。已多年走俏市场。另有一种"仁用杏"，其仁特别好吃，产量也高，种植面积日见扩大。其外核指掰即开，取食方便，已大量进入市场。

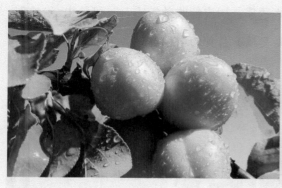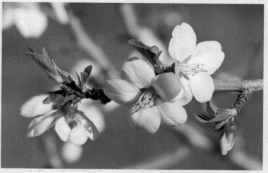

15.42　郁李 *Prunus japonica* Thunb.

【别名】夫移

【植物特征】灌木，高约 1.5 m，小枝纤细，灰褐色，幼时黄褐色，无毛。叶卵形或宽卵形，少有披针状卵形，长 4~7 cm，宽 2~3.5 cm，先端长尾状，基部圆形，边缘有锐重锯齿，无毛，或下面沿叶脉生短柔毛，叶柄长 2~3 mm，生稀疏柔毛；托叶条形边缘具腺齿，早落。花与叶同时开放，2~3 朵，花梗长 5~12 mm，无毛；花径约 1.5 cm；萼筒筒状，无毛，裂片卵形，花后反折；花瓣粉红色，或近白色，倒卵形。核果近球形，无沟，直径 1 cm，暗红色而有光泽。

【生境】分布在华北、华中、华南、东北。常栽培于山地。

【功用及推广价值】果肉加糖可制果酱。果仁为常用中药，能健胃利肠、利水消肿。也植于园林观赏。

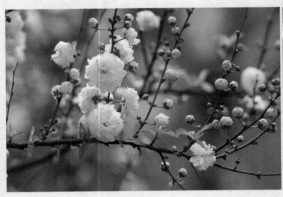 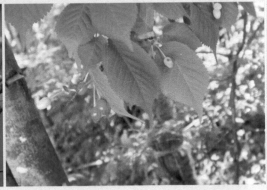

15.43 樱桃 *Prunus pseudoceraxus* Lindl.

【别名】车厘子、莺桃、珠桃、珠樱、珠果、荆桃、楔桃、英桃、牛桃、樱珠、含桃、麦樱、蜡樱、崖蜜樱、崖蜜

【植物特征】乔木，高达 8 m，叶卵形或椭圆状卵形，长 6~15 cm，宽 3~8 cm，边缘有大小不等重锯齿，齿尖有腺，上面无毛或微生毛，下面有稀疏柔毛，叶柄长约 8 mm，有短柔毛，近顶端有 2 腺体，托叶常 3~4 裂，早落。花先叶开放，3~6 朵簇生，成为有梗的总状花序，花梗生短柔毛，花径 1.5~2.5 cm，萼筒有短柔毛，裂片花后反折。花瓣白色，倒卵形或近圆形，先端凹陷。核果近球形，无沟，直径约 1 cm，红色。

【生境】分布在河北、陕西、甘肃、山东、山西、江苏、江西、贵州、广西等地。广泛栽培。

【功用及推广价值】果食用。核仁入药，能发表透疹。树皮能收敛镇咳。叶可杀虫、治蛇伤。

[注] 当下我国正在扩展种植面积的主要是拉美品种的樱桃，因其果大汁甜。但我国新推出的黑樱桃"黑珍珠"则更有市场。

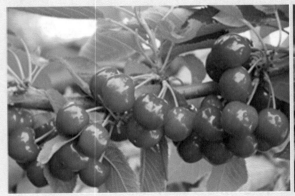 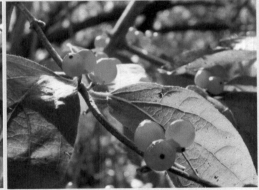

15.44 李 *Prunus salicina* Lindl.

【植物特征】乔木，高达 12 m，叶矩圆状倒卵形，或椭圆状倒卵形，长 5~10 cm，宽 3~4 cm，边缘有细密浅圆钝重锯齿，两面无毛或下面脉腋间有细毛，叶柄长 1~1.5 cm，无毛，近顶端有 2~3 腺体，托叶早落。花先叶开放，直径 1.5~2 cm，通常 3 朵簇生，花梗长 1~1.5 cm，无毛，萼筒钟状，无毛，裂片卵形，边缘有细齿，花瓣白色，矩圆状倒卵形。核果卵球形，直径 4~7 cm，先端常尖，茎部凹陷，有深沟，绿色、黄色，或浅红色，有光泽，外有蜡粉。核扁平卵形。

【生境】现全国广为栽培。

　　[注] 我国现有的优良李，大都能够矮化栽培，也十分耐寒，东北、西北寒冷地带可行保护地栽培。

【功用及推广价值】果鲜食并制酱。果仁含油脂 45% 以上。可入药，有活血、祛痰、润肠、利水之功效。

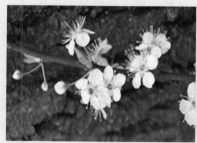 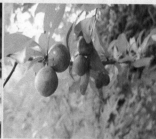 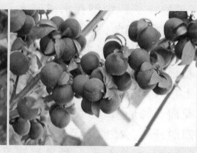

15.45 稠李 *Prunus padus* L.

【别名】夜合稠梨

【植物特征】乔木，少有灌木。高达 15 m。小枝有棱，紫褐色，微生短毛或无毛，叶椭圆形、倒卵形，或矩圆状倒卵形，长 6~14 cm，宽 3~7 cm，边缘有锐锯齿，上面深绿色，下面灰绿色，无毛；或仅下面叶脉间有丛毛；叶柄长 1~1.5 cm，无毛，近顶端或叶片茎部有 2 腺体，托叶条形，早落。总状花序下垂，花梗长 7~13 mm，总花梗和花梗无毛，花直径 1~1.5 cm；萼筒杯状，无毛，裂片卵形，花后反折，花瓣白色，有香味，倒卵形。核果球形或卵球形，直径 6~8 mm，黑色，有光泽。核有明显皱纹。

【生境】分布在东北、内蒙古、河北、河南、山西、陕西、甘肃。多生于山坡杂木林中，也有栽培。

【功用及推广价值】果鲜食和制果酱。叶入药，有镇咳之效。作风景树或行道树。

　　[注] 多用山桃作砧繁殖。

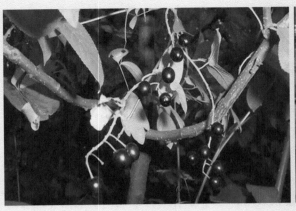
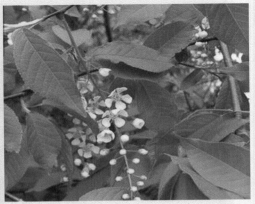

15.46 巴旦杏 *Amygdalus communis*

【别名】巴旦木、扁桃

【植物特征】中型乔木或灌木。高 3~6 m，枝直或平展，无刺，具多数短枝，无毛，一年生枝浅褐色，多年枝灰褐色。冬芽卵形，棕褐色。一年生枝上的叶互生，短枝上叶常簇生，叶片披针形或椭圆状披针形，长 3~9 cm，宽 1.5~2.5 cm，先端急尖或短渐尖，基部宽楔形至圆形，幼嫩时微被疏毛，老时无毛，边缘具浅钝齿。叶柄长 1~2 cm，其上常具 2~4 腺体。花单生，先叶开放，着生于短枝或一年生枝上。花梗长 3~4 mm，无毛。花瓣长圆形，白色或粉红色，长 1.5~2 cm，先端圆钝或微凹。果实斜卵形或长卵形，肉薄，熟时开裂。核卵形至长椭圆形，壳硬，黄白色至褐色，有浅沟，表面具蜂窝状孔穴。

【生境】我国陕西、甘肃有零星栽培，新疆有大面积栽植。新疆的裕民县有野生种群大面积分布。喜生于阳光充足的开阔地带。

【功用及推广价值】核内仁为著名坚果，可加工成各种食品。为社会公认的滋补防衰品。花香花艳，为早春理想的蜜源，医用治儿童癫痫病、胃病。

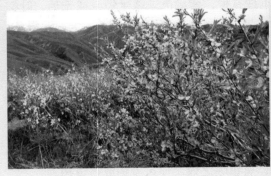
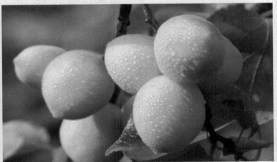

15.47 栽秧泡 *Rubus ellipticus* Smith var.

【别名】钻地风、黄藨、黄锁梅

【植物特征】悬钩子属小灌木。果实 1 cm 大小，夏天栽秧时节成熟，半匍匐状灌木。小枝粗壮，有不明显的棱。枝有刺，粗壮有钩。小叶 3，倒卵形至椭圆形，长 5~10 cm，先端稍凹，基部楔形，边缘具不整齐的锯齿。叶柄 2~7 cm，圆锥花序顶生或腋生，花径 8~12 mm，白色。聚合果球形，黄色。有多数具皱纹的小果。

【生境】分布于云南、贵州、四川等地。

【功用及推广价值】野菜、传统中药材。果可食，也可加工成蜜饯或果汁。枝叶可杀虫止痒。

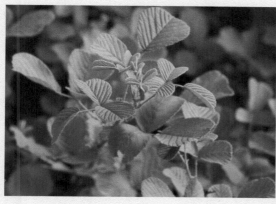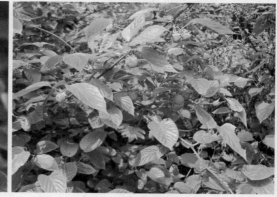

15.48 翻白草 *Poterntilla discolor* Bge.

【别名】鸡腿根、天藕、翻白委陵菜、天青地白、白头翁、叶下白、鸡腿苗、结梨、蛤蟆草、潘百草、鸡腿儿、湖鸡腿、鸡脚草、鸡距草、角草、土人参、土西洋参、乌皮浮儿、觭角草、土菜、茯苓草、郁苏参、土人参、金线吊葫芦、鸭脚参、细沙扭、鸡脚爪、千锤打、鸡爪参、土洋参

【植物特征】多年生草本，高 15~40 cm，全株除叶表面疏生长柔毛或老时近无毛外，密被白色茸毛和混生长柔毛。根多分枝，常纺锤状膨大成块根。茎直立上升或微铺散。羽状复叶，有托叶；基生叶丛生，小叶 3~9，有长柄；茎生叶为 3 小叶，柄短，小叶片长圆形至长椭圆形，长 1.5~6 cm，宽 0.6~2 cm，边缘有粗锯齿。聚伞花序疏展，花萼5 裂，副萼裂片窄；花瓣 5，黄色，倒心形；雄蕊和雌蕊多数。瘦果光滑，多数，聚生于密被绵毛的花托上，具宿萼。花果期 4~7 月。

【生境】分布中国、日本、朝鲜等。一般生长于低丘、山坡、草地或疏林下草丛中，中国各地野生。生荒地、山谷、沟边、山坡草地、草甸及疏林下。

【功用及推广价值】块根含丰富淀粉，嫩苗、嫩茎叶、根皆可供日常食用，用热水焯熟后，再用凉水浸泡半天，去掉苦涩之味，可凉拌、炒食、做汤、做馅等。全草皆可入药，性平、味甘、微苦、无毒。清热解毒、凉血止血，可治疗痢疾、腹泻、白带、疟疾、吐血、便血、外伤出血、赤痢腹痛、久痢不止、痔疮出血、痈肿疮毒。可治妇女赤白带下和月经过多症。经临床验证，本品对糖尿病有治疗功效，有降血糖，治疗失眠，防治并发症等作用。患者可每天取翻白草沸水冲泡饮用，连用 1 周即可见降血糖效果。

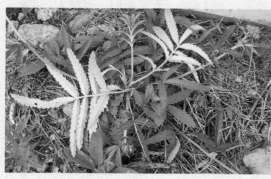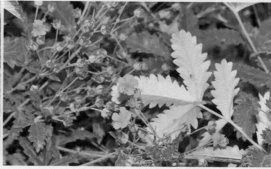

16. 茄科 Solanaceae

16.01 龙葵 *Solanum nigrum* L.

【别名】苦葵、黑甜甜

【植物特征】一年生草本，高 0.3~1 m，茎直立，多分枝。叶卵形，长 2.5~10 cm，宽 1.5~5 cm，全缘，或有不规则的波粗齿，两面光滑，叶柄长 1~2 cm。花序短蝎尾状，腋外生，有 4~10 朵花，花梗长 5 mm，总花梗长 1~2.5 cm；花萼杯状，花冠白色，辐状。浆果球形，直径 8 mm，熟时黑色。种子近盘状，黄色。

【生境】全国广布，多生于田边地头。广东、广西、海南岛大量采食，海南有人工栽培。

【功用及推广价值】是常用野菜之一，有保肝、健胃、明目之功。医用，清热解毒、利水消肿、治肿瘤。

　　[注]：本种未成熟果实含龙葵碱不可采食。

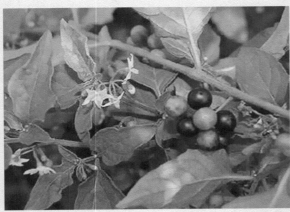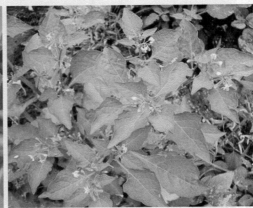

16.02 茄子 *Solanum melongena* L.

【别名】茄、落苏、矮瓜、昆仑瓜、吊菜子、青茄、紫茄、白茄、伽子、昆仑紫瓜、酪酥

【植物特征】直立草本至半灌木。一年生，高可达 1 m。幼枝、叶、花梗均被星状茸毛，野生者常有皮刺，叶卵形至矩圆状卵形，长 8~18 cm，宽 5~11 cm，顶端钝，基部偏斜，边缘浅波状或深波状圆裂。叶柄长 2~5 cm。能孕花单生，花梗长 1~1.8 cm，花后下垂，不孕花生于蝎尾状花序上，与能孕花并出；花萼钟状，直径约 2.5 cm，有小皮刺，裂片披针形；花冠辐状，直径 2.5~3 cm，裂片三角形，长 1 cm，子房圆形。浆果大，圆形、椭圆、圆柱形，紫色、白色、绿色均有。萼宿存。

【生境】多系栽培。

【功用及推广价值】蔬菜、药膳食材、观赏植物。果为传统蔬菜。根药用，祛风、散寒、止痛。近年来经航天育种出现了个大、肉厚、味香高产的特殊品种。

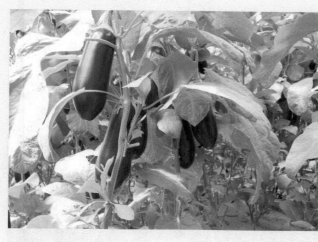
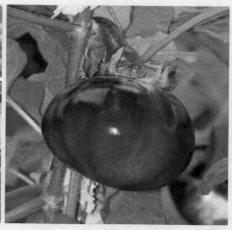

16.03　辣椒 *Capsicum frutesceus* L.

【别名】辣子

【植物特征】原产地为小灌木，多当一年生栽培。高 50~80 cm 单叶互生，常为卵状披针形，叶柄长 4~7 cm。花单生于叶腋和枝腋，花梗俯垂，萼杯状，花冠辐状，白色，浆果指状、角状、球状、灯笼状、筷状，果皮和胎座间有空腔，熟后红色或黄色。味辣或甜。

【生境】原产于美洲热带和亚热带，现已世界普遍栽培。多栽培，稀野生。

【功用及推广价值】蔬菜、药膳食材、观赏植物、传统中药材。可用作调味料，为主要的传统蔬菜。食用方法多样，可炒食、腌制，加工辣椒面、辣椒油和辣椒酱。有刺激食欲、开胃健脾、驱寒发热、促进血液循环的功效。有线椒、朝天椒等制干用辣椒品种类型。近年来许多地方专门栽培叶用品种，采食其叶片，称叶用椒。还有彩色甜椒，也称水果椒，是从荷兰、以色列等国引进的甜椒新品种，有红、黄、橙、白、棕、紫、绿等多种颜色，果形大，果肉厚，果形方正，色泽鲜丽，口感甜脆。可作贵重的礼品菜，也是高档观赏植物。露地栽培采收期适当遮阳，保护地栽培或盆栽均宜。其他还有小蜜椒、观赏辣椒等，果形小而特辣，嫩果、老果均可食用。有小灯笼、小心形、朝天尖，牛角形、珍珠形、五指形等。果色鲜艳，有红、黄、绿、橙、紫等色，观赏价值较高。近年经航天育种，品种更加多样化。辣椒医用治感冒和肠胃病，祛风。

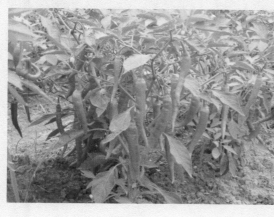
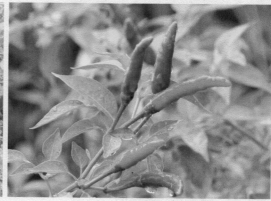

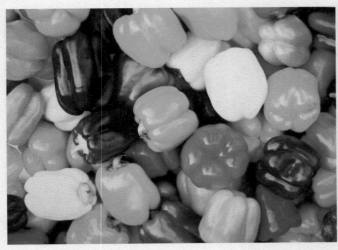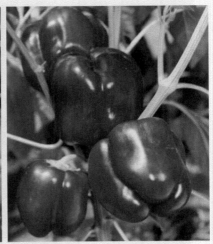

16.04　酸浆 *Physali alkekengi* L. var

【别名】灯笼草、红姑娘、红娘子、挂金灯、锦灯笼

【植物特征】多年生草本，高20~100 cm。茎直立，节稍膨大。叶在茎下部者互生，在上部者假对生，长卵形、宽卵形或菱状卵形，长5~15 cm，宽2~8 cm，顶端渐尖，基部偏斜，全缘、波状或有粗齿，有柔毛，叶柄长1~3 cm。花单于叶腋，花萼钟状，5裂，花冠辐状，白色。浆果球形，红橙色，直径10~15 mm。被膨大的宿萼所包，宿萼卵形，远较浆果为大，长3~4 cm，直径2.5~3.5 cm，基部稍凹，橙红色。

【生境】全国广布，有野生，但多为栽培。

【功用及推广价值】浆果，可当水果食用。也可加工成饮料等食品。宿萼药用。有清热解毒的功能。

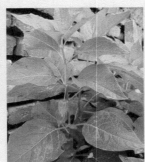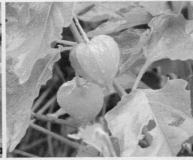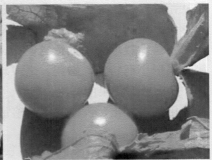

16.05　毛酸浆 *Physalis pubescens* L.

【别名】天泡草、黄娘子、姑茑

【植物特征】草本，高30~60 cm，全体密生短柔毛。茎铺散状分枝，叶质薄，卵形或卵状心形，长3~8 cm，宽2~6 cm，顶端渐尖，基部偏斜，缘有不等大的齿，叶柄长3~8 cm。花单生于叶腋，花梗长5~10 mm，花萼钟状，外面密生短柔毛，花冠钟状，直径6~10 mm，淡黄色，5浅裂。浆果球形，直径1.2 cm，包于膨大的宿萼之内。宿萼宽卵形，橙黄色，基部凹。

【生境】全国广布。

【功用及推广价值】同酸浆。

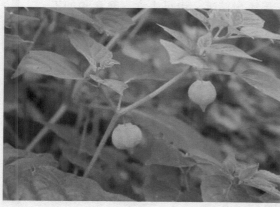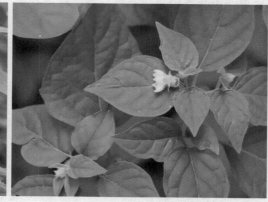

16.06　樱桃番茄 L. esculentum var. cerasiforme

【别名】圣女果（红色）、丘比特（黄色）、绿宝石（绿色）等名，都是栽培番茄亚种的变种，形状颜色各不相同。

【植物特征】茎枝叶花与番茄相同，唯果实小，单果重在 30~50 g。

【生境】栽培种。

【功用及推广价值】水果、蔬菜、药膳食材。既可当菜又可当水果或药膳食用。能健胃增食，增强人体免疫力，美容养颜，其番茄红素的含量更高。也可盆栽以供观赏。情人果（*Hylocereu* ssp.）也称矮番茄，一年生草本，为北京市农业技术推广站培育的矮生番茄盆栽种。既可观赏，又可作果、作菜食用。

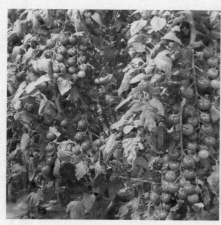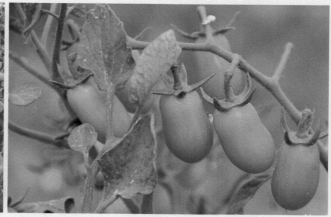

16.07　树番茄 Cyphomandra batacea Sendt

【别名】缅茄

【植物特征】当年生小乔木。树番茄采用扦插育苗，在 5~6 月选健壮枝条，剪成 20~30 cm 的段，（应是一年生枝条中部或下部的段，每段应有 2~3 片叶，为使易于成活，应将每片叶剪去 1/2）于 2 000~3 000 倍吲哚丁酸溶液中速蘸近根端，随即插入苗钵，深插土中 10 cm。还须遮阳保湿。

【生境】栽培种。

【功用及推广价值】同樱桃番茄。果实成熟后变软变甜，菜果两用。可做酱菜，也可生食。还可作调味料使用。栽培容易，结果期长。果实耐储运。也可生食、熟食和加工。

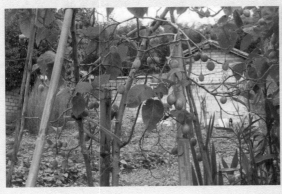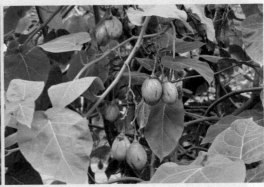

16.08　人参果 *Solanum muricatum*

【别名】香瓜梨、香艳茄

【植物特征】多年生草本。果实为多汁浆果，外形似人类的心脏，成熟时果皮呈奶油色、米黄色或金黄色，有的带有紫色条纹。

【生境】各国都在人工栽培。原产于我国甘肃武威地区。

【功用及推广价值】水果、蔬菜、药膳食材。食用时，可煎、可炒、可凉拌，也作水果生食。果肉爽口，清香多汁，果中含硒，被誉为"生命的火种"和"抗癌之王"。养颜美容、抗癌增寿。

　　［注］乌鲁木齐和昌吉地区已大量引种成功。

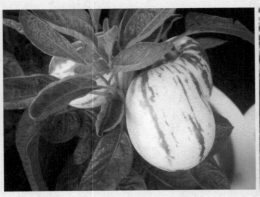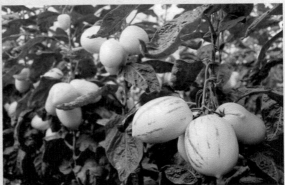

16.09　番茄椒 *Tomato sweet pepper*

【别名】杂交番茄椒

【植物特征】是番茄与甜椒杂交人工育成的高科技产品。多年生植物。其形态、叶片、茎秆类似甜椒；而果实类型却似番茄。

【生境】人工栽培。

【功用及推广价值】因名贵只供应高档宾馆，既是蔬菜，也作水果。具抗衰老和抗癌功能。为新型的保健食材。本品也极具观赏价值。可在观光园区盆栽展出。

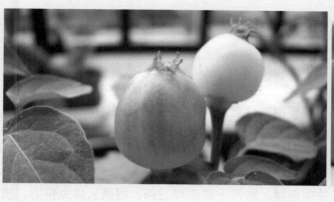
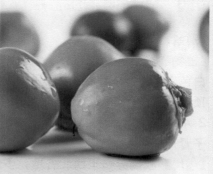

16.10 枸杞、菜用枸杞 *Lycium chinense* Mill.

【别名】枸杞菜、枸杞子

【植物特征】茄科枸杞属中多年生落叶小灌木。枝细长，柔弱，常下垂，有棘刺。叶互生，或簇生于短枝上。卵形、卵状菱形或披针形，长 1.5~5 cm，全缘，叶柄长 3~10 mm。花常 1~4 朵簇生于叶腋，萼钟状，花冠漏斗状，筒部稍宽，长 9~12 mm，淡紫色。浆果卵状或长椭圆状卵形，长 5~20 mm，鲜红色。种子肾形，黄色。目前已选育推广菜用枸杞，可作一年生或多年生绿叶蔬菜栽培。

【生境】全国广布，轻盐碱地亦可生长。

【功用及推广价值】野菜、传统中药材、药膳食材。嫩茎叶能凉拌和炒食。浆果名枸杞子系传统中药，治虚劳、强五脏、防衰老、增姿色、补肾益精，是当下流行的药膳材料和保健食品。根名地骨皮，能补肺清热。菜用枸杞的嫩枝叶粗壮而肥厚，味道鲜美，可炒食、凉拌、做汤，更是涮火锅的上佳菜品。枸杞菜还有很好的医疗保健作用，经常食用可明目、养肾、去热，具有增强免疫力、降血糖、降血脂、延缓衰老、抗病毒、养颜美容等多种功效。由于其特殊的营养和保健功能，近年来菜用枸杞的食用从农村走向城市，在福建、广东、广西等地均出现人工规模化栽培，种植面积逐年增加，产业化发展趋势明显。

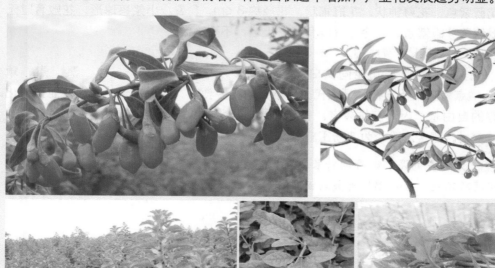

87

16.11 黑果枸杞 *Lycium ruthenicum* Murr.

【别名】黑枸杞

【植物特征】多棘刺灌木，高 20~150 cm。多分枝，枝条坚硬，常呈"之"字形弯曲，白色。叶 2~6 片，簇生于短枝之上，肉质，无柄，条状披针形或圆柱形，长 0.5~3 cm，顶端钝圆。花 1~2 朵，生于棘刺基部两侧的短枝之上，花梗细，长 5~10 mm，萼狭钟状，2~4 裂，花冠漏斗状，浅紫色，长 1 cm。浆果球形，成熟后黑紫色，直径 4~9 mm。种子肾形褐色。

【生境】我国分布于西北各地，多生于干旱的盐碱荒漠。

【功用及推广价值】药膳食材、传统中药材。常用于煮粥和泡茶。增强人体免疫力，抗肿瘤，治腰膝酸软、头晕眼花。含高量的花青素和有机钴，是时兴的长寿保健品。

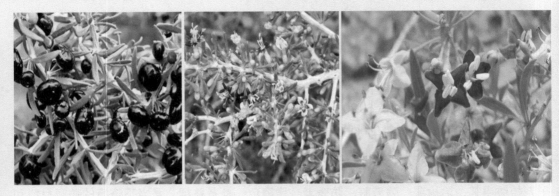

16.12 黑土豆 *Solanum tuderosum* L.

【别名】黑洋芋、黑色马铃薯

【植物特征】草本，高 30~70 cm。地下茎块状，不规则的椭圆形，色深紫，光亮美观。单数羽状复叶，小叶 6~8 对，卵形或矩圆形，最大者长 6 cm，小者仅 1 cm，两面有疏柔毛。花蓝紫色，花萼钟状，花冠辐状，花径约 3 cm，5 裂。小浆果球形，花败育时无浆果，以块茎芽眼繁殖。喜冷凉气候和深厚土壤，不耐高温。

【生境】无野生，为人工育成种。

【功用及推广价值】吃用功能同黄白色的马铃薯，吃法颇多，炸、炒、蒸、煮，荤素均可；糕点羹汤中西皆行。是现代人离不开的主要食物。同时富含花青素，能强氧化人体有害的自由基，因而有抗衰老、抗稠血脂、抗癌的保健功能。是近 10 年内育成的知名保健食材。富含淀粉，为淀粉工业原料。

[注] 更为可贵的是其贮存期特长，在温湿度合适的菜窖内可存放 10~13 个月不坏。为一般蔬菜所不及。应提倡扩大栽培面积。

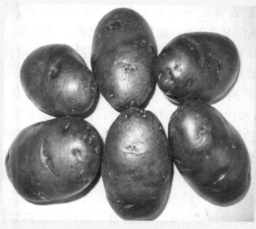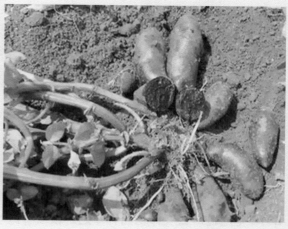

16.13　紫夜香花 *Cestrum pnrpureum*

【别名】瓶子花、夜来香

【植物特征】常绿直立或攀缘状灌木。分枝下垂，叶薄互生，卵状披针形，长8~15 cm，先端短尖，边缘波浪形，小花紫红色，稠密，脆生或顶生，瓶子状，夜晚极香。伞房花序，疏散，花冠管状，长约2 cm。小浆果羊角状。

【生境】原产墨西哥，现分布于我国华南，南方各地普遍栽培。喜温暖、向阳和通风良好的生长环境，怕寒冷。不择土壤，抗病强，少虫害。寒冷地区冬季需入温室中，温度不可低于5℃。

【功用及推广价值】蔬菜、观赏植物。花与嫩茎叶供做菜食用，一般用于做汤或蛋液裹炸。尤其更年期女性最宜。叶药用，清肝明目。花香有驱蚊的特效；观赏宜栽于庭院、门廊窗前，也可盆栽作室内装饰。驱蚊有特效。

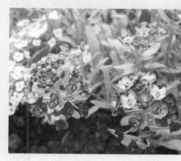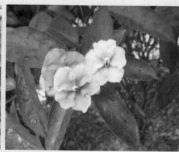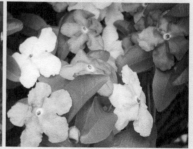

17．葫芦科 Cucurbitaceae

17.01　绞股蓝 *Gynostemma pentaphyllum*（Thunb.）Makino

【别名】天堂草、超人参、七叶胆、五叶参、七叶参、小苦药

【植物特征】多年生草本植物。其根肉质，白色或淡黄色，须根细长。茎细长无毛或被短柔毛，蔓生，绿色，节部有疏生细毛和卷须。节部可生不定根。叶多互生，羽状复叶，少单生，小叶膜质，卵形椭圆形或披针形，有小叶柄，有柔毛，叶先端圆钝或短尖，边

缘有锯齿。花单生，白色或黄绿色，雌雄异株。圆锥花序腋生或顶生，长 15 cm 左右，花枝短，有节，茎部有小苞片。花期 7~8 月，果期 9~10 月，浆果球形，成熟时黑绿色。

【生境】主要分布在云南、贵州、湖南、湖北等省，秦岭山区，山东也有发现。全国其他各地有少量栽培。人工选育出甜叶绞股蓝，菜用及药膳用，已在华南等地推广种植。

【功用及推广价值】药膳食材、传统中药材，药用价值极高，故名第二人参、超人参。绞股蓝嫩茎叶常炒菜食用，鲜叶或晒干后可煎水代茶饮。其性寒味苦，解毒止咳祛痰，对食欲不振、痰热咳嗽、消渴、痢疾、便秘有效，可增强免疫力，具抗癌功能。具有调节血压、降血脂，降血糖和减肥作用，被誉为世界四大保健品之冠。用于防治肿瘤、高脂血症，心脑血管病等，可防治肠胃溃疡，还可乌发美容、健脑壮阳、抗衰老。广西农科院从野生绞股蓝品种中育成保健菜新品种——甜叶绞股蓝，也叫七叶甜味绞股蓝，2012 年通过广西农作物品种审定。该品种嫩叶浓甜可口，嫩茎叶鲜食、凉拌或做汤菜，也可晾干做成茶叶泡水做保健茶喝，地栽、盆栽均可。北方多保护地栽培和盆栽，早春扦插育苗可露地栽培，覆盖保护越冬。

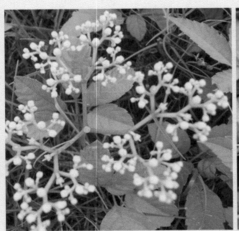 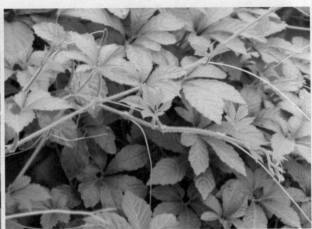

17.02　水果型黄瓜 *Cucumis sativusvar*

【别名】迷你黄瓜

【植物特征】一年生草本蔓生植物。与普通黄瓜相比，本种瓜形好，瓜码密，结瓜多，单株结瓜能力强，表面无刺，光滑，口感脆嫩，清香可口。水果型黄瓜既是菜蔬也是水果。可直接生食，也可凉拌、炒食、做汤、腌渍、制干。属短日照植物，可在阳台盆栽发展。

【生境】全国各地栽培。

【功用及推广价值】水果、蔬菜、药膳食材。食用之外，药用：皮可利尿，籽可接骨，藤可镇痛，秧可降压，根可解毒，叶可治痢，果有美容减肥之功效。种于盆内置于向阳窗台，黄花绿叶，颇有情趣。

　　[注] 迷你黄瓜现在品种繁多，应选适于本地的品种栽培。

17.03　网纹甜瓜 *Cucumis* melo

【别名】麻皮甜瓜

【植物特征】一年生蔓生植物。瓜形美观，香味浓郁，含糖高耐储运，是厚皮甜瓜中的

90

高档类型。有诱人的芳香，被称为瓜中皇后。为喜温、喜长日照植物。宜单蔓整枝，子蔓结瓜，花后 50~60 d 成熟，采收令熟瓜带柄，以延贮存期。

【生境】各地栽培。宜长日照和昼热夜凉的环境。

【功用及推广价值】水果、蔬菜、药膳食材。网纹瓜含有转化酶，对肾病有一定疗效。是胃病、贫血、咳嗽、便秘及结石患者的食疗果品。古医籍称：甜瓜蒂有催吐功效。

17.04　小型西瓜 *Citrullu* ssp.

【别名】袖珍西瓜、迷你西瓜

【植物特征】根、茎、叶、花与一般西瓜相同唯瓜形娇小，生长势较弱。可以以温室、保护地进行早熟或延后晚熟栽培。小型西瓜因其果形美观、小巧玲珑、肉质细嫩、汁多味甜、品质上乘，而受到广大消费者的青睐，瓜农争相引种，成为高效农业项目。小型西瓜营养价值较高，含糖 7.3%~13%，还含有多种矿物质和维生素。

【生境】人工育成的栽培品种。

【功用及推广价值】水果、蔬菜、药膳食材。有消热解渴的作用。对肾炎膀胱疾病有辅助医疗的作用。瓜青皮用于利尿清热，还用于果酱蜜饯，种子榨油炒食和糕点配料。如果在阳台盆栽，有点缀环境美化环境的效果。

　　[注] 近年来科研单位育出新品种很多，应选适于当地栽培的种类。

17.05　佛手瓜 *Sechium edule*

【别名】福寿瓜、合掌瓜、丰收瓜、洋瓜、捧瓜

【植物特征】多年生攀缘性草本植物。在热带、亚热带地区栽培，可多年生；温带地区多为一年生栽培。嫩果乳白色，老熟转为白橙绿或银嵌绿条斑混合。单果重 250~400 g，仅含一粒种子。种子无休眠期，熟后不及时采收，就会在瓜内萌发新芽，这种胎萌现象为佛手瓜的一大特点。

【生境】全为人工栽培。原产墨西哥,19 世纪传入中国。佛手瓜喜温,耐热,不耐寒,喜湿润,植体生长适温为 20~30℃。在长日照下，花芽难以分化，难以结瓜。栽培过程水肥需量较大。

【功用及推广价值】蔬菜、药膳食材。佛手瓜是低热量食品，对肥胖症和高血压有食疗作用。瓜肉含锌较高，对促进儿童智力发育非常有效。佛手瓜可热炒、凉拌，可腌渍、做蜜饯。其嫩茎叶和嫩根及花亦可入菜。

　　[注] 在北方可盆栽，置于向阳窗台，赏其花果亦不失情趣。其繁殖方法有整瓜催芽、三节茎段扦插、原地护根越冬、起根贮存春季重栽。为了丰产，花期应人工授粉（摘下雄花叩按在雌花花柱之上）以保证结瓜。

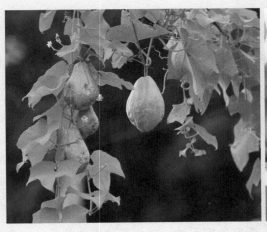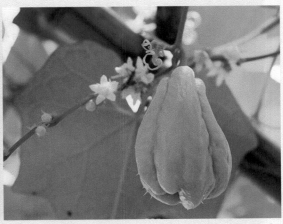

17.06　金丝搅瓜 *Cucurbita pepo* L. var. *medullosa*

【别名】海蜇丝瓜、天然粉丝瓜、搅瓜、金丝瓜、荬瓜

【植物特征】一年生蔓生草本植物。为南瓜的一个变种。瓜瓤粉丝状。

【生境】仅见人工栽培。金丝瓜原产美洲，早在明代就传入我国，清代栽培就比较普遍。其生长过程抗热能力较差。太热时须用遮阳网育苗。

【功用及推广价值】嫩瓜和老瓜均可食用，但多以成熟的老瓜供食。可热炒、凉拌、油炸或煲汤，味道鲜美，是瓜菜中的珍品。有金黄色的外壳，瓜丝是天然形成的，老熟的瓜经过去籽蒸煮或冷冻，用筷子搅动，瓜瓤就会变成金黄色的可口丝状，故名金丝瓜。瓜丝晾干久储不碎、不腐，整瓜冰冻风味不变。除含一般瓜类营养之外，还含瓜氨酸、腺嘌呤、谷氨酸、天冬氨酸和葫芦巴碱，故能调解人体新陈代谢，具清脑润肺、补中益气，降压，清热解毒、防治便秘、减肥、抗癌、防癌等功效。

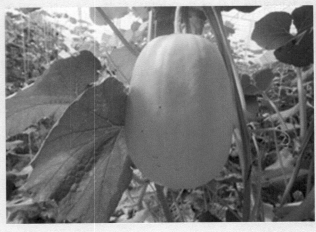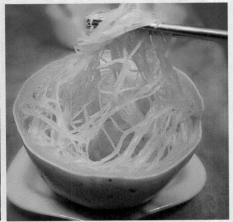

17.07　老鼠瓜 *Capparis spinosa*

【别名】变色瓜、白粉瓜

【植物特征】栝楼属一年生攀缘草本植物。适应性强，对光照要求不严，耐高温、耐干旱，以排水良好的沙壤土栽培最理想。成熟瓜瓜色红艳，经久不落，非常美丽。产量奇高，单株结果达 200~300 个。每 667 m² 面积单产可达 5 000 kg。

【生境】人工栽培。最宜盆栽。盆口径须在 50 cm 以上。

【功用及推广价值】嫩瓜味佳，炒食、做汤均可。具祛风散寒、除湿的功效。其根皮果、叶外用，可治疗急慢性关节炎。当下许多观光园中有老鼠瓜栽培，以资观赏。

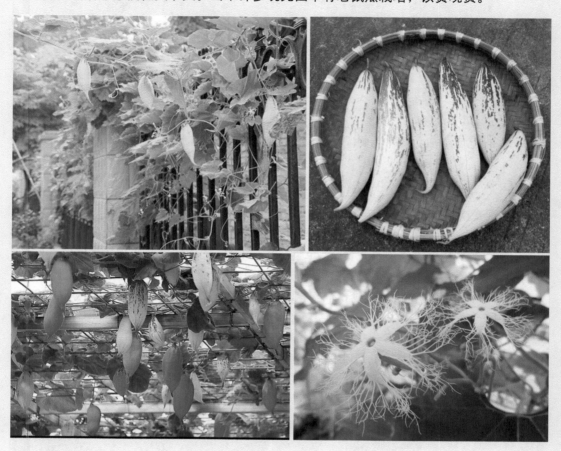

17.08　袖珍西葫芦 *Cucurbita pepo* L.

【别名】香蕉西葫芦、珍珠西葫芦

【植物特征】为南瓜属一年生草本植物。以食用嫩果为主。适应性强，喜温、喜肥、喜水，对土壤要求不严，但对光敏感，属短日照植物，在短日照环境中，雌花多，果实直而整齐。播种后只需 1 个月就能开花结果；花后 7 d 就可采果。有绿皮、金皮的品种之别。

【生境】人工栽培。

【功用及推广价值】食用可切丝凉拌，可做沙拉，也可炒食。因含有瓜氨酸、腺嘌呤、天门冬氨酸、葫芦巴碱，能防治糖尿病、高血压以及肝肾疾病。

　　[注] 栽培中应配合人工授粉。

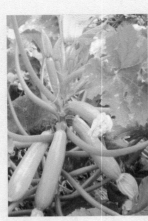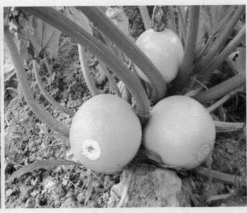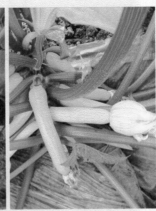

17.09　小金瓜 *Cucurbita pepo* var. *Kintoga* Mak.

【别名】观赏南瓜、观赏西葫芦、看瓜、鼎足瓜、吊瓜

【植物特征】一年生攀缘植物，为西葫芦的园艺变种，食用兼观赏南瓜的一种。具卷须，叶大，阔卵形具角棱或浅裂。花黄色，单性，生于叶腋，雌雄同株。瓠果成熟时鲜橙红色，亦有金黄、橙黄色，下部常呈灰绿色。壳硬，不开裂。近柄处（通常悬挂处于上方）粗大呈扁球形，下部则明显收细，成3个突起，总形略似香炉。具多数种子。观果期7~10月。

【生境】原产南美热带，今广泛栽培。喜温暖，性强健，要求疏松而肥沃的土壤。

【功用及推广价值】食用宜蒸煮和做汤，最宜做成南瓜粉用于养生和防治糖尿病或制作糕点。雄花和面粉可以蒸食，风味极佳。南瓜子可加工成五香瓜子食用或用于肠道驱虫。可于房前屋后栽培观赏，又可陈设于案头观果。入药有治疗哮喘、咳嗽的功效。药名金瓜。观果植物，既可于房前屋后栽培观赏，又可陈设于案头。

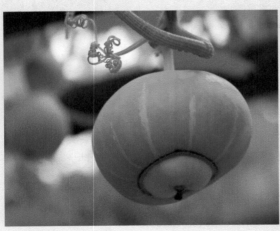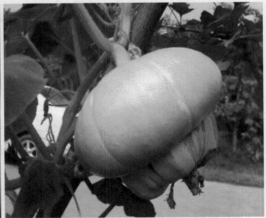

17.10　节瓜 *Benincasa hispida* var. *Chieh-qua*

【别名】北瓜、毛瓜、腿瓜、长寿瓜、小冬瓜

【植物特征】为冬瓜属一年生草本攀缘植物，是冬瓜的一个变种。茎蔓生，五棱，茎节腋芽会发生侧蔓，分枝力强。抽蔓开始，每个茎节有卷须，卷须分枝。果实小，比黄瓜略长而粗，长15~25 cm，径4~10 cm，成熟时皮糙硬毛，无白色蜡质粉被，皮有细毛

会扎手。节瓜生育期较短，自播种至采收只需 60 d。花后 7 d 就可采收嫩果。

【生境】原产于我国南部，在广西、海南、台湾等地区已有多年的栽培史，是我国的特产蔬菜之一。春、夏、秋均可种植，适于较高温度和较强的光照，抗逆性强，耐储运，是广东、广西瓜类面积中最大的一种。由于节瓜开花结果迅速，成熟期较早，瓜形较冬瓜小，便于当代小家庭食用，所以栽培面积扩大较快。现已普及到全国。

【功用及推广价值】食用可清炒、荤炒、做汤、做馅。可用于减肥，老嫩果皆可以做菜肴，也可煲汤以做解暑的茶水饮用。有清热、消暑、解毒、利尿、消肿等功效。是糖尿病、肾病、浮肿病的保健蔬菜。

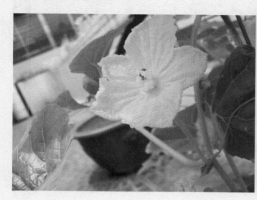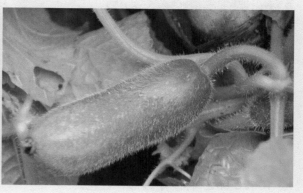

17.11 栝楼 *Trichosanthes kirilowii* Maxim.

【别名】药瓜、瓜蒌、天撤、苦瓜、吊瓜、老鸦瓜、山金匏、天瓜、柿瓜

【植物特征】多年生藤本攀缘草本植物，长可达 10 m。根状茎肥厚，圆柱状，外皮黄色。茎多分枝，无毛；叶互生，近圆形或心形，雌雄异株；雄花数朵总状花序，少有单生，花冠裂片倒卵形，雌花单生，子房卵形，果实近球形，熟时橙红色。种子多数，扁平。

【生境】主产安徽、山东、河南、四川、江苏，浙江、河北、山西、陕西、福建、广东、广西等地。广泛分布于我国北部至长江流域各地。生长于向阳山坡、山脚、石缝、田野草丛中。有野生种和栽培种之分。栽培种有仁栝楼和糖栝楼可供选择。性喜湿润环境，宜深厚土壤，不耐寒、也不耐旱，怕涝忌积水。以块根和种子繁殖。我国大部分地区均有分布。新中国成立前新疆昌吉地区已有栽培。

【功用及推广价值】野菜、药膳食材、传统中药材。仁用栝楼种子做炒货非常可口，销量很大。根（中药名天花粉）、果（中药名栝楼实）茎、叶、瓜皮（中药名栝楼皮）、种子（中药名栝楼仁）都可入药。瓜蒌根入药名天花粉，含天花粉蛋白，能清热生津、消脓排肿。天花粉蛋白纯品用于中期引产，抗早孕。瓜蒌籽，其味润绵、催补母乳、滋补美容、健胃润肺、润肠通便、利压、宽胸、安心养神、抗菌强身，对离体绒癌细胞的增殖和艾滋病病毒具有强烈的抑制作用。医用有扩张心脏动脉，增加冠状动脉流量的作用。栝楼有解热止渴、利尿、镇咳祛痰等作用。对"三高"症有辅助疗效。可作为庭院景观树栽植。

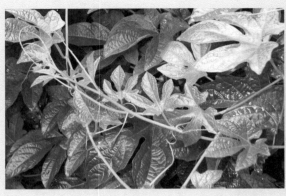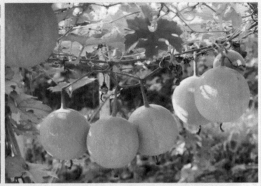

17.12 苦瓜 *Momordica charantia* L.

【别名】凉瓜，锦荔枝

【植物特征】一年生攀缘草本植物。茎被柔毛，卷须不分叉，叶柄被柔毛或近无毛，叶片轮廓肾形或近圆形，5~7深裂，长宽均3~12 cm，裂片具齿或再分裂，两面微被毛，脉上尤密。雌雄同株，花单生，花梗长5~15 cm，中部或下部生苞片，肾形或圆形，全缘，花萼裂片卵状披针形，花冠黄色，裂片倒卵形，长1.5~2 cm。果实纺锤形有瘤状突起，长10~20 cm。种子矩圆形，红色。

【生境】各地普遍栽培。

【功用及推广价值】嫩果味苦，但人多喜食。宜炒食。近年来食苦瓜以降血糖、降脂、减肥、美容形成风气。

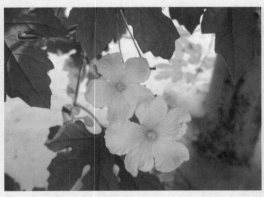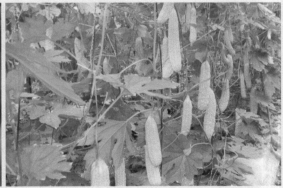

17.13 红瓜 *Coccinia cordifolla*（L.）Cogn.

【别名】红瓟

【植物特征】茎稍带木质，攀缘状，卷须不分叉；叶柄长2~5 cm，叶片宽心形，长宽均5~10 cm，常有5个角或稀近5中裂，两面布有颗粒状小凸点，基部有数个腺体。雌雄异株，雌雄花均单生，雄花梗长2~4 cm，花托宽钟状，萼片条状披针形，花冠5中裂，长2 cm，裂片卵形，雌花退化，子房纺锤形。果实卵状矩圆形，长约5 cm，熟时皮与瓤均深红色。性耐旱，未见天然病害。在海南岛1~2月开花，3~4月果熟。

【生境】原产东南亚和印度，非洲和澳大利亚等地也有。我国分布于福建、广东、广西、云南、海南。生于林缘、路边和沟谷边，云南南部许多少数民族居民的庭院有栽培，也见于海南岛草丛。

【功用及推广价值】食用嫩茎叶，炒食或做汤，也可与其他野菜混合做成杂菜汤食用。嫩茎叶和卷须宜凉拌做沙拉。有特殊风味。嫩瓜熬粥食之健胃。保健用新鲜叶汁可退烧、解渴、解毒；根用于退烧；果实可治糖尿病，未成熟的果实可降低动物血糖的含量。在庭院可架栽观赏，绿叶、白花、红果，引人入胜。

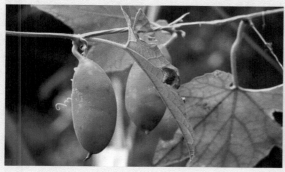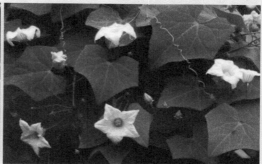

17.14 黑酛 *Zehneria mucronata*（Blume）Miq

【别名】葡萄瓜、台湾马㼎儿、铊子（广东）

【植物特征】多年生蔓生缠绕植物。茎细而韧，可依附乔灌木向上无限生长。茎蔓着地叶腋生根，可生成新株。叶互生，一叶一节，从叶腋生出卷须和新枝，卷须不分叉，缠绕力极强。叶圆形，长宽 3~4 cm，叶面有短硬毛粗糙，深绿色，下面光滑，浅绿色，先端钝圆，基部心形；有 5~7 脉基出，近全缘，脉端部叶缘稍外突。叶柄长 1.5 cm。雌雄同株异花，花小，雌雄花直径均 0.5 cm，雌花花冠下带有瓜码。瓜码花谢后膨大成小拇指大小的葡萄状果，浆果质，生时绿色，熟时青黑色。种子扁圆形，比小米略小。

【生境】分布于亚洲热带地区。我国产于云南、广东和台湾。生于海拔 800~1 400 m 的林边或丛林中。见于海口澄迈县境草丛。

【功用及推广价值】民间将成熟果实的果浆蜜制治咳嗽。浆果可制饮料，也可加糖渍制成酸甜可口的"葡萄干"。

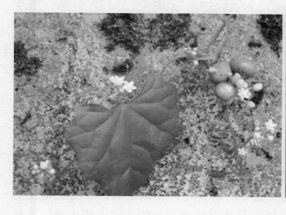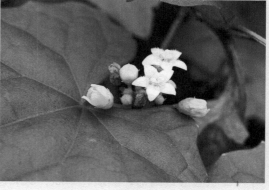

17.15 刺角瓜 *Cucumis metuliferus*

【别名】非洲角瓜、非洲蜜瓜、火参果、火星果

【植物特征】一年生藤蔓植物，葫芦科黄瓜属。原产非洲，果椭圆，硬皮，有角刺。

【生境】我国引进，现多地生产，多用保护地产出。

【功用及推广价值】水果，有特殊风味。解渴健胃，补充维生素、美容及改善膳食。

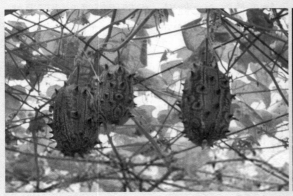 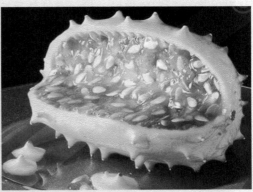

17.16　马泡瓜 *Cucumis melo* L var. *agrestis*. naud.

【别名】马泡、马宝、小野瓜

【植物特征】一年生蔓性草本植物，蔓上每节有一支卷须。叶有柄，楔形或心脏形。叶面较粗糙，有刺毛。花黄色，雌雄同株同花。花冠3~5裂，子房长椭圆形。花柱轴长，柱头3枚。瓜有大小，最大者像鹅蛋，最小的像纽扣。瓜味有香有甜，有酸有苦。瓜皮颜色有青、花、白。种子淡黄色、扁平，表面光滑，种仁白色。

【生境】淮河流域普遍野生，也有栽培。

【功用及推广价值】观赏植物、油用植物。种子含油，为新见油料作物。油有养颜、延缓衰老的作用。

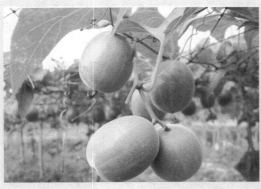 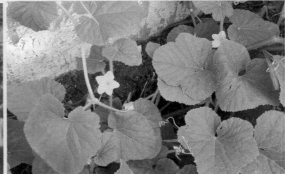

17.17　蛇瓜 *Trichos anthesanguina* L.

【别名】蛇豆、蛇丝瓜、大豆角、蛇王瓜

【植物特征】一年生攀缘藤本植物。茎纤细，切面五角形，多分枝。总长可达5~6 m。叶片肾状圆形或圆形，膜质，掌状，3~7裂。雌雄同株异花，花瓣白色，雌花之花托肥大成瓜，瓜蛇状，长可达1.6 m，粗2 cm，嫩时可作蔬菜食用。蛇瓜很少病虫害，不施农药故无污染，故具有发展潜力。

【生境】全国各地栽培。

【功用及推广价值】蔬菜、传统中药材、观赏植物。嫩瓜、嫩茎叶可炒食、做汤，蛇瓜药用性凉，入肺、胃、大肠经，能清热化痰、润肺滑肠。

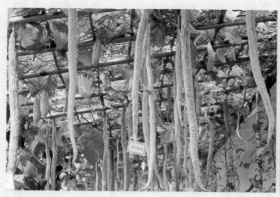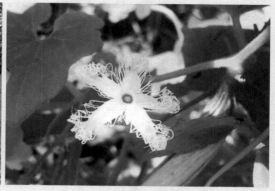

17.18　拇指西瓜 *Melothria scabra*

【别名】佩普基诺、迷你西瓜

【植物特征】葫芦科美洲马䐴儿属，英文名 Pepquino（佩普基诺），因其外形与普通西瓜相似，长 3 cm、直径 2 cm 左右，仅有成年人手指一个指节大小，故称"拇指西瓜"。

【生境】产于南美洲，拇指西瓜抗病性强，易栽培。无须人工精细化管理，培育成本较低。是一种源自南美洲的野生水果，生长周期一般在 60~85 d，每株产量 60~100 个。

【功用及推广价值】源自南美洲的野生高档水果，墨西哥餐厅常见。果实外皮柔滑细嫩，内瓤为青绿色，含有丰富的维生素 C、钾和镁，有一种类似香蕉、酸橙的香味，口感如黄瓜般清脆爽口，口味略带柠檬味，酸甜适中，瓜皮和籽均可直接食用。拇指西瓜因拥有大量生物活性酶，抗衰老，对延年益寿有显著功效。拇指西瓜只开雌花，雄花很少，结实种子稀少，推广仍有难度，研究人员还要继续攻关。

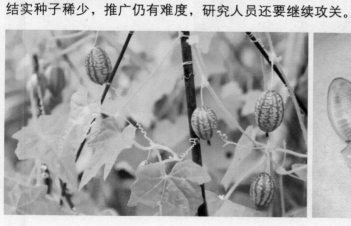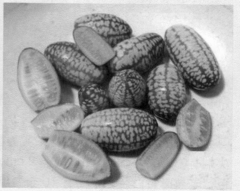

17.19　油瓜 *Hodgsonia macrocarpa*（Bl.）Cogn. var. *capniocarpa*（Ridl.）Tsai

【别名】油渣果、猪果、有棱油瓜、渣果

【植物特征】油瓜为葫芦科油渣瓜属大型多年生木质攀缘藤本，长达 20~30 m。茎、枝粗壮，无毛。单叶互生，叶片厚纸质，常绿，3~5 裂，叶柄粗壮，具条纹，无毛；卷须粗壮，2 歧。花大，单性，雌雄异株；雄花组成腋生总状花序；花萼筒管状，延长，檐部钟形，裂片呈五角形，短；花冠辐状，5 深裂，裂片倒楔形，顶端截形，具长流苏；雄蕊 3，花丝不明显，花药合生，伸出，1 枚 1 室，2 枚 2 室，药室线形，对折。雌花单生，花萼与花冠同雄花；子房球形，1室，具3侧膜胎座，每胎座的边缘着生一对水平生的胚珠，花柱长，柱头3浅裂，裂片又2裂。果实大型，扁球形，单果重2~3 kg，径20 cm，厚10~16 cm，黄绿色，肉质硬，白色，里面橙红色，有12条槽沟，具茸毛，有6枚大型种子（12枚种子，其中6枚不育）。种子长圆形，长7~9 cm，宽3~5 cm。可称之为"世界上最大的瓜子"，或"世界瓜子之王"，比起西瓜、南瓜的种子来可要大将近100倍。油渣瓜属仅有1种1变种。

【生境】主产印度、马来西亚、缅甸、越南和孟加拉国。我国分布于西藏、云南和广西。是生长在南方森林里的一种野生藤本植物。中国广东、广西、云南、福建等地栽培。生于土壤肥沃的山地、山谷、路边的疏林或密林中，或攀缘于树上。

【功用及推广价值】可供食用的油料植物。油瓜种油无色透明，味甜香，可供食用。种仁亦可生食，味香，高脂肪、高蛋白，营养极为丰富。油瓜种子含油量高达70%~80%，且油质较好，呈淡黄色，清澈明亮，清香无毒，可供食用，味道比花生油还好。更难得的是，油瓜种子油的主要成分和碳链结构与柴油相近，是一种极具开发潜力的油料能源植物。其根、茎、叶、果实、种仁等入药，味苦，性凉，具有清火解毒，杀虫止痒，利水退黄，敛疮生肌之功效，主治疔疮、癣、疮疡久不收口、耳痛流脓血、黄疸、梅毒等病症。茎、果可做农药，杀黏虫效果好。油瓜植株的个体巨大，花冠流苏长而下垂，形奇貌美、果巨色艳，为中国南方部分地区不可多得的观赏、食用两宜的攀缘植物。

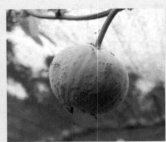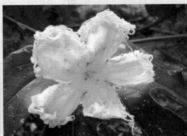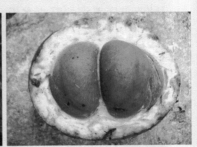

17.20　辣椒瓜 *Cyanthera* Pedata

【别名】可利来瓜、翅角瓜、小雀瓜、小豆瓜、针线瓜、云南小金瓜

【植物特征】葫芦科草质藤本植物，蔓长5~6 m，茎纤细无毛，卷须丝状，细长分3叉，分枝力极强，叶为鸡脚状，有小叶7~8片，边缘锯齿状，叶背有凹槽及明显的脉肋。雄花为复总状花序，雌花双生。果实为瓠果，辣椒形或短角形，上粗下细，尾部略尖微弯，尖端有喙，果长5~6 cm，横径2 cm，单株结果多达上千个，单果重8~10 g，嫩果淡绿色，老熟时黄白色，果面有10余条纵纹和稀疏毛刺，果肉薄，质地脆嫩，清香味浓。

【生境】辣椒瓜原产于中、南美洲，我国仅西藏和云南有栽培。

【功用及推广价值】辣椒瓜嫩果及成熟果均可食用，蒸熟，素炒或荤炒，煮汤均可，味道清甜，脆爽，有一股特别的香味，瓜肉厚粉质而香甜，被誉为瓜中奇品。可露地栽培，也可架栽、盆栽。颇耐储运。瓜中含有丰富的钴，钴能活跃人体的新陈代谢，促进造血功能，并参与人体内维生素 B_{12} 的合成，是人体胰岛细胞所必需的微量元素，对防治糖尿病、降低血糖有特殊的疗效；保护胃黏膜、帮助消化，适宜于胃病患者。

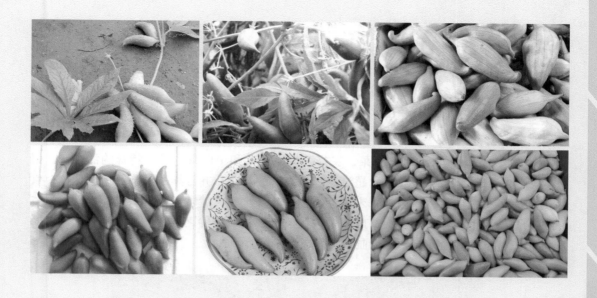

18. 十字花科 Cruciferae

18.01　京水菜 *Brassica Japonica*

【别名】水晶菜、银丝菜、千筋菜、多裂叶芥

【植物特征】为叶用芥菜的一个种。具有芥子植物特有的芥子辣味。是芸薹属白菜亚种的变种，为长日照植物。

【生境】栽培。喜湿润环境，又耐旱，也不耐水浇太多。有个叫晚生京水菜的品种耐寒，适新疆引进。

【功用及推广价值】菜用，炒食、做汤，做馅，更宜凉拌。常食可降低胆固醇，预防高血压和心脏病的功能。还有促进肠蠕动、助消化的功能。

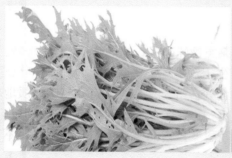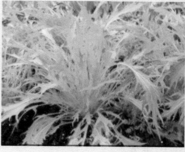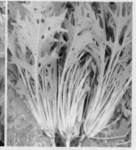

18.02　友好菜 *Brassica juncea* var. pekinensis

【别名】美松菜、小松菜

【植物特征】一年生草本，为白菜亚种的一个变种。是日本销售量最大的蔬菜之一，多人喜食。喜肥沃土壤，生育期短，夏季 20 d 即可上市。怕旱、怕涝，但几无病害发生。以幼嫩株植供食用。

【生境】仅见于栽培，喜温和冷凉的气候环境条件，生育期短，栽培容易。

　　[注] 宜引进新疆栽培。叶形可分为鞘叶型、中间型、无鞘型 3 种类型，叶的形状因栽培季节不同而有变化，高温季节栽培时为圆形叶，低温栽培时向鞘叶形变化，所以中间形的品种夏季栽培时呈圆形叶，冬季栽培时呈鞘形叶，这是友好菜本身对高温强光或低温弱光的适应性反应。圆叶型种耐寒性好，适合在冬、春季节种植；鞘叶型种耐热性稍强，适合在夏、秋季节种植。西北、华北地区除炎热的 7 月上旬至 8 月中旬外，周年均可栽培，冬、春寒冷季节在日光温室、小拱棚等保护地内种植。

【功用及推广价值】一种新兴特菜，友好菜相比油菜和小白菜，具有特殊的甜香味，经烹调后色泽翠绿。所含营养成分超过绿叶菜之首的菠菜，并且具有防癌的保健功能。食用方法有多种，可用水焯后加蒜末凉拌，也可与虾、肉类炒食，还可做汤和腌制。日本的栽培面积和销售量日益扩大，成为销售量最大的蔬菜品种之一，是很有推广前途的特菜品种。有抗癌、治牙痛、防贫血、防骨质疏松等药用功效。

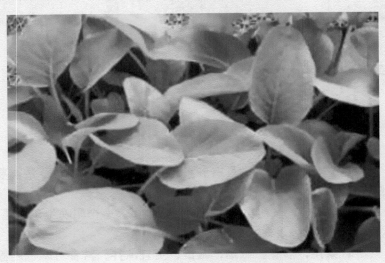

18.03　三池辣菜 *Brassica juncea* var. *foliosa* Bailey

【别名】三池大叶缩缅高菜、叶用芥菜

【植物特征】十字花科芸薹属植物，一年生草本，芥菜类辣味叶菜。外形美观，风味奇特。三池辣菜主根肥大、根系发达，茎呈短缩状。叶着生于短缩茎上，叶片大而肥厚。叶面浓绿，边缘淡紫色，叶形倒披针形，叶缘浅裂，内含较多芥子油，生食有辛辣味。质地脆嫩，清香爽口。苗长 12 片全叶时采收。

【生境】原产日本，引入栽培。喜冷凉生长环境，较耐寒。喜光照，为长日照植物。不耐旱也不耐涝。本品无病害发生。

【功用及推广价值】为保健蔬菜，食用部分为其鲜嫩叶片，质地脆嫩，清香爽口，含有芥菜的辣味，能促进肠胃蠕动，达到健胃消食的保健功效。食用可做沙拉、凉拌和爆炒，或做其他菜肴的配菜，也可腌制后食用。为十字花科芸薹属叶用芥菜的一个栽培种，按其叶片颜色分为绿叶和紫叶两种类型。绿叶类型叶脉为紫色，叶片绿色，生长速度快、产量高；紫叶类型叶正面均为紫色，而叶背面为绿色，辣味浓，口感好。

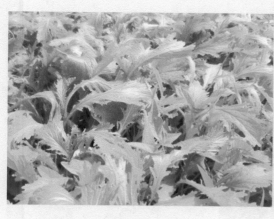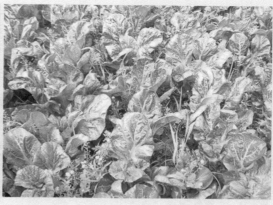

18.04 叶用萝卜 *Raphanus* ssp.

【别名】萝卜缨

【植物特征】为萝卜属一、二年生草本。

【生境】仅见栽培。喜冷凉和湿润。为半耐阴性蔬菜。生长速度快，播种 20 d 左右即可采收。对土壤和光照要求不严，也耐盐碱。保护地栽培，一年四季都可收获。建议选择根叶两用生长快的绿津。

【功用及推广价值】食用方法多样，可榨汁、拌生菜沙拉、蘸酱、凉拌、腌渍、做汤、炒食、做馅等。有消食和中、去痰癖、利关节、养容颜、除五脏恶气、治面毒、去热气等功效。还能利窍止咳，通肺祛痰。种子和植株入药。用植株煎汤洗浴治疥疮，有止痒消炎功效。治痔疮肿痛可把叶片捣烂，做成饼状贴患处，有止痛功效。感冒无汗可将种子研成粉末状水调后填入肚脐内，以热物（如热水袋）隔衣烫之，可祛寒、去邪。

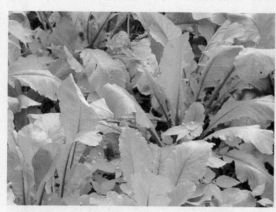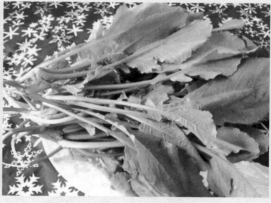

18.05 大型蔊菜 *Rorippa indica*

【别名】野油菜、塘葛菜、黄瓜菜

【植物特征】一年生草本。茎细弱，披散，高 15~30 cm，无毛。基生叶和下部茎生叶倒卵形，长 6~9 cm，宽 1~2.5 cm，大头羽状分裂，顶生裂片较大，长圆状卵形，先端和边缘有不规则的锯齿，侧生裂片 1~3 对，向下渐小，上部茎生叶无柄，两面无毛。总状花序顶生，花黄色，萼片 4，长 2 mm，无花瓣，雄蕊稍长于萼片。角果线形，种子多数，褐色。没有病虫害。

【生境】主要分布于长江以南各地，多生于山野、田间湿润的地方。

【功用及推广价值】食用，以嫩茎叶为主。可清炒、荤炒和炖汤。营养丰富，还含有黄酮类化合物，生物碱、有机酸、蟑菜酰胺等，能退热止咳、健胃消食，对感冒、肺热咳嗽、黄疸肝炎、腹内久寒、饮食不化等病有一定疗效。

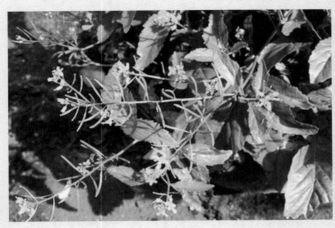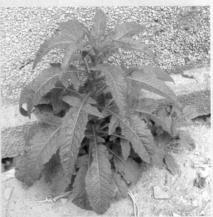

18.06　玉丝菜 *Brassica juncea* var.

【别名】壬生菜、金丝芥菜

【植物特征】因其叶片细长，雪白如丝而得名。

【生境】人工栽培。本品生长快速，适应性强，产量高，销量大，是一种前途看好的特菜。较耐阴、耐寒，但不耐高温。对土壤要求不严，怕涝。除炎夏之外，其余时间均可栽培。

【功用及推广价值】荤炒、素炒、凉拌、做火锅、做汤均可。食后开胃健食、口有余香。

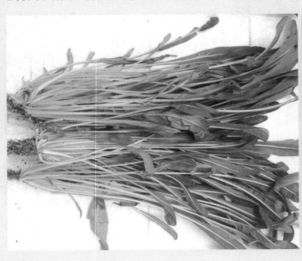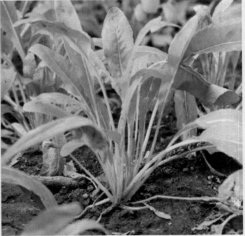

18.07　辣根 *Arrnoracia rusticana*（Lam.）Gaerth. Mey. ex Scherb.

【别名】西洋山嵛菜、马萝卜、山葵萝卜、黑根

【植物特征】多年生草本植物。以肉质根作食用和调料。辛辣浓烈冲鼻催泪，主要呈味成分为烯丙基芥子油、异芥苷等。茎直立，高达 1 m 以上，全体无毛。根肉质致密、长圆柱形，外皮厚而粗糙，黄白色；根肉外层白色，中心淡黄色，具辛辣味。茎粗壮，表

面有纵沟，多分枝。基生叶长圆形或长圆状卵形，长 15~35 cm，宽 7~15 cm，边缘具圆齿，顶端尖或渐尖，基部心形或楔形而稍下延，叶片背面羽状网脉突起，叶柄半圆形，长达 30 cm，上面凹陷；茎生叶无柄或有短柄，下部的叶长圆形至长圆状披针形，边缘通常羽状浅裂，中部的叶广披针形，上部的叶渐小，披针形至条形，具不整齐的齿或全缘。花序排列成圆锥状。花多数，花梗纤细，长 4~5 mm，萼片直立，条形，长 3 mm，花瓣白色，倒卵形，长 5~6 mm。短角果卵形至椭圆形，长 3~5 mm，宽约 1.5 mm，熟时开裂。内存种子两行，每行 4~6 粒，高温下不易获得完好的种子。

【生境】一般用肉质根进行无性繁殖。喜冷凉气候。对土壤适应性广，较耐干旱、怕水涝。我国有野生种但量很少；栽培种是外来品种，只有人工栽培。

　　[注] 本品种源难得，故价格很高。但还是值得引进的。本品以根段繁殖，5 cm 长的根段必须在吲哚丁酸规定浓度的药液中浸泡后才能入土繁殖。

【功用及推广价值】用作调料，中餐当芥末；西餐用于肉类调味。近年科研已证明其有治疗癌症的效果。也有提高人体免疫力的功效。

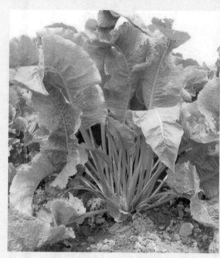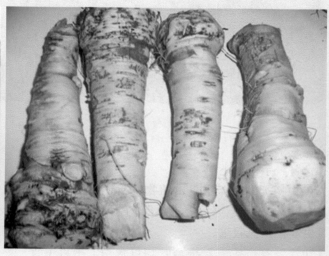

18.08　芥子 *Brassica alba* L. syn. *Sinapsisalba* L.

【别名】芥菜籽

【植物特征】为白芥菜或黄芥菜的种子。白芥，株高 50~100 cm，茎直立，全株被粗毛，叶互生，基部的叶具长柄，叶片宽大，倒卵形，羽状深裂或近全裂，上部的叶具短柄，叶片较小，裂片较细，接近花序处的叶线形。总状花序顶生，小花梗长约 1 cm，萼片 4，绿色；花瓣黄色 4 片，长方状倒卵形。角果长圆形，种子小球形，2 mm 左右，表皮淡黄色，种仁乳白，含油质。新疆大面积栽培的是黄芥，植株高大，种子产量高，出油率高，芥子苷含量低，为油脂原料。

【生境】黄芥与白芥多人工栽培，但逸生于野生的也不少。一旦野生，人们皆以油菜苗名为当野叶菜食用。

【功用及推广价值】做调料入肴，先将其磨成粉，再加温开水拌成糊状盖好，在室温下闷置一个多小时，待发出强烈的刺鼻辣味时即可调味。也可蒸馏芥子，提取精油再配入沙拉油，同样用，更加方便。入药，能刺激皮肤、扩张毛细血管，对皮肤感染真菌有抑制作用。并具利气豁痰、消肿止痛、主治支气管哮喘、慢性支气管炎、胸胁胀满、外用治扭伤、挫伤神经性疼痛。

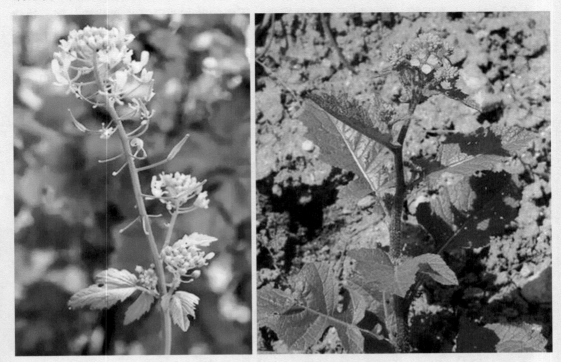

18.09 玉笋萝卜 *Raphanus sativus* var.

【别名】手指萝卜

【植物特征】二年生草本植物。抗逆性强，半耐寒，保护地大田都可栽培。温室内可全年栽培。对土壤光照要求不严，生育期短，30~50 d 一茬。基本上无病害发生。

【生境】仅见栽培。

【功用及推广价值】根与叶均可食用。根可生食、熟食、凉拌和腌制，口感甜脆，最宜蘸酱鲜食。叶可炒食，也可凉拌。医疗用于祛痰、消积、利尿、止泻等。

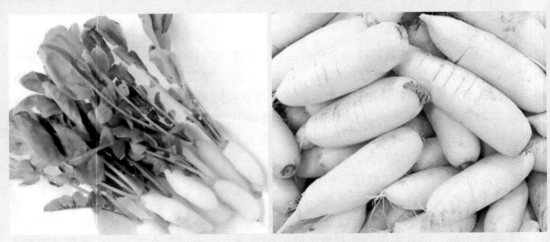

18.10 羽衣甘蓝 *Brassica oleracea* var. *acephala*

【别名】洋芥蓝

【植物特征】芸薹属甘蓝的一个变种。二年生草本植物。叶不结球，叶面皱缩。有白黄、黄绿、粉红、紫红等色。

【生境】仅见栽培。性喜冷凉、极耐寒。也较耐高温。属长日照植物。幼苗期和莲座期较耐旱，后期则要求有充足的土壤水分。

【功用及推广价值】蔬菜，保健。是健胃、健美、减肥者的保健食材。也是联合国推广的防治儿童夜盲症的食品。近年研究发现它还是有很强的防癌作用。也栽培用以观赏。盆栽时，30 cm 口径的花盆只栽一株，品种可选红寿或金凤尾。

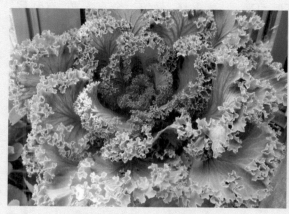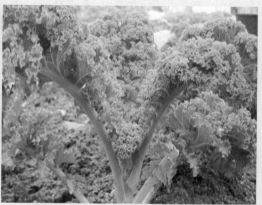

18.11 球茎甘蓝 *Brassica oleracea* var. *caulorapa*

【别名】水果茎蓝

【植物特征】芸薹属甘蓝的一个变种，二年生草本植物。具芽膨大而形成的肉质球茎，圆形或扁圆形。单球茎重 1~1.5 kg。

【生境】仅见栽培。耐寒性强而耐热性差，喜光，产量高，品质好。露地、温室、花盆中均可栽培。

【功用及推广价值】球茎脆嫩清香、宜鲜生食和凉拌。嫩叶适于炒食和做汤。为装箱礼品菜之一。球茎中含有丰富的维生素、铜、铁、锌、钙等矿物质与蛋白质。具有消食积、祛积痰的医疗功能。

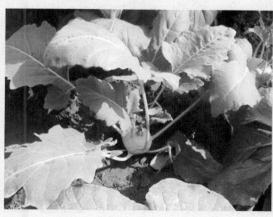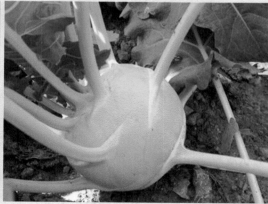

18.12　荠菜 *Capsellabursa-pastoris*（L.）Medic.

【别名】济荠菜、地丁菜、地菜、荠、靡草

【植物特征】一、二年生草本。高 20~50 cm，稍有分枝毛和单毛，茎直立，有分枝。基叶丛生，大头羽状分裂，长可达 10 cm，顶生裂片较大，侧生裂片较小，狭长，先端渐尖，浅裂或有不规则的粗锯齿，具长叶柄；茎生叶狭披针形，长 1~2 cm，宽 2 mm，基部抱茎，边缘有缺刻或锯齿，两面有细毛或无毛。总状花序顶生或腋生，花白色，直径 2 mm，短角果倒三角形，或倒心形，长 5~8 mm，宽 4~7 mm，先端微凹，种子两行，长椭圆形，淡褐色。

【生境】分布遍全国各地。多年田间地头或路边。南京、上海、云南等地已普遍人工栽培。

【功用及推广价值】为国人传统野菜。嫩茎叶可荤炒、素做汤、做馅。全草入药，有利尿、止血、清热、和脾、利水、明目之效。治痢疾、水肿、淋病、乳糜尿、吐血、便血、血崩、月经过多、目赤疼痛。所含二硫酚硫酮可防胃癌和食道癌。所含谷甾醇和季铵化合物可降胆固醇和甘油三酯。

　　[注] 本种前景看好，供不应求，市场多缺货，应推广栽培。

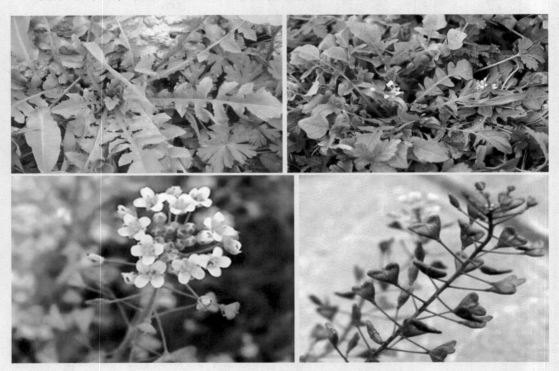

18.13　独行菜 *Lepidium apetalum* Willd.

【别名】腺茎独行菜、辣辣菜、北葶苈子、葶苈子、甜葶苈、苦葶苈、辣辣根、辣麻麻、辣蒿

【植物特征】一、二年生草本。高 5~30 cm，茎直立，分枝，有乳头状短毛。基生叶狭匙形，羽状浅裂或深裂，长 3~5 cm，宽 1~1.5 cm，叶柄长 1~2 cm，上部叶条形，有疏齿或全缘。总状花序顶生，果时伸长，疏松；花极小萼片早落；花瓣丝状，退化。短角果近圆形，扁平，长约 3 mm，先端微缺，上部具极窄翅。种子椭圆形，长 1 mm，棕红色。西北

为早春短命植物。

【生境】分布在我国华北、西北、东北、西南，欧洲也有。多生于路旁沟边。早春生长。

【功用及推广价值】嫩茎叶和嫩的肉质根供凉拌和炒食。种子也能榨工业用油。种子入药名葶苈，医用有利尿和止咳化痰之效。

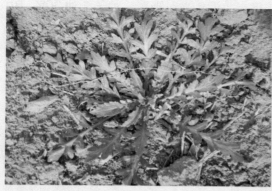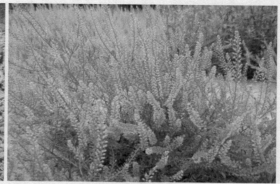

18.14　抱茎独行菜 *Lepidium perfoliatum* L.

【别名】旱辣辣

【植物特征】一、二年生草本。高 10~35 cm，茎直立，一条，在基部或顶部分枝，具疏生细毛。基生叶具长柄，二回羽状分裂，长 4~10 cm，宽 1.5~3 cm，裂片条形，有柔毛；叶柄长 1~2 cm，下部茎生叶较少分裂且无柄，中部叶和上部叶卵形或近圆形，长 1.5~3 cm，先端急尖，基部深心形，抱茎，全缘，无毛。总状花序顶生，花淡黄色，直径约 1 mm。短角果近圆形或宽卵形，长和宽 3~4.5 mm。种子卵形，深褐色，有窄翅。喜生半干旱草地。

【生境】分布于辽宁、甘肃和新疆。新疆多生在天山北坡冲积扇下缘地带。

【功用及推广价值】嫩茎叶可做菜食用。有利尿、化痰的医疗功效。

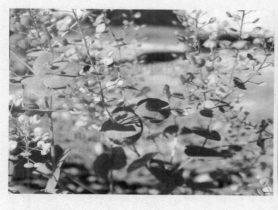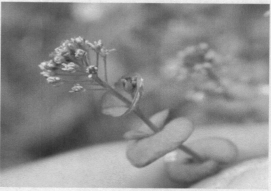

18.15　芝麻菜 *Eruca sativa* Mill L.

【别名】臭菜、金堂葶苈（种子药名）

【植物特征】一年生草本。高 20~90 cm，茎直立，经常上部分枝，有疏生刚毛。下部叶成大头羽状深裂，长 4~7 cm，宽 2~3 cm，顶生叶片近圆形或短卵形，有细齿，侧生裂片卵形或三角状卵形，全缘，仅下面叶脉上有疏柔毛；叶柄长 2~4 cm，上部叶无柄，具 1~3 对裂片，顶生裂片卵形，侧生裂片矩圆形。花黄色，有紫褐色条纹，直径 1~1.5 cm。长角果圆柱形，长 2~3 cm。种子两行，近球形或卵形，淡褐色。

【生境】分布在内蒙古、河北、山西、陕西、甘肃、青海、新疆。常混生于田间地头，形成杂草。

【功用及推广价值】嫩茎叶做菜食用能通便防癌。为近年兴时野菜。种子含油 30%，中医多用于利尿。

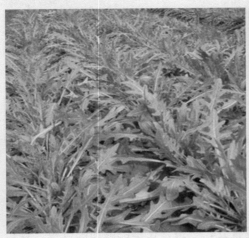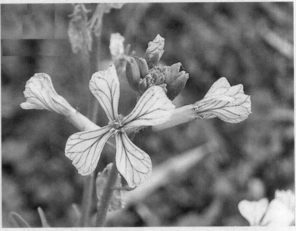

18.16 二月兰 *Orychophragmus violaceus* (L.) O. E. Schulz

【别名】诸葛菜、老虎求（新疆昌吉俗称）

【植物特征】一、二年生草本植物，高 10~50 cm，无毛，基生叶和下部叶具柄，大头羽状分裂，长 3~8 cm，宽 1.5~3 cm，顶生裂片肾形，或三角状卵形，基部心形，具钝齿，侧生裂片 2~6 对，歪卵形，中部叶具卵形顶生裂片，抱茎；上部叶矩圆形，干裂，基部两侧耳状，抱茎。总状花序顶生，花紫红色，直径 2 cm，长角果条形，长 7~10 cm，裂瓣有中脉，种子一行，卵状矩圆形，长约 2 mm，黑褐色。喜生于早春。有莲座期。生于新疆天山北坡带时株高和花径普遍较小。

【生境】分布在辽宁、河北、山东、山西、陕西、江苏等地。喜生于麦田和荒地。

【功用及推广价值】嫩茎叶、花均可入蔬，可凉拌、炒食。作为园林美化植物。种子医用，开胃、下气、利湿、解毒，治食积不化、黄疸、消渴、热毒、风肿。

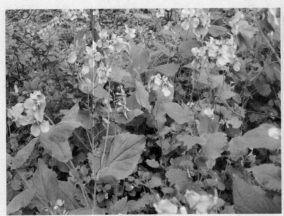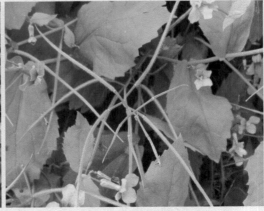

18.17　北美独行菜 *Lepidium virginicum* L.

【别名】独行菜、苦葶苈、北葶苈子、茎腺独行菜、辣辣根、昌古、事苗子

【植物特征】二年生草本植物。高 30~50 cm。茎上部分枝，具柱状腺毛，基生叶有长柄，倒披针形，羽状分裂，长 3~5 cm，边缘有锯齿，茎生叶具短柄，倒披针形或条形，长 1.5~5 cm，宽 2~10 mm，先端急尖，基部渐狭，有锯齿，两面无毛。花小，白色。短角果近圆形，直径 2 mm，扁平，先端微缺，无毛，上方有窄齿。种子微小扁平，红褐色。

【生境】分布于东北、华北和江苏、浙江。多生于撂荒地和田间地头。喜生于早春低温冷凉天气。

【功用及推广价值】嫩茎叶可炒食也可凉拌或做饺子。种子医用，泻肺平喘、祛痰止咳、治水肿和利小便，也治肺心病。

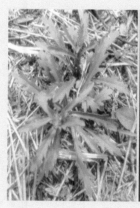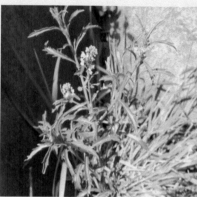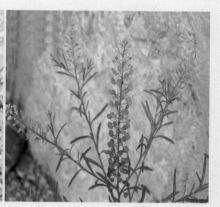

18.18　播娘蒿 *Descurainia Sophia*（L.）Webb

【别名】麦蒿、野芥菜、南葶苈子、麦麦蒿、麦里蒿

【植物特征】一年生草本，高 30~70 cm，有叉状毛。茎直立，多分枝，密生灰色柔毛。叶狭卵形，长 3~5 cm，宽 2~2.5 cm，2~3 回羽状深裂，末回裂片窄条形，或条状矩圆形，下部叶有柄，上部叶无柄。花淡黄色，直径约 2 mm，萼片 4，直立，早落，花瓣 4，长角果条形，长 2~3 cm，宽约 1 mm，果梗长 1~2 cm，小种子一行，矩圆形，至卵形，褐色。

【生境】分布在我国华北、西北，欧洲、非洲和北美也有。多喜生于麦田中，为麦田杂草。

【功用及推广价值】未开花的嫩茎叶可作蔬用，宜凉拌。种子药用，有利尿、消肿和祛疾定喘之效。

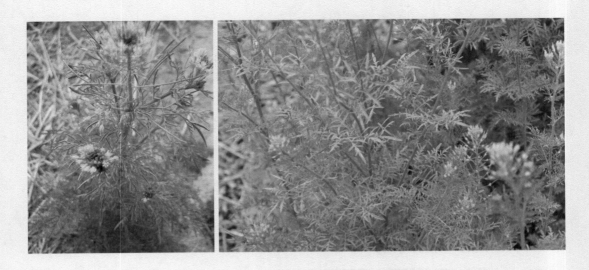

18.19　砂芥 *Pugionium cornutum*（L.）Gaertn.

【别名】沙萝卜、沙盖、沙白菜、额乐孙、乐帮

【植物特征】一、二年生高大草本。高 50~100 cm，根肉质，圆柱形，粗壮。茎直立，多分枝，光滑无毛，微具纵棱。叶肉质，基生叶莲座状，具长柄；叶片羽状全裂，长 10~25 cm，宽 3~4.5 cm，有裂片 3~6 对；茎生叶羽状全裂，但较小，裂片少，常呈条状披外形，茎上部叶条状披针形或披针状线形，长 2~3 cm，宽 2~3 mm。总状花序顶生或腋生，花多数，在茎的上端组成圆锥状；萼片 4，花瓣 4，条形或披针状条形，长约 15 mm。短角果革质，横卵形，侧扁，长约 1.5 cm，宽 3~5 mm，不裂，果梗粗，长约 2.5 cm，种子一个，扁，矩圆形，长 1 cm，黄褐色。

【生境】分布于内蒙古、宁夏、陕西的沙地。内蒙古沙漠已大面积人工栽培，效益可观。

【功用及推广价值】药食兼用，鲜食、腌制、干制皆可，是有开发前景的多功能沙生蔬菜。嫩茎叶作蔬菜，凉拌或炒食，嫩根肉质时可腌渍，味清香并具芥子味，是一种有特殊风味的食品。全草干品能医用，行气止痛、消食、解酒、解毒，治胸胁胀满。作为特菜，新疆等地沙漠边缘地带应试种。

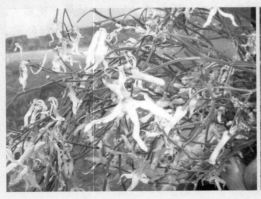
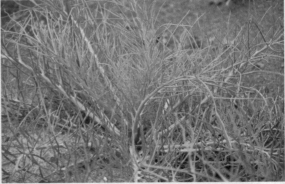

18.20　菘蓝 *Lsatis tinctoria* L.

【别名】板蓝根

【植物特征】二年生草本。高 20~40 cm，无毛或稍有柔毛。主根直径 0.5~1 cm，灰黄色。

茎直立，上部多分枝，稍带粉霜。基生叶矩圆状椭圆形，有柄；茎生叶矩圆形至矩圆披针形，长5~7 cm，宽1~2 cm，先端钝，基部箭形，半抱茎，全缘，或有不明显的锯齿。花序复总状，花黄色，直径3~4 mm。短角果矩圆形，扁平，边缘有翅，长约1.3 cm，宽约4 mm，紫色，无毛，有短尖。种子一粒，椭圆形，长3 mm，褐色。

【生境】现仅见栽培，不见野生。

【功用及推广价值】幼苗及嫩茎叶可做菜食用。种子含油30%，工业用。叶子能提取蓝色染料，提染料时的副产物名青黛，为传统中药。叶汁在新疆称奥斯曼，用于妇女画眉。根、叶药用，能清热解毒、治喉炎，为常用中草药。

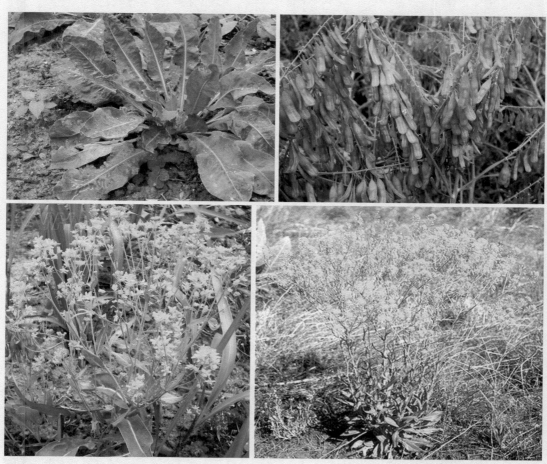

18.21 菥蓂 *Thlaspi arvense* L.

【别名】遏蓝菜、败酱草、犁头草

【植物特征】一年生草本高9~60 cm，全体无毛。茎直立，分枝不多。基生叶有柄，倒卵状矩圆形，茎生叶矩圆状披针形，或倒披针形，长2~5 cm，宽2~15 mm，先端钝圆，茎部包茎，两侧箭形，具疏齿。总状花序顶生，花白色，直径约2 mm，短角果倒卵形或近圆形，长13~16 mm，宽9~13 mm，扁平，先端凹入，边缘有宽翅，种子5~10粒，卵形，黄褐色。

【生境】全国广布，生村边地头。

［注］在新疆，本种常与荠菜伴生。

113

【功用及推广价值】嫩茎叶菜用。种子油供工业用。种子全草入药，有舒筋活络、明目、利水之效。

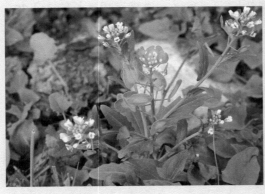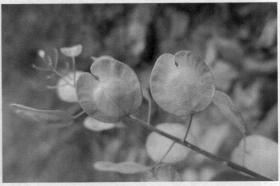

18.22　豆瓣菜 *Nasturtium officinale* R. Br.

【别名】西洋菜，水田芥，凉菜，耐生菜

【植物特征】多年生水生草本，高 20~40 cm，全体无毛。茎匍匐且漂浮，节节生根，多分枝。叶为单数大头羽状复叶，小叶 1~4 对，叶柄长 1~2 cm，小叶片卵形或宽卵形，顶生小叶长 1~3 cm，宽 1~2.5 cm，有少数波状齿或全缘。总状花序顶生，稍延长，花梗长 3~5 mm，常反曲。花白色，直径 3 mm。长角果圆柱形，扁平，长 1~2 cm。种子多数，成两行，卵形，褐红色。

【生境】而分布在华北、陕西、河南、江苏和西南，现在因引种见于全国。喜生于冷凉的清水之中。

【功用及推广价值】以西洋菜之名主供蔬用。种子含油24%，供工业用。全草入药，有清血、解热、镇痛之效。

　　[注] 新疆三大山脉清凉的泉水不少，可于冷凉水系中引入试种，以西洋菜之名上市。

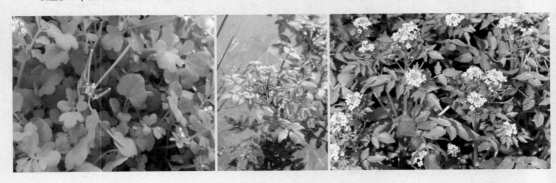

18.23　山芥菜 *Barbaraea orthoceras* L. edeb

【别名】野芥菜

【植物特征】二年生草本植物，高 15~90 cm。全体无毛，茎直立，少分枝。下部及中部茎生叶长 4~6 cm，大头羽状分裂，顶生裂片较大，卵形或近圆形，先端圆钝，基部心形、圆形、或有时楔形，抱茎，边缘波状，圆裂，侧生裂片 1~5 对，小，矩圆形或卵形；上部叶具柄，披针形或倒披针形，长 1~2.5 cm，宽 2~5 mm，不裂，边缘具锐齿。总状花序顶生，具密生花，萼片4，直立，花瓣4，黄色有时白色，矩圆形，长5~6 mm，长角果长条状四棱形，直立开展，长约3 cm。种子一行，卵形，长1.5 mm，宽1 mm，褐色。

【生境】多生东北，生于潮湿地带。

【功用及推广价值】嫩茎叶可炒食凉拌和做汤。药用，化痰止咳、活血止痛，主治百日咳、慢性支气管炎、月经不调、跌打损伤。

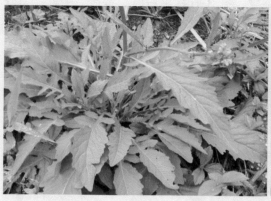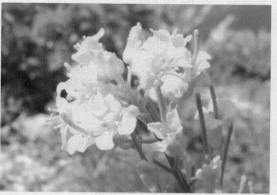

18.24　玛卡 *Lepidium peruvianum*

【别名】南美人参、玛咖

【植物特征】二年生草本植物。原产南美安蒂斯山脉。为当地土著居民的传统食物。玛卡很像十字花科萝卜属植物，其根茎近球形，直径3~5 cm，像小萝卜。营养丰富，蛋白质含量很高，可达10%~14%，维生素C、维生素B_1、维生素B_2、维生素B_6、维生素A、维生素E、维生素B_{12}、维生素B_5俱全；亚油酸和亚麻酸含量占其油脂总含量的53%，并含有玛卡酰胺和玛卡烯（即所谓荷尔蒙发动机、性激素增强剂）。

【生境】原生于安第斯山脉高寒山区海拔2 000 m以上地带，我国无野生。当前云南、西藏等地的产量已很可观。新疆也试产成功。

【功用及推广价值】可当蔬菜经常食用。用于牛、马、羊、猪催情饲料以加强配种孕育效果。为新兴的保健用品有抗衰老、抗癌、美容的功效。药用，对性冷淡、阳痿有治疗效果。

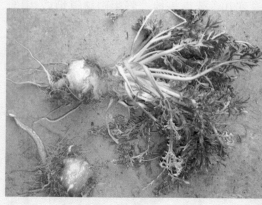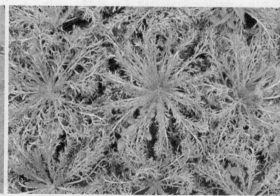

19．豆科 Leguminosae

19.01　相思树 *Acacia confusa* Merr.

【别名】台湾相思、香丝树、相思仔、假叶豆

【植物特征】乔木，高 6~15 m，枝无毛，无刺。小叶退化，叶柄呈披针形的叶片状，微呈镰形，长 6~10 cm，宽 5~13 mm，两端渐狭，有 3~5 条平行脉，革质、无毛。头状花序单生，或 2~3 个簇生于叶腋，直径约 1 cm，花黄色有微香。荚果条形，扁，幼时有黄褐色柔毛，种子之间微缢缩，长 4~9 cm，宽 7~10 mm，有突尖，基部楔形，干时深褐色，有光泽。种子 2~8，椭圆形，压扁。

【生境】生山坡。多栽培为行道树。我国分布于广东、广西和台湾。

【功用及推广价值】花含芳香油，可作调香原料。树皮含单宁，可作收敛药。可作园林风景用树。

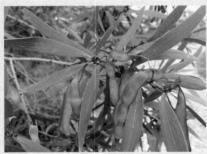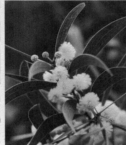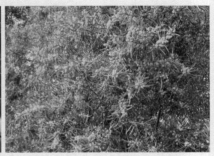

19.02　金合欢 *Acacia farnesiana* Willd.

【别名】鸭皂树、牛角花、消息花

【植物特征】有刺灌木或小乔木。高 2~4 m，枝条回折，有一对由托叶变成的 6~12 mm 长的锐刺。二回羽状复叶，羽片 4~8 对，小叶 10~20 对，细小、狭，矩圆形，长 2~6 mm，宽 1~1.5 mm，无毛。头状总序单生，或 2~3 个簇生，腋生，盛开时直径 8~12 mm；花黄色，有香味，长约 1 mm。荚果圆筒形，膨胀，长 4~10 cm，直径 1~2 cm，直或微弯，暗棕色，无毛，表面密生斜纹。

【生境】分布于浙江、福建、台湾、广东、广西、四川、云南等地。野生山坡草地或栽培。

【功用及推广价值】花含芳香油，为名贵香料。果荚树皮可作黑色染料。树胶为赋形药。

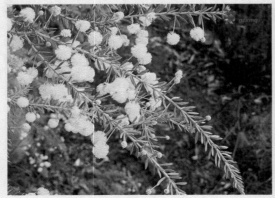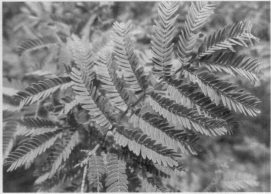

19.03　紫羊蹄甲 *Bauhinia purpurea* L.

【别名】羊蹄甲、白紫荆

【植物特征】常绿乔木，高 4~8 m。叶阔椭圆形几至圆形，长 5~11.5 cm，先端圆，二裂，裂片及全叶片的 1/3 或 1/2，两面无毛，脉 9~13 条。伞房花序顶生；花玫瑰红色，有时白色；萼筒倒圆锥形，长约 6 mm，裂片 2 个，长为筒的两倍，前一裂片具两个小齿，后一裂片具三个小齿，外面密生短柔毛；花瓣倒披针形，外面疏生长柔毛。荚果条形，扁平，长 15~30 cm，宽 2~3 cm。种子 12~15 粒。

【生境】分布于两广和云南、海南。野生于山坡或栽培。

【功用及推广价值】花序可食。嫩叶治咳嗽。树皮可疗烫伤和洗愈脓疱。树叶可做饲料。

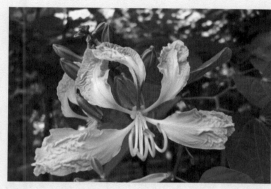 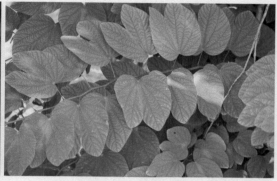

19.04　茳芒决明 *Cassias ophera* L.

【别名】望江南

【植物特征】灌木或半灌木。高 1~2 m。羽状复叶，具小叶 6~10 对。叶柄上面近基部有一个腺体，小叶卵形至披针形，先端急尖，或短渐尖，基部圆形，长 2.5~8 cm，宽 1~3.2 cm，边缘疏生粗毛。伞房状总状花序有少数花，顶生或腋生，萼片 5，分离。花冠黄色，直径约 2 cm。荚果近圆筒形，膨胀，边缘棕黄色，中间棕色，长 7~9 cm，疏生毛。

【生境】见于长江以南各省区。生于山坡或栽培。

【功用及推广价值】嫩荚苗叶可食。种子为清热药，根有强壮、利尿之效。

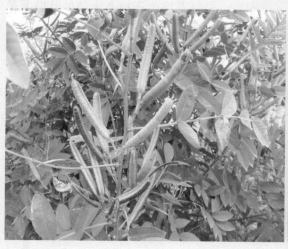 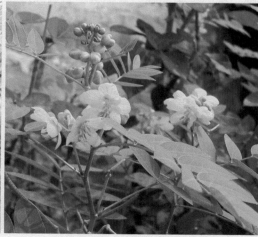

藻类植物　蕨类植物　裸子植物　被子植物　双子叶植物　被子植物　单子叶植物

19.05　决明 *Cassia tora* L.

【别名】决明子、草决明、马蹄决明、假绿豆

【植物特征】一年生半灌木状草木。高 1~2 m。羽状复叶，具小叶 6 枚。叶柄无腺体，在叶轴上两小叶之间有一个腺体，小叶倒卵形至倒卵状矩圆形，长 1.5~6.5 cm，宽 0.8~3 cm，幼时两面疏生长柔毛。花通常 2 朵生于叶腋，总花梗极短，萼片 5，分离，花冠黄色，花瓣倒卵形，长约 12 mm，最下面的两个花瓣稍长。荚果条形，长 15 cm，直径 3~4 mm，种子多数，近菱形，淡褐色，有光泽。

【生境】分布于长江以南各地，生于河边或坡地。河北有小面积人工栽培。

【功用及推广价值】嫩芽可食。种子药用，能清肝明目、润肠祛风、强壮利尿。

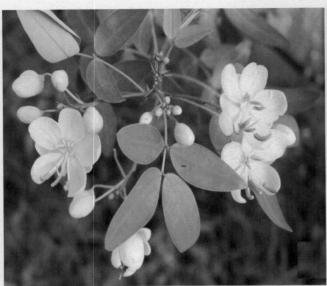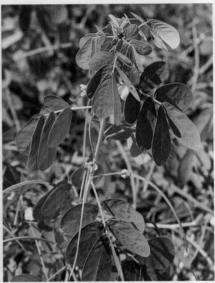

19.06　黄槐 *Cassia surattensis* Burm.f.

【别名】粉叶决明

【植物特征】小乔木，高 5~7 m。双数羽状复叶，叶柄及最下 2~3 对小叶间的叶轴上有 2~3 枚棍棒状腺体；小叶 14~18 枚，长椭圆形或卵形，长 2~5 cm，宽 1~1.5 cm，先端圆，微凹，基部圆，常偏斜，背面粉绿色，有短毛。总状花序生于枝条上部的叶腋，长 5~8 cm，花黄色或深黄色，长 1.5~2 cm。荚果条形，长 7~10 cm，宽 0.8~1.2 cm，种子间微缢缩，先端有喙。全年开花结荚。

【生境】我国东南部及海南广栽。

【功用及推广价值】花拌入面粉蒸食，可助食通便、舒肝润肠。叶治咽喉肿痛、风热咳嗽。花果治痔疮出血。用于环境美化，常年黄花遍树。

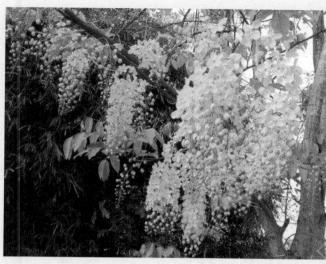
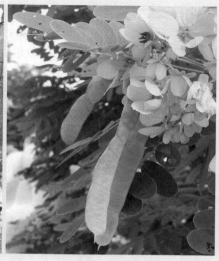

19.07　胡芦巴 _Trigonella foenum-graecum_ L.

【别名】苦豆香草

【植物特征】草本，高 30~60 cm，茎、枝有疏毛。叶具 3 小叶，中间小叶倒卵形或倒披针形，长 1~3.5 cm，宽 0.5~1.5 cm，先端钝圆，两面均疏生柔毛，侧生小叶略小，叶柄长 1~4 cm，托叶与叶柄连合，宽三角形。花 1~2 朵生于叶腋，无梗，萼筒状，长约 7 mm，有白色柔毛，萼齿披针形；花冠白色，基部稍带堇色，长约为花萼 2 倍。荚果条状圆筒形，长 5.5~11 cm，直径约 0.5 cm，先端成尾状，直或稍弯，有疏柔毛，有明显的纵网脉，种子多数，棕色，不光滑。

【生境】分布于陕、甘、宁、新，广为栽培。

【功用及推广价值】叶可鲜食也可凉拌食用。嫩叶制干后香味甚烈，可卷入花卷食用，或掺入面包和糕点之中。种子入药，能补肾壮阳，祛痰、祛寒湿。

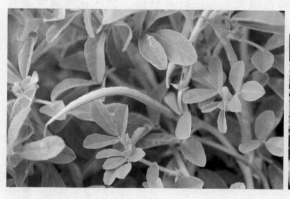
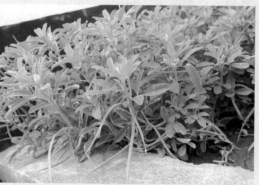

19.08　紫苜蓿 _Medicago sativa_ L.

【别名】紫花苜蓿、苜蓿

【植物特征】多年生草本植物，多分枝，高 30~100 cm。叶具 3 小叶，小叶倒卵形或倒披针形，长 1~2 cm，宽约 0.5 cm，先端圆，中肋稍突出，上部叶缘有锯齿，两面有白色长柔毛，小叶柄长约 1 mm，有毛；托叶披针形，先端尖，有柔毛，长约 5 mm。总状花序腋生，花萼有柔毛，萼齿狭披针形，急尖；花冠紫色，长于花萼。荚果螺旋形，有疏毛，先端有喙，有种子数粒；种子肾形，黄褐色。

【生境】我国北方各地大面积栽培。

【功用及推广价值】为北方各地的主要野菜，以春季嫩芽为特菜。冬季大棚栽培芽菜为稀贵菜品。嫩茎叶及嫩花可蒸制菜面炒食，别有风味。含黄酮类、酚型酸类、类胡萝卜素和 12 类矿物质，故对心血管有保健效果。含蛋白质 16% 以上，为最佳饲草。也是改良土壤肥力的轮作作物。

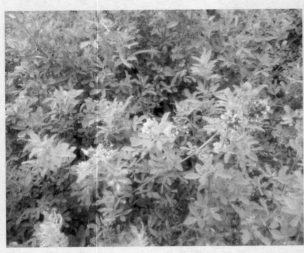
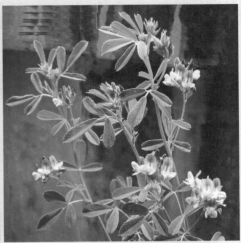

19.09　花苜蓿 *Trigonella ruthenica* L.

【别名】苜蓿草、野苜蓿

【植物特征】多年生草本植物，高 30~100 cm，茎枝四棱，有白色柔毛。叶具 3 小叶，中间小叶卵形，长 5~12 mm，宽 3~7 mm，先端圆形或截形，微缺，或有小尖头，边缘有锯齿，侧生小叶略小，叶柄长 5 mm，有白色柔毛；托叶披针形。总状花序腋生，有花 3~8 朵，花小，花梗长 1 mm，花钟状长约 3 mm，萼齿三角形，被白色柔毛，花冠黄色，具紫纹。荚果扁平矩圆形，长 7~10 mm，宽约 5 mm，表面具横纹，先端短尖；种子 2~4 粒。

【生境】分布于东北、华北、内蒙古、陕西、甘肃及四川。生于山坡向阳处，耐旱。

【功用及推广价值】春季幼芽可食。凉拌食用有通便作用。可做家畜饲料。

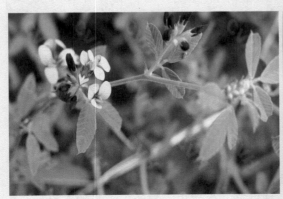
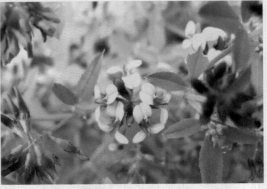

19.10　南苜蓿 _Medicago hispida_ Gaertn.

【别名】母齐头、草头、黄花草子、金花菜

【植物特征】草本，茎匍匐或稍直立。高约 30 cm，基部有多数分枝。叶具 3 小叶，小叶倒卵形，先端钝圆或凹，上部具锯齿，长 1~1.5 cm，宽 0.7~1 cm，上面无毛，下面有疏柔毛，两侧小叶略小，小叶柄长约 5 mm，有柔毛，托叶卵形，长约 7 mm，宽约 3 mm，边缘具细齿。花 2~6 朵，聚生成总状花序，腋生；花萼钟形，深裂，萼齿披针形，尖锐，有疏柔毛；花冠黄色，略伸出萼外。荚果螺旋形，边缘具疏刺，刺端钩状，荚果无深沟。种子 3~7 粒，肾形，黄褐色。

【生境】我国江南各地普遍栽培，长江下游地区有野生。

【功用及推广价值】嫩茎叶可供食用。医用清热利尿、治黄疸及尿路结石（全草 2~3 两捣汁服）。良好的绿肥作物、饲草。

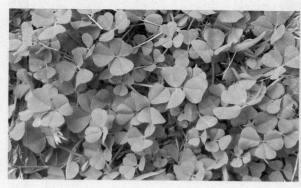 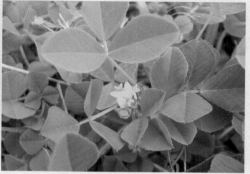

19.11　白车轴草 _Trifolium repeus_ L.

【别名】白花苜蓿、菽草、翘摇

【植物特征】多年生草本，茎匍匐，无毛。叶具 3 小叶，小叶倒卵形至倒心形，长 1.2~2 cm，宽 1~1.5 cm，先端圆或凹陷，基部楔形，边缘具细锯齿，上面无毛，下面微有毛，几无小叶柄，托叶椭圆形，抱茎。头状花序，有长的总花梗，萼筒状，萼齿三角形。花冠白色或淡红。荚果倒卵状矩形，长约 3 mm，包被于膜质、膨大、长 1 cm 的萼内。种子 2~4 粒，褐色，近圆形。

【生境】全国各地均有引进栽培。多作绿肥和草坪用种，也作牧草。

【功用及推广价值】嫩茎叶做蒸面炒食味美。全草药用，有清热凉血安神宁心的效果。多作牧草。

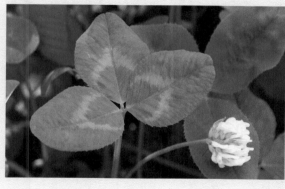 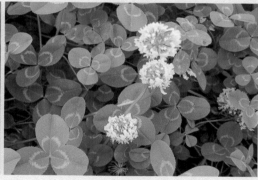

19.12 红车轴草 *Trifolium Pratense* L.

【别名】红三叶、红荷兰、翘摇、红菽草

【植物特征】多年生草本植物，茎高 30~80 cm，有疏毛。叶具三小叶，小叶椭圆状卵形至宽椭圆形，基部圆楔形，叶脉在边缘多少突出成不明显的细齿，下面有长毛，小叶无柄，托叶卵形，先端尖锐。花序腋生，头状，具大型总苞，总苞卵圆形，具纵脉，花萼筒状，萼齿条状披针形，最下面的一枚萼齿较长，有长毛；花冠紫色或淡紫红色。荚果包被于宿存的萼内。倒卵形，小，长约 2 mm，果皮膜质，具纵脉，含种子一粒。

【生境】全国各地均引进栽培。

【功用及推广价值】嫩茎叶可蒸面食用。花序为止咳、平喘镇静药。作饲草和绿肥作物，有轮作和培肥地力的作用。

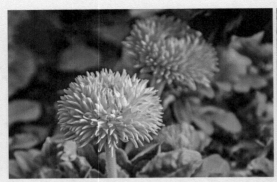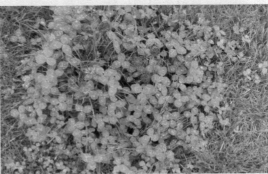

19.13 花木蓝 *Indigofera kirilowii* Maxim. ex Palibin

【别名】山绿豆、山扫帚、山花子

【植物特征】小灌木，高 30~100 cm。枝条有白色丁字毛。羽状复叶，有小叶 7~11；小叶宽卵形、菱卵形或椭圆形，长 1.5~3 cm，宽 1~2 cm，两面疏生白色丁字毛，叶柄、叶轴和小叶柄有毛。总状花序腋生，与叶近等长，花淡红色；萼杯形，短，5 裂，疏生短柔毛，花冠长约 1.5 cm，无毛。荚果圆柱形，长 3.5~7 cm，宽约 5 mm，棕褐色，无毛。种子多数，矩形。

【生境】分布于东北、华北、河南、山东、浙江等地。生于山坡灌丛或疏林内或岩缝。

【功用及推广价值】花蕾先焯后冷水浸泡做蒸面炒食，味美。种子含淀粉可制酒。酒可用于配药治病。根皮洗净晒干，煎熬饮用，可治咽喉肿痛。枝条可编筐，可做帚。

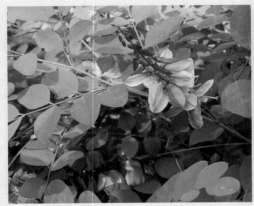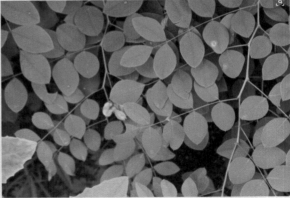

19.14　牛大力藤 *Millettia speciosa* Champ.

【别名】山莲藕、美丽崖豆藤、大力薯

【植物特征】攀缘灌木。长 1.5~3 m，幼枝有褐色茸毛。羽状复叶，小叶 7~17，长椭圆形，或长椭圆状披针形，长 3~8 cm，宽 1~3 cm，先端钝或急尖，基部圆，上面光亮，疏生白色短柔毛，下面密生白色短柔毛，叶柄叶轴有短柔毛，小托叶锥形，较叶柄短。总状花序腋生，长约 30 cm，总花梗、花梗和萼密生褐色茸毛；花大，单生于序轴的节上。花冠白色，旗瓣无毛，基部有两枚胼胝体状附属物。荚果条形，长达 15 cm，密生褐色茸毛，果瓣木质，裂后扭曲。种子 3~6，卵形。

【生境】分布于两广。生于山谷、疏林灌丛。

【功用及推广价值】根含淀粉可酿酒。根洗净切片晒干，随时取用与肉、鱼、虾类炖煮或煲汤均为保健上品，自古为药食同源之物。有通经活络、补虚润肺的功效。

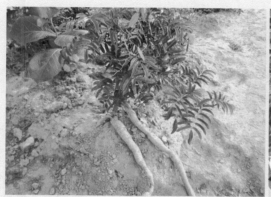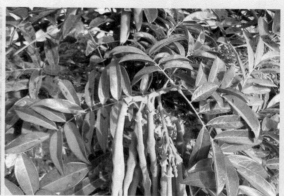

19.15　紫藤 *Wisteria sinensis* Sweet.

【别名】藤花、葛花、葛藤、藤萝树

【植物特征】攀缘灌木。羽状复叶，小叶 7~13，卵形或卵状披针形，长 4.5~11 cm，宽 2~5 cm，先端渐尖，基部圆形，或宽楔形，幼时两面有白色疏柔毛，叶轴疏生毛，小叶柄密生短柔毛。总状花序侧生，下垂，长 15~30 cm，花大，长 2.5~4 cm，萼钟状，疏生茸毛，花冠紫色或深紫色，长达 2 cm，旗瓣内面近基部有两个胼胝体状附属物。荚果扁，长条形，长 10~20 cm，密生黄色茸毛。种子扁圆形。

【生境】分布于辽宁、河北、内蒙古、山东、山西、河南、江苏、浙江、湖北、湖南、陕西、甘肃、四川、广东等省（自治区）。各地普遍栽培。适应性强，较耐寒，耐湿，喜光，较耐阴。

【功用及推广价值】花可提取芳香油，并可蒸炒而食，清香美味。北京的紫萝饼和一些地方的紫藤糕、紫藤粥、炸紫藤鱼、凉拌葛花、炒葛花等，都是加入了紫藤花做成的。茎皮及花药用，能驱蛔止吐，种子可用于酒类防腐。为极美的棚架花卉，具有较高的园艺装饰价值和药用价值。

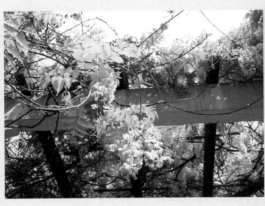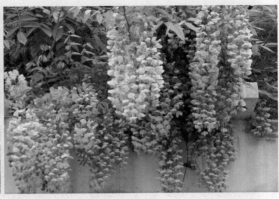

19.16 洋槐 *Robinia pseudoacacia* L.

【别名】刺槐、刺儿槐

【植物特征】落叶乔木，高 10~25 m，树皮褐色。羽状复叶，小叶 7~25，互生，椭圆形，矩圆形或卵形，长 2~5.5 cm，宽 1~2 cm，先端圆或微凹，有小尖，基部圆形，无毛，或幼时疏生短毛。总状花序腋生，序轴及花梗有柔毛，花萼杯状浅裂，有柔毛，花冠白色，旗瓣有爪，基部有黄色斑点，子房无毛。荚果扁，长矩圆形，长 3~10 cm，宽 1.5 cm，赤褐色；种子 1~13，肾形，黑色。

【生境】我国长江以北各省区大量栽培。

【功用及推广价值】嫩茎叶及花可食，根与叶药用，有利尿止血之效。多作行道树栽培。

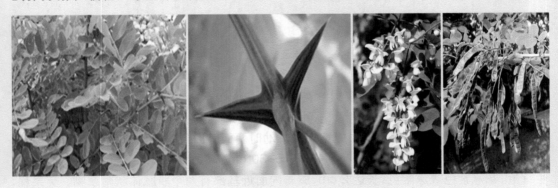

19.17 木田菁 *Sesbania grandiflora* (L.) Pers.

【别名】大花田菁

【植物特征】乔木，高 4~10 m。羽状复叶，长 20~40 cm，叶柄长 15~30 cm，无毛；小叶 16~60，长椭圆形，长 2~25 mm，宽 8~10 mm，先端钝，有小突尖，基部近圆形或宽楔形，两面无毛；小托叶极小，有微毛。花大，长 7~10 cm，花芽镰状弯曲，2~4 朵，排成长 4~7 cm 的总状花序；花萼绿色，钟状，先端呈浅二唇形，花冠白色或粉红色，有时玫瑰红色。荚果条形，长 20~60 cm，直径 7~8 mm，下垂，开裂；种子多数。

【生境】云南、广东有栽培。

【功用及推广价值】叶花和嫩荚可食。树胶作阿拉伯胶药用。树皮入药为收敛剂。

药食同源植物的鉴别与利用

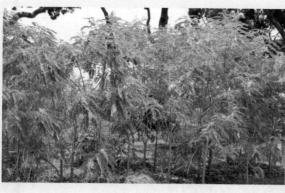
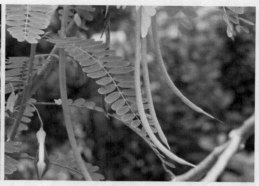

19.18　田菁 *Sesbania cannabina*（Retz.）Pers.

【别名】田菁豆

【植物特征】小灌木。高 1 m。无刺。羽状复叶，小叶 20~60，条状，矩圆形，长 12~14 mm，宽 2.5~3 mm，先端钝有细尖，基部圆形，两面密生褐色小腺点，幼时有茸毛，后仅下面多少有毛。花长 1~1.5 cm，2~6 朵排成腋生疏松的总状花序，花萼钟状，无毛，萼齿近三角形；花冠黄色，旗瓣扁圆形，长稍短于宽，有紫斑或无。荚果圆柱状条形，长 15~18 cm，直径 2~3 mm。种子多数，矩圆形，直径 1.5 mm，黑褐色。耐潮湿和盐碱。

【生境】分布于浙江、江苏、福建、台湾、广东，生于田间路旁及潮湿地，华北地区多人工栽培。

【功用及推广价值】种子可代替瓜尔胶用于食品、制药等工业。种子药用，治关节挫伤、关节痛。茎纤维当麻用。茎叶做畜草及绿肥。

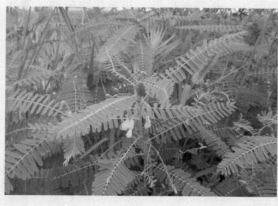
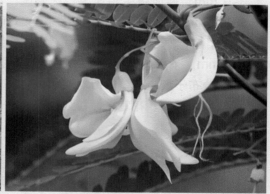

19.19　盐豆木 *Halimodendron holodendron*（Pall.）Voss.

【别名】耐碱树、铃铛刺

【植物特征】灌木，高 0.5~2 m。羽状复叶，小叶 2~4，倒披针形，长 1.5~2.3 cm，宽 6~9 mm，先端尖或微凹，有小刺尖，基部楔形，两面密生银白色平伏柔毛；托叶与叶轴变为针刺状，宿存。总状花序有花 3~5 朵，花长 1~1.4 cm，每朵花有 1~2 枚长约 1 mm 的膜质苞片；萼钟状，长约 6 mm，密生短柔毛；花冠淡紫色，少有白色。子房有柄。荚果椭圆形，长 1.5~2.5 cm，宽 8~12 mm，膨胀，两侧缝线下陷，先端有短尖。种子 7 粒。

【生境】分布于内蒙古、新疆。生于旱沙地和盐渍土上。

【功用及推广价值】花可和面蒸食。根茎有健脾胃、除湿气、强筋骨的功效。是防风、固沙、固土植物。

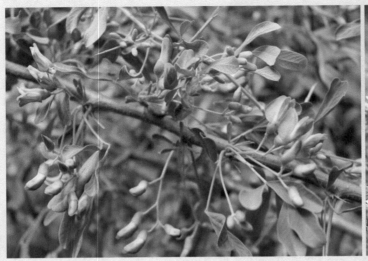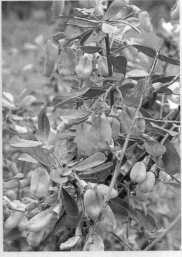

19.20　北疆锦鸡儿 *Caragana camilli-schneideri* Kom.

【别名】新疆锦鸡儿、黄花刺豆儿

【植物特征】矮灌木，树皮黄灰色。小枝细长，疏生柔毛。托叶三角形，有刺尖，宿存，并硬化成针刺，长3~7 mm，长枝上的叶轴宿存并硬化成针刺，长3~11 mm，短枝上的叶轴脱落；小叶4，假掌状排列，长于叶轴，矩圆状倒拔针形，长5~20 mm，宽3~9 mm，两面疏生短柔毛，先端圆，有针尖，基部长楔形。花单生或成对，花梗长5~15 mm，密生短毛，中部或中上部有关节；萼筒状，长8~10 mm，宽5~6 mm，密生短柔毛，基部显著偏斜呈囊状，萼齿三角形，有针尖；花冠黄色或橙黄色，长22~30 mm。子房条形，密生茸毛。荚果圆筒形，有毛。种子多数。

【生境】分布于新疆干旱的山地和冲积扇。

【功用及推广价值】花宜蒸面粉炒食。种子也宜炒豆样食用。

　　[注] 我国北方各地锦鸡儿类植物很多，功用也大体相同。

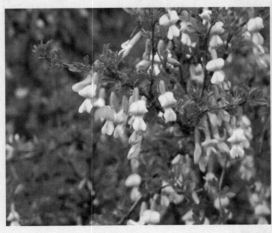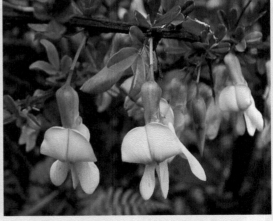

19.21　甘草 *Glycyrrhiza uralensis* Fisch.

【别名】甜草、乌拉尔甘草、甜根子

【植物特征】多年生草本。根和根状茎粗壮，皮红棕色。茎直立，有白色短毛和刺毛状腺体。羽状复叶，小叶 7~17，卵形或宽卵形，长 2~5 cm，宽 1~3 cm，先端急尖或钝，基部圆，两面有短毛和腺体。总状花序腋生，花密集，花萼钟状，外面有短毛和刺毛状腺体，花冠蓝紫色，长 1.4~2.5 cm。荚果条形，呈镰刀状或环状弯曲，外面密生刺毛状腺体，种子 6~8 颗，肾形，坚硬。

【生境】分布于东北、华北、西北。生于全年干旱的钙质草地。

【功用及推广价值】可用于调味和食品加工。根状茎为传统中药，能解毒、镇咳、健脾胃，调和诸药。地上部分为牧草。

　　[注] 另一种圆果甘草，多生于内蒙古和新疆的盐碱地或河岸阶地，俗名马兰秆，根状茎用途同甘草。

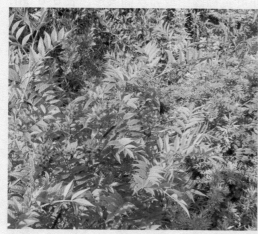 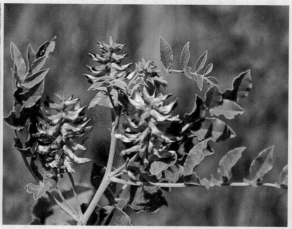

19.22　花生 *Arachis hypogaea* L.

【别名】落花生、地果、长生果

【植物特征】一年生草本。根部多根瘤，茎高 20~70 cm，有棕色茸毛。羽状复叶，小叶 4，倒卵形，长 2.5~5 cm，宽 1.5~2.5 cm，先端圆形，基部狭，两面无毛，托叶披针形，长 1.5~3 cm，疏生长柔毛。花单生或簇生叶腋，花萼与花托合生成托管，呈花梗状，萼齿 2 唇形，花冠黄色，旗瓣近圆形，龙骨瓣先端有喙，雄蕊 9 枚合生，1 枚退化，子房藏于萼管中。荚果大，膨胀，有网纹，成熟于土中。

【生境】原产于南美，现全国普遍栽培。

【功用及推广价值】种子含油 50% 以上，为主要的油料作物。也用于生产芽菜。为药膳和养生要品。入药用于脾胃失调、乳汁缺少等症。

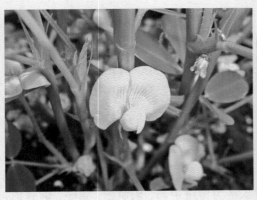
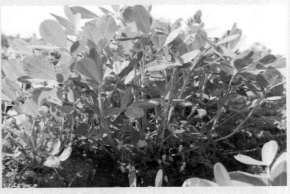

19.23 胡枝子 *Lespedeza bicolor* Turcz.

【别名】萩、胡枝条、扫皮、随军茶

【植物特征】灌木。高 0.5~2 m。3 小叶，顶生小叶宽椭圆形或卵状椭圆形，长 3~6 cm，宽 1.5~4 cm，先端圆钝，有小尖，基部圆形，上面疏生平伏短毛，下面毛较密，侧生小叶较小。总状花序叶生，较叶长；花梗无关节，萼杯状，萼齿 4，披针形，与萼同，近等长，有白色短柔毛；花冠紫色，旗瓣长约 1.2 cm，无爪，翼瓣长约 1 cm，有爪，龙骨与旗瓣等长，基部有长爪。荚果斜卵形，长约 10 mm，宽约 5 mm，网脉明显，有密柔毛。

【生境】分布于东北、内蒙古、河北、山西、陕西、河南、福建、台湾、广东、广西等地。也有少量栽培。

【功用及推广价值】种子煮粥供食。叶可代茶。根能清热解毒、治疮肿和蛇伤。可作绿肥及饲料。

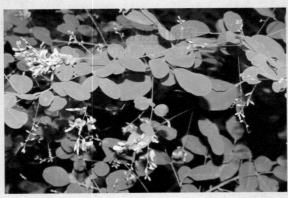
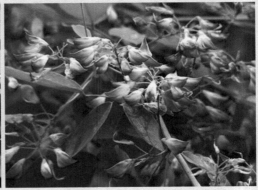

19.24 鹰嘴豆 *Cicer arietinum* L.

【别名】鹰咀豆、鸡豆、桃儿豆

【植物特征】一年生草本植物，分枝多。有白色腺毛，羽状复叶，小叶 9~15，卵形、倒卵形，或椭圆形，长 8~17 mm，宽 4~7 mm，先端尖，基部圆形，边缘有锯齿，两面有白色腺毛，叶轴密生白色腺毛；托叶大，具 3~5 个齿，有白色腺毛。花单生叶腋，花梗长 1~2 cm，有腺毛，萼浅钟伏，萼齿 5，披针形，长达 7 mm，急尖，有白色腺毛；花冠白色或淡紫色，略长过萼，荚果卵球形，膨胀，淡黄色，下垂，长约 2.5 cm，密被白色短柔毛。种子 1~2 粒，白色、红色或黑色，球形，基部具短尖。

【生境】我国北方各地有栽培，新疆栽培面积不小。

【功用及推广价值】为养生要品，有防癌抗癌、延迟衰老、正气养颜的功效。种子可做豆腐食用。也可生芽菜食用。幼苗香甜与豌豆苗无异。

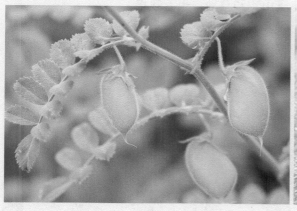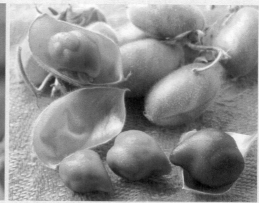

19.25　蚕豆 *Vicia faba* L.

【别名】南豆

【植物特征】一年生草本，茎直立，不分枝，无毛。高 30~180 cm，小叶 2~6，椭圆形，长 4~8 cm，宽 2.5~4 cm，端钝圆，基部宽楔形；托叶大，半箭头形。花 1 至数朵腋生，萼钟状，膜质，萼齿 5，披针形，花冠白色带红而有紫斑纹。荚果大而肥厚，长 5~10 cm，种子椭圆状，略扁。有些种的种子如大拇指大，小的也有小指端那样大。

【生境】我国各地广为栽培。

【功用及推广价值】嫩荚可食。嫩茎尖亦可食。能用种子生芽菜。种子可加工成油炸豆或炒制成怪味豆等制品。也可酿造酱品。花、种壳、叶片可入药，有解毒利尿、止血消肿之效。

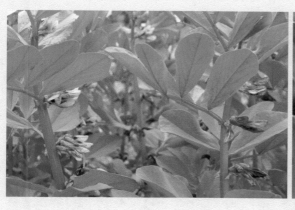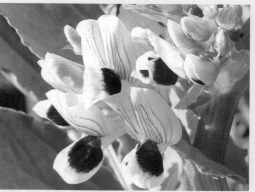

19.26　歪头菜 *Vicia unijuga* A. Br.

【别名】草豆、三铃子、两叶豆苗

【植物特征】多年生草本植物，高可达 1 m，幼枝被淡黄色疏柔毛，卷须不发达而变为针状，小叶 2，变化和形状多变，卵形至菱形，长 3~10 cm，先端急尖，基部斜楔形，托叶戟形，大。总状花序腋生，萼斜钟状，萼齿5，三角形，下面三齿高，疏生短毛，花冠紫色或紫红色，长约15 mm，子房具柄，无毛，花柱上半部四周有白色短柔毛。荚果狭矩形，扁，长3~4 cm，褐黄色，种子扁圆形，棕褐色。

【生境】分布于东北、河北、内蒙古、山西、陕西、甘肃、青海、四川、贵州、云南、湖北、湖南、江苏、浙江、安徽、江西等地。生于山沟和草地，也有栽培。

【功用及推广价值】嫩茎叶可食，可荤、可素、可凉拌。作营养膳食，有补虚益肝、理气止痛之效。民间有顺口溜说："吃了三铃响，止咳无痰呛"。也作牧草和畜禽饲料，产量高，年收四茬。种一次收10年。为夏季观赏植物。

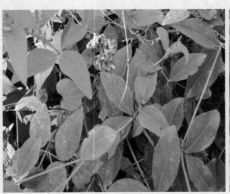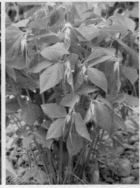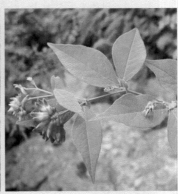

19.27　救荒野豌豆 Vicia sativa L.

【别名】大巢菜、野绿豆、野菜豆

【植物特征】一、二年生草本植物，高25~50 cm。羽状复叶，有卷须，小叶8~16，长椭圆形或倒卵形，长8~20 mm，宽3~7 mm，先端截形，凹入，有细尖，基部楔形，两面疏生黄色柔毛，托叶戟形。花1~2朵生叶腋，花梗有黄色疏短毛，萼钟状，萼齿5，披针形，渐尖，有白色疏短毛。花冠紫色或红色，子房无毛，无柄，花柱顶端背部有淡黄色髯毛。荚果条形，扁平，长2.5~4.5 cm，近无毛。种子棕色，球形。

【生境】我国遍布。多生于低山草地和麦田之中。甘肃有小面积栽培。

【功用及推广价值】为传统野菜。全草药用，有活血平胃、利五脏、明耳目之效。捣烂外敷治疗疮。为良好的绿肥，并做饲草。

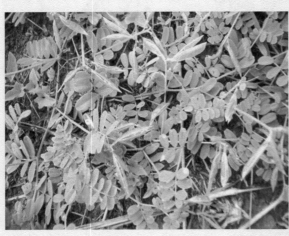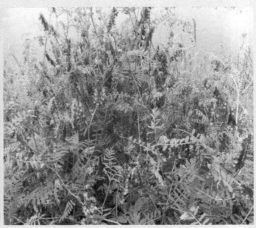

药食同源植物的鉴别与利用

19.28 假香野豌豆 *Vicia psaudo-orobus* Fisch. et Mey.

【别名】槐条花、大叶草藤、芦豆苗

【植物特征】多年生草本植物，高 50~200 cm，羽状复叶，有卷须，小叶 4~10，卵形，或卵状矩圆形，长 3~6 cm，宽 1~2.5 cm，先端急尖，基部圆形，上面无毛，下面有白色短柔毛。托叶戟形。总状花序腋生，较叶长，花多数；萼膜质，圆筒状，倾斜，萼齿 5，微有柔毛；花冠紫色，子房无毛，具长柄，花柱上部周围有淡黄色腺毛。荚果矩形，扁，长约 3 cm，有短的子房柄，无毛。

【生境】分布于东北、河北、陕西、山西、四川、云南、湖南、湖北等地。生于干旱山坡。

【功用及推广价值】嫩叶可食，可荤炖、素炒。药用，治闪腰岔气。为优良牧草。

　　　[注] 应予以推广栽培。

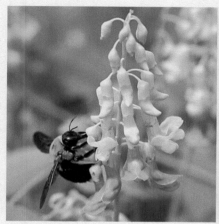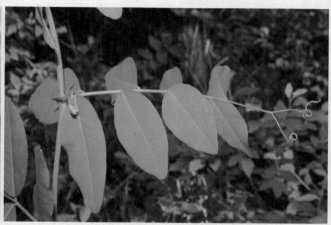

19.29 兵豆 *Lens culinaris* Medic.

【别名】滨豆、艾代斯、乃西克、麻苏尔

【植物特征】一年生草本植物，茎高 10~40 cm，有极疏短柔毛，羽状复叶，顶端小叶变为卷须或呈刚毛状；小叶 8~14，倒卵披针形、倒卵形或倒卵状矩圆形，长 6~20 mm，宽 2~5 mm，先端圆形或微缺，基部宽楔形，两面均有白色长柔毛。叶轴有柔毛，托叶披针形，有长柔毛。总状花序腋生，有花 1~2 朵，序轴及总花梗密生白色柔毛，萼浅杯状，萼齿 5，条状披针形，长约 8 mm，密生白色柔毛；花冠白色或淡紫色，子房无毛，具柄，荚果矩圆形，黄色、膨胀。种子 1~2，淡褐色。

【生境】河北、河南、陕西、甘肃、四川、云南、西藏等地有栽培。

【功用及推广价值】种子为上好杂粮，可磨粉、可生豆芽菜，可与各种米类做粥食用。医用，制作成洗剂、敷剂、漱口剂可治疗咽喉肿痛、腮腺炎、乳积性乳腺炎、口腔粒疮、面部暗灰等病。还能缩尿止泻。生长期耕翻，为良好肥田绿肥。生长期短可作补荒作物种植。

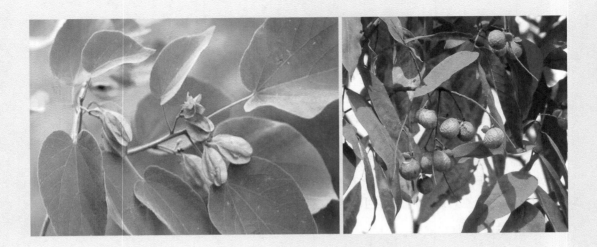

19.30 香豌豆 *Lathyrus odoratus* L.

【别名】花豌豆、麝香豌豆

【植物特征】一、二年生蔓生植物，茎具翅。小叶 2，宽椭圆形或卵形，长 3.5~6.5 cm，宽 1.5~4 cm，先端急尖，基部楔形，下面有短柔毛，叶轴具翅，顶端具 3~5 卷须；托叶半箭头状。总状花序腋生，有花 1~3 朵，总花梗粗壮，花梗有短茸毛，萼宽钟状，萼齿 5，披针形，先端急尖，有疏柔毛。花冠有各种鲜艳姿色，并有香气，长达 2~3 cm，子房有黄色长硬毛，无柄，花柱扁，扭转。荚果矩形，扁，长约 7 cm，有长硬毛。

【生境】全国多栽培于园林观赏。

【功用及推广价值】南方各地多作鲜菜栽培，食其嫩茎叶、嫩荚，可荤、可素。有强壮、利尿、止泻、增强免疫力的功效。为优良的观赏植物。

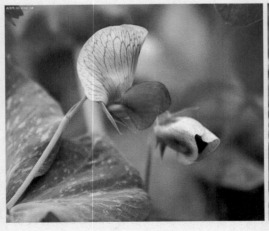
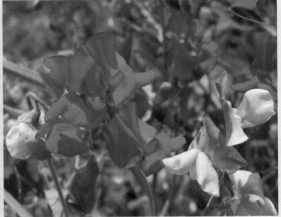

19.31 茳芒香豌豆 *Lathyrus davidii* Hance.

【别名】山豇豆、槐叶决明、茳芒决明

【植物特征】多年生高大草本植物，高 80~100 cm，有时可达 3 m，多分枝。羽状复叶，具卷须。小叶 4~8，卵形或椭圆状卵形，长 3~10 cm，宽 1.8~6 cm，先端急尖，基部圆形，无毛，下面苍白色，叶轴具斜翅，托叶大，半箭头状。总状花序腋生，萼斜钟状，萼齿 5，下面 3 个较长，三角形，急尖，无毛，花冠黄色，长约 2 cm。荚果圆筒形，长约 11 cm，灰棕色。种子近圆形，棕褐色。

【生境】分布于东北、华北、甘肃、陕西、山东等地。生于疏林下和林沿草地。北方有人栽培。

【功用及推广价值】嫩荚、嫩茎叶可食。医用可消炎止痛、止痢，治肝脓疡、喉炎、淋巴炎、外用治阴道滴虫和烧伤烫伤。为绿肥作物。

[注] 另有箭舌豌豆与本种近似，也有栽培，嫩荚、嫩茎叶亦可食用。

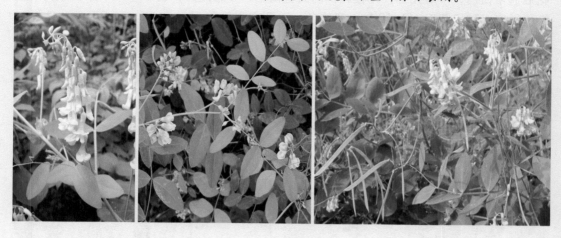

19.32 海边香豌豆 *Lathyrus maritimus* (L.) Bigel.

【别名】海边野豌豆

【植物特征】多年生海滨沙地耐盐植物。高 20~70 cm。小叶 6~10，宽椭圆形，长 1.3 cm，宽 0.5~1.5 cm，先端圆，具短尖，基部圆形；叶轴有时具极狭翅，顶端变成卷须，托叶大，叶状，基部戟形。总状花序腋生，有 2~6 朵花；萼斜钟形，萼齿 5，披针形，几无毛。花冠淡紫色，子旁有短柔毛，花柱里面有髯毛。荚果矩形，褐色，长约 5.5 cm，宽约 1 cm，有短柔毛；种子 3~5，黑色，扁圆球形，直径约 5 mm。

【生境】分布于东北、河北、山东、江苏、浙江。生于海边、沙地。

【功用及推广价值】种子可食。养生用于开胃健食。种子可做纺织浆料和食品糊料。可作为牧草，一年割数茬。

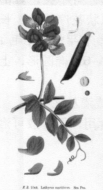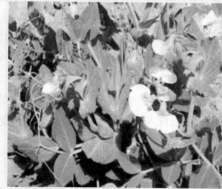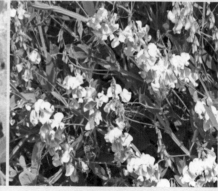

19.33　豌豆 *Pisum sativum* L.

【别名】料豆、青豆、麦豌豆、寒豆、麦豆、雪豆

【植物特征】一年生攀缘草本，各部光滑，无毛，被白霜，高达 2 m。小叶 2~6，宽椭圆形，长 2~5 cm，宽 1~2.5 cm，先端急尖，基部斜形，叶轴顶端具羽状分枝卷须，托叶较小叶大，下缘具细牙齿。花单生叶腋或数朵排列为总状而腋生。萼钟状，萼齿 5，披针形，花冠通常白色，子房无毛，花柱扁，内面有髯毛。荚果矩形，长 5~10 cm，荚果内有坚纸质衬皮，种子圆形，2~10 粒，青绿色，干后变为黄色。

【生境】我国各地普遍栽培。

【功用及推广价值】种子、嫩荚、嫩茎叶均可食用。种子生芽可作芽菜。种子含淀粉和油脂，作药用有强壮、利尿、止泻之效。为重要的优良饲料和畜草。为轮作肥田作物，其茬地属肥田。

　　[注] 近年引进的荷兰豆，是本品的大荚品种，以食嫩荚为主。

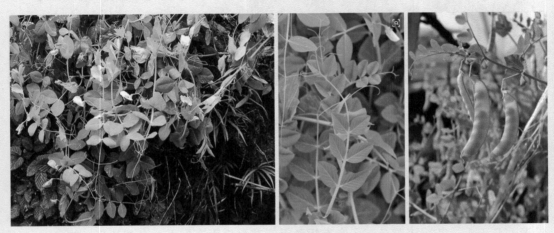

19.34　相思子 *Abrus precatorius* L.

【别名】相思藤、红豆、相思豆

【植物特征】缠绕藤本，茎细弱，有平伏短粗毛。小叶 16~30，膜质，长椭圆形，或上部小叶为长椭圆状倒披针形，长 10~22 mm，宽 4~6 mm，先端截形，有小尖，基部近圆形，上面无毛，下面疏生平伏短粗毛。顶生小叶变为针刺状。总状花序腋生，长 3~6 cm，总花梗短而粗，花小，数朵簇生于序轴的各个短枝上，萼钟状，有平伏短粗毛；花冠淡紫色。荚果菱状，长椭圆形，稍膨胀，密生平伏短粗毛。种子 4~6，椭圆形，上部鲜红色，下部黑色。

【生境】广东、广西、云南、台湾等热带、亚热带地区广布。生于疏林或灌丛之中。

【功用及推广价值】根能清暑解表，作凉茶配料饮用。种子有毒不可食用，但外敷可治皮肤病。

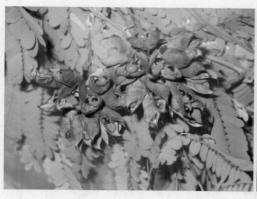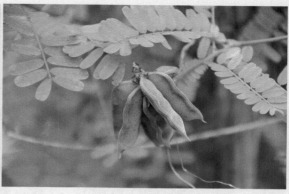

19.35 野大豆 *Glycine soja* Sieb. et Zucc.

【别名】乌豆、野黄豆、鹿藿、饿马黄、柴豆、山黄豆

【植物特征】濒临灭绝，为国家二级保护植物。一年生缠绕草本，茎细瘦，各部有黄色长硬毛。小叶3，顶生小叶卵状披针形，长1~5 cm，宽1~2.5 cm，先端急尖，基部圆形，两面生白色短柔毛，侧生小叶斜卵状披针形；托叶卵状披针形，急尖，有黄色柔毛，小托叶披针形，有毛。总状花序腋生，花梗密生黄色长硬毛，萼钟状，萼齿5、披针形，有黄色硬毛；花冠紫红色，长约4 mm，荚果矩形，长约3 cm，密生黄色长硬毛。种子2~4粒，黑色。

【生境】除宁夏、新疆、青海、海南之外，全国各地均有分布。多散生山野。

【功用及推广价值】种子可榨油，油可食用。种子富含蛋白质，供食用。全草药用，治自汗、盗汗；种子治头晕目昏、肾虚腰痛、筋骨疼痛、小儿消化不良。

　　[注] 无本种地区应试引种，本种耐高盐碱（pH 9.23）耐严寒（－41℃）作为育种材料加以保护。

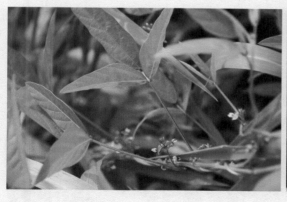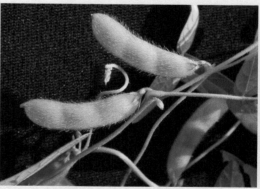

19.36 大豆 *Glycine max*（L.）Merr

【别名】黄豆、白豆

【植物特征】一年生直立草本，茎粗壮，密生褐色长硬毛，高可达2 m。小叶3，菱状卵形，长7~13 cm，宽3~6 cm，先端渐尖，基部宽楔形或圆形，两面均生白色长柔毛，侧生小叶较小，斜卵形，叶轴及小叶柄密生黄色长硬毛，托叶及小托叶均密生黄色柔毛。总状花序腋生，苞片及小苞片披针形，有毛，萼钟状，萼齿5，披针形，下面一齿最长，

135

均密生白色长柔毛；花冠小，白色或淡紫色，稍较萼长。荚果矩形，略弯，下垂，黄绿色，密生黄色长硬毛。种子 2~5 粒，黄绿色，卵形至近球形，长约 1 cm。

【生境】全国各地均有栽培。

【功用及推广价值】为主要的油料作物之一。为我国主要的植物蛋白来源，可提取蛋白粉，可制豆腐和豆酱，可酿造酱油。嫩荚、嫩种子可煮熟鲜食。成熟干燥种子可炒食，也可磨粉食用。种子有滋补活血、清热利水的作用。根有根瘤菌，长过大豆的田地是肥茬，进行轮作有肥田作用。

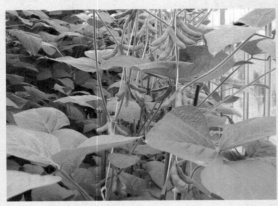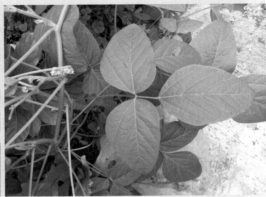

19.37　土圞儿 *Apios fratunei* Maxim.

【别名】九子羊、地栗子

【植物特征】缠绕草本，有球状块根，茎有稀疏白色短柔毛。羽状复叶，小叶 3~7，卵形或宽披针形，长 3~7 cm，宽 1.5~4 cm，先端急尖，有短尖头，基部圆形，小叶柄有时有柔毛，托叶及小托叶早落。总状花序腋生，长 6~26 cm，苞片及小苞片条形，有白色短毛，萼为二唇形，无毛。花冠绿白色，旗瓣圆形，长约 10 mm，翼瓣矩形，长约 7 mm，龙骨瓣长，狭矩形，卷曲成半圆形，子房无子房柄，有白色疏短毛，花柱长而卷曲成半圆圈。荚果条形，长 8 cm，有短柔毛。

【生境】分布于川、桂、鄂、湘、粤、贵、闽、浙、赣、台、陕、甘等省区。多生于山野湿地，也多栽培。

【功用及推广价值】块根含淀粉，可食用（不可多食，有小毒，应进一步考证）。块根亦药用，有散积理气、解毒补脾、清热镇咳之效。

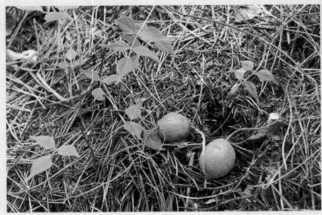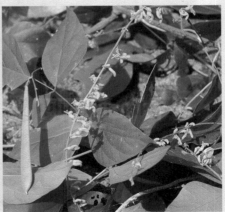

药食同源植物的鉴别与利用

19.38　常春油麻藤 *Mucuna sempervirens* Hemsl.

【别名】牛马藤、过山龙、常绿黎豆、大血藤

【植物特征】常绿大藤本，根部发达。茎粗 3~15 cm，小叶 3，坚纸质、卵状椭圆形或卵状矩圆形，长 7~12 cm，宽 4~5.5 cm，先端渐尖，基部圆楔形，侧生小叶基部斜形，无毛。总状花序生于老茎，萼宽钟形，萼齿 5，上面二齿联合，外面有稀疏锈色长硬毛，里面密生绢质茸毛，花冠深紫色，长 6.5 cm，子房无柄，有锈色长硬毛，花柱无毛。荚果木质、条状、长可达 60 cm，边缘无翅，种子间缢缩，种子 10 余粒，扁矩圆形，长约 2.2 cm，棕色、种脐半包种子。

【生境】分布于云、贵、川、鄂、赣、浙、闽等地。常攀缘于林缘大树而生。

【功用及推广价值】根可提淀粉，种子可榨油食用。全草供药用，有活血化瘀、疏通筋脉、治月经不调之效。茎皮纤维可制麻袋或造纸。

[注] 尚有白花油麻藤近本种，功用亦同。

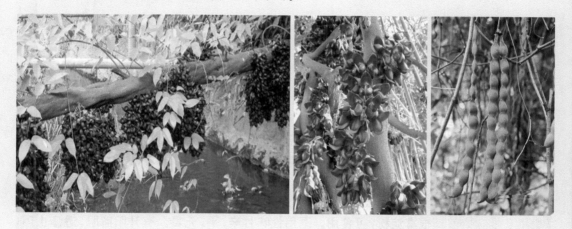

19.39　头花黎豆 *Stizolobium capitatum*（Sweet）O. Kuntze

【别名】狸豆、虎豆、巴山虎豆、鼠豆

【植物特征】一年生缠绕草本植物。茎枝有白色疏柔毛。小叶 3，宽卵形，长 6~9 cm，宽 4.5~7 cm，先端钝圆，有短尖，基部圆楔形，全株有稀疏白色柔毛，侧生小叶偏斜，叶柄及小叶柄有白色长柔毛。总状花序短缩成头状，腋生，萼钟状，二唇形，下面的一个萼齿较长，密生白色短硬毛。花冠紫色，花蕊 2 组，子房有棕色毛，花柱丝形，有白色硬毛。荚果木质、条状，长 9 cm，宽约 1.5 cm，周围有围领状隆起的白色种阜。

【生境】安徽、浙江有栽培。

【功用及推广价值】种子可食，能磨豆腐。保健用可益气生津、主消渴。

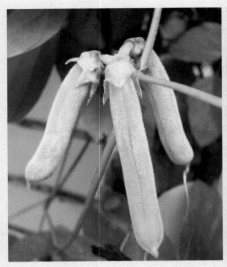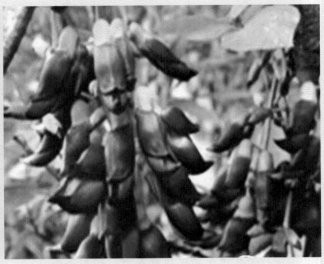

19.40　食用葛藤 *Pueraria edulis* Pamp.

【别名】葛藤

【植物特征】多年生藤本，块根肥厚。小叶 3，顶生小叶宽卵形，长 8~15 cm，3 裂，先端渐尖，基部宽楔形或圆形，两面疏生短毛，侧生小叶斜宽卵形，2 裂，小叶柄有长硬毛，托叶箭头状，长约 1 cm。总状花序腋生，小苞片长约 4 mm，无毛；萼宽钟状，萼齿 5，与萼筒等长或稍长，下面 3 个披针形，上面二萼齿完全合生，外面无毛，里面有短柔毛；花冠紫色，长约 16 mm，子房有短硬毛，基部有腺体。荚果条形干后变黑，长约 6 cm，有疏毛。

【生境】分布于广西、四川、云南。生于山沟林中。

【功用及推广价值】根富淀粉，可食用。医用性味甘辛，平，无毒。有升阳解肌，透疹止泻，除烦止渴功效，主治头痛项强、伤寒、烦热消渴、痢疾、高血压、心绞痛、耳聋等。藤可编织，茎叶种子为高蛋白饲料。

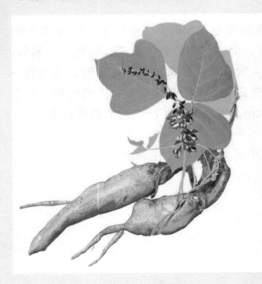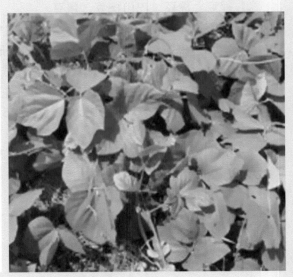

19.41 越南葛藤 *Pueraria montana*（Lour.）Merr.

【别名】葛麻姆

【植物特征】藤本。块根肥厚。茎疏生黄色长硬毛。小叶 3，顶生小叶阔卵形，长 9~18 cm，宽 6~12 cm，先端渐尖，基部圆形，上面有稀疏长硬毛，下面有绢质柔毛，侧生小叶略小而偏斜，托叶披针形，基部于着生处下延为唇形。总状花序或圆锥花序腋生，花多而密。苞片卵形，有毛，萼钟状，萼齿 5，披针形，最下一个萼齿较长，均有黄色硬毛。花冠紫色，长约 1.2 cm。荚果条形，扁平，长 4~9 cm，密生锈色长硬毛。

【生境】分布于广东、广西、福建、台湾等地，生于向阳旷野或疏林。

【功用及推广价值】根茎可提取淀粉食用或酿酒。茎皮纤维供纺织。嫩茎叶可做饲料。

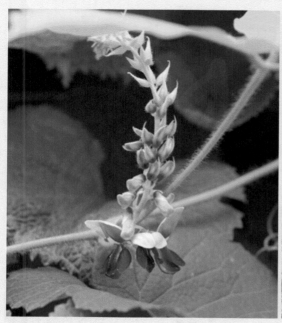 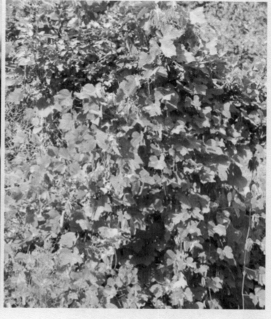

19.42 野葛 *Pueraria lobate*（Willd.）Ohwi

【别名】葛藤

【植物特征】藤本；块根肥厚。各部有黄色长硬毛。小叶 3，顶生小叶菱状卵形，长 5.5~19 cm，宽 4.5~18 cm，先端渐尖，基部圆形，有时浅裂，下面有粉霜，两面有毛，侧生小叶宽卵形，有时有裂片，基部斜形，托叶盾形，小托叶针状。总状花序腋生，花密，小苞片卵形或披针形，萼钟形，萼齿 5，披针形，上面二齿合生，下面一齿较长，内外均有黄色柔毛。花冠紫红色，长约 1.5 cm。荚果条形，长 5~10 cm，扁平，密生黄色长硬毛。

【生境】除新疆、西藏外，分布遍生全国。各地均有栽培。

【功用及推广价值】重要的养生保健品。块根可制葛根、葛粉（二者均为传统中药），有生津止渴、解毒清热、止痢止泻的功效。种子可榨油。茎皮为上好的纤维原料。

　　[注] 新疆应引进栽培。

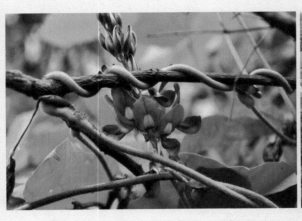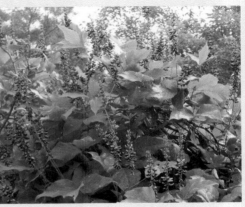

19.43 甘葛藤 *Pueraria thomsonii* Benth.

【别名】粉葛

【植物特征】藤本。茎枝生褐色短毛并杂有侧生的长硬毛。小叶 3，菱状卵形至阔卵形，有时三裂，长 10~21 cm，宽 9~18 cm，先端渐尖，基部圆形，两面均有黄色硬毛。托叶宿存，披针状长椭圆形，有毛。总状花序腋生，小苞片卵形，萼钟形，萼齿 5，披针形，有黄色长硬毛。花冠紫色，长约 1.3 cm。荚果长椭圆形，扁平，长达 15 cm，密生黄色长硬毛。种子 8~12，褐色，肾形或圆形。

【生境】分布于西南和华南。有野生，也有大面积栽培。

【功用及推广价值】地下茎供食用，或制淀粉及酿酒。根和花入药，能解热止泻。种子油供工业用。茎皮为纺织原料。

[注] 新疆应引进在天山逆温带试种越冬。

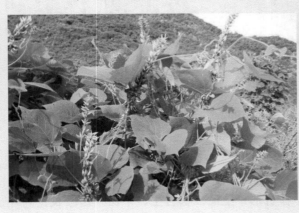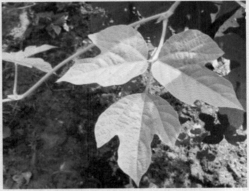

19.44 刀豆 *Canavalia gladiata* (Jacq.) DC.

【别名】野刀板藤

【植物特征】缠绕状草质藤本。茎枝光滑。小叶 3，顶生小叶宽卵形，长 8~20 cm，宽 5~16 cm，先端渐尖，基部近圆形，两面无毛，侧生小叶偏斜。总状花序腋生，花疏，生于花序轴隆起的节上。萼二唇形，上唇大，长约 1.5 cm，二裂，下唇三齿卵形，均无毛；花冠淡红色或淡紫色，长 3~4 cm，子房有疏长硬毛。荚果条形，略圆形，长可达 30 cm，边缘有隆脊；种子肾形，红色或褐色，长约 3.5 cm，种脐约为种子全长的 3/4。

【生境】我国长江以南有栽培。海南岛有野生。

【功用及推广价值】荚果供食用。根及果种子均入药，有行气活血、补肾、散瘀的功效。

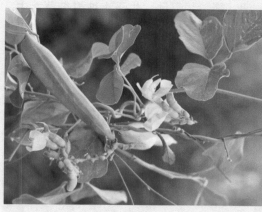
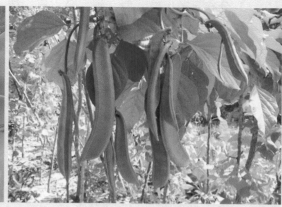

19.45 木豆 *Cajanus cajan*（L.）Millsp.

【别名】豆蓉、扭豆、山豆根、鸽豆、柳豆、树豆、树黄豆

【植物特征】小灌木，高 1~3 m，小枝有灰色短柔毛。小叶 3，披针形，长 5~10 cm，宽 1~3.5 cm，先端渐尖，两面均有毛。下面有不明显的黄色腺点。总状花序腋生，长 3~7 cm，萼钟形，萼齿 5，披针形，内外生短柔毛，并有腺点，花冠黄红色，长约 1.8 cm，旗瓣背面有紫褐色纵线纹，基部有附属体。荚果条形，略扁，长 4~7 cm，有黄色柔毛。果瓣在种子间有凹陷的斜槽。种子 3~5，近圆形，暗红色，有时有褐色斑点。

【生境】分布于云南、四川、广东、广西、江苏等地。多栽培。

【功用及推广价值】种子供食用、榨油、磨豆腐。根药用，有清热解毒、止血止痛和杀虫之效。叶做饲料。

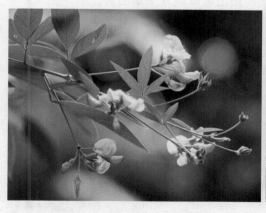
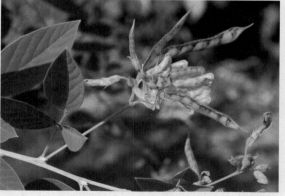

19.46 鹿藿 *Rhynchosia volubilis* Lour.

【别名】老鼠眼、饿马营、痰切豆

【植物特征】草质，缠绕藤本，各部多少生开展的柔毛。小叶 3，顶生小叶卵状菱形，或菱形，长 2.5~6 cm，宽 2~5.5 cm，侧生小叶偏斜而较小，先端钝，基部圆形，两面密生白色长柔毛，下面有红褐色腺点，叶柄及小叶柄亦密生白色长柔毛，基出脉三条。总状花序腋生，1 或 2~3 个花序同生一叶腋间，萼钟状，萼齿 5，披针形，外面

有毛及腺点。花冠黄色，长约 8 mm，子房有毛和密集的腺点。荚果长椭圆形，红褐色，长约 1.5 cm，宽约 8 mm，顶端有小喙，稍有毛。种子 1~2 粒，椭圆形、光亮。

【生境】分布于苏、皖、赣、闽、台、粤、桂、湘、鄂、川等地，生于土坡或杂草之中。

【功用及推广价值】其豆可食，亦药用，能镇咳祛痰、祛风活血、解毒杀虫。

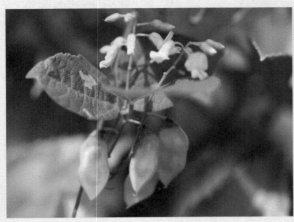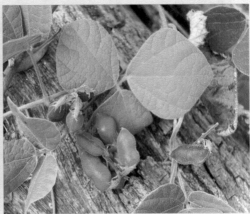

19.47　猪仔笠 *Eriosema chinence* Vog.

【别名】省瓣、珠毛瓣、花山葛

【植物特征】直立草本，块根纺锤形或球形，茎直立，高约 50 cm，密生棕色长柔毛。叶为单叶，披针形，长 30~60 mm，宽 5~15 mm，先端钝，基部圆形，两面有白色短柔毛，下面沿叶脉有棕色长柔毛。总状花序腋生，花 1~2 朵，苞片条形，有棕色柔毛，萼钟形，萼齿 5，披针形，外面有白色长柔毛，花冠黄色，长约 7 mm，子房密生白色长硬毛。荚果菱状椭圆形，长 8~10 mm，有棕色长硬毛。种子 2，小，黑色，肾形。

【生境】分布于广东、广西、云南、贵州。生于向阳山坡草地或干旱山区。

【功用及推广价值】块根供食用，可提取淀粉，又可酿酒。块根入药，有滋阴、清热、祛痰、消肿之效。

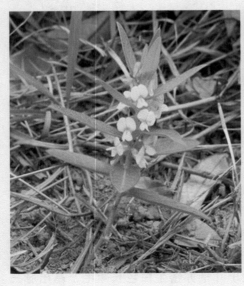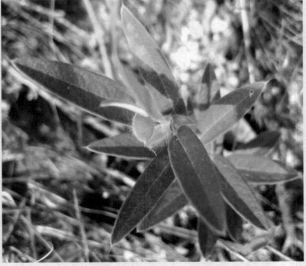

19.48　多花菜豆 *Phaseolus coccineus* L.

【别名】红花菜豆、荷包豆、龙瓜豆

【植物特征】多年生缠绕草本植物，长达 7 m。小叶 3，全缘，顶生小叶卵形，长 5~9 cm，宽 4~6 cm，先端急尖，基部圆形或宽楔形，无毛。侧生小叶斜卵形，托叶椭圆形，基部以上着生，小托叶条形。总状花序腋生，花多而密，小苞片披针形，萼宽钟状，萼齿 5，上面 2 齿合生，卵形，有短柔毛。花冠鲜红色，长 1.8~2.5 cm，子房有疏柔毛，花柱拳卷，顶部周围有黄色髯毛。荚果条状，微弯，长 10~16 cm，宽约 2 cm，无毛。种子肾状，矩形，扁，光滑，长 1.3~2.5 cm，宽约 1.5 cm，近黑红色，有红色花纹。

【生境】凡热带温带都有栽培。

【功用及推广价值】种子含油可食用，有保健功能。

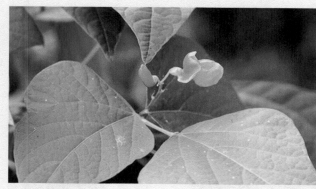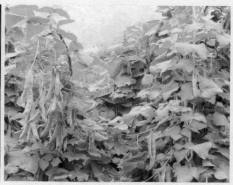

19.49　菜豆 *Phaseolus vulgaris* L.

【别名】芸扁豆、四季豆、豆角

【植物特征】一年生缠绕草本植物，生短柔毛。小叶 3，顶生小叶阔卵形或菱状卵形，长 4~16 cm，宽 3~11 cm，先端急尖，基部圆形或宽楔形。两面沿叶脉有疏柔毛。侧生小叶偏斜，托叶小，基部着生。总状花序腋生，比叶短，花生于总花梗的顶端。小苞片斜卵形，较萼长，萼钟形，萼齿 4，有疏短柔毛，花冠白色，黄色，后变淡紫红色，长 1.5~2 cm。荚果条形，略膨胀，长 10~15 cm，宽约 1 cm，无毛。种子球形或矩圆形，白色、褐色、蓝黑或绛红色，光亮，有花斑，长约 1.5 cm。

【生境】全国各地栽培。不宜露地栽培地区，采用保护地栽培。

【功用及推广价值】荚果与种子供食用。种子入药，有清凉利尿之效。

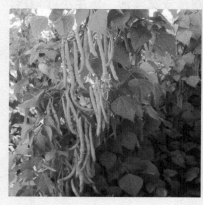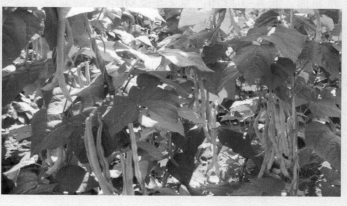

19.50 金甲豆 *Phaseolus lunatus* L.

【别名】棉豆、香豆、雪豆

【植物特征】一年生攀缘草本植物，无毛。小叶3，顶生小叶卵形，长4~12 cm，宽2.5~4 cm，或更大，两面近无毛，侧生小叶斜三角状卵形，托叶三角形，基部着生。总状花序腋生，长8~20 cm，花小，白色或淡黄色，小苞片卵形，绿色，有微柔毛。萼钟状，萼齿4，外面有短柔毛，较小苞片长，花冠长约1 cm，子房有白色长柔毛，花柱上部周围有黄色髯毛。荚果矩形，扁平，长5~9 cm，宽约2 cm。种子2~4粒。肾形，扁，光滑。

【生境】山东、河北、江西、广东、广西、云南有栽培。

【功用及推广价值】种子含油，供食用。种子入药，能补血、消肿。

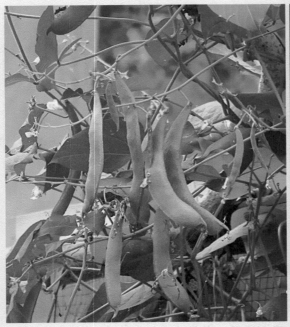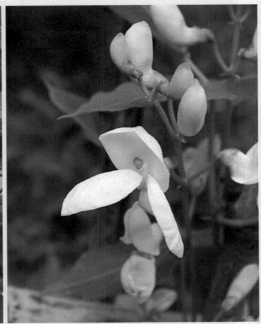

19.51 赤豆 *Phaseolus angularis* Wight

【别名】赤小豆、红豆

【植物特征】一年生直立草本植物。茎生开展长硬毛。高可达90 cm。小叶3，顶生小叶卵形，长4~10 cm，宽2.5~5 cm，先端渐尖，基部圆形或宽楔形，侧生小叶偏斜，全缘或浅3裂，两面有白色微柔毛，托叶斜卵形，基部以上着生，具纵肋，有长硬毛。小托叶条形。总状花序腋生，小苞片条形，较萼长，萼斜钟状，萼齿4，卵形，钝，具缘毛。花冠黄色，长约1.3 cm，旗瓣近圆形，具短爪，翼瓣宽矩形，龙骨瓣上部卷曲。子房无毛，花柱拳曲，有髯毛。荚果圆柱形，长5~8 cm，无毛；种子6~10粒，矩圆形赤红色。

【生境】我国多地栽培。

【功用及推广价值】种子可供食用。种子入药能行血利水、解毒消肿。

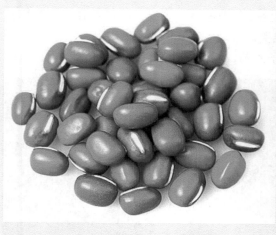
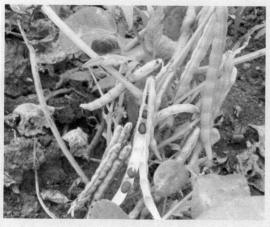

19.52　绿豆 *Phaseolus radiates* L.

【植物特征】一年生直立草本植物，有时顶部稍微缠绕状，有淡褐色长硬毛。小叶 3，顶生小叶卵形，长 6~10 cm，先端渐尖，侧生小叶偏斜，两面多少有长毛，托叶大，阔卵形，长约 1 cm，基部以上着生。总状花序腋生，总花梗短于叶柄或近等长。小片卵形或卵状长椭圆形，有长硬毛。萼斜钟状，萼齿 4，最下面一齿最长，近无毛。花冠黄色，长约 1 cm，具短梗。荚果圆柱状，长 6~8 cm，宽约 6 mm，有散生淡褐色的长硬毛。种子绿色，短矩圆形。

【生境】我国各地栽培。

【功用及推广价值】为重要的保健食材。种子供食用，为主要杂粮。种子入药有清凉解毒、利尿、明目之效。

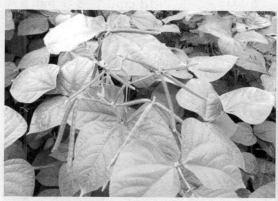
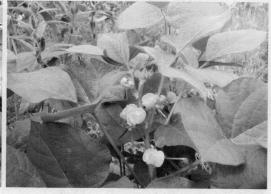

19.53　豇豆 *Vigna sinensis* （L.）Savi

【别名】角豆、长豆角、姜豆、带豆、挂豆角、黑眼豆

【植物特征】一年先缠绕草本植物，无毛。小叶 3，顶生小叶菱状卵形，长 5~13 cm，宽 4~7 cm，先端急尖，基部近圆形或宽楔形，两面无毛，侧生小叶斜卵形；托叶卵形，长约 1 cm，着生处下延成一短距。总状花序腋生，萼钟状，萼齿 5，三角状卵形，无毛。花冠淡紫色，长约 2 cm，子房被短柔毛。荚果条形，下垂，长可达 40 cm 余。稍肉质而柔软。

【生境】全球热带、亚热带地区广泛栽培。全国各地栽培。喜温、抗热性强，开花结荚期适温 25~30℃，35℃以上高温仍可生长结荚。

【功用及推广价值】荚果可作蔬菜食用。种子入药，能健胃补气、滋养消食。

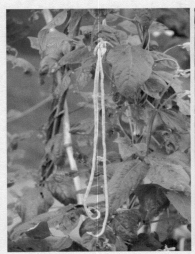 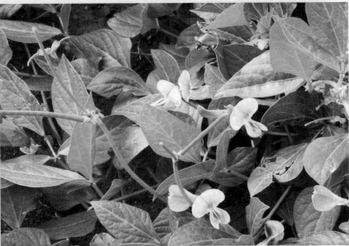

19.54　眉豆 *Vigna cylindrica*（L.）Sweet

【别名】饭豆

【植物特征】一年生草本植物，有时顶端缠绕。小叶 3，菱状卵形，长 5~8 cm，全缘，托叶长椭圆状披针形，基部于着生处下延成一短距。总状花序腋生，花 2~3 朵着生于序轴上部。总花梗长，在序轴与总花梗之间有一个腺体。花长约 2 cm，萼筒状，长 6~8 mm，外面有皱纹，花冠黄白色带紫色。荚果柱形，长 7~13 cm，宽 6~7 mm。种子长椭圆形或近肾形，长 7~9 mm，黄白色，通常暗红色。

【生境】我国各地栽培。

【功用及推广价值】种子供食用。种子同时具有健胃、补气的保健作用。

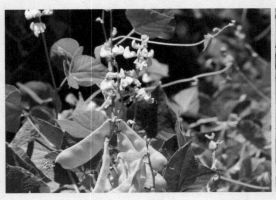 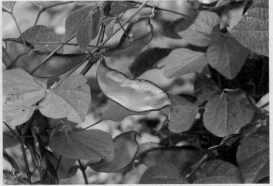

19.55　豆薯 *Pachyrhizus erosus*（L.）Urhan

【别名】沙葛、凉薯

【植物特征】具粗壮，缠绕、草质藤本。稍有毛，根块状纺锤形，或扁球形，肉质。小叶 3，顶生小叶菱形，长 3.5~13 cm，中部以上呈不规则的浅裂，两面有疏毛，侧生小叶斜卵形。总状花序疏散，长15~30 cm，花梗有黄色柔毛，萼钟状，萼齿4，上面1个宽卵形，下面3个卵形，均有黄色短毛。花冠紫堇色，长约2.3 cm，旗瓣近基部处有一黄绿色斑块及两个附属物。荚果条形，稍膨胀，长7~13 cm，扁平，有毛。种子间缢缩，种子黄褐色。

【生境】我国江南热带、亚热带地带栽培。其他地区须保护地栽培。

【功用及推广价值】块根生食、熟食或制淀粉。种子有毒，含油20%，工业用。种子可做杀虫剂。

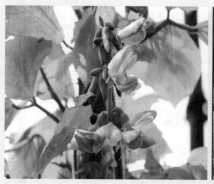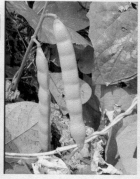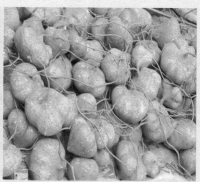

19.56　扁豆 *Lablab purpureus* （Linn.）Sweet

【别名】沿篱豆、膨皮豆、火镰扁豆、藤豆、沿篱豆、鹊豆、查豆、月亮菜

【植物特征】一年生缠绕草质藤本。茎常呈淡紫或淡绿色。无毛。小叶3，顶生小叶宽三角状卵形，长5~9 cm，宽6~10 cm，两面有疏毛，侧生小叶较大，斜卵形，托叶小，披针形。总状花序腋生，长15~25 cm，直立，花序轴粗壮。花2至多朵，丛生于花轴的节上。小苞片2，脱落。萼阔钟状，萼齿5，上部2齿完全合生，其余3齿近相等。花冠白色或紫红色，长约2 cm，旗瓣基部两侧，有两个附属体，并下延为两耳。子房有绢毛，基部具腺体。花柱近顶部有白色髯毛。荚果倒卵状长椭圆形，微弯，扁平，长5~7 cm。种子3~5粒，白色或紫黑。种类也很多，如白扁豆、紫扁豆、油豆、蛇豆、猪耳豆（形似猪耳朵）。

【生境】我国各地栽培。

【功用及推广价值】种子荚果，可食用，嫩荚作蔬食。花、种子和全草入药，有利于暑湿、邪气的祛除，有健脾、解毒、止泻之效，同时扁豆还有显著的消退肿瘤的作用。

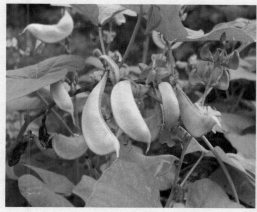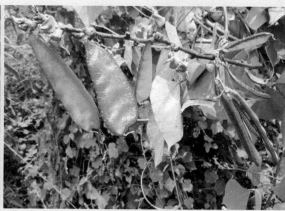

19.57　四棱豆 *Psophocarpus tetragonolobus*（L.）DC.

【别名】翅豆、翼豆、皇帝豆

【植物特征】一或多年生草本植物,根系发达,富根瘤,是肥沃地力的前茬作物。茎紫绿色,横断面近圆形,发达,能攀缘,长可达 3 m 以上,分枝力强,光滑无毛。叶为三出复叶,小叶阔卵圆形。总状花序腋生。花较大,花冠紫蓝色。荚果呈带棱的长条方形四面体,(四棱状)长 10~40 cm,宽 2~3.5 cm,棱上具翅,翅宽 0.3~1 cm。种子圆形光滑,8~17 粒,色泽多变,有白、黄、褐、黑等色。

【生境】广东、广西、云南、贵州、台湾栽培较久。因其为短日照不耐寒作物,北京、上海等大城市郊区多为保护地防寒和半日遮光栽培。

【功用及推广价值】叶片、豆荚、花蕾可食,荤素凉拌均可。根富淀粉,亦可食,也可切片制干片贮存食用,种子可磨制豆腐,也可炒、可煮粥而食,又可生豆芽吃。全株可食部分均可入药,对冠心病、动脉硬化、不孕、习惯性流产、口腔炎症、泌尿系统炎症、眼疾等 19 种疾病有明显疗效和辅助治疗功能。有降压、美容、助消化的保健功能。

[注] 因其经济价值很高,我国霜冻地带宜保护地栽培。

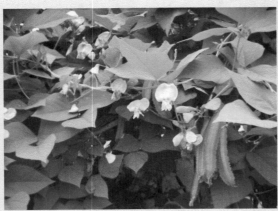 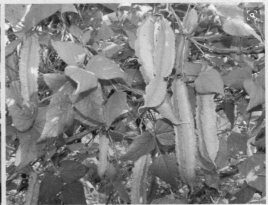

19.58　补骨脂 *Psoralea corylifolialinn* L.

【别名】破故纸、婆固脂

【植物特征】一年生草本植物,高 60~150 cm,全株有白色绢毛及黑褐色腺点。茎直立,叶互生,多为单叶,仅枝端叶,有时侧生一枚小叶。叶片阔卵形至三角状卵形,长 4~9 cm,宽 3~6 cm,先端钝或圆,基部圆或心形,边缘有不整齐的锯齿。花多数,密集成近头状的总状花序。花冠蝶形,淡紫或白色。荚果近椭圆形,黑色,种子 1,肾形,略扁,长 3~5 mm,宽 2~4 mm,表面黑色或黑褐色,具细的网纹。顶端圆,有一小突起。

【生境】分布于河北、河南、四川、陕西、甘肃、安徽、江西,栽培或野生。野生多在向阳山坡较湿处。

【功用及推广价值】为传统中药。现多作补益保健使用,将补骨脂熬成浓缩汁入汤或饭菜中食用,就可达到治疗和保健的效果。能抗菌驱虫,外用治疗白癜风、秃斑、银屑病,内服温肾助阳,治阳痿、遗精、遗尿、尿频及腰膝冷痛等症。

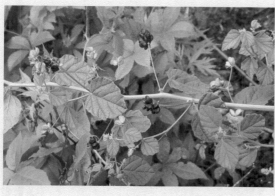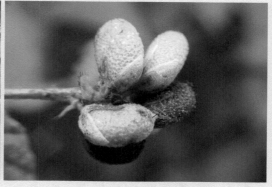

19.59　红豆草 *Onobrychis viciaefolia* Scop.

【别名】驴喜豆

【植物特征】多年生深根草本植物，根系发达，深入土中可达 3 m，茎高 80~110 cm，多分枝，密被白色短茸毛。奇数羽状复叶，总状花序穗状。花多，达 45~75 朵。花冠多为红色、淡黄色。蜜腺发达。荚果扁平，黄褐色，有网纹，不易裂。含种子一粒，肾形，褐色。耐寒、耐旱，不耐水淹。年收二茬。

【生境】新疆天山北坡有野生。现新疆、甘肃、陕西有大片栽培。

【功用及推广价值】春芽及花序可食，宜凉拌和蒸面。凉拌食用可缓解便秘。为极好的蜜源植物，红豆草蜜可解酒醉，为德国人最爱。为各类牲畜的最佳牧草，牛大量吃也不会像苜蓿一样引起肠胃胀气。兔最对其贪食。有培肥地力的根瘤根系，为各类农作物的肥沃前茬作物。

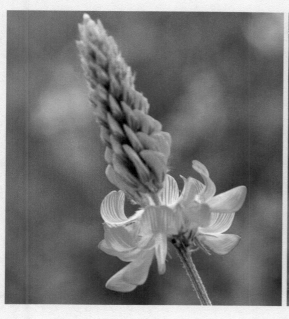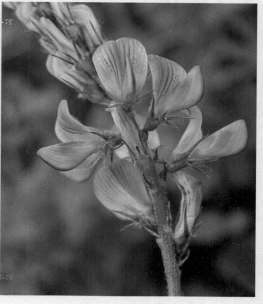

19.60　羽扇豆 *Lupinus micranthus* Guss.

【别名】鲁冰花

【植物特征】一年生草本植物，高达 70 cm，茎基部分枝。掌状复叶，小叶披针形至倒披针形，叶质厚。总状花序顶生，花序轴纤细，花梗短，萼唇形。花瓣有紫、蓝、红、白等色。旗瓣和龙骨瓣具白色斑。荚果长圆状纤形，长达 5 cm，种子卵形，扁平光滑，有棕色斑纹。

【生境】原产北美，现我国多地栽培。

【功用及推广价值】观赏植物、药膳食材。花与种子对糖尿病保健有效。观赏栽培，也作切花。种子作饲料。其根瘤菌可改良土壤增强肥力。

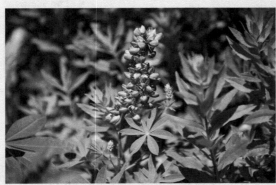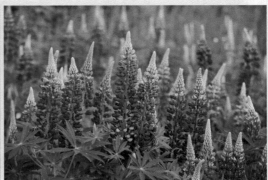

19.61　槐 *Sophora japonica* L.

【别名】槐树、国槐

【植物特征】落叶乔木，高 15~25 m，羽状复叶，长 15~25 cm，小叶轴有毛，基部膨大，小叶 9~15，卵状矩圆形，长 2.5~7.5 cm，宽 1.5~3 cm，先端渐尖具细突尖，基部圆楔形，下面灰白色，疏生短柔毛。圆锥花序顶生，萼钟状，具 5 小齿，花冠乳白色，旗瓣阔心形，具短爪，有紫脉，雄蕊 10，不等长，荚果肉质，串珠状，长 2.5~5 cm，无毛，不裂，种子 1~6，肾形。

【生境】我国各地栽培，尤以黄河以北地区为最。

【功用及推广价值】野菜、其他用途。春发嫩茎叶与花蕾可食，可炒可蒸。味芳香。花作清凉止血药，槐果实止血、降血压，枝叶治疮毒。是重要的蜜源植物。种子含油 12%，工业用。

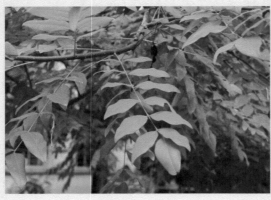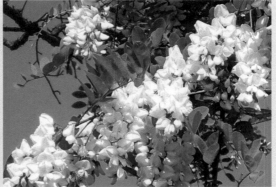

19.62　虎尾轮 *Uraria crinita* （L.） Desv.

【别名】称石参、狐狸尾、猫尾草、统天草、大本山菁、古钱窗草、狗尾射

【植物特征】亚灌木状草本，高 1~1.5 m。茎枝较粗，被短粗毛。奇数羽状复叶；叶柄长

5~10 cm；小叶柄约 2 mm；托叶长三角形，基部宽阔；小叶 3~5，稀 7；小叶片长椭圆形或卵状披针形，长 5~10 cm，宽 2~4 cm，顶端 1 片较大，先端尖，基部圆或微心形，上面无毛或在中脉处被毛，背面被短毛，网状脉凸出。总状花序顶生，花密集，长达 30 cm；苞片披针形，基部宽阔，边缘被长睫毛，下部苞片宿存，上部的伸出于花之上，花开放时即脱落；每苞片有花 2 朵；花萼浅林状，5 齿裂，上面 2 裂片较短，下面 3 裂延长，均被白色长硬毛，毛的基部鼓状；花冠紫色，长 7~8 mm；雄蕊 10，二体，对着旗瓣的 1 枚分离；子房上位，花柱线形，内弯。荚果 3~7 节，荚节膨胀，略透明，被极短的毛。花期 5~6 月，果期 7~10 月。

【生境】分布于福建、广东、海南、广西、云南、台湾。生于山坡、荒地、灌木林边或杂草丛中。广东及福建等地广泛种植。

【功用及推广价值】根为食疗用材，炖食，取其根煲汤作膳用，或煎汤服用。口味香甘，受到客家人的青睐。清热解毒。理气化痰、止血、消痈、益肾。治心胃气痛、痰饮咳嗽、尿血、脱肛、子宫脱垂、肾虚遗精等。秋季采挖，鲜用或晒干用。

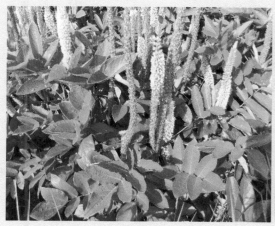 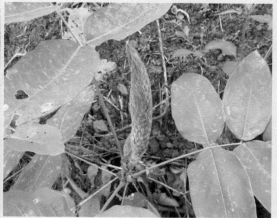

19.63　瓜尔豆 *Cyamposis tetragonolobus*

【别名】胍尔豆

【植物特征】一年生直立草本，茎有 5 棱。复叶互生；小叶 3 片，卵圆形，边近全缘或有不规则缺刻。花小，组成腋生的总状花序；萼 5 裂；花冠蝶形，旗瓣和龙骨瓣白色，翼瓣浅紫色；雄蕊 10，连合为单体。荚果线状长圆形，有 5 条隆起的纵脊，先端有喙，内有 8~10 颗种子；种子圆形至椭圆形，胚乳约占其 40%，瓜尔胶约占 33%。

【生境】原产印巴次大陆西部，分布于西亚和非洲的干旱地区，主产于印度和巴基斯坦干旱和半干旱区。世界各地栽培甚广，已有数百年的栽培历史。

【功用及推广价值】瓜尔豆可食用，青豆供蔬食，种子含蛋白质 26% 及少量脂肪，营养丰富，可代粮。是一种用途广泛的工业原料作物，其种子胚乳所含瓜尔胶是目前国际上最为廉价而又广泛应用的亲水胶体之一，主要用于石油开采业，配制成水基压裂液，能增加含油地层的渗透性，对提高石油产量有显著效果。此外，瓜尔胶也广泛应用在造纸、纺织、食品、香料、药物及矿冶工业上。在饮料、面制品、豆制品、肉制品、调味品，罐制品等食品加工业中做优良稳定剂，起着增稠、乳化作用，改善口感，同时，使产品缓慢溶化、防止黏结、保水、增加筋力，延长货架期。植株可做饲料及绿肥。

藻类植物　蕨类植物　裸子植物　被子植物　双子叶植物　被子植物　单子叶植物

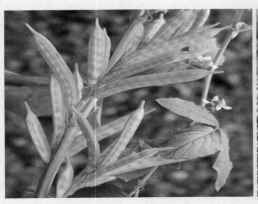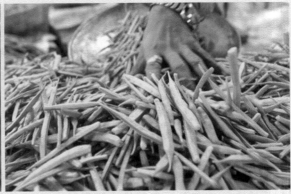

20．伞形科 Umdclliferae

20.01 刺芫荽 *Eryngium foetidum* L.

【别名】香信、假元茜、洋芫荽

【植物特征】多年生草本植物，高 10~60 cm，有特殊的香味。基生叶革质，披针形或倒披针形，长 4~20 cm，宽 1~3 cm，边缘有硬骨质和刺状齿。羽状脉达锯齿尖端成硬刺。基部渐狭，无叶柄。花葶直立，粗壮，二歧分枝，具有疏生尖齿的茎生叶。聚伞花序具 3~5 回二歧分枝，由多数头状花序组成。总苞片 5~6，叶状，开展且反折，边缘有 1~2 对疏生尖刺；小总苞片长 2~3 mm，花极小，白色或淡绿色。双悬果球形或卵形，长 1 mm，有球形茶色小凸瘤。

【生境】分布于广东、广西、海南和云南，已有人工小片栽培。

【功用及推广价值】已成为珍贵野菜，调味菜。医用，芳香健胃、祛风清热，治感冒、胸痛、蛇伤等症。

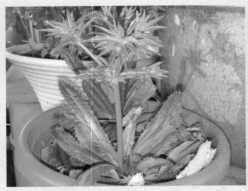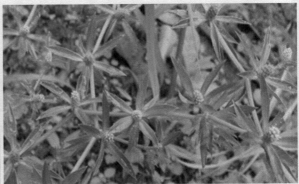

20.02 变豆菜 *Sanicula chinensis* Bunge

【别名】山芹菜、鸭脚板

【植物特征】多年生草本，高 30~100 cm，无毛；茎直立，上部二歧分枝。茎生叶近圆形，肾形或心形，常三全裂，中裂片倒卵形或楔状倒卵形，长 3~10 cm，宽 4~13 cm，无柄或有极短柄，侧裂片深裂，边缘具尖锐重锯齿，叶柄长 7~30 cm，茎生叶 3 深裂。伞形花序，2~3 回二歧分枝；总苞片叶状，3 裂或近羽状分裂，长约 8 mm，伞幅 2~3，小总苞片 8~10，卵状披针形或条形，花梗 6~8，长 1 mm，花白色或绿白色。双悬果球状圆卵形，长 4~5 mm，密生顶端具钩的直立皮刺。

【生境】分布几遍全国。生于山坡林下。

【功用及推广价值】系《救荒本草》书中所列救饥荒的野菜，饥可择其食。炒食、水焯均可。民间还做山芹菜水饺、山芹炒肉等。医用，散寒止痛、活血通络、治月经不调，闭经腰痛、跌打损伤。

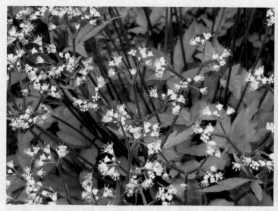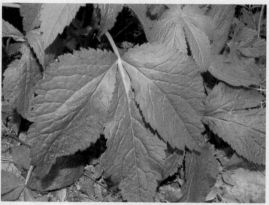

20.03　香叶芹 *Chaerophyllum villosum* Wall.

【别名】细叶芹

【植物特征】一年生草本植物，高 30~100 cm，根块状。茎直立，单生，具分枝，全体有白色外折长硬毛。叶卵状矩圆形，长 2~13 cm，宽 2~10 cm，三出式羽状分裂，最终裂片披针形，长 1~3 cm，宽 0.5~1 mm，叶柄长 2~9 cm。复伞形花序疏松，总花梗长 5~9 cm，无总苞，伞幅 9~13，长 2~3.5 cm，不等长。小总苞片数个，干膜质、卵状披针形，长 3~4 mm，边缘白色，在果时反折。花梗多数，长 2~3 mm。双悬果条状矩圆形，长 8~10 mm，宽 1.5~2 mm，顶端和基部稍窄，无毛，棱宽且钝，无翅。

【生境】产于云南，生于山坡。

【功用及推广价值】食用嫩茎叶，可炒食，也可凉拌，最宜做饺子吃。也作香料烹调菜饭。药用保健，增强人体免疫力，降血糖、血脂。

　　[注] 应引进栽培。新疆已有小面积栽培。

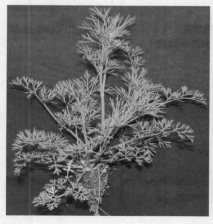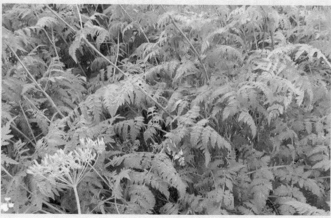

20.04　峨参 *Anthriscus sylvestris* (L.) Hoffm.

【别名】广三七、土田七、水田七

【植物特征】二年或多年生草本植物。高达 1.5 m，直根粗大，茎粗壮，下部有细柔毛。叶卵形，长 10~30 cm，二回三出式羽状分裂，或二回羽状分裂，裂片披针状卵形，长 1.5~3.5 cm，宽 5~15 mm，边缘羽状缺裂或齿裂，下面疏生柔毛，叶柄长 5~20 cm，有粗伏毛。复伞形花序，无总苞，全幅 6~12，不等长。小总苞片 5~8，宽披针形至椭圆形，反折，有缘毛；花梗 6~13，花白色。双悬果条状管形，长 5~10 mm，顶端渐狭成喙，果柄顶端常有一环白色小刚毛。

【生境】分布于辽宁、华北、西北、华东、湖北、四川、云南，生于山坡。

【功用及推广价值】根入补益药，可炖鸡、炖鸽享用。根有益气健脾、活血止痛、治疗气虚水肿、劳伤腰痛、跌打瘀肿等症。叶晒干研粉可敷治创伤。

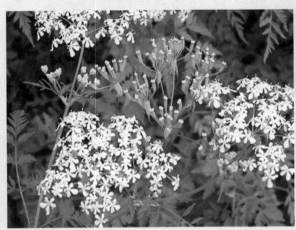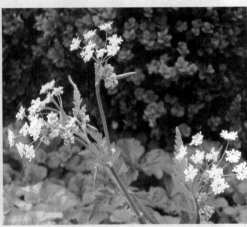

20.05　根芹 *Apiumgraveolens* L. var. *rapaceum* DC.

【别名】根洋芹、球根塘蒿、根芹菜

【植物特征】二年生草本植物。地上部分长相与芹菜同，地下部分肉质圆球形，为短缩轴、下胚轴、真根上端三者膨大而成，为主要的食用部分。复伞形花序。花小，白色。果实为双悬果，有 2 个心皮，其内各含种子 1 粒。种皮褐色，粒小，有香味，千粒重 0.4 g。肉质根离体易褐变和腐烂。

【生境】引进栽培。喜冷凉、湿润的环境，怕炎热。

【功用及推广价值】特珍蔬菜。以肉质根和叶柄供食用。具有降血压、镇静、利尿、促进食欲的功效。

　　[注] 各地都可在保护地栽培。

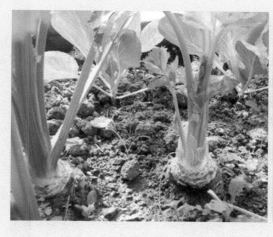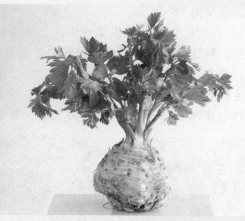

20.06　芫荽 *Coriandrum sativum* L.

【别名】香菜、胡荽

【植物特征】一年生草本，高 30~100 cm，全体无毛。具强烈香气。基生叶 1~2 回羽状全裂。裂片宽卵形或楔形，长 1~2 cm，边缘深裂或具缺刻。叶柄长 3~15 cm，茎生叶 2~3 回羽状深裂。最终裂片狭条形，长 2~15 mm，宽 0.5~1.5 mm，全缘。复伞形花序顶生；总花梗长 2~8 cm，无总苞。伞幅 2~8，小总苞片条形；花梗 4~10，花小，白色或淡紫色。双悬果近球形，直径 1.5 mm，光滑，果棱稍凸起。

【生境】现我国各地均有栽培。

【功用及推广价值】茎和叶作蔬菜和调味料食用，并有健胃消食作用。也作香料使用。果入药，有祛风、透疹、祛痰之效。

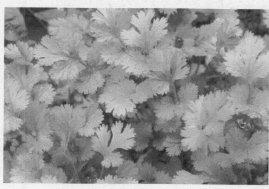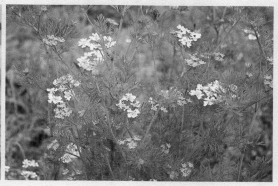

20.07　旱芹 *Apium graveolens* L. var. *dulce* DC.

【别名】芹菜、本芹、中国芹菜

【植物特征】一、二年生草本，高 50~150 cm，全体无毛。基生叶矩圆形至倒卵形，长 7~18 cm，1~2 回羽状全裂，裂片卵形或近圆形，长 2~4.5 cm，常三浅裂或深裂。小裂近菱形，边缘有圆锯齿，叶柄长 3~26 cm，茎生叶楔形，三全裂。复伞形花序多数，总花梗缺或甚短，无总苞或小总苞；伞幅 7~16，花梗 20 余。花小，绿白色。双悬果近圆形，至椭圆形，果棱尖锐，条形。

【生境】原产于中国，各地栽培。为我国主要蔬菜之一，性喜冷凉，不耐炎热，生长发育的最适温度为 18~25℃。

【功用及推广价值】茎叶供菜食用。全草与果实供药用，有清热止咳、健胃利尿和降血压之效。可软化栽培，提高经济效益。另有引进的欧芹（*Apium graveolens* L.），也叫西芹、洋芹、西洋芹，香味淡，纤维少，口感脆嫩，与中国本芹同为主要叶菜类蔬菜，两年生，叶柄宽厚粗大，西芹生长期长，产量高。还有香芹，也叫荷兰芹，洋芫荽，是伞形科欧芹属中的一、二年生草本植物；有祛风利湿、镇静、健胃、利水功效。

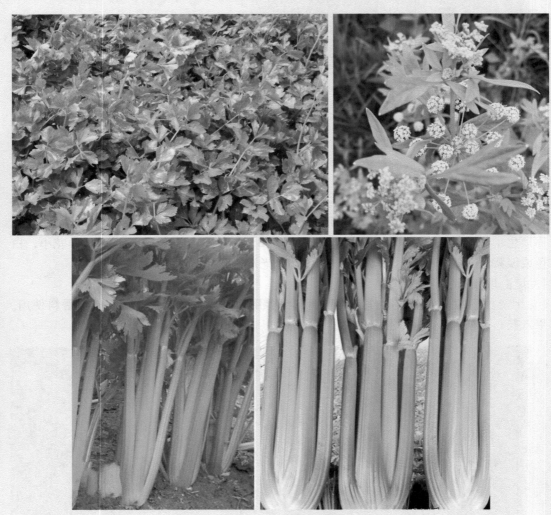

20.08　鸭儿芹 *Cryptotaenia japonica* Hassk.

【别名】三叶芹

【植物特征】多年生草本植物，高 30~90 cm，全体无毛，茎具叉状分枝。基生叶及茎下部叶三角形，宽 2~10 cm，三出复叶，中间小叶菱状倒卵形，长 3~10 cm，侧生叶歪卵形，边缘都有不规则尖锐锯齿或有时 2~3 浅裂，叶柄长 5~17 cm，基部成鞘包茎，茎顶部的叶无柄，小叶披针形。复伞形花序疏松，不规则，总苞片及小总苞片各 1~3，条形，早落。伞幅 2~7，斜上，花梗 2~4；花白色。双悬果条状矩圆形或卵状矩圆形，长 3.5~6.5 mm，宽 1~1.2 mm。

【生境】分布几乎遍布全国。生于林下阴湿处。日本有栽培。

【功用及推广价值】茎叶可食。多生食。日本作主要菜品。果实治消化不良、皮肤瘙痒。根发表散寒、治风寒感冒。

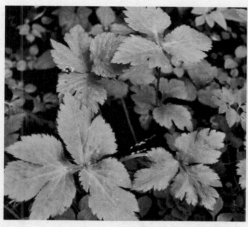
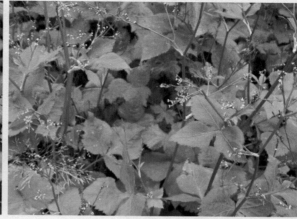

20.09　页蒿 *Carum carvi* L.

【别名】芹蒿、藏茴香

【植物特征】二或多年生草本植物，高 30~80 cm，全体无毛；直根圆柱状，肉质。茎直立，上部分枝。叶矩圆形或宽椭圆形，长 6~15 cm，2~3 回羽状深裂，最终裂片披针状条形，长 2~3 mm，宽 1~3 mm，叶柄长 5~8 cm，具宽叶鞘，边缘膜质，白色或粉红色。复伞形花序顶生和侧生。总花梗长 5~8 cm，无总苞及小总苞。或有总苞片 1~3，小总苞片数个，都为线形，伞幅 8~16，花梗约 15。花白色或粉红。双悬果矩圆状卵形，长 3~4 mm，宽 2~2.5 mm。

【生境】分布于东北、华北、西北、四川、西藏。生于路旁草原和林下。

【功用及推广价值】叶与叶柄为野菜，也做香料。果为香料和祛风、健胃药。

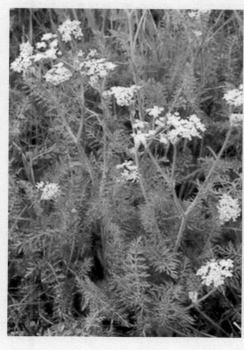
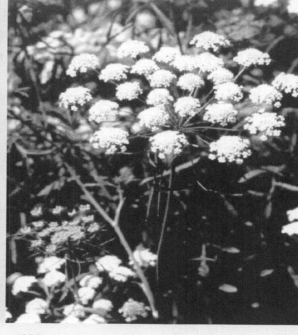

20.10　孜然 *Cuminum cyminum* L.

【别名】孜然芹

【植物特征】二年生草本植物，高20~40 cm，全株光滑无毛。叶柄长1~2 cm，或近无柄。叶片三出式二回羽状全裂，末回裂片狭线形，长1.5~5 cm，宽0.3~0.5 mm。复伞形花序多数，多呈二歧式分枝，总苞片3~6，线形或线状披针形，边缘膜质，白色，顶端有长芒状的刺，有时三深裂，不等长。伞幅3~5，不等长。花瓣粉红或白色，长圆形，花柱短，柱头头状。分生果长圆形，两端狭窄，密被白色刚毛，长约0.8 cm，宽约1.5 mm。

【生境】主产我国新疆，栽培面积较大。

【功用及推广价值】嫩茎叶可作蔬菜。果实为重要的调味料，多用于肉类增香去腥。果实有消食健胃功能。

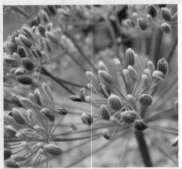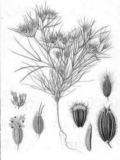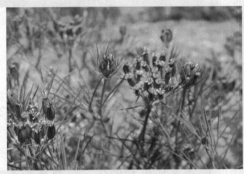

20.11　明党参 *Changium smyrnioides* Wolff

【别名】山花明参、山萝卜

【植物特征】多年生草本植物，高50~100 cm，全体无毛，根二型，一种纺锤形或椭圆形，粗而短，一种圆柱状，细而长。茎具粉霜。基生叶近三回三出式羽状全裂，最终裂片宽卵形，长及宽各2 cm，无小柄。叶柄长30~35 cm，茎上部叶鳞片状或叶鞘状。复伞形花序，总花梗长3~10 cm，无总苞，伞幅6~10，小总苞片数个，钻形，花梗10~15，花白色，在侧生花序的不孕。双悬果卵状矩圆形，长3~4 mm，光滑，具纵纹，果棱不明显。

【生境】分布于安徽、江苏、浙江、江西、湖北、四川等地。生于山地土壤肥厚处。

【功用及推广价值】为补益药。除正规处方外，多泡酒饮，能润肺化痰养阴和胃，治食少口干、目赤晕眩。但不可食用过多，孕妇禁用。

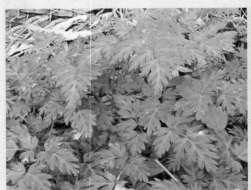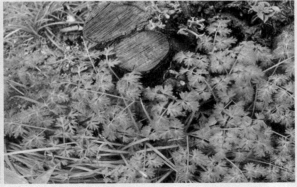

20.12 山茴香 *Carlesiasinensis* Dunn

【别名】野茴香

【植物特征】多年生草本植物，高 10~17 cm，除花序外无毛。根粗长，密生纤维质叶鞘残留。基生叶多数，矩圆形，长 3~9 cm，三回羽状全裂。最终裂片条形，长 5~10 mm，宽约 1 mm，边缘内折，叶柄长 2~8 cm，基部具鞘。花葶多数，有时分枝。复伞形花序顶生；总苞片多数，条形，长约 1 cm，伞幅 10~20 余，长 1.5~3 cm，小总苞片多数，条形，长 3~5 mm，花梗多数，长约 2 mm，花白色，花瓣倒卵形，顶端 2 裂，基部收缩。双悬果矩圆状卵形，长 4~5 mm，有疏毛，先端稍收缩，果棱丝状，稍凸起。

【生境】分布于辽宁、山东等地。生山地岩缝之中。

【功用及推广价值】果实多作香料，用以菜肉调味。果实入药作健胃祛风剂，缓解胃肠痉挛，温胃散寒。

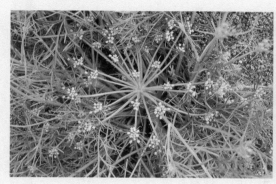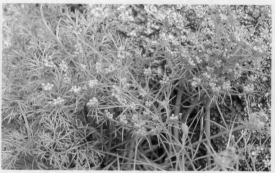

20.13 邪蒿 *Seseli seseloides* (Fisch. et Meyex Turcz.) Hiroe

【植物特征】多年生草本植物，高 37~73 cm，茎直立，无毛，具深棱槽，有分枝。叶矩圆形，长 5~25 cm，宽 4~20 cm，二回羽状全裂，最终裂片条状披针形，长 2~25 cm，宽 1~3 mm，顶端急尖，具锐尖头，无毛，叶柄长 5~20 cm。复伞形花序顶生和侧生，直径 2~7 cm，总花梗长 4~12 cm，总苞片多数，丝状，长 5~10 mm，伞幅 20~30，长 1.5~5 cm，小总苞片多数，丝状，长 1~4 mm，小伞形花序有花多数；花梗长 5~10 mm，萼齿明显，花瓣白色，背面有毛。双悬果卵形，长 2 mm，宽 1 mm，有柔毛。

【生境】分布于东北、内蒙古等地。生于山坡灌丛和疏林内。

【功用及推广价值】煮令熟，和酱醋食之。新食法，嫩苗做包子吃。古医家孟诜说：生食微动风气，作羹食良。古医书《食医心镜》说：治五脏邪气厌谷者，治脾胃肠大渴热中，暴疾恶疮。

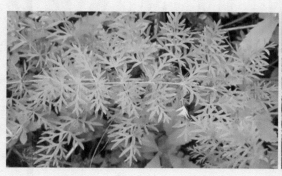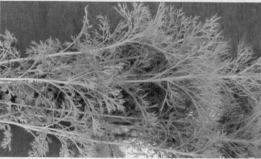

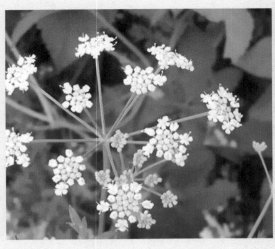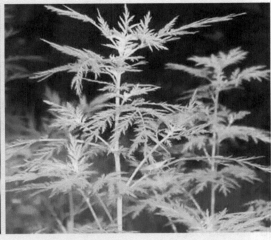

20.14　水芹 *Oenaethe javanica*（Bl.）DC.

【别名】水芹菜、水英

【植物特征】多年生草本植物，高 15~80 cm，无毛，茎基部匍匐。基生叶三角形，或三角状卵形，1~2 回羽状分裂，最终裂片卵形至菱状披针形，长 2~5 cm，宽 1~2 cm，边缘有不整齐尖齿或圆锯齿，叶柄长 7~15 cm。复伞形花序顶生，总花梗长 2~16 cm，无总苞。伞幅 6~20，小总苞片 2~8，条形，花梗 10~25，花白色。双悬果椭圆形或近圆锥形，长 2.5~3 mm，宽 2 mm，果棱显著隆起。

【生境】分布几乎遍布全国，生于低湿地带或水沟中。偶有栽培。

【功用及推广价值】作蔬菜食用。全草及根药用，性凉，味辛，平肝，解表，透疹。有退热解毒、利尿、止血和降压的功效，治麻疹初起，高血压，失眠。种子有宁心安神的功效。

[注] 另有一种毒芹，植株粗壮，一般散生，而水芹菜则在水边或湿地，成片生长。

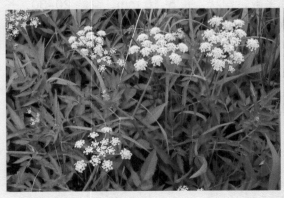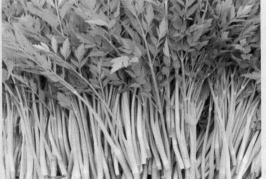

20.15　茴香 *Foeniculum vulgare* Mill.

【别名】小茴香

【植物特征】一、二年生草本，高 60~200 cm，全体无毛，有粉霜。具强烈香气。茎直立，上部分枝。茎生叶卵形至宽三角形，长 30 cm，宽 40 cm，3~4 回羽状细裂，最终

药食同源植物的鉴别与利用

160

裂片丝状，长 4~40 mm，宽约 0.5 mm，下部叶柄长 7~15 cm，上部叶柄一部或全部成鞘。复伞形花序大，直径达 15 cm，总花梗长 4~25 cm，无总苞和小总苞，伞幅 8~30，长 2~8 cm，不等长，开展伸长，花梗 5~30，开展，花小，金黄色。双悬果矩圆形，长 3.5~5 mm，宽 1.5~2 mm，果棱尖锐。

【生境】现我国各地栽培。

【功用及推广价值】茎叶作蔬菜。果实芳香，作调味料。果实入药，有祛风、祛痰、散寒、健胃、止痛的功效。

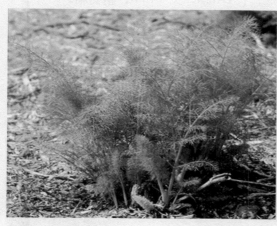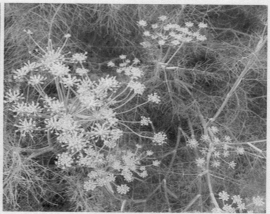

20.16 莳萝 *Anethum graveolens* L.

【别名】土茴香

【植物特征】多年或一年生草本。高 60~90 cm，茎直立，无毛。叶矩圆形至倒卵形，长 10~35 cm，2~3 回羽状全裂，最终裂片丝状，长 4~20 mm，宽不及 0.5 mm，叶柄长 5~6 cm，基部成宽鞘，长 1.5~2 cm，边缘白色。复伞形花序顶生，直径约 15 cm，总花梗长 4~13 cm，无总苞及小总苞，伞幅 5~15，鞘不等长，花梗 20~50，长 5~10 mm，花瓣黄色，内曲，早落。双悬果椭圆形，长 4~5 mm，宽 2~3 mm，背棱稍突起，侧棱狭扁带状。

【生境】现我国各地均有栽培。

【功用及推广价值】为调和香精的原料。也做菜用。果入药，有祛风、健胃、散瘀、催乳的作用。

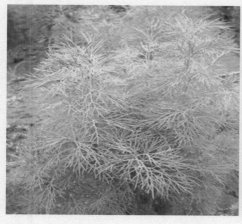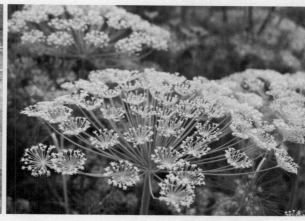

20.17　藁本 *Ligusticum sinense* Oliv.

【别名】西芎小圆荽（明代朱橚撰《救荒本草》中载名）

【植物特征】多年生草本，高 1 m，根状茎呈不规则的团块状。基生叶三角形，长 8~15 cm，二回羽状全裂，最终裂片 3~4 对，卵形，长 3~5.5 cm，宽 1~2.5 cm，上面脉上有乳头状突起，边缘不整齐羽状深裂。叶柄长 9~20 cm，茎上部叶具扩展叶鞘。复伞形花序有乳头状粗毛，总苞片数个，狭条形，伞幅 15~22，不等长。小总苞片数个，丝状条形，花梗多数，花白色。双悬果宽卵形，长 2 mm，宽 1 mm，稍侧扁。

【生境】分布于河南、甘肃、陕西、江西、湖南、湖北、四川和云南等地，新疆也有野生。生山地草丛。

【功用及推广价值】嫩苗供菜用。根入药，治风寒头痛、腹疼泄泻。外用可治疥癣。

　　［注］近本品的尚有辽藁本、细叶藁本、莛状藁本和葡萄藁本。

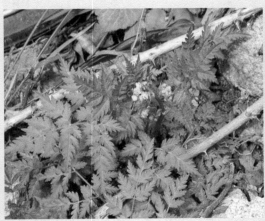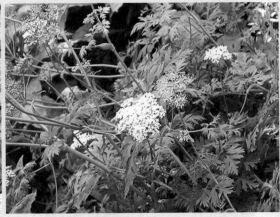

20.18　川白芷 *Angelica anomala* Lallem.

【别名】库页白芷、川芷、方芷

【植物特征】多年生草本植物，高 0.8~2 m。茎中空，有分枝，近花序处有柔毛。茎下部叶三角形，长 20~80 cm，2~3 回三出式羽状全裂。最终裂片长卵形至披针形，长 5~15 cm，宽 1.5~6 cm，叶脉上有短刚毛，叶轴无翅，叶柄长 20~50 cm；有小叶柄，茎生叶简化成叶鞘。复伞形花序；总花梗长 15~50 cm，无总苞及小总苞，伞幅 30~70，不等长。花梗多数，花白色。双悬果矩圆形或圆形，长 4~8 mm，宽 3~6 mm，无毛，背棱有狭翅。

【生境】分布于东北、河北、山东、江苏、浙江、江西、四川等地，生于山地。

【功用及推广价值】菜用、香料用，用于炖鱼炖肉。根含精油，入药能发汗镇痛、治感冒头疼、痈疽疮毒等症。

　　［注］近本种的还有兴安白芷、杭白芷等。

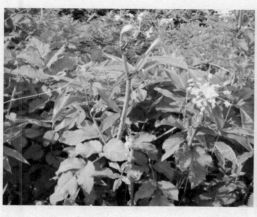
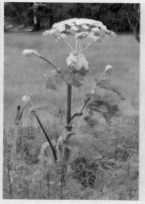
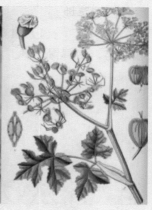

20.19 隔山香 *Angelica citriodora* Hance

【别名】正香、前胡、九步香、鸡爪参、柠檬香碱草

【植物特征】多年生草本，高 40~130 cm，全体无毛，主根近纺锤形，黄色，顶端有纤维叶鞘残留物。茎单生，上部分枝。叶矩圆状卵形至宽三角形，二回羽状分裂，最终裂片有柄，椭圆形至长披针形，长 3.5~6.5 cm，宽 4~25 mm，急尖，具小凸尖头。边缘及中脉软骨质，有细锯齿。复伞形花序，总花梗长 6~9 cm，总苞片 8，披针形，伞幅 5~12，小总苞片少数，条形，花梗约 12，花白色。双悬果椭圆形至宽卵形，长 3~4 mm，宽 3~3.5 mm，扁平，侧棱有宽翅。

【生境】分布于浙江、江苏、江西、湖南、广东、福建，生于山坡林下和草丛之中。

【功用及推广价值】根药用和作药膳，例：隔山香根 120 g 鸡蛋两个，水煎，食蛋饮汤，治项痈。根能祛风止痛、活血散瘀、止咳祛痰。

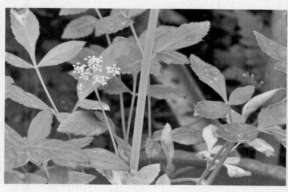
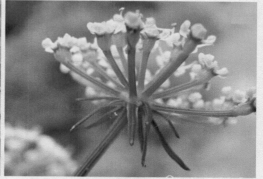

20.20 大齿当归 *Angelica grosseserrata* Maxim

【别名】福参、建参、大齿山芹

【植物特征】多年生草本植物，高达 1 m，根纺锤形或分枝。基生叶及茎下部叶宽三角形，2~3 回三出式分裂，最终裂片宽卵形至菱形，长 2~5 cm，宽 1.5~3 cm，有 2~4 深刻小裂片，边缘有缺刻状圆齿。两面脉上有糙毛。叶柄长 4~18 cm，茎上部三深裂至浅裂。复伞形花序，总花梗长 2~10 cm。总苞片 4~5，伞幅 6~14，有棱角，内角有毛，小总苞片钻形。花白色。双悬果近圆形，长 4~5 mm，宽 2~3 mm，扁平。

【生境】分布于东北、河北、陕西、安徽、江苏、浙江、江西、湖北、四川等地，生林缘及山坡草地。

【功用及推广价值】食疗例：福参 5 钱与大米同炒黄，水煎，调冰糖服。治虚寒咳嗽。根入药，治脾胃虚寒、虚咳等症。全草可提取芳香油。

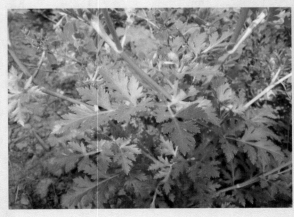
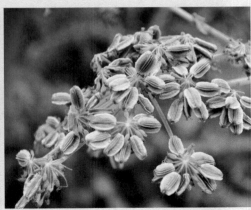

20.21 当归（叶用当归）*Angelica sinensis*（Oliv.）Diels

【别名】秦归、云归

【植物特征】多年生草本植物，高 40~100 cm，茎带紫红色。基生叶及茎下部卵形，长 8~18 cm，二回三出式羽状全裂，最终裂片卵形或卵状披针形，长 1~2 cm，宽 5~15 mm，三浅裂，有尖齿，叶脉及边缘有白色细毛。叶柄长 3~11 cm，有大叶鞘。茎上部叶简化成羽状分裂。复伞形花序，无总苞或有两片；伞幅 9~13，不等长，小总苞片 2~4，条形，花梗 12~36，密生细柔毛，花白色。双悬果椭圆形，长 4~6 mm，宽 3~4 mm，侧棱具翅，翅边缘淡紫色。

【生境】分布于陕西、甘肃、湖北、四川、云南、贵州。多为栽培，少见野生，甘肃栽培面积最大。人工选育的叶用当归已在华南、西南等地种植。

【功用及推广价值】为传统中药，根药用，能活血、补血、调经、润肠。是治一切月经病的主药。也多用于药膳，吃火锅尤佳。叶用当归桂特 1 号，广西农业科学院蔬菜研究所从野生当归中选育而成，2013 年通过广西审定。叶用当归具有滋阴、活血、补血、止痛、润肠等功效。并以其独到的风味，美味的口感和丰富的营养、奇特的保健功效而深受消费者追捧。

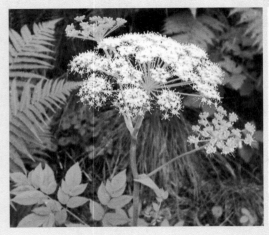
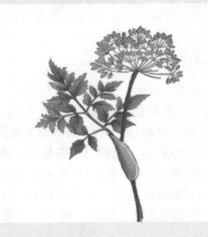

20.22　珊瑚菜 *Glehnia littoralis* F. schmidtex Miq

【别名】北沙参、辽沙参、莱阳参

【植物特征】多年生草本，高5~20 cm，全体有灰褐色茸毛。主根圆柱形，直径0.5~1.5 cm，茎部分露于地面。基生叶卵形，或宽三角状卵形，长6~10 cm，宽2.5~4 cm，三出式羽状分裂，叶柄长约10 cm，茎上部叶卵形，边缘具三角形圆锯齿。复伞形花序，总梗长4~10 cm，无总苞，伞幅10~14，不等长，小总苞片8~12，条状披针形，花梗15~20，花白色。双悬果球形或椭圆形。直径6~10 mm，5果棱，具木栓质翅，有棕色粗毛。

【生境】分布于河北、辽宁、山东、江苏、浙江、福建、台湾、广东等地。生于海边沙滩。耐寒，－38℃不死，耐盐碱。

【功用及推广价值】茎叶为时兴的保健菜品，大量栽培，用于出口创汇。根入药能清肺化痰、生津止渴、治气管炎、咳嗽等症。

[注]　不产本品的地区，应引进在保护地发展。

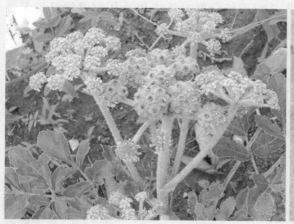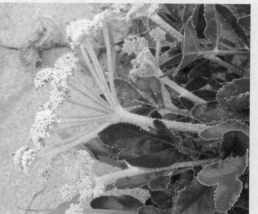

20.23　硬阿魏 *Ferula bungeanum* Kitagawa

【别名】沙茴香

【植物特征】多年生荒漠草本植物，高20~100 cm，根粗大，茎直立，基部有纤维质鞘，有分枝，苍白色。叶卵形至三角形，长4~20 cm，2~3回三出羽状分裂，最终裂片楔形至倒卵形，长1~3 mm，宽1 mm，肥厚，极叉开，常3裂，具粗齿或裂片，叶柄长10~15 cm，基生叶有短柄，具扩张叶鞘。复伞形花序，总花梗长15~30 cm，无总苞或有1~2片。伞幅7~15，近等长。小总苞片数个，条形，和花等长，粗糙或缺如。花梗多数，花黄色。双悬果矩圆形，长10~13 mm，宽3~5 mm，扁平，无毛，果柄长12~20 mm，侧棱宽，具木栓质翅。

【生境】分布于东北、内蒙古、河北、山西、陕西、甘肃。新疆也有发现，伴生于阿魏丛中。多生于固定沙地。新疆已有人当蔬菜栽培成功。

【功用及推广价值】为时兴蔬菜，最宜与牛羊肉同炒。药用，消食健胃、养阴清肺、止咳化痰。

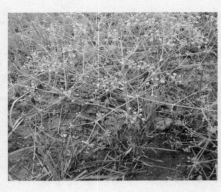
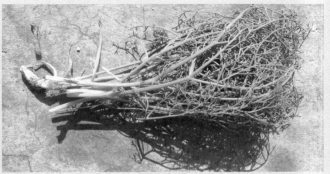

20.24　袖珍胡萝卜 *Daucus carota* var.

【别名】红萝卜、黄萝卜、丁香萝卜

【植物特征】二年生草本植物。根粗壮肥大，肉质，圆锥形，黄色或红色，稀紫色。地上部分全体有短硬毛。基生叶矩圆形，2~3回羽状全裂，最终裂片条形或披针形，长2~15 mm，宽0.5~2 mm。复伞形花序顶生。总花梗长10~60 cm。伞幅多数，小总苞5~7，条形，花白色或淡红。双悬果短圆形，长3~4 mm，4次棱有翅，翅上具矩钩刺。

【生境】原产欧洲，现我国各地栽培。

【功用及推广价值】肉质根是世界上最易贮存的蔬菜。嫩叶也可做菜食用。多汁的绿叶烘干后磨粉，可和入小麦面粉中食用。肉质根入肺脾经，有健脾、化滞、解毒、透疹的功效。可治小儿百日咳、麻疹、水痘、夜盲症。现代医学证明，胡萝卜可降血脂、降血压，也有抗癌功效。种子可代中药鹤虱使用，但须医者指点。

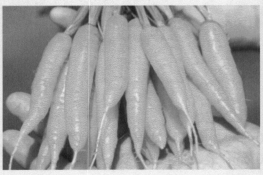
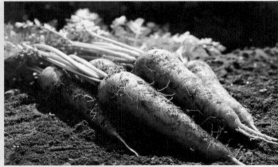

20.25　新疆阿魏 *Ferula sinkiangensis* K. M. Shen

【别名】英（维吾尔名）、萨斯克（哈萨克名）、兴滚（蒙藏名）、臭阿魏、熏渠、魏去疾

【植物特征】6~8年生草本植物。根粗，茎高大发达。被毛，高50~150 cm，通常单生，少数2~5，从茎基部分枝，上部枝轮生，下部枝互生。叶面有疏毛，背面密被柔毛。基生叶簇生，有短柄，叶片3出，3~4次羽状全裂，小裂片广椭圆形。茎生叶向上简化，叶鞘卵状披针形，革质。复伞形花序近无柄，伞幅15~25，侧生花序1~3，有长柄；小伞形花序有10~20朵花，小总苞片脱落。花黄色，花萼有齿，花瓣椭圆形。花柱茎扁平圆锥状，花柱延长，柱头头状。果实椭圆形，果棱突起，长10~12 mm。

【生境】产于新疆及伊朗、阿富汗及中亚、西亚一带。分布于新疆天山南北，多生于荒漠戈壁带的阿魏滩。

【功用及推广价值】做蔬菜、调味品和药物。嫩叶做菜食用，也做香料。用于炖排骨，烧鱼、鸡等。罗马人曾普遍用来调味，目前用于印度泡菜、蔬菜及辣酱中。在其直立的茎秆上用利刀浅环割，使其流出树胶状伤流液，用刀片刮取收集贮于不透光的瓶内，旋紧瓶盖不使露气，称为臭胶，即阿魏。阿魏胶脂口感辛辣，用于调制西餐的沙拉和麦包。此胶脂用于调制钓鱼鱼饵，属传统钓饵添加剂。本植株活体腐体都可寄生阿魏菇，生在阿魏上的菇品香味香气浓郁，远超棉籽壳上种植的菇品，价格高出数倍。根茎浆液干燥后药用。阿魏性味苦、辛、平、无毒，归肾、胃经。药用消积，散痞，杀虫解毒。治肉食积滞、腹中痞块、虫积腹痛、疟疾寒热、牙齿虫痛（虫牙）、治风湿，治皮肤红肿等症。

[注] 近本种植物阜康阿魏、托里阿魏、圆锥茎阿魏功用与本品同。

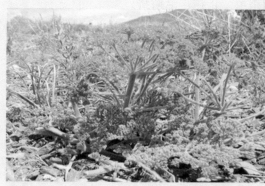
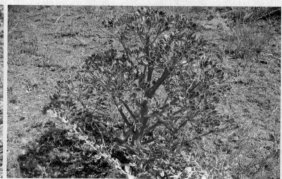

20.26 川芎 *Ligusticum wallichii* Franch.

【别名】薷芎、小叶川芎

【植物特征】多年生草本植物，高 30~60 cm，根状茎呈不规则的结节状拳形团块，黄褐色，有明显结节状起伏的轮节，节盘凸出，茎上部分枝，基部的节膨大成盘状，中部以上的节不膨大。叶为 2~3 回羽状复叶，小叶 3~5 对，边缘呈不整齐羽状全裂或深裂，两面无毛，仅脉上有柔毛。叶柄长 9~17 cm，基部呈鞘抱茎。复伞形花序生于分枝顶端，伞辐细，长不超过 1 cm，有短柔毛。总苞片和小苞片条形，花白色。双悬果卵形。

【生境】分布于四川、云南、贵州，多人工栽培。

【功用及推广价值】食用主用于蔬食的酱、卤、炖、烧、煮的调味，如名吃道口烧鸡、聊城熏鸡中都须添加，有去腥增香的作用。根入药，为传统中药，有祛风活血、行气止痛之效。

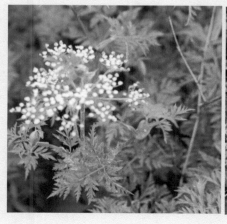
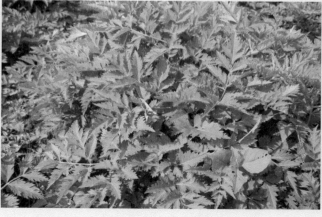

【别名】蛇米、蛇床子

【植物特征】一年生草本植物，高 30~80 cm，茎有分枝，疏生细柔毛。基生叶矩圆形或卵形，长 5~10 cm，1~2 回三出式羽状分裂，最终裂片狭条形或条状披针形，长2~10 mm，宽 1~3 mm，叶柄长 4~8 cm，复伞形花序，总花梗长 3~6 cm，总苞片8~10，条形，边缘白色，有短柔毛，伞幅 10~30，不等长。小总苞片 2~3，条形，花梗多数。花白色。双悬果宽椭圆形，长 2.5~3 mm，宽 1.5~2 mm，背部略扁平，果棱呈翅状。

【生境】全国皆有分布。生原野、路旁、潮湿地。

【功用及推广价值】果实芳香，有麻舌感，可去腥膻，民间用于肉鱼调味。果实医用为传统中药，是兴奋强壮剂，能祛风燥湿，外用杀虫、止痒、治癣疥。

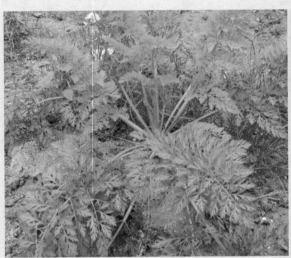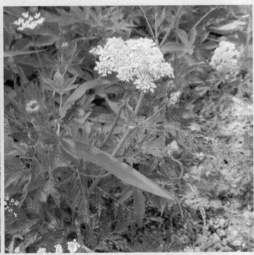

20.28 独活 *Heracleum hemsleyanum* Diels

【别名】大活、牛尾独活、假羌活

【植物特征】多年生草本，高 1~1.5 m，根长圆锥形，灰黄色，茎单生，疏生柔毛。基生叶及下部叶卵形，1~2 回全裂，有 3~5 裂片，裂片圆形或宽卵形，长 8~13 cm，宽8~20 cm，三浅裂，有不整齐锯齿，下面脉上具疏刺毛。叶柄长 8~20 cm，茎上部叶较小，3 浅裂至深裂。复伞形花序，总花梗长 20~30 cm，总苞片数个，长披针形，伞幅16~18，疏生柔毛，小总苞片 5~8，条状披针形，有柔毛，花梗多数，长 4~7 mm，花白色。双悬果近圆形，长 6~7 mm，宽 5 mm，侧棱有翅。

【生境】分布于湖北、四川、云南，生于山地灌丛。

【功用及推广价值】民间用作去腥调香的调味料。根入药，为传统中药，能祛风止痛，治风寒湿痹、腰膝酸痛及痈肿。

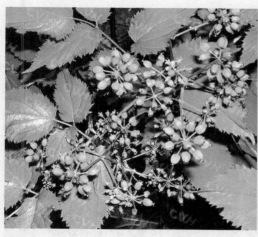
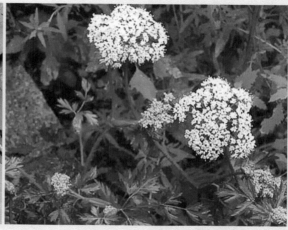

20.29　欧当归 *Leuisticum officinale* W. D. J. Koch

【别名】保当归、拉维纪草

【植物特征】多年生草本植物。植株粗壮高大。高 1~1.2 m，主根肥大，根状茎粗短，茎直立。茎生叶互生，1~2 回三出羽状复叶，小叶倒卵状披针形，顶端小叶再 3 深裂，裂片作 3~5 齿裂或浅裂。伞形花序，多数排列成二歧聚伞状，花小，鲜黄色。双悬果椭圆形。种子具浓厚的香气，形如船，凸出的一面有 3 条明显的棱，种子千粒重 3.3 g。

【生境】原产于国外，近引进栽培。

【功用及推广价值】茎叶菜用，食如芹菜。榨汁可做饮料，也做糖果香料。根及根茎药用，有活血、通经、利尿、祛痰等功效。

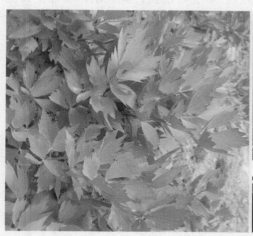
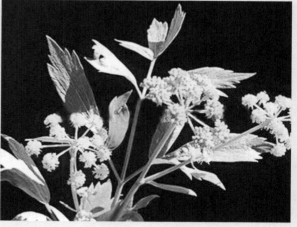

20.30　茴芹 *Pimpinella anisum* L.

【别名】洋茴香、异叶茴香、鹅脚板、铁铲头

【植物特征】多年生草本植物，高 30~40 cm，株型细长，全株具清香味，具纺锤形的直根，茎上有浅的纵向沟槽。茎上部多枝。茎下部叶片近圆形至肾形，有钝的缺刻，长叶柄。茎上部叶片全裂几乎呈丝状，如茴香。伞形花序，花白色，花小，数量多，双瘦果长卵形，灰色，很小，有香味。千粒重 5 g。

【生境】原产埃及和地中海东部地区，现遍及全世界。我国新疆乌鲁木齐、吐鲁番、伊犁及南疆部分地区有栽培。

【功用及推广价值】幼苗嫩茎叶入蔬，可炒、可凉拌。种子调味入菜，入糕点、面包。种子治幼儿痰咳有特效。还有减轻疼痛的功效。

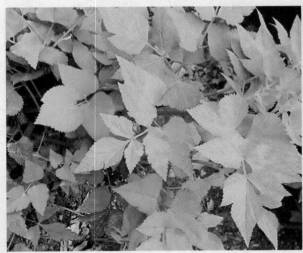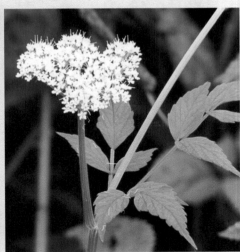

20.31　明日叶 *Angelica keiskei* Koidzmi

【别名】明日草、八丈草、咸草、珍立草、长寿草、还阳草、天赐草、海峰人参

【植物特征】明日叶为伞形科当归属多年生大草本，生长快，生命力强盛。株高80~150 cm，茎叶内含黄色液汁，茎直立，多分枝。基生叶丛生，具长柄，基部扩大抱茎，叶大形1~2回羽状3出复叶，浅裂或深裂，小羽叶卵形或广卵形，宽4~8 cm，先端尖，细锯齿缘，两面光滑无毛；茎上叶渐小。复伞形花序，被短毛；无总苞，小苞片数枚，广线形；小花多数，乳黄色；花瓣5片，内曲；雄蕊5枚；子房下位。果实长椭圆形，稍扁平。花期5~10月，果期9~12月。依植株外形，可分成青茎种、红茎种与混合种等3个品种。

【生境】明日叶原产中国，明朝时，从中国传到幕府时代的日本。主要分布在日本以长寿著称的八丈岛等近海地区。我国东北、华南、海南、贵州等地区有种植。由于其育苗育种困难，繁殖不易，种植推广有难度。明日叶属半耐寒植物，喜冷凉至温暖环境，忌高温高湿，生长适温为12~22℃。明日叶不耐强光，光照过强，茎叶硬、品质差，夏季日照强烈需遮阳，可选择果园或林下通风的地方栽培。

【功用及推广价值】嫩茎叶作蔬菜食用。可盐水浸泡清洗后生食，也可炒食、凉拌、榨汁、油炸、火锅、烧汤、炖肉、做成酱汤或做成茶汁。明日叶茎叶里有黄色的液体，吃起来苦，具有独特的芳香，可解鱼、肉的腥膻味；茎叶水煮后变得柔软可口。明日叶享有"神奇植物"之美称。明日叶含有非常罕见的查尔酮类和锗元素，含量尤为突出。查尔酮有良好的抗菌、抗溃疡、抗血栓、降血压、抗过敏、抗癌、防痴呆症、防糖尿病、防止细胞老化、调理慢性病等诸多功效。全草入药，有清热、利尿、催乳等功效。也可将嫩茎叶晒干煮水喝；3年以上的根和叶可以泡酒饮用，有同样的功效。在古代中国，人们就是利用明日叶净化血液、消除肝脏中的毒素、清洗结肠、改善肺功能。明末药草名家李时珍先生的《本草纲目》、日本宝永六年《大和本草》及日本正德二年医寺岛良先生的《和满三才图会》中,都以最高地位推崇明日叶为具有相当价值的珍奇植物。明日叶具有的"四抗"（抗衰老、抗溃疡、抗血栓、抗癌）、"四降"（降血压、降血脂、降血糖、降胆固醇）作用,其中降血糖、降血压效果最明显,能改善胃肠道功能、改善睡眠、改善视力,提高人体免疫力,延年益寿。目前发展庭院经济、都市农业、阳台园艺等,可人工大量栽培,在新老住房的阳台上、屋檐下的空地上、包括花圃、菜园中随处可种植。

　　[注] 在服用明日草期间不能喝茶和吃白萝卜；种植明日草,不可用茶水浇灌。

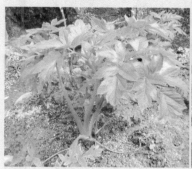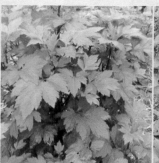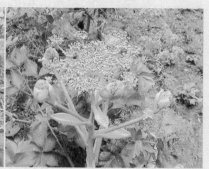

21.　藜科 Chenopodiaceae

21.01　甜菜 *Beta vulgaris* L.

【别名】甜菜

【植物特征】多年生或二年生草本,高达 120 cm,无毛。根肥大,纺锤形,肉质多汁,含糖。茎直立,有沟纹,光亮,被不定多少。基生叶矩圆形, 长 20~30 cm, 宽 12~18 cm, 全缘而呈波状。叶面皱缩不平,有粗壮的长叶柄,茎生叶较小,菱形或卵形。花序为大圆锥状,花两性,通常 2 个或数个集成腋生花簇,花被片 5,基部和子房结合,果期变硬,包覆果实。雄蕊 5,生于肥厚花盘上。种子横生,扁平,双凸镜状,直径 2~3 mm,种皮革质,红褐色,光亮,胚环形。

【生境】我国各地栽培,新疆面积最大。

【功用及推广价值】嫩叶可做汤、做菜食用。根切丝拌入面粉蒸熟,再加葱姜油炒制,食之味佳。根制砂糖、红糖、饴糖,也可酿酒做醋。废渣喂猪。秋收时削头的叶片经干制可成青、干饲料。

　　[注] 本品变种莙达菜（厚皮菜、牛皮菜）,为主要的南方家常菜蔬。根不肥大,食叶为主。种子入药,有解风热毒、止血生肌之效。

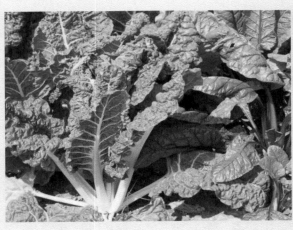
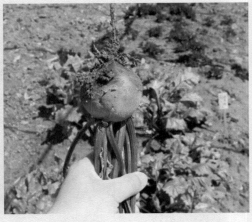

21.02　藜 *Chenopodium album* **L.**

【别名】灰菜、白藜、灰条菜

【植物特征】一年生草木，高 60~120 cm，茎直立，粗壮，有棱和绿色或紫红色的条纹，多分枝，枝上升或开展。叶有长叶柄，叶片菱状卵形至披针形，长 3~6 cm，宽 2.5~5 cm，先端急尖或微钝，基部宽楔形，边缘常有不整齐的锯齿，下面生粉粒，灰绿色。花两性，数个聚成团伞花簇，多数花簇排成腋生或顶生的圆锥状花序，花被片 5，宽卵形或椭圆形，具纵隆脊和膜质的边缘，先端钝或微凹。雄蕊 5，柱头 2。胞果完全包于花被内或顶端稍露，果皮薄，和种子紧贴；种子横生，双凸镜形，直径 1.2~1.5 mm，光亮，表面有不明显的沟纹及点洼；胚环形。

【生境】分布于全国各地，生于田边路旁宅旁等地。

【功用及推广价值】幼苗可作野菜食用。种子可磨做面粉食用。全草入药，止痢止痒。灰灰菜一般不入药，古方用之制作冬灰，今少用，能清肺腑瘀积。嫩茎叶喂畜禽。

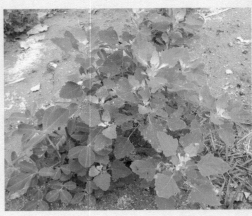
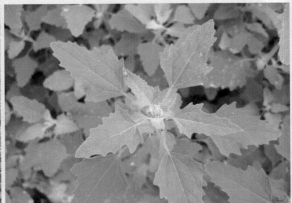

21.03　菠菜 *Spinacia oleracea* **L.**

【别名】鹦鹉菜、红根菜

【植物特征】一年生草本。高达 60 cm，软弱。根圆锥形，红色。茎直立，不分枝或稍分枝。多水分，光滑脆弱。叶戟形或卵形，肥厚，肉质，绿色。花单性，雌雄异株，雄花生于茎上部，集生于叶腋至顶端渐成穗状花序，花被片 4，雌花簇生于叶腋，无花被，子房生于 2 苞片内；苞片纵折，彼此合生成扁筒，顶端有 2 小齿，背侧通常各具 1 棘状附属物，果期苞筒增大并变硬，通常 3~4 个簇生；种子扁圆，直径 3 mm，种皮淡红色，胚环形，胚乳粉状。

【生境】全国各地普遍栽培。

【功用及推广价值】为常见的主要绿叶蔬菜之一。富含铁及维生素等营养物。医用为缓下药。

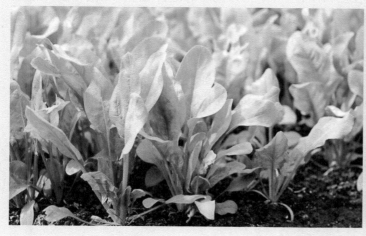
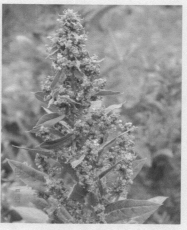

21.04　地肤 *Kochia scoparia* (L.) Schrad.

【别名】扫帚草

【植物特征】一年生草本植物，高 50~100 cm，茎直立，多分枝，分枝斜上，淡绿色或淡红色，生短柔毛。叶互生，披针形或条状披针形，长 2~5 cm，宽 3~7 mm，两面生短柔毛。花两性或雌性，通常单生或 2 个生于叶腋，集成稀疏的穗状花序，花被片 5，基部合生，果期自背部生三角状横突起或翅，雄蕊 5，花柱极短，柱头 2，线形。胞果扁球形，包于花被内，种子横生，扁平。

【生境】分布几乎遍及全国。生于田边或宅旁隙地。

【功用及推广价值】嫩茎叶可食用，为传统野菜。种子和全草药用，为利尿剂，并可清湿热。整株可作扫帚用。

　　[注] 有个整株椭圆形的变种，多植为园林观赏。

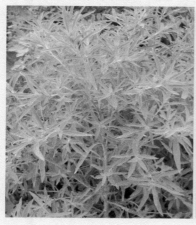
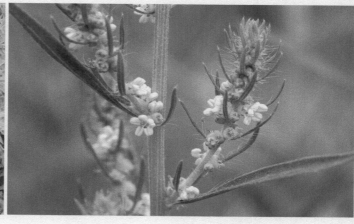

【别名】毛毛秧（新疆俗名）

【植物特征】一年生草本植物，高60~120 cm，茎斜上或部分直立。具少量分枝，常带紫红色。稍有绵毛。微具纵纹，枝常二歧分枝。叶互生，披针形，细而密，一般宽0.5~1 mm，长1~2 cm，有绢状柔毛。先端渐尖、开展、伸直或稍内弯。近无柄。花通常2~3个，簇集于叶腋，在茎和枝的上部，形成间断的穗状花序。花被有密长绢毛。花被裂片翅以上部分稍肉质，绿色，翅状附属物膜质，雄花5，花药矩圆形。胞果扁球形，果皮膜质，与种子离生，种子宽卵形，长1.5~2 mm，黑褐色，有光泽。胚环形，带绿色。

【生境】生新疆天山北部。多生于盐碱地带。

【功用及推广价值】嫩茎叶作野菜食用。嫩茎叶可健胃、通便。为肉苁蓉的优良寄主植物。作肉苁蓉寄主时，可兼得猪饲料和水果状肉苁蓉；并将盐碱地改良成可耕地。其茎叶和种子多作为干细饲料。

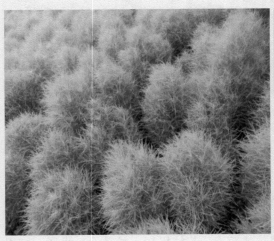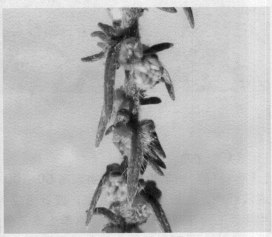

21.06 囊果碱蓬 *Suaeda physophora* Pall.

【别名】碱蓬

【植物特征】半灌木，多分枝，茎皮灰褐色，当年枝苍白色。叶条形，半圆柱状，直伸或弯曲，长3~6 cm，宽2~3 mm，裂片卵形，肉质，果时膨大成囊状。团伞花序，含少数花，生于苞腋的短分枝上，构成圆锥花序。花两性，多雌性，花被近球形，不等大，5浅裂，裂片卵形，肉质，果时膨大成囊状。雄蕊5，柱头2~3，种子横生，扁平、双凸镜形，胚螺旋形。

【生境】分布于新疆北部、甘肃西部，多盐生。新疆昌吉州有大片栽培。作生产肉苁蓉的寄主植物。

【功用及推广价值】幼苗可作野菜食用，可做汤或凉拌。为荒漠耐旱植物，具环保意义。为驼、马、牛的优良牧草。为萨丽萨肉苁蓉的优良寄主。可大片栽培生产肉苁蓉。

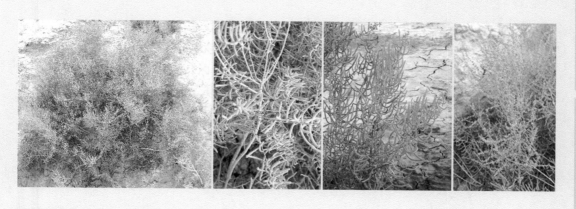

21.07　梯翅蓬 *Climacoptera lanata*（Pall.）Botsch.

【别名】花蓬、短柱猪毛菜

【植物特征】一年生草本植物，高 10~50 cm，茎通常自基部分枝，枝互生，斜升，生绵毛和长柔毛。有时毛脱落。叶互生，半圆柱形，肉质，长 1~1.5 cm，宽 1.5~2 mm，生绵毛和长柔毛。单生于叶腋，多数排列于茎顶和侧枝上，形成圆锥花序，苞片长卵形，小苞片披针形，花被片 5，披针形，生柔毛，果期自背侧中下部生翅，翅绛红色，全部翅（包括花被）直径 10~17 mm，花被片与翅愈合处的上部，生一阶状突起；花药顶端有玫瑰色泡状附属物；柱头钻形，内侧有小乳突。胞果球形，种子横生，直径 3 mm。

【生境】产新疆戈壁、盐土地。

【功用及推广价值】香料、调料以及其他用途。当地农牧民于秋季将其集中在土坑灶中生火烧制蓬灰作牛肉面和碱面的调料（多种盐生植物，包括各种猪毛菜和盐蓬都可烧制蓬灰作为碳酸钾的代物料）。为羊的冬季雪下牧草。

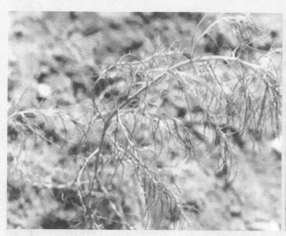
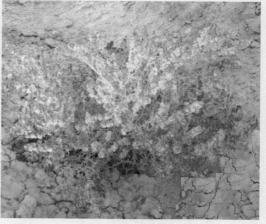

21.08　梭梭 *Hsloxylon ammodendron*（Mey.）Bunge

【别名】梭梭柴

【植物特征】灌木或小乔木。高 1~4 m，树皮灰白色，二年生枝灰褐色，有环状裂缝，当年生枝细长，绿色，有关节，节间长 4~8 mm。叶对生，退化成鳞片状宽三角形，先端钝，腋间有绵毛。花两性，单生于叶腋，小苞片宽卵形，边缘膜质。花被片 5，矩圆形，果期自背部生横生的翅，翅半圆形，膜质，宽 5~8 mm，有黑褐色纵脉纹，全缘或略有缺刻，基部显著心形，花被片翅以上的部分稍内曲。胞果半圆球形，顶部稍凹，果皮黄褐色，肉质，种子横生，直径 2.5 mm，胚暗绿色，螺旋状。

【生境】分布于内蒙古、甘肃、青海、新疆。生于沙漠地区。

【功用及推广价值】是中药肉苁蓉的优产、高产寄主。其上的肉苁蓉可年采年生，因而林地可年扩年长。保护环境的同时，还产了肉苁蓉。为作用强大的固沙植物，能形成林带和片林。能为大型牲畜驼、马、牛等提供饲草。

　　[注] 近种植物白梭梭也具同样功用。

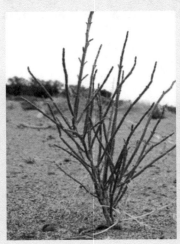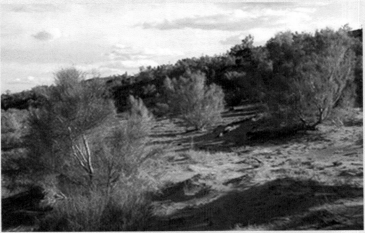

21.09　藜麦 *Chenopodium quinoa* Willd

【别名】灰米、奎藜

【植物特征】植株呈扫帚状，高 1~3 m 不等。浅根，穗状花序，主梢和侧枝都能结籽。种子圆形，片状，直径 1.5~2 cm，大小与小米相似。千粒重 1.4~3 g，表层有一层水溶性皂角苷。大多数为黄白色，也有紫色和黑色。原产于安蒂斯山区，现为世界运动员的健身食品，航天组织 NASA 对藜麦做了全面的研究，发现其具有极高且全面的营养价值。在动物与植物界无以匹敌。蛋白质、矿物质、氨基酸、纤维素、维生素、微量元素的含量都高于普通食物。因此，藜麦全世界已供不应求。

【生境】主要产地为南美，各国引进，我国也已试种成功而推广。

【功用及推广价值】药膳食材、主杂粮。医疗保健、防衰功效明显。为未来人类主食。

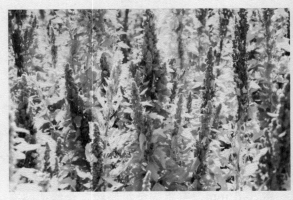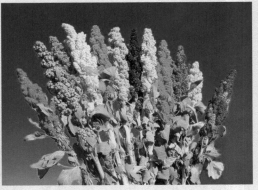

21.10　北美海蓬子 *Salicornia bigelovii* Torr.

【别名】海蓬子、减肥草

【植物特征】北美海蓬子是原产于北美洲温带及亚热带地区的海滨及内陆盐沼中的喜盐、耐盐植物，为一年生双子叶草本植物。茎直立，分枝对生，肉质，呈绿色，有关节。叶片退化成鳞片状，对生，基部连合成鞘状，边缘膜质。花序穗状。每3个单花集成1簇，中央单花高于两周边花，呈三角形排列。所有单花均着生于紧密排列的肉质苞腋内，外观似花嵌入花序轴内。花两性，雌蕊1枚，雄蕊2枚（有时1枚），花被与子房离生。种子直立，卵形到长圆状卵形，有钩状刺毛，成熟时易脱落。种子繁殖。

【生境】北美海蓬子为喜盐植物，植株组织液富含大量盐分（约30%），具有很高的渗透压。北美海蓬子已经在北纬16°~32°的热带、亚热带地区试种成功，我国南方沿海滩涂亦是北美海蓬子的适生区域。

【功用及推广价值】海蓬子是一年生的海生蔬菜。海蓬子的味道很鲜美，有一种淡淡的自然咸味，非常清爽、可口。很适合于沿海滩涂生长，生长过程中用海水灌溉。海蓬子长得很像芦笋，俗称为海芦笋，与一般海水蔬菜不同的是它是一种会变颜色的植物，进入成熟期后，海蓬子卸下绿装换上红色衣服。海蓬子的蛋白质含量特别高，特别是氨基酸比一般的海水蔬菜高两倍，它的油中，亚油酸含量超过大豆的两倍，维生素微量元素含量都很丰富，长期食用可以减肥、降血脂，所以被人们美誉为减肥草。

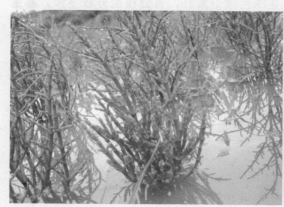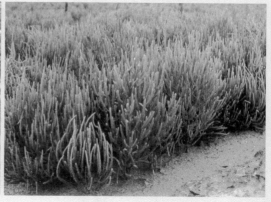

21.11　沙米 *Agriophyllum squarrosum* (Linn.) Moq.

【别名】沙蓬、登相子、蒺藜梗、沙竹、登桐子、沙蓬米

【植物特征】一年生草本，高20~100 cm。幼时全林密被分枝毛，后脱落。茎直立，坚硬，多分枝。叶互生，无柄，披外形至条形，长1~8 cm，宽4~10 mm，先端渐尖，具刺尖，基部渐狭，全缘，叶脉凸出，3~9条。花序穗状，无总梗，通常1~3个着生于叶腋；苞片宽卵形，先端骤尖，有短针刺，反折；花被片1~3，膜质；雄蕊2~3；子房扁形，柱头2。胞果卵圆形，扁平，除基部外，周围略具翅，果喙深裂成两个条状小喙，其先端外侧二小齿；种子圆形、扁平。

【生境】沙蓬分布于我国东北、华北、西北及河南、西藏等地区；蒙古、苏联西伯利亚和中亚地区也有分布。沙蓬是耐寒、耐旱的沙生植物，是亚洲大陆干旱、半干旱地区各种类型的流动、半流动及固定沙地上的一个广布种，是流沙上的先锋植物。

【功用及推广价值】多生长于沙地，种子可以做饭，也可榨油食用。最为有名当属甘肃

民勤县沙米转刀面，肉米香味益发，实属面食极品。种子药用性凉、味甘、发表、解热。沙蓬在荒漠及荒漠草原地区，做精饲料，是优良的饲用植物。

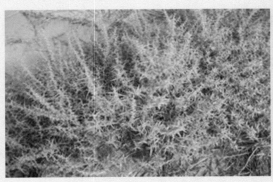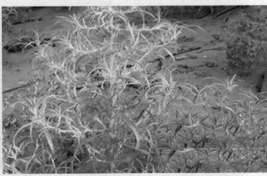

22．蓼科 Polygonaceae

22.01　酸模 *Rumex acetosa* L.

【别名】土大黄、牛舌头、酸溜溜、驴耳朵

【植物特征】多年生草本植物。高 80 cm。茎绿色微带紫红，有分枝但分枝不多。基生叶有长柄，叶片短圆形，长 3~11 cm，宽 1.5~3.5 cm，全缘，顶端极尖，基部箭形。茎上部的叶较小，披针形，无柄，抱茎，托叶鞘膜质（新疆有些变种的叶片特大，长达 30~35 cm，宽 8~10 cm）。圆锥花序。雌雄异株。瘦果椭圆形。种子小，黄色。

【生境】分布于吉林、辽宁、河北、陕西、新疆、江苏、浙江、湖北、江西、四川、云南等地。多生于山坡沟谷或水边。

【功用及推广价值】嫩茎叶焯水后可凉拌食用。也可做汤食用。必要时还可生吃。

　[注] 水焯后，其色由绿转黄，但不影响质量。医用治疗吐血便血内痔出血，酸模 20 g 水煎服，早中晚三次服用。便秘淋病，酸模 30 g、白术 20 g、大黄 9 g 煎服，早晚各一次。瘰疬毒疮，以酸模叶捣浆覆四周，内服其根汁。

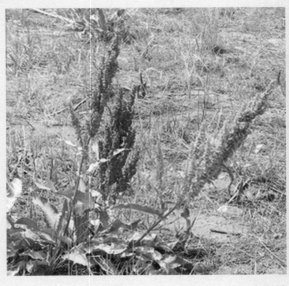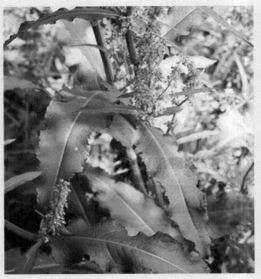

22.02　水蓼 *Polygonum hydropiper* L.

【别名】辣蓼、蓼芽菜、辣蓼、蔷、虞蓼、蔷蓼、蔷虞、泽蓼

【植物特征】一年生草本植物。株高 40~80 cm 茎直立或倾斜，有分枝，无毛，节部膨大。叶为披针形，顶端渐尖，基部楔形全缘。叶的两面均有腺点，发出辛辣味，无柄或有短柄，托叶鞘膜质，筒状，长 6~10 mm，疏生短刺毛。穗状花序，顶生或腋生，瘦果卵形，扁平、黑褐色。

【生境】多生于水边湿地。

【功用及推广价值】嫩茎叶水焯、凉开水水浸后拧干，可行炒食或凉拌。治疗痢疾、腹泻、腹疼、食滞、疳积、风湿痛、功能性出血，外用治蛇犬咬伤。

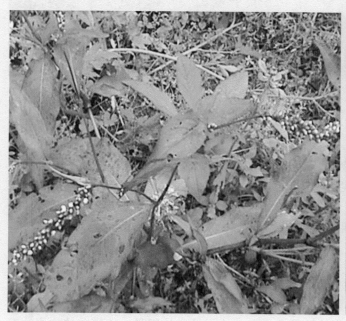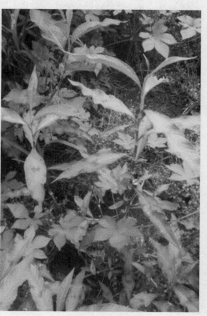

22.03　萹蓄 *Polygonum aviculare* L.

【别名】地蓼、鸟蓼、扁竹

【植物特征】一年生草本。株高 30 cm，自基部分枝，平卧式上升。叶披针形或狭椭圆形，顶端稍尖，基部楔形，全缘，托叶鞘膜质，下部绿色，上部透明无色。花单生或数朵簇生于叶腋。瘦果卵形，黑褐色无光泽。

【生境】各地分布，多生于田头地角。

【功用及推广价值】野菜、药膳食材、传统中药材。食用，嫩茎叶洗净切碎拌入面粉蒸食，或凉拌。医用，治霍乱、黄疸、尿路感染、胆道蛔虫、尿路结石。外用治滴虫。

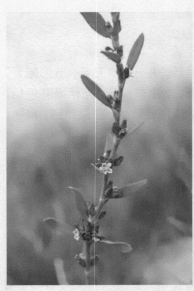
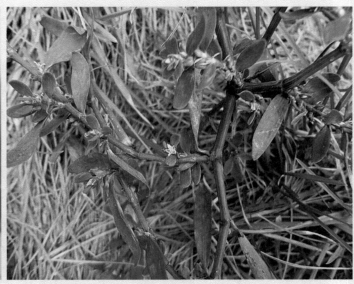

22.04　何首乌 *Polygonum multiflorum* Thunb.

【别名】夜交藤

【植物特征】多年生缠绕草本。茎中空，长 3~4 m。根细长，末端常膨大为不整齐的块状，外皮黑褐。叶互生，先端渐尖，基部心形，全缘。圆锥花序，顶生或腋生，开小白花，结三角形瘦果。

【生境】除东北、西北之外，全国均有分布。东北、西北应在保护地栽培。

　　[注] 东北、西北应在保护地试栽。

【功用及推广价值】野菜、药膳食材、传统中药材。何首乌的食用主要是药膳，例：先把洗净切片的何首乌入水煎汁，煎好后去渣，以汁煮粥、煮剥皮鸡蛋；以何首乌煎汁为肉蛋上浆，然后炒制肉蛋鱼菜。为传统著名中药。块根具有补肝肾、益精血的效果。有降低胆固醇、抗动脉硬化之效。《本草纲目》载："消瘰疬，消痈肿、疗头面风疮、治五痔、止心痛、益心气、黑须发、悦颜色。久服长筋骨、益精髓，延年不老，亦治妇人产后及带下诸疾。久服令人有子，治腹脏一切宿疾，冷气肠风"。茎藤可治失眠症，补养气血，气味平和，可常食用，生用解毒通便而不伤阴。苗有安神润血之功。

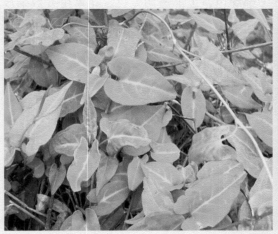
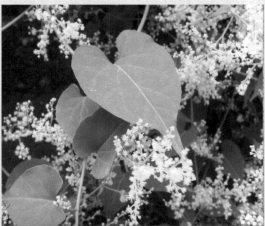

22.05　荞麦 *Fagopyrum esculentum* Moench

【别名】荞、三角麦、甜荞、乌麦

【植物特征】一年生草本，高 40~100 cm。茎直立，多分枝，光滑，淡绿或红褐色，有时生乳头状突起。下部叶有长柄，上部叶近无柄；叶片三角形或卵状三角形，顶端渐尖，基部心形或戟形，全缘，两面无毛，或仅沿叶脉有毛，托叶鞘短筒状，顶端斜而截平，早落。花序总状或圆锥状，顶生或腋生。花梗细长，花淡红色，或白色，密集。花被 5 深裂，裂片矩圆形；瘦果有 3 锐棱，顶端尖，褐色，光滑。

【生境】华北西北大片栽培。有时逸为野生。

【功用及推广价值】主杂粮、野菜、药膳食材。著名小杂粮，又是蜜源植物。枝尖嫩茎叶可炒食或做汤。种子可像生豆芽，生出荞芽菜，芽菜有特殊风味，并含芦丁成分，食用有利于心血管病的好转。种子去壳可做米饭、磨粉可做面食。荞面粉可压制饸饹和做民间小吃。医用：《本草纲目》记载能降气宽肠、磨积滞、消热肿风痛、除白浊白带、脾积泄泻。其所含硒与芦丁有利于明目和软化血管并降血脂。荞茎秆灰可提取碳酸钾。

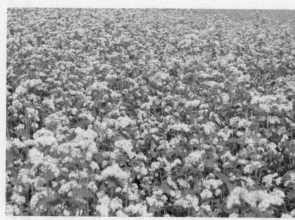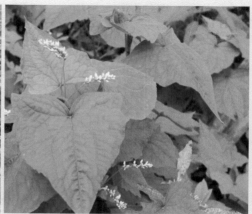

22.06　酸模叶蓼 *Polygonum Iapathifolium* L.

【别名】马蓼、旱苗蓼

【植物特征】一年生草本。高 30~100 cm，茎直立，紫红色，有分枝。叶柄有短刺毛，叶披针形或宽披针形，大小变化很大，顶端渐尖或急尖，基部楔形，上百绿色，常有新月形黑色斑点，无毛，下面沿主脉有贴生的粗硬毛，全缘，边沿生粗硬毛，托叶鞘筒状，膜质，淡褐色，无毛。花序为数个穗构成的圆锥花序，花淡红色或白色，花被通常 4 深裂，瘦果卵形，扁平，两面微凹，黑褐色光亮，全部包于宿存的花被之内。

【生境】分布在全国，多生于湿地或水边。

【功用及推广价值】根茎和果实可磨粉用以蒸馍、烙饼，味道甜美。嫩茎叶可做菜。例：嫩茎叶 350 g，洗净、切段、水焯熟，于凉开水中浸泡 30 min，挤去余水，调入糖、醋、油、盐食用，可收食疗之效。医用祛风利湿，活血止痛。

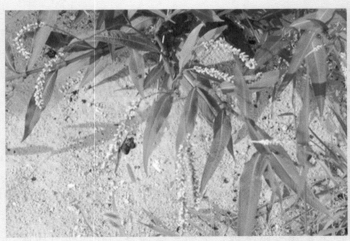
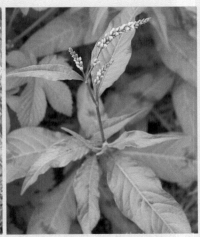

22.07　华北大黄 *Rheum franzenbachii* Munt

【别名】河北大黄、波叶大黄、山大黄

【植物特征】多年生草本植物。株高 50~100 cm，其根肥厚，茎粗，直立，表面有纵沟纹，无毛，不分枝。基生叶有长柄，柄下带紫红色，叶心形，卵形或宽卵形，长 15~25 cm，宽 7~18 cm，边缘波状，上面绿色无毛，稍带紫红色，下面绿色，有短毛，叶脉 3~5 条，均由基部发出，茎生叶较小，有短柄，或近无柄，托叶鞘膜质，暗褐色。花序圆锥状，顶生，花梗纤细，花白色，较小；瘦果有三棱，沿棱生翅，顶端略凹，基部心形。

【生境】分布于山西、河北、内蒙古和陕西。多生于山坡阳面的潮湿处。已有人工栽培。东北、西北及黄河流域各地有必要引进栽培。

【功用及推广价值】野菜、传统中药材。其嫩茎可生食，炒菜食用。食疗，例：波叶大黄嫩茎叶 150 g，黄瓜 150 g。先将嫩茎叶洗净切段水焯熟，入凉开水中浸泡 15 min，捞出挤水，和黄瓜条，加入香油、酱油、味精等调料凉拌食用。医用，其根状茎为传统中药材。治疗大便秘结、腹痛胀满、积滞下痢、热毒疮痛、妇女经闭、瘀血停滞、湿热黄疸、目赤口疮等。可治实热引致大便秘结、小便淋沥等症。新疆天山大黄也可入药。

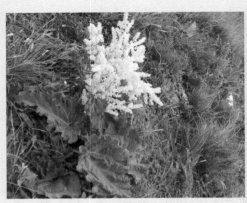
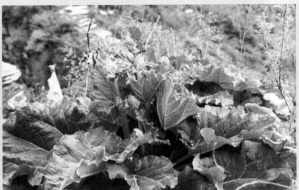

22.08　大黄 *Rheum officinale* Bail L.

【别名】将军、黄良、火参、肤如、蜀大黄、牛舌大黄

【植物特征】多年生草本，株高 1~1.5 m，根状茎粗壮。茎直立，上部分枝，有纵沟疏

182

生短柔毛。基生叶有长柄，叶片近圆形，掌状浅裂，长和宽近相寻，直径30~60 cm，顶端急尖，基部心形，上面无毛，下面生柔毛，托叶鞘筒状，膜质，开裂，通常生柔毛。花序大圆锥状，花梗细弱，中下部有关节，花淡绿色，花被片6，瘦果有三棱，沿棱生翅，顶端微凹，基部心形，红色。

【生境】分布在川、陕、鄂、云。生于山地。

【功用及推广价值】同华北大黄。

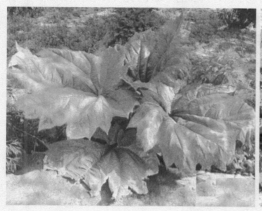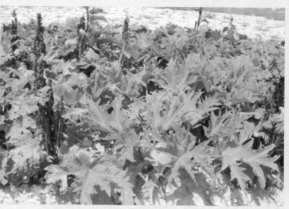

22.09 苦荞麦 *Fagopyrum tataricum* (L.) Gaertn.

【别名】苦荞、野荞、菠麦、乌麦、花荞

【植物特征】一年生草本，高50~90 cm，茎直立，分枝，绿色或略带紫色，有细条纹。叶有长柄，叶片宽三角形，长2~7 cm，宽3~8 cm，顶端急尖，基部心形，全缘，托叶鞘膜质，黄褐色。花序总状，花梗细长，花排列稀疏，白色或淡红色；花被5深裂，裂片椭圆形。瘦果卵形，有3棱，棱上部锐利，下部圆钝，褐色。

【生境】我国东北、西北、西南有栽培，逸为野生者也不少。适种地区应当引种；都市人家可在阳台当蔬菜栽培。

【功用及推广价值】嫩茎叶可做菜食用。为小杂粮和蜜源植物。因其营养与疗效特佳，近称为"五谷之王"。近年发现其种子面粉中含有丰富的槲皮素、桑色素和芦丁，因此养生和防疗功效强大。有抗紫外线、护肝、增强人体免疫力、延缓衰老、防疗骨质疏松、抗癌、防癌、抗菌、抗病毒、防疗心脑血管诸病以及降血糖、血脂和血压的功能。

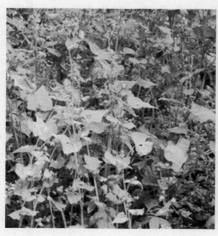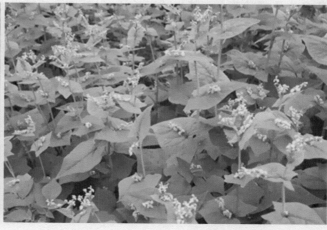

22.10　矮大黄 *Rheum nanum* Siev. ex Pall.

【别名】戈壁大黄、沙漠大黄

【植物特征】高 20~35 cm。根为直或弯曲的长圆柱状，外皮棕黑色，内部白色，肉质。根状茎顶部被多层棕色膜质托叶鞘包围，托叶鞘光滑无毛。基生叶 2~4 片，革质，肾状圆形或近圆形，长 6~14 cm，宽 8~16 cm，顶端阔圆，基部圆形或浅心形，近全缘，掌状脉基出，3~5 条，叶茵黄绿色具白色疣状突起，下面浅绿色无毛，叶柄短粗，长 2~4 cm。花序由茎顶生出，自近中部分枝，形成宽阔的圆锥花序，花成簇密生，苞片鳞片状，花梗较粗，无关节，花被片近肉质，花盘环状，略肥厚呈肉质。瘦果肾状圆形，长 10~12 mm，红色。种子卵形，宽约 5 mm，宿存花被增大，几近全部遮盖种子。花期 5~6 月，果期 7~9 月。

【生境】分布在甘肃、内蒙古和新疆，多生在荒漠沙砾土丘之上。本品十分耐旱，无须灌溉。

【功用及推广价值】块状根提取淀粉。20 世纪 60 年代大饥荒时，在新疆吉木萨尔县五彩湾工作的地质勘探队深挖本品块根烤熟充饥，味香可口。有清热缓泻、健胃安中的功效，用于大便秘结、口干口臭、脘腹痞满。是很好的固沙建绿物种；茎叶可饲养牲畜，种一次收数年。本品人工育苗已经成功，在甘、蒙、新荒漠地带有开发价值。

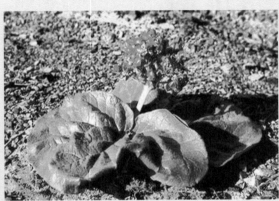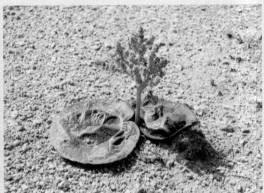

22.11　珠芽蓼 *Polygonun viviparum* L.

【别名】山高粱、蝎子七、剪刀七、染布子

【植物特征】多年生草本。高 10~40 cm。根状茎肥厚，紫褐色。茎直立，不分枝，通常 2~3 生于根状茎上。基生叶有长柄，叶矩圆形或披针形，长 3~6 cm，宽 8~25 mm，革质，顶端急尖，基部圆形或楔形，边缘微向下反卷，茎生叶有短柄或近无柄，披针形，较小，托叶鞘筒状，膜质。花序穗状，顶生，中下部生珠芽，苞片宽卵形，膜质。花淡红色，花被 5 深裂，裂片宽椭圆形。瘦果卵形，3 棱，深褐色，有光泽。

【生境】分布于吉林、内蒙古、新疆、甘肃、陕西、青海、西藏和四川。生高山草甸湿润处。

【功用及推广价值】根状茎含淀粉可酿酒。医用，根状茎细粉能疗刀伤、止血。也用于婴幼儿腹泻和菌痢。瘦果富含淀粉等营养物，为高山牧草、畜禽精饲料。

　　[注] 新疆天山高山草甸常有本植物群落分布，开发前景看好。

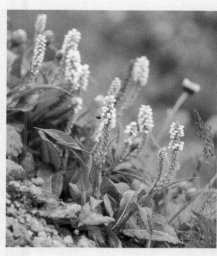
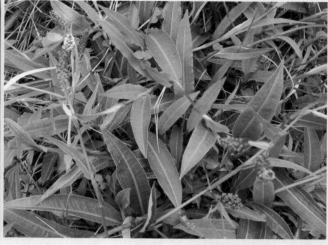

22.12　虎杖 *Polygonum cuspidatum* Sieb. et Zucc

【别名】川筋龙、酸汤杆、花斑竹根

【植物特征】多年生高大草本，高 1~1.5 m。茎直立，丛生，基部木质化，分枝，无毛，中空，散生紫色或红色斑点。叶有短柄，叶片宽卵形或卵状椭圆形，长 6~12 cm，宽 5~9 cm，顶端有短骤尖，基部圆形或楔形，托叶鞘膜质，褐色，早落。花单性，雌雄异株，成腋生的圆锥状花序，花梗细长，中部有关节，上部有翅，花被 5，深裂，裂片 2 轮，外轮 3 片，在果时增大，背部生翅。瘦果椭圆形，有 3 棱，黑褐色，光亮，包于增大的齿状花被内。

【生境】分布于鲁、豫、陕、鄂、赣、云、贵、川、台等地，生于山谷溪边。东北、西北各地必要时可在保护地引栽。

【功用及推广价值】野菜、传统中药材。嫩茎叶可食。根药用，用于活血散瘀、祛风解毒、收敛利尿。也可用于园林山水植景。

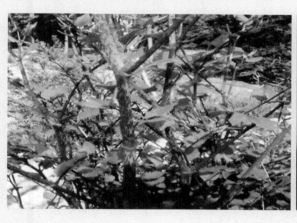
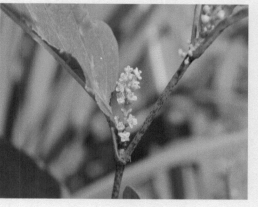

22.13　鲁梅克斯 *Rumex sp.*（K-1）

【别名】杂交酸模、高秆菠菜

【植物特征】具有酸模的许多特征。多年生高大草本植物，茎直立不分枝，茎高 1~1.5 m。根茎部着生侧芽，主根发达，叶簇生，披针形，长 20~30 cm，宽 8~10 cm，种一次收 20 年，每月可收一茬。是经杂交育成的新品种，既是一种新型的高蛋白饲料，又是一种优良的防止水土流失、改善生态环境的地被植物。

【生境】人工栽培。鲁梅克斯既具有高产、速生和品质优良的特性，又有极强的耐寒性，能耐 -40℃ 的低温，抗旱、耐涝、耐碱、耐瘠薄、适应性广、抗逆再生能力强等特性，适于在盐渍土上种植，可在 pH 8~9、含盐量 0.5% 的农田土壤上正常生长发育；在含盐 6% 的土壤上仍能生长。它抗热性较差，七八月高温季节，生长缓慢或停止生长。鲁梅克斯是喜水作物，幼苗期应尽量保持土壤湿润。成苗后，由于叶片多而宽大，生长快，很快就会封垄，可以抑制杂草的滋生。

【功用及推广价值】做菜食用，必须用开水先焯，然后凉拌或炒制热菜，或做汤、做馅。多食有通便作用。医用，与酸模同治毒疮。其种衣可装枕芯。优质高产饲草，高蛋白。在山东中部，12月中旬进入半枯萎期，2月底返青，返青后根茎部的叶簇能再生，种植一次，可连续利用 10~15 年，亩产鲜叶可达 1 万 kg。

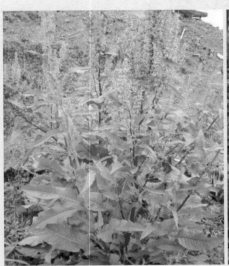 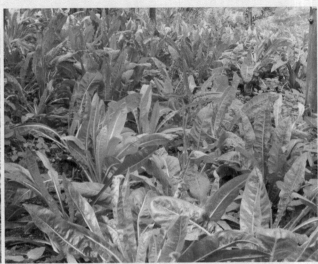

23. 唇形科 Labiatae

23.01 紫苏 *Perlla frutescens*（L.）**Britton**

【别名】白苏荏

【植物特征】一年生草本。高 30~100 cm，被长柔毛。叶片宽卵形或卵圆形，长 7~13 cm，上面被疏柔毛，下面脉上被贴生柔毛；叶柄长 3~5 cm，密被柔毛。轮伞花序 2，花呈顶生和腋生，偏向一侧密被长柔毛的假总状花序，花萼钟状，下部被长柔毛，有黄色腺点，果时增大，上唇宽大，3 齿，下唇 2 齿，披针形，花冠紫红或粉红色或白色。小坚果近球形。

【生境】全国各地栽培。新疆昌吉地区试种，效果不错。

【功用及推广价值】蔬菜、野菜、药膳食材、传统中药材、其他用途。嫩茎叶可作蔬菜，也用于香料和调料。种子为油料可榨取苏子油供食用或工业用。全草、种子供药用，为传统中药。

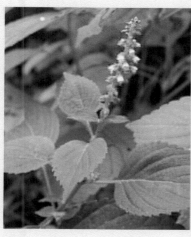
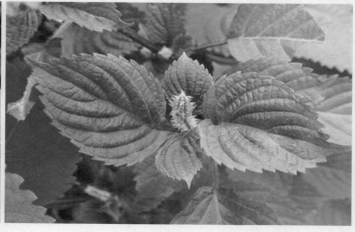

23.02　麻叶风轮菜 *Clinopodium urticifolium*（Hance）C. Y. Wu et Hsuan

【别名】野紫苏

【植物特征】多年生草本，高 25~80 cm。叶片卵形至卵状披针形，长 3~6 cm，上面被极疏的短硬毛，下面具疏柔毛，叶柄长 2~12 mm，轮伞花序半球形。萼狭筒状，长约 8 mm，花冠紫红色，长约 1.2 cm。小坚果倒卵球形。

【生境】生山地和林中空地。

【功用及推广价值】野菜、香料、调料、药膳食材。嫩茎叶当香料和调味料食用。入药民间用于风寒感冒。

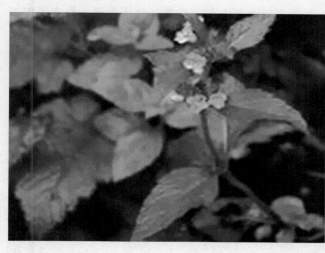
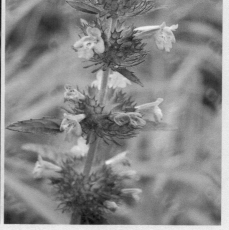

23.03　新风轮 *Calamintha debilis*（Bnnnge）Benth.

【别名】野苏

【植物特征】一年生柔弱草本。高 10~20 cm，被短柔毛。叶卵形或矩圆状卵形，长 10~20 mm，上面被稀疏短硬毛，下面脉上疏被短硬毛，其余部分被疏毛和黄色小腺点。二歧聚伞花序，2~12 花，腋生，萼筒状钟形，花冠白色，与萼等长或稍短。小坚果卵形。

【生境】多生在亚高山草甸或山间空地。

【功用及推广价值】野菜、香料调料、药膳食材。与麻叶风轮同。

藻类植物　蕨类植物　裸子植物　被子植物　双子叶植物　被子植物　单子叶植物

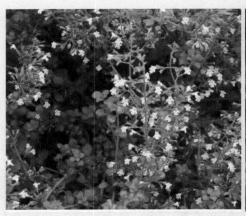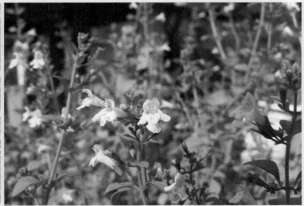

23.04　亚洲薄荷 *Mentha asiatica* Boriss.

【别名】野薄荷

【植物特征】多年生草本，高 40~80 cm。根茎斜行，节上生根，植株全体被灰白茸毛，茎直立，钝四棱形，略带紫色。多分枝。叶片椭圆形或长圆形，通常短于节间，先端尖锐或稍钝，基部圆形或浅心形，边有锯齿，叶背脉稍隆起，叶柄很短。轮伞花序在茎及分枝顶端密集成穗状。苞片丝状，外被柔毛；花梗纤细，花萼钟形，花冠白色微紫。小坚果卵圆状。花期 7~8 月。

【生境】分布于中亚地区、在我国主要产于新疆、四川及西藏，海拔 50~3100 m 均有分布，在哈萨克斯坦和乌兹别克斯坦、俄罗斯、伊朗也有分布。多生于河岸或水渠边。

【功用及推广价值】野菜、药膳食材。其嫩茎叶也可入蔬，泡茶。食用主要的是春季刚返青的出土嫩芽，做馅用来做包子、饺子。嫩茎叶洗净放入砂糖打浆做成浓糖浆，可作甜食。医疗用于风热感冒、目赤、喉痹、口疮、风疹、麻疹等。散风热，逐秽气，解鱼虾毒。

　　[注] 近年新疆农垦系统自华东引入工业用薄荷大面积栽培，已经提纯产出了薄荷油和薄荷脑。

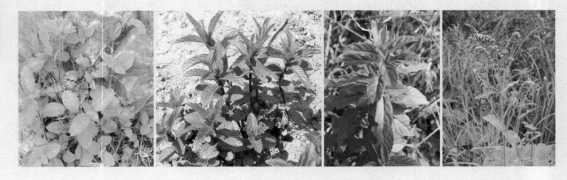

23.05　牛至 *Origanum vulgare* L.

【别名】土香薷、五香草、披萨草、滇香薷、香芹酚

【植物特征】多年生草本植物。芳香。根茎斜生，节上具纤细须根。茎直立或近基部伏地，四棱，具短柔毛，分枝，分枝有的具花，下部枝败育。叶片卵圆形，先端稍钝，基部宽楔形或微心形。花序呈伞房状，多花密集，花萼钟状，紫红色。花冠紫红色，管状钟形。

188

小坚果卵圆形，褐色，无毛。花期 7~9 月，果期 9~10 月。

【生境】生山坡林间草地。

【功用及推广价值】野菜、香料调料、传统中药材。披萨草是近名，由西方传入，因作披萨时，必须加入本品的细干粉以增味故名。可见本品为西餐要品。中餐也用以除去肉菜的腥味。也在烤肉中使用。开花时刈地上部分晒干入药。发汗解表，利水消肿，理气止痛，也可于暑湿感冒。

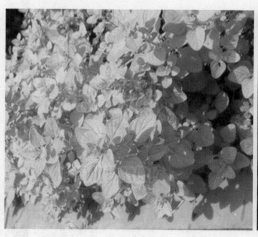 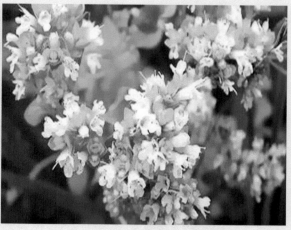

23.06 益母草 *Leonurus artemisia* (Lour.) S. Y. Hu in Sourn.

【别名】通经草、茺蔚子（种子入药名）

【植物特征】一、二年生草本。高 30~120 cm，方形，有倒向糙伏毛。茎下部叶卵形，掌状三裂，其上再分裂，中部叶通常三裂成矩圆形裂片，花序上的叶呈条形或条状披针形。叶柄长 2~3 cm 至近无柄。轮伞花序轮廓圆形，花萼筒状钟形，花冠粉红色。小坚果矩圆状三棱形。

【生境】广布于亚洲、非洲、美洲各大洲，生于多种生境。

【功用及推广价值】野菜、药膳食材、传统中药材。食用部分主要是嫩苗，称童子益母草。可炒蛋、作汤。开花期的全草为妇科至要用药，种子用于利尿和医眼疾。

　　[注] 新疆益母草花冠多呈淡白色。功用与红花益母草相同。

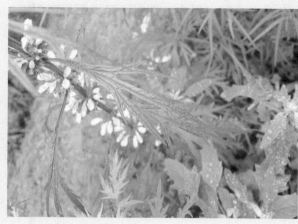 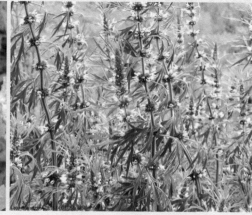

23.07　罗勒 *Ocimum basiiicum* L. var. *pilosum*（Willd.）Benth.

【别名】毛罗勒、九层塔、光明子、气香草、矮糠、零陵香、满园香、兰香

【植物特征】一年生草本，高20~80 cm，被疏柔毛。叶片矩圆形或卵形，长2.5~5 cm，略被疏柔毛，叶柄长约1.5 cm。轮伞花序6花，组成假总状花序，此花序长可达10~20 cm，密被柔毛，花萼钟状，长4 mm，花冠淡紫色或上唇白色，下唇紫红色。小坚果卵球形。

【生境】全世界普遍栽培，我国华南地区可逸为野生。新疆各地已栽培多年。

【功用及推广价值】野菜、香料、调料。食用主要是嫩茎叶。可凉拌、做汤，作菜肴调味，能辟腥气，作肉、鱼的香料。在国外西餐常用，为保健蔬菜，富含蛋白质矿物质和芳香植物油。具新鲜的丁香气味。味辛，性温。有消暑解毒、去痛健胃、益力增精、强壮身体的功效。叶可驱赶蚊虫、肠寄生虫等。还可种在花盆观赏，同时驱除蚊蝇。

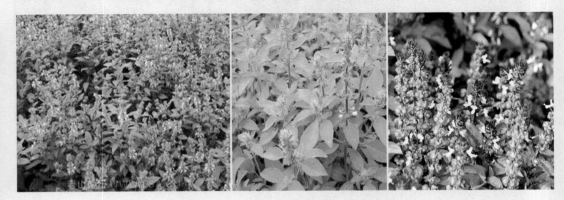

23.08　荆芥 *Nepeta cataria* L.

【别名】香荆芥、薄荷、香薷、小荆芥、土荆芥、大茴香、小薄荷、巴毛、凉薄荷、樟脑草

【植物特征】一年生直立草本。高30~100 cm。被灰白色疏短柔毛，叶指状三裂，偶有多裂，长1~3.5 cm，宽1.5~2.5 cm，两面被短柔毛，下面有腺点，叶柄短。轮伞花序多花，组成顶生长2~13 cm间断的假穗状花序，花萼狭钟状，花冠青紫色。小坚果矩圆状三棱形。为药用芳香油植物。为传统中药材。

【生境】产于新疆，甘肃，陕西，河南，山西，山东，湖北，贵州，四川及云南等地；多生于宅旁或灌丛中，海拔一般不超过2 500 m。自中南欧经阿富汗，向东一直分布到日本，在美洲及非洲南部逸为野生。

【功用及推广价值】野菜、香料、调料、传统中药材。食用，嫩茎叶可凉拌，凉拌菜可驱苍蝇。食凉拌菜可防暑降温并增进食欲。医用主要是花穗，可镇痰、祛风、凉血，消除咽喉肿痛等。

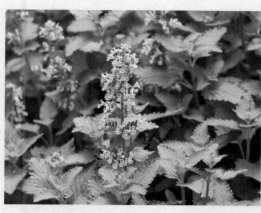
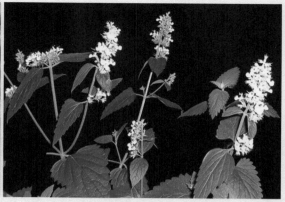

23.09　藿香 _Agastache rugose_（Fisch. et Mey.）O. Ktze.

【别名】草藿香、合香

【植物特征】多年生直立草本，高 50~150 cm，上部被极短的细毛。叶具长柄，心状卵形至矩圆状披针形，长 4.5~11 cm，宽 3~6.5 cm。轮伞花序多花，在主茎或侧枝上组成顶生密集圆筒状的假穗状花序；花萼筒状倒锥形，花冠淡紫蓝色。小坚果卵状矩圆形，顶端具短硬毛。为药用芳香油植物。

【生境】早就引入新疆栽培。

【功用及推广价值】野菜、香料调料、传统中药材。食用幼苗及嫩茎叶。炖鱼，入汤，作佐料。医用主治暑湿感冒、脘腹胀满、恶寒发热、腹痛吐泻等症。

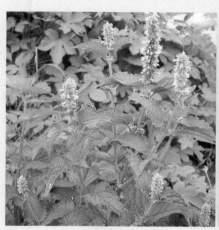
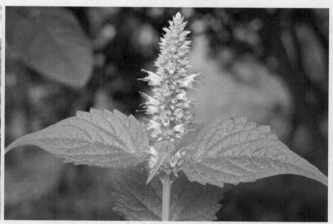

23.10　银条菜 _Stachys floridana_ Schuttl et Benth.

【别名】银苗、银根菜、地参、银白条、银条、地灵、一串紫

【植物特征】多年生草本，地下根茎白色，细长，均匀具节，肉质、脆嫩。茎方形，有纵沟，高 80~170 cm。叶椭圆披针形，背有腺点。轮伞花序。小坚果有棱，棕黑色。

【生境】河南偃师原产，喜生于水湿地，现引入北京等大城市栽培，以大棚模式为主；新疆还在盆栽阶段。

【功用及推广价值】野菜、药膳食材。食用地下根状茎。偃师银条菜历代贡品，菜药兼用有千年历史。其细长根状茎均匀具节，白色肉质，脆嫩多汁、无纤维，凉拌、炒食、

煮食或制成蜜饯、酱渍、糖渍和罐头食品均可，油炸银条不上火还能祛火。口感爽脆，清凉祛腻，风味独特，营养丰富，具有润肺、补血、益肾之功效。全草洗净切段晒干入药，具活血，利尿，通经，滋阳润燥的作用。保健功能十分显著。

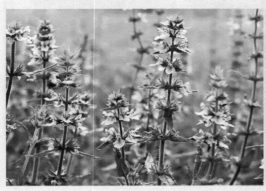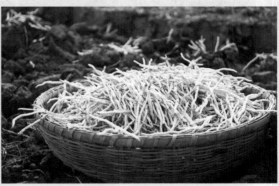

23.11　草石蚕 *Stachys sieboldii* Miq

【别名】地蚕、宝塔菜、甘露子、地笋

【植物特征】多年生草本。根状茎匍匐，其上密集须根，顶端有串珠状肥大块茎的横走小根状茎。茎高 30~120 cm。茎叶叶片卵形或椭圆状卵形，长 3~12 cm，两面被贴生短硬毛，叶柄长 1~3 cm。轮伞花序通常 6 花，多数远离排列成长 5~15 cm 顶生假穗状花序。花冠粉红色至紫红色。小坚果卵球形具小瘤。

【生境】原产华北野生湿地，现多栽培。

【功用及推广价值】蔬菜、药膳食材。嫩茎叶做菜、凉拌或做汤；其块茎可腌制高级酱菜。医用，全草治肺炎。

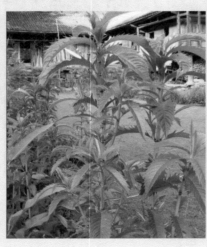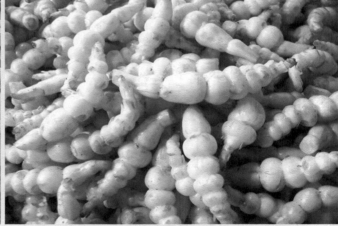

23.12　神香草 *Hyssopus officinalis* Linn.

【别名】柳薄荷

【植物特征】神香草属半常绿植物。此品为我国引进。我国新疆有硬尖神香草 *H. cuspidatus* Boriss.，其为半灌木，高 30~60 cm。茎基部粗大，木质褐色、常扭曲，有不规则的剥落皮层。自基部帚状分枝，初茎基部带紫，上部绿色，四棱形，上略具沟，无毛或近于无毛。叶线形，大多长于节间，先端锥尖。穗状花序多花，生于茎顶，由轮伞花序组成；轮伞花序通常10花，常偏向一侧成半轮伞；花冠紫色，外面被稀疏的短柔毛及腺点。小坚果呈长圆状三棱形，褐色，具腺点。

【生境】野生，喜生于干旱山坡，海拔 1 100~1 800 m 处。

【功用及推广价值】野菜、香料、调料、传统中药材。膳食可取用干花作调味、入沙拉、入茶。自古以来就是有名的香料与芳香植物。可拌入沙拉，也可与茶叶制成花草茶，叶可少量加入食物以增加风味，可增强甜食和酸辣菜的口感。有增进食欲帮助消化和祛痰杀菌的功能。两种均可入药，开花时刈取全草晒干，用于清热发汗、化痰止咳。

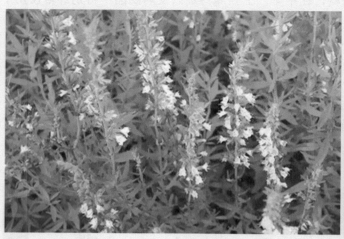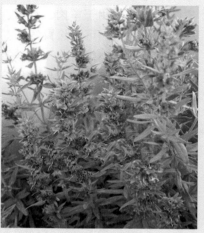

23.13　鼠尾草 *Salvia japonica* Thunb.

【别名】洋苏草、勤、山陵翘、乌草、水青、秋丹参、消炎草

【植物特征】多年生芳香草本，株高 30~50 cm。

【生境】原产地中海沿岸，我国的浙、皖、苏、赣、鄂、闽、粤、桂均有野生。新疆也有同属的新疆鼠草（*Salvia deserta*）。

【功用及推广价值】香料调料、药膳食材。用鼠尾草泡茶有滋补身体和养颜美容之效。干叶和鲜叶用于食品调味。该草的鲜叶和干叶用于多种食物的调味，也用于香肠制作调味和牛羊肉的炖食。也可用于拌沙拉，是西洋菜的常用佐料。本草含雌激素，孕妇不宜用。新疆可先行盆栽。

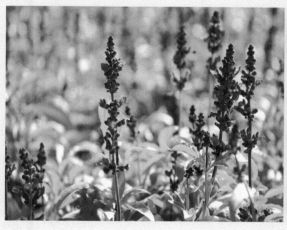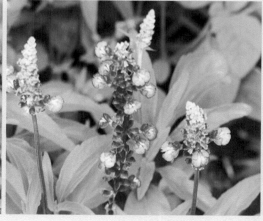

23.14　迷迭香 *Rosmarinus officinalis* Linn.

【别名】海洋之露

【生境】原产于欧洲、非洲北部、地中海沿岸等。远在曹魏时期就曾引种中国，性喜温暖气候，我国云、贵、湘、川已有一定的栽培面积。新疆引种为芳香植物提取香料，在库尔勒、伊犁等地栽培，也可保护地栽培，未见野生。

【植物特征】为迷迭香属常绿灌木。

【功用及推广价值】香料、调料、药膳食材。鲜叶、干叶均用于中西餐调味和饮料调味。在西餐中迷迭香是经常使用的香料，在牛排、土豆等料理以及烤制品中特别经常使用；提味使用主要用于羊肉、海鲜、鸡鸭类，及在烤制食物腌肉时用，有种特别清甜带松木香的浓郁香味。可消除胃气胀、增强记忆力、提神醒脑、减轻头痛症状、对伤风、腹胀、肥胖、美容等亦很有效。迷迭香具有镇静安神、醒脑作用，对消化不良和胃痛均有一定疗效。民间多将其捣碎后，用开水浸泡后饮用，可起到镇静、利尿作用。也可用于治疗失眠、心悸、头痛、消化不良等多种疾病。外用可治疗外伤和关节炎。还具有强壮心脏、促进代谢、促进末梢血管的血液循环等作用。迷迭香因具有独特的芳香油，广泛用于医药、油炸食品、富油食品及各类油脂的保鲜保质；而迷迭香香精则用于美容、化妆品、香料、空气清新剂、驱蚊剂以及杀菌、杀虫等日用化工业。在园林中有应用。

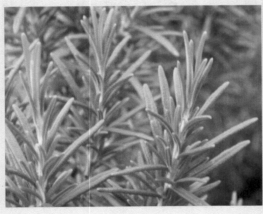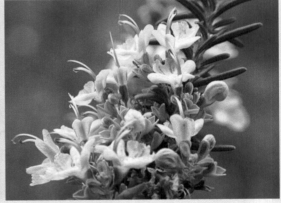

23.15　百里香 *Thymus mongolicus* Ronn

【别名】银斑、百里香、地花椒、山胡椒、麝香草

【植物特征】为百里香属多年生小灌木。全株具浓郁的芳香，有独特的麻舌却带甜的口味。新疆有同属植物拟百里香 *Thymus proximus* Serg. 和异株百里香 *Thymus marschallianus* Willd.。

【生境】引进品种。新疆的两种为野生。

【功用及推广价值】香料调料、传统中药材。上述三种百里香的花与嫩茎做成的粉可做饭菜的调味料。含高钾和多量的芳香油，西方人为增加饭菜风味而大量栽培。也用于调制酒类。均可入药，用治感冒咳嗽，头痛牙疼，急性胃肠炎、高血压。可作园林花卉材料。

　　[注] 引进种新疆已有盆栽。

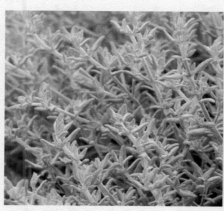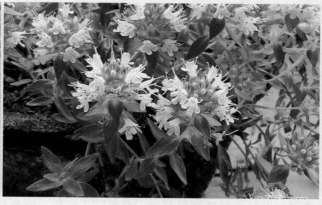

23.16　夏枯草 *Prunella vulgaris* L.

【别名】麦穗夏枯草、铁线夏枯草、麦夏枯、铁色草、大头花、棒柱头花、羊肠菜、锣锤草、六月干、棒头柱、夕句、乃东、燕面

【植物特征】多年生草本，根茎匍匐，节上生须根，高20~30 cm。下部伏地自基部多分枝。茎四棱，具浅槽，紫红色被稀疏糙毛或无毛。茎叶卵状长圆形，大小不等，先端钝，基部圆形截形至宽楔形，下延至叶柄成狭翅，边缘具不明显的波状齿或几近全缘，上百深绿色具短硬毛或无毛，下面淡绿色，侧脉3~4对。轮伞花序密集组成2~4 cm长的穗状花序，花冠紫色、蓝紫或红紫色。小坚果黄褐色。花期4~6月，果期7~10月。

【生境】广泛分布于国内各地，以河南、安徽、江苏、湖南等省为主要产地。新疆多生于天山山地湿润处。生长在山沟水湿地或河岸两旁湿草丛、荒地、路旁，夏枯草适应性强，整个生长过程中很少有病虫害。

【功用及推广价值】野菜、传统中药材。可食用，春采嫩茎叶及其花穗均可制作菜肴食用，嫩茎叶，焯水后可拌、炝、腌、炒、炖、做汤煮粥等，风味独特，味道鲜美。可做夏枯草凉茶饮料。应节令而生，能和血、引阳入阴而治疗失眠。夏枯草性寒，味甘、辛，微苦，能清泄肝火、散结消肿、清热解毒、祛痰止咳、凉血止血、清火明目，能治目赤肿痛、头痛淋巴结核、甲状腺肿、乳痛、乳房胀痛、头目眩晕、口眼歪斜、筋骨疼痛、肺结核、血崩、带下、急性传染性黄疸型肝炎及细菌性痢疾等。现代药理研究表明，夏枯草有降低血压的作用，并能扩张血管，其所含芦丁有抗炎作用，并能降低血管通透性，减少脆性，降低肝脂。夏枯草还有抵制癌细胞的作用。

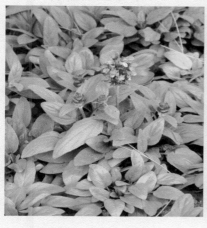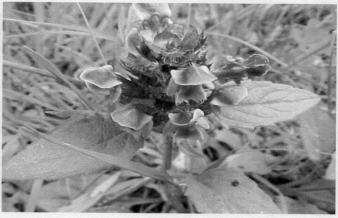

23.17　地瓜儿苗 _Lycopus europaeus_ L.

【别名】方梗、泽兰、地笋、提娄

【植物特征】多年生草本。地下茎横走，肉质，白色，顶端钝圆。茎方形，黄绿色或带紫色。节处紫色明显，有白色茸毛，质脆，断面黄白色，中空。叶对生，有短柄或近无柄，叶片多皱缩，展平呈披针形或长圆形，上表面暗绿色，下面灰绿色，密具腺点，两面均有短毛，先端尖，基部渐狭，边有锯齿。轮伞花序腋生，花冠唇形，白色。小坚果三棱形，花期 6 月，果期 8~9 月。

【生境】全国北方多野生。生于山地林缘的潮湿处。

【功用及推广价值】野菜、传统中药材。食用嫩茎叶和地下茎，尤宜蛋炒，食之可疗体虚和带下。生长最茂盛时割下全草晒干医用，治疗月经不调、经闭经痛、水肿腹水等症。

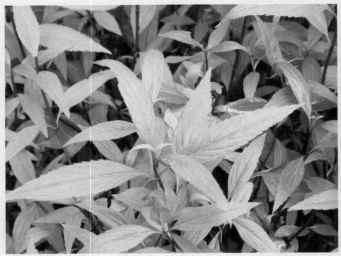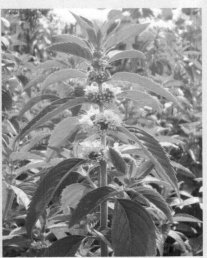

23.18　活血丹 _Glechoma longituba_（Nakai）Kupr.

【别名】佛儿草、金钱草、透骨消

【植物特征】多年生草本，具匍匐茎。高 10~20 cm。幼嫩部分被疏长柔毛。茎下部叶较小，心形，或近肾形，上部叶较大，心形，长 1.8~2.6 cm，上面被疏粗伏毛，下面常带紫色，叶柄长为叶片的 1~2 倍。轮伞花序少花，花萼筒状，长披针形，花冠淡蓝色至紫色，筒有长短两型，长者长 1.7~2.2 cm，短者长 1~1.4 cm。小坚果矩圆状卵形。

【生境】除西北和内蒙古以外，全国各地均产。多野生。生于湿阴处。

【功用及推广价值】野菜、传统中药材。食用，活血丹嫩叶炒鸭蛋，可滋阴润燥、养血安胎。嫩叶炒鸡片，可用于病后虚弱营养不良。医用，治疗热淋、石淋、跌打损伤、疟疾、产后惊风、腹痛牙疼、肾及膀胱结石等病。

　　[注] 新疆可用盆栽一试，须盛夏防晒，正午遮阳。

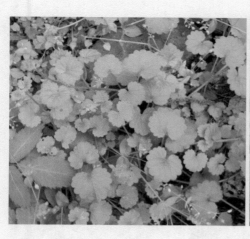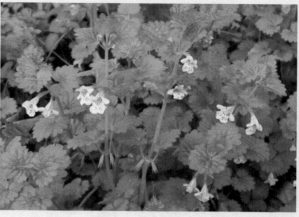

23.19 柠檬留兰香 *Mentha citrata* Ehrhart

【别名】蜂香花、蜜蜂花、留兰香、香薄荷

【植物特征】多年生草本，高 20~40 cm，具根状茎。地上茎方形，全株具芳香。叶椭圆披针形，先端尖，基部稍圆，叶柄长 2 mm，叶面深绿，叶背淡绿主侧脉均显，叶缘有疏的尖齿。轮伞花序组成穗状，花冠白色或淡紫色。小坚果棕色。

【生境】本品为欧美人群喜食的菜品，我国从欧洲引入栽培。现北京、南京、杭州有栽培。各地盆栽上市。

【功用及推广价值】香料、调料、药膳食材。嫩茎尖可调入酱油生食。本品是极受消费者欢迎的调味菜和食疗菜，富钾富硒植物，故是最理想的养生植物。食用可预防心血管病。本品的水浸出液可治疗失眠和头痛、消化不良。也是著名的蜜源植物。也作观赏植物栽培。

[注] 我国河南有野生种，当地人称十香，拉丁名待考证。

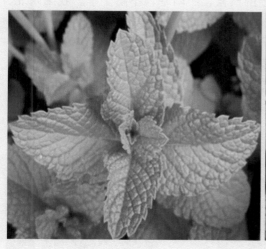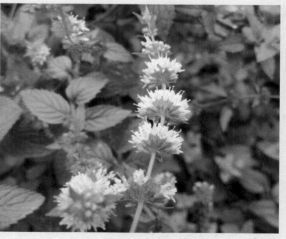

23.20 蓝萼香茶菜 *Rabdosia japonica* (Burm. f.) *Hara* var. *glaucocalyx* (Maxim.) Hara

【别名】山苏子、冬凌草、香茶菜、回菜花、倒根野苏

【植物特征】多年生草本。茎直立，高 30~150 cm，四棱形，多分枝。密被倒向贴生

的短柔毛，叶对生，宽卵形至披针形。聚伞花序多花，组成疏散顶生的圆锥花序，花萼钟状，萼齿5，蓝色，花冠紫蓝，被灰白色柔毛和腺点。萼内座生4个小坚果，椭圆形。

【生境】新疆、西藏、青海之外广布，生于山坡、草地和杂林之内。

【功用及推广价值】野菜、药膳食材。嫩苗和茎叶供食用。以地上全草入药。夏秋采，去杂质，晒干。清热解毒、消炎止痛、健脾活血和抗癌活性。用于感冒，咽喉肿痛，扁桃体炎，胃炎，肝炎，乳腺炎，癌症（食道癌、贲门癌、肝癌、乳腺癌）初起，闭经，跌打损伤，关节痛，蛇虫咬伤。新疆可引进试栽。

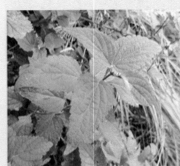 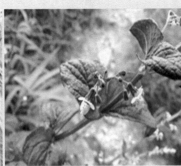 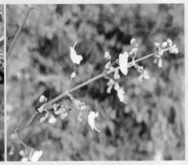

23.21　丁香罗勒 *Ocimum gratissimum* L.

【别名】臭草

【植物特征】直立芳香灌木。茎高 0.5~1 m。被长柔毛，叶片卵状矩圆形或矩圆形，长 5~12 cm，两面密被茸毛，叶柄长 1~3.5 cm，密被茸毛。轮伞花序6花，密集组成顶生，长 10~15 cm 的圆锥花序，密被茸毛；苞片卵状菱形至披针形，花萼钟状，外被柔毛及腺点。花冠白色或黄白色，长约 4 mm，上唇4浅裂，下唇矩圆，全缘。小坚果近球形。

【生境】分布于全球温暖地带，原产马达加斯加，在非洲、美洲的巴西、亚洲为多，非洲南部尤为广布。现各地栽培。喜温暖、潮湿的气候，不耐寒，不耐干旱。我国东北、西北须在保护地栽培。

【功用及推广价值】香料、调料、药膳食材。用于调制意大利菜，混在蒜、番茄中味道独特，增加口感。医用，芳香油膏可治皮肤瘙痒、皮炎、疥疮等。芳香油植物，可提取精油，用于香水或香皂中增加特别香味。叶可驱赶蚊虫、肠寄生虫。栽于庭院或盆栽于庭房观赏及驱蚊。

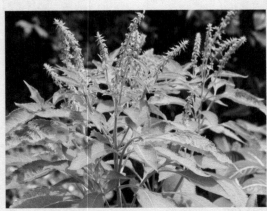 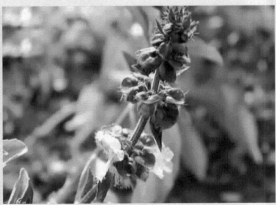

23.22　鸡脚参 *Orthosiphon wulfenioides*（Diels）Hand.-Mazz.

【别名】山萝卜、地葫芦

【植物特征】多年生草本，根粗厚，木质。茎高 10~30 cm，被长柔毛及混生的具腺短柔毛，基部生叶，或有时上部有 1~2 对叶，叶近无柄，宽卵形或倒卵形，长 4.5~13 cm，宽 2.2~6.5 cm，上面被疏柔毛，及密的黑色小腺点，下面被平展疏柔毛。轮伞花序 6 花，排列成单一的假总状花序。花萼紫红色宽筒状，花冠浅红色至紫色，长 1.8 cm 左右，上唇 4 浅裂，下唇全缘，内凹。小坚果球形。

【生境】野生于云、贵、川山地，生于松林下或草坡上。新疆已引进盆栽。

【功用及推广价值】野菜、传统中药材。嫩苗可蒸面食。根入药，治消化不良、食积、蛔虫病、风湿痛、虚弱头晕、虚汗、咳嗽，并配方治骨折及脉管炎。

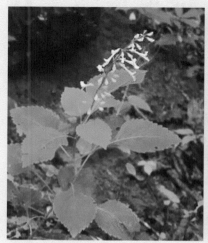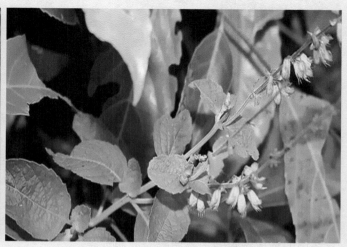

23.23　荔枝草 *Salvia pledeia* R. Br.

【别名】癞蛤蟆草、雪见草、邹叶草、野苏麻、青蛙草、皱皮草、过冬青

【植物特征】一、二年生直立草本。茎高 15~90 cm，方形，被疏的倒柔毛。叶椭圆状卵形或披针形，长 2~6 cm，上面疏被微毛，多皱。叶柄长 0.4~1.5 cm，疏被柔毛。轮伞花序具 6 花，密集成顶生假总状或圆锥花序，苞片披针形，细小，花萼钟状，外被长柔毛。上唇顶端具 3 个短尖，下唇二齿，花冠淡紫色或紫蓝色，稀白色，长 4.5 mm。小坚果倒卵形，光滑。

【生境】我国除甘青新藏之外，各地广布。生山坡湿地，海拔 60~2 800 m。

【功用及推广价值】野菜、药膳食材。花盛开期采收地上部分晒干煮水当茶饮。叶片切碎拌入面粉烙成饼食，治疗慢性支气管炎。清热，解毒，凉血，利尿。用于咽喉肿痛、支气管炎、肾炎水肿、痈肿；外治乳腺炎、痔疮肿痛、出血。在东北可以安全越冬，新疆可引入栽培。多见庭院盆栽。

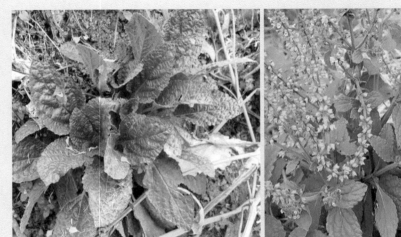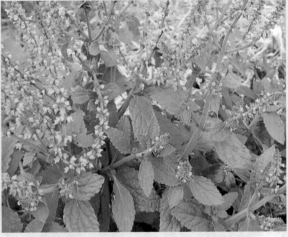

23.24 留兰香 *Mentha spicata* L.

【别名】绿薄荷、香薄荷、荷兰薄荷、青薄荷、香花菜、鱼香菜、血香菜、狗肉香、土薄荷

【植物特征】多年生草本，茎直立，高0.4~1.3 m，无毛或近无毛，绿色。叶具短柄，叶片卵状矩圆形，或矩圆状披针形，长3~7 cm，宽1~2 cm，上面绿色，叶脉多凹陷，下面灰绿色，脉白色而隆起。轮伞花序，聚生于茎顶和分枝的顶端，组成长4~10 cm、间断的、圆柱形的假穗状花序。小苞片条形长于萼，无毛；花萼钟状，外无毛，具腺点；花冠淡紫色，长4 mm，裂片4，近等大，上裂片微凹，雄蕊、花柱均外伸。

【生境】原生于欧洲及亚洲西南部的薄荷品种，全国多地栽培或逸为野生，新疆有野生。对环境的适应性较强。喜温暖、湿润气候。

【功用及推广价值】野菜、香料调料。春季嫩苗可凉拌食用、煎豉汤、暖酒和饮、煎茶；嫩枝、叶常作调味香料食用。做菜生吃或熟食，能却肾气、祛邪毒、除劳气、解劳乏，使人口气香洁。榨汁服可去心脏热及口齿诸病；捣成汁含漱去舌苔语涩；用叶塞鼻，止衄血；还可涂治蜂螫蛇伤。印第安人用薄荷来驱虫、杀跳蚤。可提取芳香精油，用于糖果牙膏等的香料。留兰香辛、凉、无毒，具有发汗、退热、祛风、止氧等功能。医用治疗感冒、咳嗽、头痛、脘腹痛、痛经等。煎汤洗可治膝疮。

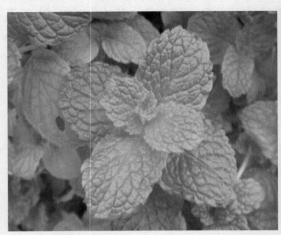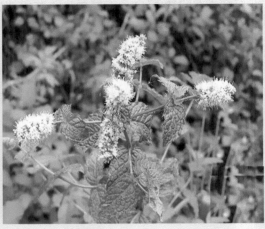

23.25　碰碰香 *Plectranthus hadiensis var. tomentosus*

【别名】茸毛香茶菜、碰碰花、一抹香、触留香

【植物特征】亚灌木状草本植物，多分枝，全株被白色茸毛。叶肉质，交互对生，绿色，圆形，卵圆形，边缘有钝锯齿。茎细瘦，圆形，被茸毛。花小，白色、红色、粉红、蓝色。触碰时会发出苹果香味。

【生境】原产于好望角，现全世界多盆栽观赏。

【功用及推广价值】野菜、香料、调料、药膳食材。叶肉厚，嫩枝叶可食用，炒或凉拌，风味特殊。加蜂蜜生食可治疗咽喉炎；煮泡当茶饮可缓解肠胃不适、感冒症状。盆栽观赏，净化室内空气。

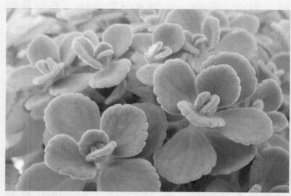 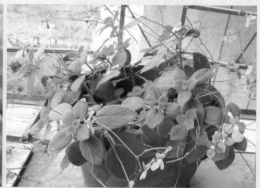

23.26　凉粉草 *Mesona chinehsis* Benth

【别名】仙人冻、仙人草

【植物特征】多年生，茎下部伏地，上部直立，茎四棱。叶卵形或卵状长圆形，先端钝，基部渐收缩成柄，边缘有小锯齿，两面有疏长毛，着生于花序上部的叶较小，呈苞片状，卵形至倒三角形，较花短，基部常带淡紫色，结果时脱落。花序柔弱，花小，轮生，萼小，钟状，唇形，上唇三裂，下唇全缘，结果时筒状，下弯，花冠红色，上唇宽，全缘或齿裂，下唇常椭圆形，凹陷，雄蕊4，花丝突出，花盘一边膨大。小坚果椭圆形。花期秋末。

【生境】分布在浙江、江西、广东、广西，分生于水边。繁殖因种子难发芽，故多采用扦插。

【功用及推广价值】其嫩茎叶作蔬菜食用，或干燥茎叶用水煮，与米浆混合再煮，冷凝即成凉粉块，划开加糖食用。药用于清热利湿，有消暑清热功能。用于中暑、糖尿病、泄泻、痢疾、高血压病、急性肾炎、丹毒等症。

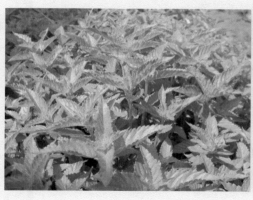 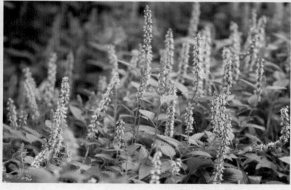

【别名】肾茶、猫须公、牙努秒

【植物特征】多年生草本植物，茎直立，四棱形，具线槽及细纹，被短柔毛。叶卵形、菱状卵形，长 2~5 cm，宽 1.3~3.5 cm，先端急尖，基部宽楔形至截状楔形。纸质，上面橄榄绿色，下面灰绿色，西面均被柔毛。叶柄长 5~15 mm，轮伞花序 6 花，在主茎及侧茎顶端，花梗长 5 mm，花萼卵珠形，长 5~6 mm，二唇形，上唇圆形，长宽约 2.5 mm，边缘下延至萼筒。花浅紫色或白色，雄蕊 4，超出花冠 2~4 cm，前对略长。花丝长丝状，花药小，药室叉开，花柱长长地伸出，先端棒状头形。花盘呈指状膨大。小坚果卵形，长约 2 mm，宽约 1.6 mm，深褐色，具皱纹。

【生境】猫须草产于我国云南、广东、广西、海南、云南、台湾及福建等地。西双版纳的傣族称猫须草为"牙路妙"，常种于房前屋后的园圃之中，作观赏及药用。国外马来西亚有分布等。喜温暖湿润的气候，较耐阴。生林地湿处，多栽培。

【功用及推广价值】药膳食材、传统中药材。是傣族喜用二千余年的药草，人们也称猫须草为肾茶，鲜草或干品泡茶常饮，以健肾强体。甘淡微苦，凉。清热消炎去湿，排石利水。地上部分药用，治肾炎、膀胱炎、尿路结石，对肾病有疗效，也可治疗风湿性关节炎。

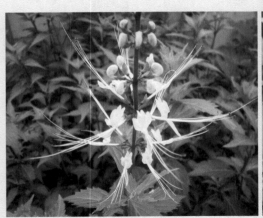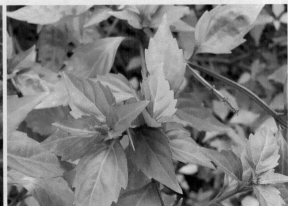

24. 落葵科 Basellaceae

24.01　落葵 *Basella rubra* L.

【别名】胭脂豆、藤菜、木耳菜

【植物特征】一年生缠绕草本。全体肉质，光滑无毛。茎长 3~4 m，有分枝，绿色或淡紫色。叶互生卵形或近圆形，长 3~12 cm，宽 3~11 cm，先端急尖，基部心形，全缘；叶柄长 1~3 cm。穗状花序腋生，长 5~20 cm，萼片 5，淡紫色，下部白色，连合成管，无花瓣。果实球形，长 5~6 mm，暗紫色，多紫汁。

【生境】我国南北各地均有栽培。

【功用及推广价值】蔬菜、药膳食材。嫩茎叶菜用。全草供药用，清热凉血，外用治痈毒。

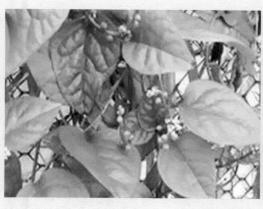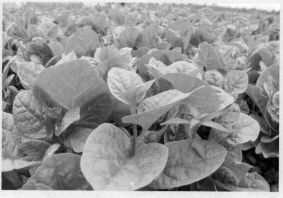

24.02　落葵薯 *Boussingaultia gracilis* Miers var. *pseudobaselloides*

【别名】藤三七、洋落葵、川七、疑洛葵

【植物特征】多年生蔓生藤本植物。原产巴西，现我国多地栽培。其叶片、珠芽、块茎、嫩梢均可食用。须根，主要根群分布在表土层，茎蔓生，断面圆形，初嫩绿，老后变成棕褐色，左旋性缠绕生长，叶腋易发生不定根。单叶互生，长 7~10 cm，宽 5~7 cm，肥厚肉质，心形，光滑无毛，有短叶柄，易生侧蔓，叶腋能长出块状的多肉珠芽，不规则多边形，直径可达 3~4 cm，茎基部也可长出珠芽团。穗状花序，长达 20 cm，花下垂，白绿色，有香味，但不结实。故繁殖多用茎段扦插和珠芽播种。

【生境】生性耐热、耐湿，也较耐阴。在沙壤土中生长可获得肥大的地下珠芽团。

【功用及推广价值】野菜、药膳食材。食用方法多样，嫩茎叶可做汤或素炒，块状珠芽适于与鸡、鱼炖食。叶片中维生素 A 和蛋白含量较高，是比较理想的药膳材料。食疗可强壮腰膝、消肿散瘀。

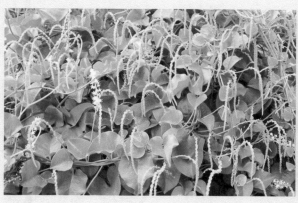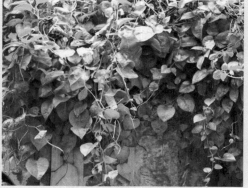

25. 石竹科 Caryophyllaceae

25.01　石生繁缕 *Stellaria saxatilis* Buch.-Ham

【别名】抽筋菜

【植物特征】多年生草本，高 30~50 cm，茎圆柱状，折断时能抽出中轴。嫩茎节间长 2.5 cm，老茎节间长 4~8 cm，浅绿色，节处浅紫色，光滑无毛。叶片小，卵状椭圆形，或长卵形，嫩绿色，对生。花轴上叶无柄。聚伞花序，有细长总花梗，花小，白色，花瓣细长。种子比油菜籽粒还小，扁圆，棕黄色。

【生境】分布于我国的长江、黄河和珠江流域，多生于山坡田边地头。

【功用及推广价值】食用，清炒、繁缕豆羹、繁缕烧猪肉。医用于产后瘀滞腹痛、乳汁不多、暑热解毒、呕吐、肠痈、淋病、恶疮、肿毒、跌打损伤等症。

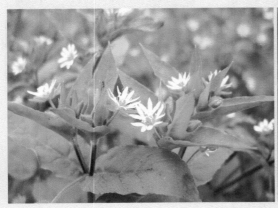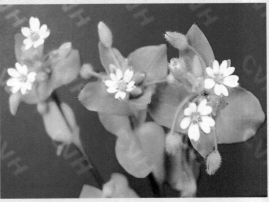

25.02　米瓦罐 *Silene conoidea* L.

【别名】麦瓶草、面条子棵、净瓶、麦瓶子、麦黄菜

【植物特征】一年生草本，高 50~60 cm。全株有腺毛。茎直立，单生，叉状分枝，基生叶匙形，茎生叶矩圆形或披针形，长 5~8 cm，宽 5~10 mm，有腺毛。聚伞花序顶生，有少数花，萼筒长 2~3 cm，开花时筒状，果时下部膨大呈卵形。花瓣 5，倒卵形，粉红色。蒴果卵形，有光泽，有宿存的萼。种子多数，螺卷状。

【生境】多生于麦田和荒地，新疆颇多。

【功用及推广价值】食用，可以面蒸菜，也可焯熟凉拌。医用治虚劳咳嗽、月经不调、衄血尿血和清热养阴。

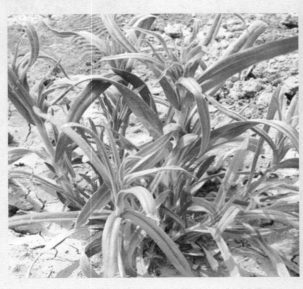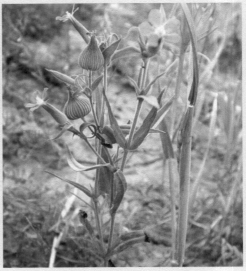

25.03 异叶假繁缕 *Pseudostellaria heterophylla*（Miq.）Pax

【别名】孩儿参、太子参、童参

【植物特征】多年生草本，高 15~20 cm，块根长纺锤形，肥厚，生细根。茎直立，有两行短柔毛。下部叶匙形或倒披针形，基部渐狭，上部叶卵状披针形、长卵形，或菱状卵形，茎顶两端对叶稍密集，较大，呈十字形排列，下面脉上疏生毛。花二形，普通花 1~3 枚顶生，白色；花梗长 1~2 cm，有短柔毛，花瓣 5，矩圆形或倒卵形，闭锁花生茎下部叶腋，花小，花梗细，疏生茸毛，无花瓣。蒴果卵形，有少数种子，种子褐色，扁圆形，或长圆状肾形。

【生境】我国东北、华北、西北均有分布，多在山谷湿阴地带。

【功用及推广价值】野菜、传统中药材。其嫩茎叶可焯熟后凉拌食用。医用，块根能健脾生津，治肺虚咳嗽、少食体倦、心悸失眠、口干舌燥。老熟茎枝可做扫帚。

[注] 可引进盆栽。河南省人工栽培面积很大。

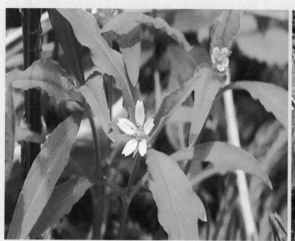 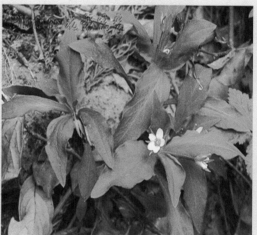

25.04 牛繁缕 *Malachium aquaticum*（L.）Fries

【别名】鹅肠菜

【植物特征】多年生草本，高 50~80 cm。茎多分枝。叶膜质，卵形或宽卵形，一般长 2.5~5.5 cm。顶端锐尖，基部近心形，叶柄长 5~10 mm，疏生茸毛，上部叶常无柄，或是极短的柄。花顶生枝端或单生叶腋，花梗细长有毛；萼片 5，基部稍合生，花瓣 5，白色，远长于萼片。子房矩圆形。蒴果 5 瓣裂，每瓣顶端再二裂。种子多数，近圆形稍扁，有显著突起，褐色。

【生境】全国广布，多生田间形成害草。

【功用及推广价值】嫩茎叶焯熟凉拌食用。医用祛风解毒、催乳、治无名肿毒。

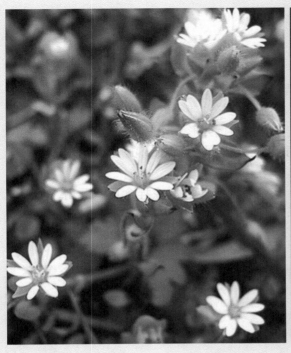
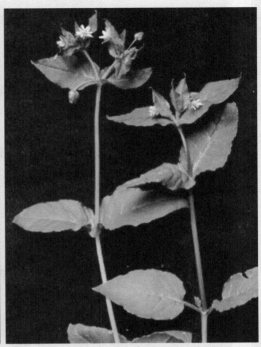

25.05　王不留行 *Vaccaria segetalis*（NecK.）Garcke

【别名】麦兰菜、奶米、大麦牛

【植物特征】一年生草本，高 30~70 cm。全株无毛，叶卵状椭圆形或卵状披针形，长 2~6 cm，宽 1.5~2.5 cm，无柄，粉绿色。聚伞花序，有多数花，花梗长 1~4 cm，萼筒长 1~1.5 cm，具 5 条宽绿色脉，并具 5 棱，花后基部膨大，顶端明显狭窄，花瓣 5，粉红色，倒卵形。蒴果卵形，包于宿存萼内。种子多数暗黑色，球形。

【生境】除华南外全国广布，多生于麦田之中。

【功用及推广价值】野菜、传统中药材。嫩茎叶作蔬菜食用。种子用于做淀粉、做醋和制酒。种子供药用，活血、催乳、消肿。

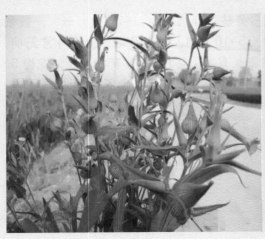
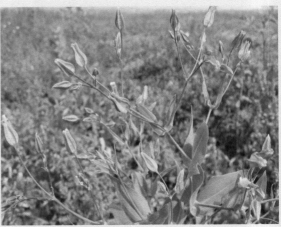

26. 睡莲科 Nymphaeaceae

26.01　芡实 *Semen euryales*

【别名】鸡头、雁头、鸡头米

【植物特征】一年生多刺水生草本。叶漂浮，圆形，革质，大型者直径达 130 cm，边沿向上折，上面多皱褶，下面紫色，叶柄和花梗多刺。花单生在花梗顶端，部分露水面；萼片 4，披针形，密生钩状刺，花瓣多数，紫红色，矩圆披针形或条状椭圆形。子房下位。浆果球形，直径 3~5 cm，海绵质，污紫红色，密生刺；种子球形直径 10 mm 余，黑色。

【生境】我国南北各省从黑龙江至云南、两广地区等均有，野生或种植。江浙湖泊地区为我国芡实主产地。生长在池塘、湖沼中。

【功用及推广价值】蔬菜、药膳食材，主杂粮。叶柄和花茎可作蔬食。种仁供食用称芡米，为健脾益肾、补中益气佳品，自古作为滋养强壮、永葆青春活力、防止未老先衰之良物。又可酿酒。芡实是广东食材界一绝。芡实性味甘涩平，具有固肾涩精、补脾止泄的功效，对治疗慢性脾虚泄泻、小便频数、腰酸腿疼、梦遗滑精、妇女带多腰酸等有一定疗效，也抗癌、防癌。园林水景配栽本品，可增情趣。

[注] 近年新疆莲产区扩大，在莲产区兼产芡实是可行的。

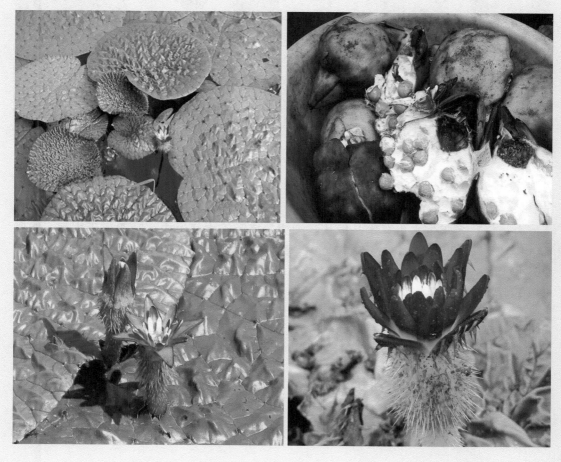

26.02　荷花 *Nelumbo nucifera* Gaertn.

【别名】莲、芙蓉、芙蕖、水芝、泽芝、水华、菡萏、水旦

【植物特征】多年生草本。根状茎横生，长粗肥厚，具节。叶圆形，高出水面，直径 25~90 cm，叶柄常有刺。花单生在花梗顶端，直径 10~20 cm，萼片 4~5，早落，花瓣多数，红色粉红或白色。花托于果期膨大，海绵质。坚果椭圆形或卵形，长 1.5~2.5 cm，种子卵形或椭圆形，长 1.2~1.7 cm。

【生境】我国南北各地均有栽培，新疆栽培面积扩大很快。

【功用及推广价值】蔬菜、野菜、药膳食材、观赏植物、主杂粮、传统中药材。本品根状茎名藕，营养丰富，可作为水果生吃，也可烧、炒、炖、煨、蒸、炸；种子名莲子，嫩时也能生吃，也可做蜜饯甜食和汤菜；荷叶可以泡水饮用，也常用来作为蒸食物的包裹物，有特殊的香气。莲藕还是中药，生食能凉血、清肺、去瘀、熟可健脾开胃、生肌强心；莲子益肾固精、清心养气、补脾止泻等功效。莲叶、莲心、荷蒂、花托、花瓣均可入药，功能以补气健胃为主，有助于调理脾胃。水生景观植物。

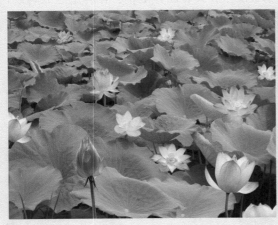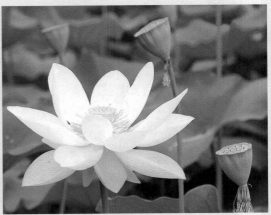

26.03　莼菜 *Brasenia schreberi* J. F. Gmel

【别名】马蹄草、湖菜、水葵

【植物特征】多年生水生草本。根状茎细瘦，横卧于水底泥中。叶漂浮于水面，椭圆状矩圆形，长 3.5~6 cm，宽 5~10 cm，盾状着生于叶柄，全缘，两面无毛，叶柄长 25~40 cm，有柔毛，叶柄和花梗有黏液。花单生在花梗顶端，直径 1~2 cm，花梗长 6~10 cm，花瓣 3~4，紫红色，宿存，子房上位。坚果革质，不裂，具 1~2 颗卵形种子。

【生境】分布于我国长江流域，多生于湖泊之中。

【功用及推广价值】蔬菜、药膳食材。以嫩茎梢和初生卷叶作蔬食，为江南名菜。药用能清热、利水、消肿、防癌、解毒。

　　[注]本品全生长过程不可离水。繁殖以过冬的根状茎剪段(每段需有 2~3 个节)进行。

药食同源植物的鉴别与利用

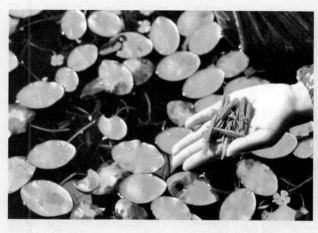
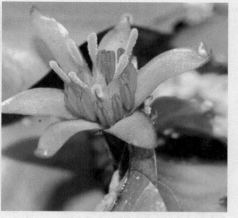

26.04 睡莲 *Nymphaea tetragona* Georgi

【别名】子午莲、水芹花、瑞莲、水洋花、小莲花

【植物特征】多年生水生草本，根状茎短粗。叶漂浮，心脏状卵形或卵状椭圆形，长5~12 cm，宽4~9 cm，基部具深湾，上面光亮，下面带红色或紫色，无毛；叶柄细长。花单生在花梗顶端，直径3~5 cm，漂浮于水面，萼片4，花瓣8~15，白色。子房半下位，5~8室。浆果球形，直径2~2.5 cm，为宿存萼片包裹。种子多数，椭圆形，有肉质囊状假种皮。

【生境】我国东北至新疆皆有分布。出池沼之中。

【功用及推广价值】根状茎食用或做酒。根状茎入药治小儿慢惊风。全草做绿肥。

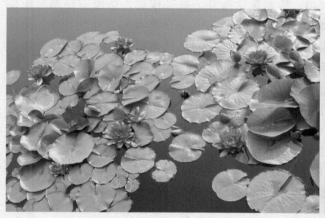
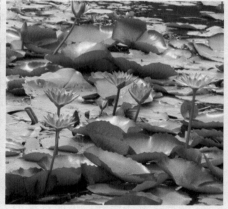

26.05 萍蓬草 *Nupha rpumilum*（Timm.）DC.

【别名】黄金莲、萍蓬莲

【植物特征】多年生水生草本。根状茎粗，横卧。叶漂浮，卵形或宽卵形，长6~17 cm，宽6~12 cm，基部开裂呈深心形，上面光亮，下面密生柔毛。花单生在花梗顶端，漂浮于水面，直径3~4 cm，萼片5，革质，黄色，花瓣多数，狭楔形。子房上位。浆果卵形，长3 cm，不规则开裂。

【生境】从东北、新疆到长江、珠江流域都有分布。生湖泊、沼池之中。

【功用及推广价值】根状茎供食用。亦入药补虚止血，治神经衰弱和刀伤。也用于园林景观，还可盆栽观赏。

　　[注] 可用种子，也可在旺长期以分株法，春季用根状茎切段法（切段必须带有主芽或侧芽）繁殖扩种。

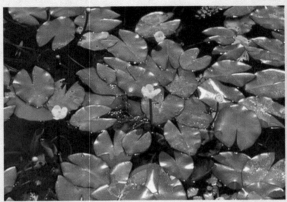
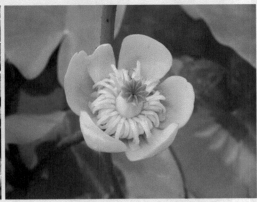

27. 杜鹃花科 Ericaceae

27.01　越橘 *Vaccinium vitis-idaea* L.

【别名】红豆牙疙瘩

【植物特征】常绿矮生半灌木，地下茎长，匍匐，地上茎高 10 cm 左右，直立，有白柔毛。叶革质，椭圆形或倒卵形。长 1~2 cm，顶端圆常微缺，基部楔形，边缘有细睫毛上部是微波状锯齿，下面淡绿色散生腺体，叶柄短，有微毛。花 2~8 朵成短总状花序，生于去年生的枝顶，花萼短，钟状，4 裂无毛，花冠钟状，白色或水红色。子房下位。浆果球形，蓝色或红色，近圆形。其中蓝果越橘即是俗称蓝莓。

【生境】原产北美，却广泛分布在北半球从北极到热带高山地区。中国分布于东北、内蒙古、新疆。新疆多生于阿尔泰山林下湿润处。喜生在有机质丰富、湿润的酸性土壤，喜光。野生越橘抗寒能力极强，能耐 − 50℃ 的极端低温。蓝莓在世界范围内栽培面积最大。

【功用及推广价值】野菜、药膳食材。越橘果珍贵，胜蓝莓。越橘榨汁、糖伴、做包子都是主要的食用方法。叶可代茶。果能加工饮料或冰冻用于食品。叶治病，作尿道消毒剂；果能治眼疾，防止血管破裂，也被誉为毛细血管的修理工，保护眼睛，防癌变，对慢性乙肝也有改善作用等。本品开发潜力很大，应组织开发，栽培发展。

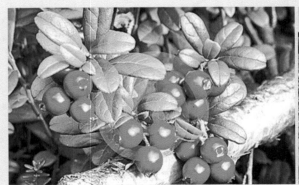
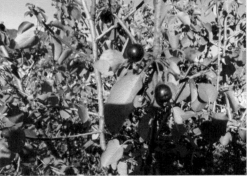

27.02　地檀香 *Gaultheria forrestii* Diels

【别名】岩子果、冬青叶、老鸦果、炸山叶、透骨消、阿门吉利

【植物特征】常绿灌木或小乔木，高达 6 m，枝颇粗，无毛。叶硬革质，矩圆形至披针针状椭圆形，长 4.5~9.5 cm，顶端锐尖，基部楔形，无毛，边缘有疏锯齿，上面绿色，下面黄棕色，网脉隆起，密生深色小斑点。叶柄长 3~4 mm。总状花序腋生，多而密，长 3~5 cm，总轴有细柔毛，花更粗而极短，稍有细柔毛，苞片卵形长约 2 mm，尖头。花萼裂片宽卵形，尖头，无毛。花冠白绿色，坛状，长 5 mm，无毛。口部 5 浅裂，裂片张开。浆果状蒴果球形，直径 4.5 mm，成熟时深暗蓝色。

【生境】产于云南，生于向阳灌丛中。

【功用及推广价值】可作香料、调料。枝叶可蒸取芳香油，食品用和药用。

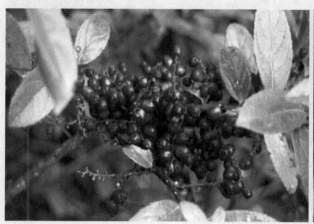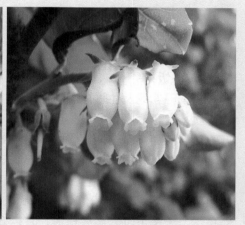

27.03　红莓苔子 *Vaccinium oxycoccos* L.

【别名】大果毛蒿豆、甸虎、酸尔蔓

【植物特征】常绿，匍匐半灌木。长达 75 cm，高 10~15 cm，枝条纤细，紫红色，幼枝褐色，稍有细毛。叶散生，革质，椭圆形至卵形，长 8~16 mm，宽 3~6 mm，顶端锐尖或钝尖，基部圆形，全缘无毛，下面粉白色，中脉明显，叶柄长达 1 mm，花 2~4 朵生于去年枝顶，伞形。花梗细长，长 1.5~4 mm，顶端弯向下，有细毛，基部有鳞片状苞片，中部附近还有 2 个小苞片，花萼裂片 4，宿存，花冠淡红色，4 深裂，裂片矩圆形，长 4~7 mm，外折，雄蕊 8，花丝膨大，有毛，花药长形，有两个直立的鲜红色长角，子房下位，4 室，花柱长超过花冠，宿存。浆果球形，直径 1~1.8 cm，深红色，有酸味，可食。

【生境】我国东北有产，生于长有苔藓的水甸子中或水湿苔地，植株下部埋在苔藓中，仅上部露出。是一广布北半球亚寒带、寒带的种，生于寒冷沼泽地。

【功用及推广价值】野果。食其果令人聪明。果实含有大量的抗氧化物，可提高记忆力。

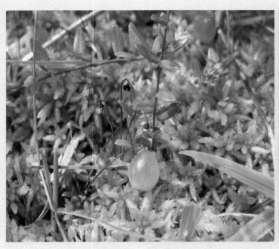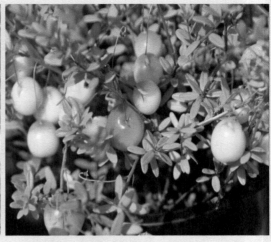

27.04 乌鸦果 *Vaccinium fragile* Franch.

【别名】午饭果

【植物特征】常绿丛生灌木,高达 1.5 m,幼枝有开展的灰棕色密长刚毛和短柔毛。叶密生,硬革质,有极短柄,卵状矩圆形,长 15~20 mm,顶端纯,常有短尖头或小凸尖,基部近圆形,两面多少有刚毛,边缘有细锯齿,齿顶和叶边初有小腺头的针状长刚毛,叶脉不甚显。总状花序腋生于幼枝顶部,长 2.5~4 cm,总轴有和枝上同样的毛。苞片椭圆形、红色,长等于花,有长睫毛和长刚毛,多少宿存。花梗短,有毛,花萼紫色,有三角形齿,仅边缘有睫毛,花冠粉红色,筒状坛形,雄蕊 10,有密柔毛,花药背面有 2 芒,比管部稍短,子房下位,浆果球形,直径 3 mm,紫褐色,可食。

【生境】分布于西藏、云南、贵州、四川。生松林下。

【功用及推广价值】野果。果可食。药用,祛风湿、镇痛,舒经活络。

[注] 同类越橘植物还有黄背越橘、乌饭树、笃斯(甸果)、黑果越橘(产新疆阿尔泰)等,果实均可食用。

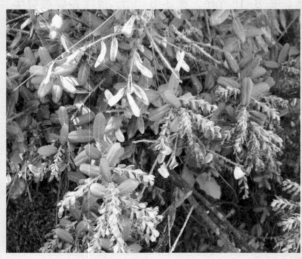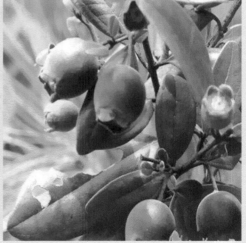

28. 旋花科 Convolvulaceae

28.01 叶用甘薯 *Ipomoea batatas* (L.) Lam.

【别名】长寿菜、番薯叶、地瓜叶、茗尖、过沟菜

【植物特征】多年生草本蔓生植物。属于嫩茎叶适口可食的甘薯品种。茎左旋,基部有刺,被丁字形柔毛。单叶互生,阔心脏形;雄花序为穗状花序,单生,雄花无梗或具极短的梗;苞片卵形,顶端渐尖;花被浅杯状,被短柔毛。蒴果三棱形,顶端微凹,基部截形,每棱翅状。种子圆形,具翅。花期初夏。

【生境】原产于热带美洲巴西、秘鲁。现广泛栽培于全世界热带和亚热带地区。我国南北各地都有栽培。当前较适宜发展的品种有京薯4号和鲁薯7号。

【功用及推广价值】食用地上部分的嫩茎叶,有喜食叶片及叶柄,也有喜食嫩枝芽梢,叶柄撕去柄皮后更加脆嫩好吃。茎叶含丰富的维生素A原,能养胃通便,行气,强化视力,为防治便秘、解毒、抗癌之药膳;红薯叶性甘、平,具有补虚益气、健脾强肾、益肺生津、补肾明目、美容、延缓衰老的作用。是我国长寿县广西巴马的常见蔬菜。在国外颇受青睐,亚洲蔬菜研究中心称之为"蔬菜皇后"。

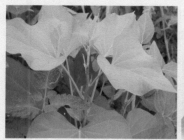 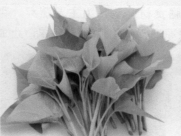 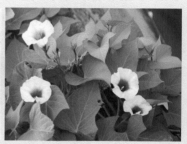

28.02 打碗花 *Calystegia hederacea* Wall

【别名】小旋花、旋花、常春藤打碗花、面根藤、狗儿蔓、斧子苗、喇叭花、蒲(铺)地参、盘肠参、兔耳草、富苗秧、傅斯劳草、兔儿苗、扶七秧子、扶秧、走丝牡丹、钩耳藤、狗耳丸、狗耳苗、扶苗、扶子苗、旋花苦蔓、老母猪草

【植物特征】多年生,匍匐或缠绕性草本。老根黄褐色,近茎根白色。茎多分枝,长可达1~2 m。基生叶和下部叶椭圆,或椭圆披针形,上部叶呈三角形或戟形,中裂,端渐尖,两面光滑无毛,全缘。花单生于叶腋,开张时喇叭形,有红、紫、蓝、白、淡粉等多色。蒴果桃形,具小尖,光滑。种子黑褐色。

【生境】全国各地广布,从平原至高海拔地方都有生长,多生于农田和路边、荒地,生命力顽强,为农田、荒地、路旁常见的杂草。目前尚未由人工引种栽培。

【功用及推广价值】嫩茎叶做蔬菜;根状茎也可食用,焯食、炒食和做汤均可。根含有淀粉17%,可食用及药用,但有毒,不可多食。全草入药,调经活血、滋阴补虚,止痒祛风,止痛,用于脾虚弱、消化不良、淋症、月经不调、白带、乳汁稀少、小儿疳积、牙痛、风湿性关节痛、神经性皮炎、疝气、疥疮等症状。可用于园林美化,可作为绿篱及绿雕草坪及地被。农田里为恶性杂草。

[注] 为中国植物图谱数据库收录的有毒植物,其毒性为根茎有毒,含生物碱。

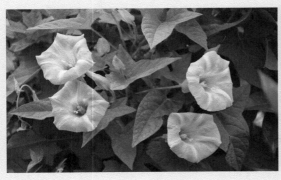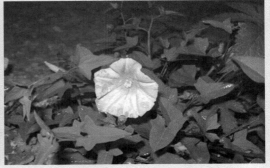

28.03　蕹菜 _Lpomoea aquatic_ Forsk.

【别名】空心菜、通菜、竹叶菜

【植物特征】一年蔓性草本，全株光滑。茎中空，匍匐地上或浮水面。叶互生，椭圆状卵形或长三角形，长 6~15 cm，顶端尖或钝，边缘全缘或波状，基部心形或戟形，具长叶柄。聚伞花序腋生，有 1 至多花，总花梗长 3~6 cm，苞片 2，萼片 5，花冠漏斗状，白色或紫色。蒴果卵球形，种子卵圆形，有细毛。

【生境】生于浅水的为水蕹，生于旱地的名旱蕹。也有野生的水旱蕹。现在全国多地栽培。

【功用及推广价值】蔬菜、药膳食材。茎叶为主要蔬菜，可凉拌、焖炒、做汤。全草和根入药，能解饮食中毒、清热凉血，外治胎毒，利尿，止血。

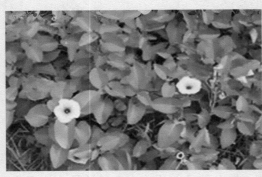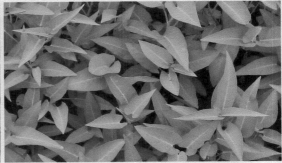

28.04　鸡屎藤 _Merremia umbellate_ (L.) Hall. f.

【别名】伞花茉栾藤、伞花鱼黄草、广东博罗、鸡屎藤

【植物特征】革质缠绕草本。被毛。茎圆柱形。叶互生，椭圆形至椭圆状卵形，长 8~12 cm，宽 3~7 cm，顶端尖或渐尖，基部心形，全缘或近全缘，两面或仅下面被有柔毛，叶柄长 2~6 cm。聚伞花序腋生，花多数，总花梗比叶柄稍长，萼片 5，卵圆形，花冠白色或带黄色，筒状漏斗形，长约 3 cm，筒部具垂直带 5 条，顶端 5 浅裂，蒴果卵形长约 1 cm。种子 2~4，黑褐色，被长毛。

【生境】国外分布于美洲的墨西哥至巴拉圭，大小安的列斯群岛及热带西非。我国分布于广东、广西、云南和海南；其他热带地区也有。多生在旷野、路旁、山谷疏林或杂草灌丛中。

【功用及推广价值】叶制干与粉混合粉碎做成粑仔，可用于产后恢复、术后患者、体质虚弱者的滋补。茎汁味甜，可吸食。根具祛风镇咳、祛痰止泻、治疗感冒的作用。块根治血劳，果汁治毒虫伤和蛇伤。也治冻疮。

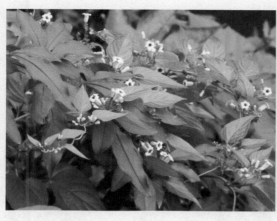
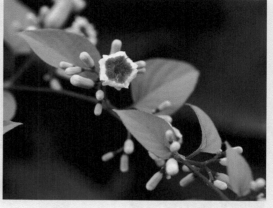

28.05 月光花 *Calonyction aculeatum*（L.）House

【别名】天茄儿、嫦娥奔月（云南）、天茄子、夕颜（日本）

【植物特征】一年生草本植物，缠绕藤本，长可达 10 m，茎具软刺或近光滑。叶互生，卵状心形，长 8~20 cm，宽 5~15 cm，顶端长尾尖，基部心形，全缘或有角，叶柄长 5~12 cm。聚伞花序腋生，有花 1~5 朵，花序轴花后伸长，萼片 5，卵形，长达 2 cm，顶端具长芒尖，花冠高脚碟状，白色，带有淡绿色的折纹，花冠筒长 8~10 cm，花冠直径 7~12 cm。蒴果卵形，长约 3 cm，4 裂，种子长 1 cm，椭圆形，黑褐色，光滑。

【生境】原产热带美洲地区，现全国各地到处栽培，栽于庭院或花盆之中。也有逸为野生的。喜阳光充足和温暖，不耐寒，遇霜冷即冻死，对土壤要求不严。

【功用及推广价值】肉质萼和嫩叶可炒食，干花可做汤和点心。全株入药，可解蛇毒；种子活血散瘀，消肿止痛、治跌打骨折。美化庭院夜景，装点晚会。

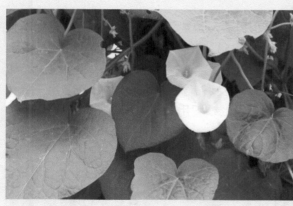
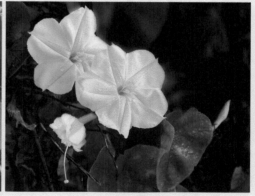

28.06 甘薯 *Lpomoea batatas*（L.）Lam

【别名】白薯、红薯、番薯、地瓜

【植物特征】多年生草质藤本植物。光滑或被毛，有时有乳汁，块根白色、红色或黄色，茎常匍匐地面而易生不定根。叶互生，宽卵形或心状卵形，长 5~12 cm，全绿或分裂，顶端渐尖，基部楔形至心形，叶柄与叶片近等长。花冠钟状漏斗形，（在黄河流域或北方各地栽培时不会现花）长 3~5 cm，顶端具不开展的 5 裂片。花紫或白色。

【生境】我国各地均有栽培。无野生。

【功用及推广价值】甘薯是我国粮食安全的保障产品，与粮食同等重要。也是保健食品的时兴成员。食用方法与保健功效同一般红薯。采收前数日应将叶片收获晒干保存，随时复水做菜食用，有明显的保健效果。

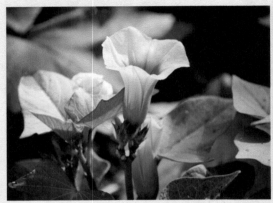
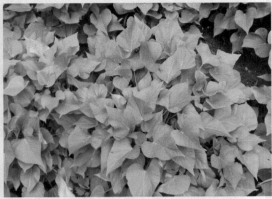

29. 龙胆科 Gentianaceae

29.01　荇菜 *Nymphoides peltatum*（Gmel.）O. Kuntze

【别名】莲叶、药菜、苍菜、莲叶莕菜、驴蹄菜、水荷叶

【植物特征】多年生水生草本，茎圆柱形多分枝，沉生水中，具不定根，生长于水底泥中时，有匍匐状地下茎。叶漂浮于水面，呈心形，有掌状叶脉，上部叶对生，其余叶互生，叶柄长达 5~10 cm，基部宽而抱茎。花序束生于叶腋，伞状，花为黄色。花梗较长，生于叶柄处。蒴果长椭圆形。种子边缘有纤毛。

【生境】全国广布，生于池沼、湖泊、沟渠、稻田、河流或河口的平稳水域或流动缓慢的湖塘之中。

【功用及推广价值】食用柔嫩多汁的茎、叶，无毒、无异味，富含营养；花也食用，做粥用。全草均可入药，能清热利尿、消肿解毒，有发汗、透疹功效。花叶均美用于绿化观赏。是良好的水生青绿饲料，也可青贮利用。也做绿肥用。

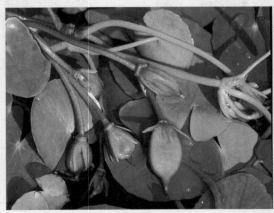
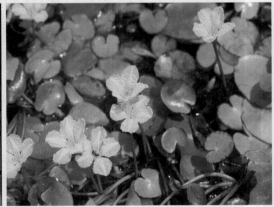

30. 马齿苋科 Portulacaceae

30.01 马齿苋 *Portulaca oleracea*

【别名】长命草、瓜子菜、胖婆娘、马齿菜

【植物特征】一年草本。通常匍匐，肉质，无毛；茎紫红色。叶楔状矩圆形或倒卵形，长 10~25 mm，宽 5~15 mm。花 3~5 朵生枝端，直径 3~4 mm，无梗萼片 2，花瓣 5，黄色，子房半下位，蒴果圆锥形盖裂。种子多数肾状卵形，直径不到 1 mm，黑色。

【生境】全国广布，生田边路旁。

【功用及推广价值】野菜、药膳食材、传统中药材。为我国经典野菜，嫩茎叶可炒制也可做汤。沸水烫后晒干贮存，复水后做包子饺子馅特佳。医用清热解毒、治菌痢。

[注] 本植物生长过程无须施肥和施用农药，单凭降雨也能生长，是少有的抗旱绿色蔬菜。开发前景大好。已有栽培种名荷兰菜，直立生长，产量较高。

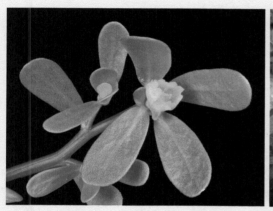 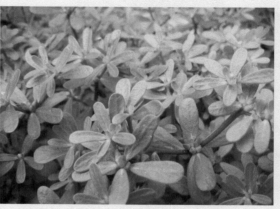

30.02 人参菜 *Talinum trianglare* (Jacy.) Willd

【别名】栌兰、土人参、菲菠菜、玉参、飞来参、假洋参、波世兰、申时花

【植物特征】为多年生草本，高 60 cm，肉质，无毛。主根发达，肥大，肉质，圆柱或纺锤形，粗壮分枝如人参，棕褐色。因其外形及功能近似人参，故被誉为"南方人参"。叶为掌状复叶，具长柄；叶倒卵形或倒卵状披针形，长 5~7 cm，宽 2~3 cm，全缘。圆锥花序顶生或侧生，多呈二歧分枝，花直径 6 mm，花瓣 5，倒卵形或椭圆形，淡红色，子房球形。蒴果近球形，3 瓣裂，种子小、黑色，多数。

【生境】原产热带美洲，分布于西非、南美热带和东南亚等地。中国分布浙江、江苏、安徽、福建、河南、广西、广东、四川、贵州、云南等地，我国中部和南部均有栽植。也逸为野生，生于阴湿地。喜欢温暖湿润的气候，耐高温高湿，不耐寒冷。

【功用及推广价值】主要食用嫩茎叶，肉质根及叶均食用，可炒、涮、炖或做汤。肉质根药用作补品，具有滋补强壮作用，能补气血、助消化、生津止渴、治咳痰带血、治神经衰弱、病后体虚、多尿、吐血等症。人参叶性寒；苦、甘；归肺、胃经。补气，健脾益肺，祛暑，生津。食疗用于气虚咳嗽，暑热烦躁，津伤口渴，头目不清，四肢倦乏。也作园林观赏植物。新疆已少量引栽。

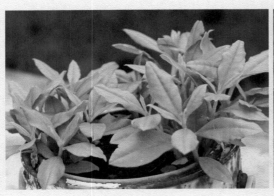 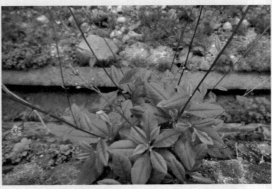

31. 榆科 Ulmaceae

31.01 榆 *Ulmus pumila* L.

【别名】家榆、白榆

【植物特征】落叶乔木。叶椭圆状卵形或椭圆状披针形，长2~8 cm；两面均无毛，间或脉腋有簇生毛，侧脉9~16对，边缘多具单锯齿；叶柄长2~10 mm。花先于叶开放，多数成簇状聚伞花序，生于去年枝的枝腋。翅果近圆形或宽倒卵形。长1.2~1.5 cm，无毛。种子位于翅果的中部，含油脂。

【生境】主要分布于我国东北、华北、西北、华东等地区，自华南到西南也有栽培或野生。新疆多有百岁以上树龄的古榆。野生多生于径流经过的河滩和冲积扇地带。

【功用及推广价值】嫩果、嫩叶洗净拌入面粉蒸熟、再葱姜油炒制可成特殊风味的西北民间美食。树皮可提取淀粉。医用，树皮入药能安神、治神经衰弱和失眠。枝皮纤维可代麻制绳；作为行道树时的秋后霜叶可做高质量的猪饲料。可作为行道树、绿化树种。

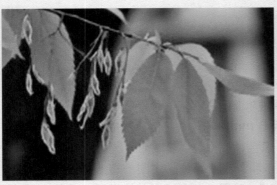 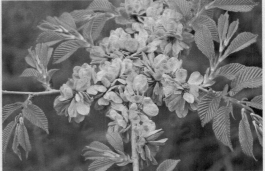

31.02 大果榆 *Ulmus macrocarpa* Hance

【别名】黄榆、毛榆、山榆芜荑

【植物特征】落叶乔木，或灌木状。枝常具木栓质翅，小枝淡黄褐色或淡红褐色。叶宽倒卵形或椭圆状倒卵形，长多为5~9 cm，先端常突尖，边缘具单锯齿或重锯齿，侧脉8~16对，两面被短硬毛，粗糙，叶柄被短柔毛。花簇生于去年枝的叶腋或苞腋。翅果长2.5~3.5 cm，西面和边缘被毛，基部突窄成细柄。种子位于翅果的中部。

【生境】分布于东北、华北、陕西、山东和安徽。

【功用及推广价值】野菜，嫩果可食。种子药用，可驱蛔虫。皮部纤维可制麻绳。枝条可编筐。木材坚韧细密作特殊用材。

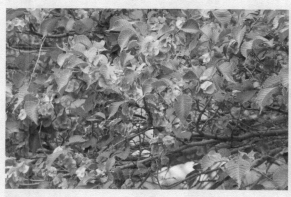
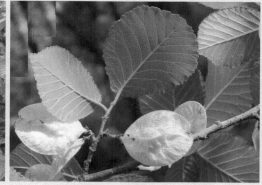

31.03　裂叶榆 *Ulmus laciniata*（Trautv.）Mayr.

【别名】大叶榆、青榆、麻榆、粘榆

【植物特征】落叶乔木，叶倒卵形，长 7~18 cm，先端 3~5 裂，边缘有重锯齿，侧脉 10~17 对，上面被短硬毛，粗糙，下面被短柔毛沿脉较密，叶柄长 2~5 mm，被密柔毛。花先叶开放，生于去年枝的叶腋，聚成密簇，翅果椭圆形，长 1.5~2 cm、无毛。种子位于翅果中部或稍下处。

【生境】分布于东北、西北、山西等地。现多栽培。也有野生。

【功用及推广价值】嫩果可食，拌入面粉蒸熟食用；茎皮荒年磨粉可掺入面粉充饥。茎皮可做绳索。可作行道树。

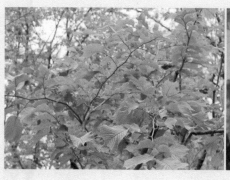
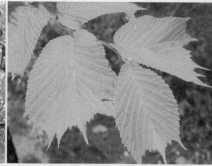
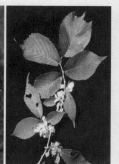

31.04　春榆 *Ulmus propinqua* Koidz

【别名】白榆

【植物特征】落叶乔木，小枝幼时密被淡灰色柔毛。萌生条和幼枝有时具木栓质翅。叶倒卵状椭圆形或椭圆形，长 3~9 cm，边缘具垂锯齿，侧脉 8~16 对，上面具短硬毛，粗糙，或毛脱落而较平滑。下面幼时被灰色短柔毛，脉叶有簇生毛，叶柄具短柔毛。花先叶开放，簇生于去年枝的叶腋。翅果长 7~15 mm，无毛，种子接近凹缺。

【生境】分布于东北、华北、西北。

【功用及推广价值】嫩果可食。皮可作榆面和面粉食用。树干可育菇类。树皮可代麻制绳，枝条可编筐。

[注] 近属种有黑榆、刺榆等功用近同。

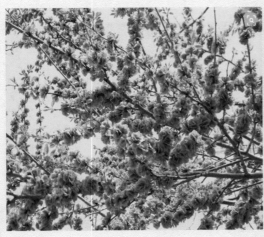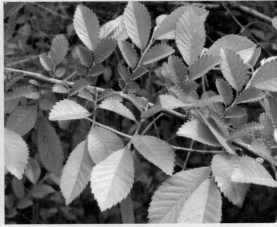

32．旱金莲科 Tropaeolaceae

32.01　旱金莲 *Tropaeolum majus* L.

【别名】旱荷、寒荷、金莲花、旱莲花、金钱莲

【植物特征】一年生攀缘状肉质草本。光滑无毛。叶互生，近圆形，长 5~10 cm，有主脉 9 条，边缘有波状钝角，叶柄长 10~20 cm，盾状着生于叶片的近中心。花单生叶腋，有长柄，花黄或橘红色，长 2.5~5 cm，萼片 5，基部合生，其中一片延长成一长距，花瓣 5，大小不等，上边两片常较大，下面 3 片较小。雄蕊 8，分离，不等长，子房 3 室，花柱 1，柱头 3 裂，线形。果实成熟时分裂成 3 个小核果。

【生境】原产南美，现我国多地栽培，成都、重庆、云南有逸为野生者。

【功用及推广价值】嫩茎叶可调制凉菜，开胃健食。嫩果以醋酱腌渍成风味独特的酱菜。医用共叶治风寒感冒。主用于园艺观赏。

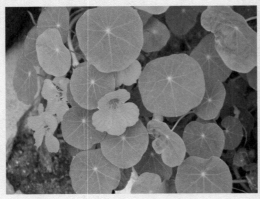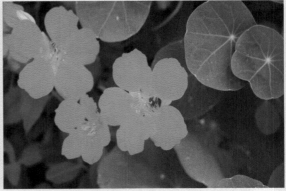

药食同源植物的鉴别与利用

33. 白花菜科 Capparidaceae

33.01　白花菜 *Cleome gynandra* L.

【别名】矢菜

【植物特征】一年生草本，高达 1 m。茎直立，多分枝。全部密生黏性腺毛，老时无毛。指状复叶，小叶 5，倒卵形，长 1.5~5 cm，先端急尖或圆钝，全缘，或稍有齿，稍有柔毛。兑状花序顶生，花白色或淡紫色，直径约 6 mm。蒴果圆柱形，长 4~10 cm，无毛，有纵条纹。种子肾形，黑褐色。

【生境】北自北京，南至广东广布。新疆有盆栽。主产在湖北安陆一带。已栽培万亩以上，有 300 年栽培史。

【功用及推广价值】野菜、药膳食材。最宜腌食，碎腌、整腌、干制均可。夏腌夏食，秋腌可供秋冬春三季食用。全草药用，散寒止痛，治风湿性关节炎。

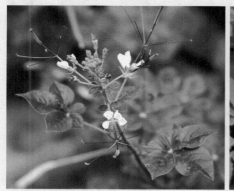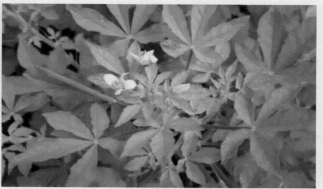

33.02　刺山柑 *Capparis spinosa* L.

【别名】续随子、水瓜纽、野西瓜、老鼠瓜、马槟榔、槌果藤

【植物特征】多年生超旱生植物，蔓生灌木，长 1~2 m。小枝淡绿色，幼时有柔毛，后变无毛。叶纸质，近圆形宽卵形或倒卵形，长 1~5 cm，宽 1~4 cm，先端圆，具短短突尖，基部圆形，全缘，两面无毛，托叶变成弯刺，长 2~6 mm。花单生，叶腋直径 2~3 cm，花梗长 2.5~4 cm，无毛，萼片卵形，外面无毛，内面有柔毛，后变无毛；花瓣白色粉红色，或紫红色，倒卵形，雄蕊多数；子房柄长 2 cm。浆果椭圆形，长 2.5~4 cm，粗 1.5~3 cm，具 6~8 条白色的纵向条纹，形似老鼠，成熟时果皮四裂反卷，内侧瓤色鲜红。种子多数，扁圆形，黑褐色，有辛辣味。

【生境】原产于地中海沿岸；在我国分布新疆、西藏等地，较广泛地分布在荒漠和半荒漠地带，能在年降水量不到 50 mm 的极端干旱条件下生长发育，这在植物界并不多见。生于干旱有沙石的低山坡、沙地。本种植株十分耐旱，能在荒漠戈壁和沙漠中形成群落，是防沙固土的理想物种。

【功用及推广价值】花蕾用盐或醋腌后可作香料使用，花蕾腌制后是欧洲南部及非洲北部居民常用的调味品，多用以调制（炖）肉类和作为沙拉及披萨薄饼（Pizza）的调配料；意大利人和北非人用于调味熏鲑鱼，有特殊风味。刺山柑的嫩果也可腌制酱菜。还可做油料植物，新疆吐鲁番有人用其种子榨油食用，种子含油 36%，可作食用油和工

业用油。本种熟透的老鼠瓜瓢又红又甜，味甜适口。根、皮、果、叶均可药用，是传统中药材，祛风，散寒，除湿，可治疗急、慢性风湿性关节炎。干燥的根和果医用泡酒治疗风湿性关节炎、腰腿疼、关节肿大、四肢发麻。笔者亲见其酒液涂擦能引皮肤发红的皮炎现象。嫩枝叶和果实可以饲用，如绵羊、骆驼等。可用于防沙固土。

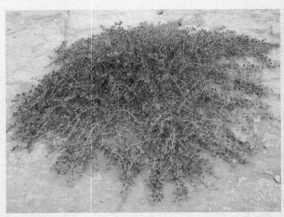
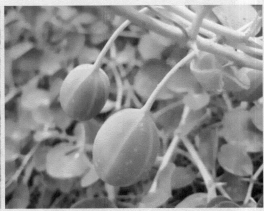

33.03　水槟榔 *Capparis masaikai* Levl.

【别名】屈头鸡、马槟榔、水三七、土三七

【植物特征】攀缘灌木；小枝黄绿色，幼时密生褐色毛，老枝褐色，无毛。叶革质，椭圆形，长 7~13 cm，宽 3.5~7 cm，先端圆钝，具小尖，基部宽楔形或圆形，全缘，上面光亮，无毛，下面有细柔毛，侧脉 8~10 对；叶柄长约 1.5 cm，托叶有时成短刺，长 2~3 mm。近伞形花序，萼片 4，花瓣 4，白色。子房柄粗，木质，长达 3 cm，果实圆形或近球形，长 2~3 cm，褐色，不裂，先端具一喙，果皮皱缩，有不规则的棱及短棘状突起。

【生境】分布在粤桂滇黔，生于山坡林下。

【功用及推广价值】野果、传统中药材。种子用于酿酒饮用。种子药用可治喉炎。

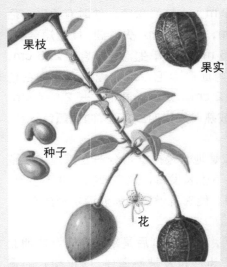

果枝　果实　种子　花

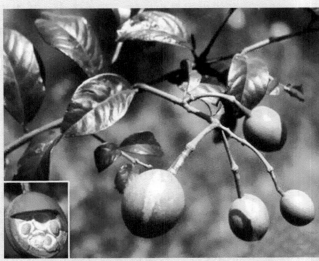

222

34. 椴树科 Tiliaceae

34.01 菜用黄麻 *Corchorus olitorius*

【别名】叶用黄麻、埃及帝王菜、长蒴黄麻

【植物特征】灌木状一年生草本植物，高 1~2 m，多分枝，无毛。叶卵状披针形或卵形，长 4~12 cm，宽 1.8~5 cm，边缘密生小锯齿，最下面的两个锯齿延长成钻状丝形，两面均无毛，或上面疏生短毛；叶柄长 1~2.5 cm，托叶丝形，长约 1 cm。聚伞花序腋外生或腋生，有 1~3 朵花，花小，淡黄色，花瓣 5，狭倒卵形，长约 6 mm。蒴果圆筒形长 4~8 cm，有 8~10 棱，无翅，顶部有一喙状突起。干耐寒。15℃ 时即停止生长。对土壤适应性较广，需肥量较大。

【生境】分布于云南、广东、广西，巴基斯坦和印度也有。适于高温多雨的地区栽培。北京已在保护地栽培成功。

　　[注] 新疆可引入在保护地栽培。大田试种也可能成功，20 世纪 80 年代新疆昌吉州吉木萨尔曾在大田试种纤维用黄麻成功。

【功用及推广价值】是古代药食兼用蔬菜，现在是高档饭店名菜。采收嫩茎叶食用。至花果期摘除蒴果，叶可摘下晒干粉磨，掺入面粉作饼，掺入大米做粥。用其做成的紫菜蛋花麻荫汤，是饭店名菜。果有毒，万不可食。鲜叶或干叶医用，下乳通便、凉血止血，也普遍当保健品食用。茎皮纤维可搓绳、混纺织布叶的汁液可作肥皂代用品。

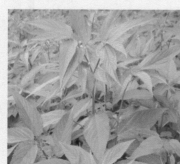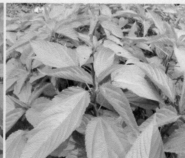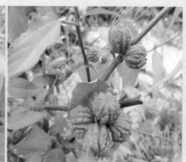

34.02 假黄麻 *Corchorus acutangulus* Lam.

【别名】甜麻、针筒草

【植物特征】一年生草本植物，高约 1 m，分枝，有短柔毛。叶卵形宽卵形或狭卵形，长 2~5 cm，宽 1~3.5 cm，边缘有锯齿，上面无毛，下面沿脉有稀疏的毛，基出脉 3 条，叶柄长 0.5~2 cm，托叶钻形，长约 4 mm。聚伞花序腋生，有短梗，有 1~4 朵花，花黄色，小，萼片 5 或 4，呈船形，长约 5 mm，花瓣 5 或 4，与萼片近等长。蒴果圆筒形，长 1.5~3 cm，有 6~8 棱。其中 3~4 棱有狭齿，顶端有 3~4 个喙状突起，成熟时裂成 3~4 瓣。种子小。

【生境】分布于长江以南各省区，生于草地田边路旁。

【功用及推广价值】叶可食用。医用可解暑热。茎纤维可造纸。

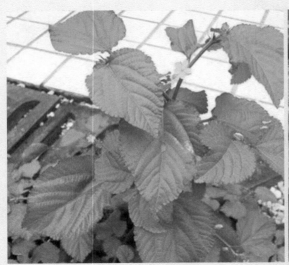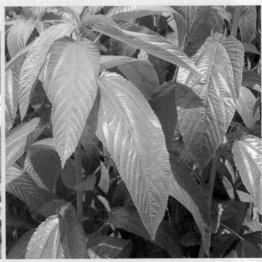

35．紫草科 Boraginaceae

35.01 琉璃苣 *Borago officinalis*

【别名】星星草

【植物特征】一年生草本植物。高 60~90 cm。叶互生,粗糙,如黄瓜叶。(叶食用有黄瓜味)有柄。聚伞花序。花蓝色,有时现玫瑰色,5 瓣,像星星。小坚果有乳突状突起。花心分泌大量蜜汁。耐高温也耐干旱。喜微碱性土质。

【生境】原生于东地中海区域, 现世界各国普遍栽培。中国甘肃金昌大面积栽培。

　　[注] 甘肃金昌可种，新疆肯定能种，应引进。

【功用及推广价值】嫩叶剁碎可做菜、炖汤和做炸丸子,叶汁还可作饮料、调味剂。为著名的蜜源植物和油用植物。种子榨油,油有特殊成分,有利缓和女人经期不适,也利于男人前列腺保健。近来研究对防治癌症有效。全草有利尿与镇痛作用。花型色美观,可盆栽装饰。

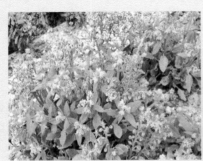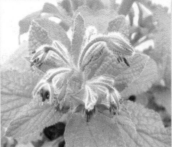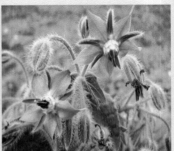

35.02　钝萼附地菜 *Trigonotis amblyosepala* Nakai et. Kitagawa

【别名】无

【植物特征】一年生草本植物。茎一至数条，直立或斜升，高 7~25 cm，分枝，有短伏毛。茎下部叶有柄，叶片匙形，狭倒卵形椭圆形，长 1~2.5 cm，宽 0.5~1 cm，顶端圆形，两面有短伏毛。花序长达 20 cm，花有细梗，花萼长 1.5 mm，花冠直径 3.8 mm，蓝色，喉部黄色。小坚果 4，四面体形，长约 1 mm，有短毛。

【生境】分布于陕西、山西、河南、河北、山东，生低山草丛。

【功用及推广价值】嫩叶可做菜食用。全草清热、消炎、止痛。

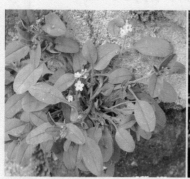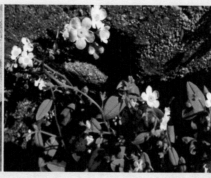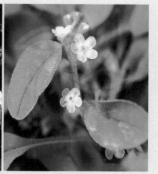

35.03　聚合草 *Symphyturn officinale*

【别名】紫根草

【植物特征】多年生草本植物。高 30~90 cm。茎生叶带状或卵状披针形，稍肉质，有黄瓜香味，长 30~60 cm，宽 10~20 cm，上部叶较小，无柄；叶片多数，最多每株可有 200 片。花小，紫色，花瓣 5，长 14~15 mm。花多数不育。种子很少。繁殖靠根段的隐芽。耐热耐寒，露地栽培，能在寒冷的西伯利亚露地越冬。喜光照但也耐荫，林带间种表现良好。气温 20℃时生长极快，日均增高 2~3 cm。每半月可收一茬。种一次收十年。

【生境】原为俄罗斯优良牧草，我国从朝鲜引进，现又发展成以蔬菜为主的物种，现关内各省区栽培较多。

【功用及推广价值】食用以大而肥厚的嫩叶为主，可炒食、做汤、凉拌、做饮料。其根去皮可即食。园林业用于美化环境植物。医用可激励新细胞生长，可有效治疗创伤，促进伤口愈合。也有活血凉血、清热解毒的功效。干草含粗蛋白 24.3%~26.5%，高于任何牧草的蛋白含量。为畜禽鱼类的良好饲料。由于本品维生素 B_{12} 的含量较高，畜禽采食的同时，也能有效防治畜禽肠炎。

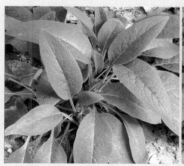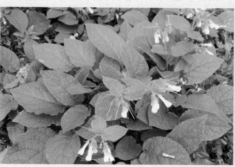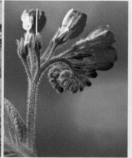

36．杜仲科 Eucommiaceae

36.01 杜仲 *Eucommia ulmoides* Oliver

【别名】思仙、思仲、木绵、檰、石思仙、扯丝皮、丝连皮、玉丝皮、丝棉皮、棉树皮、丝楝皮树、川杜仲、厚杜仲、乱银丝、鬼仙木

【植物特征】落叶乔木，高 20 m。树皮灰色，折断有银白细丝。叶椭圆形或椭圆状卵形，长 6~18 cm，宽 3~7 cm，边缘有锯齿，下面脉上有毛，叶柄长 1~2 cm。花单性，雌雄异株，无花被，常先叶开放，生于小枝基部。翅果狭椭圆形，长约 3.5 cm。

【生境】分布在长江中游各省，野生于山林。新疆已引进栽培成功。

【功用及推广价值】杜仲干叶泡茶泡酒饮用非常方便而有效。能改善性生活质量和延缓衰老。原以树皮治疗高血压、腰腿病，现发现其树叶及根茎都具同样功能，所制的茶、所泡的酒，都有治疗心血管疾病和强筋健骨的确效。原用树皮三年生以上才可采剥，现用树叶一年生就可采用，采后还可再生。为橡胶原料。

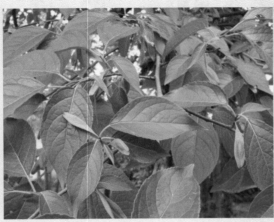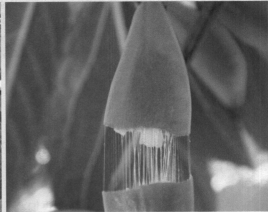

37．锁阳科 Cynomoriaceae

37.01 锁阳 *Cynomorium songaricum* Rupr.

【别名】锈铁棒、地毛球、黄骨狼、锈铁棒、锁严子

【植物特征】多年生寄生草本。无叶绿素。高 10~80 cm，茎圆柱状，暗紫红色，有散生鳞片，基部膨大埋藏于土中，穗状花序生于茎顶，棒状，矩圆形或狭椭圆形，长 5~12 cm，直径 2~4 cm，生密集的花和鳞片状苞片，花杂性、暗紫色，有香气。子房下位或半下位。坚果球形，很小。

【生境】分布于西北和内蒙古。喜生于干旱和含碱的沙地。常寄生在白刺的根上。

【功用及推广价值】茎含糖类和淀粉可制软糖和糕点。全草药用，治肾虚、补精髓。治男子遗精并壮阳。

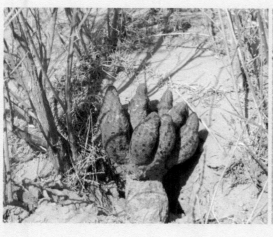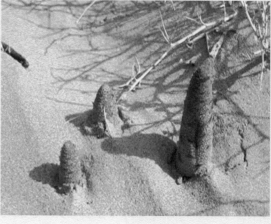

38. 楝科 Meliaceae

38.01　香椿 *Toona sinensis* (*A. Juss.*) Roem.

【别名】椿芽树、香椿铃、香铃子、香椿子、香椿芽

【植物特征】落叶乔木，树皮赭褐色，片状剥落。幼枝被柔毛，双数羽状复叶，长25~50 cm，有特殊气味。小叶 10~22，对生，纸质，矩圆形至披针形，长 8~15 cm，两面无毛，或仅下面脉腋内有长髯毛。圆锥花序顶生，花芳香，萼短小，花瓣 5，白色。蒴果狭椭圆形，或近卵形。种子椭圆形，一边有膜质长翅。

【生境】分布于华北、东南、西南各地。常栽培于房前屋后。新疆保护地已有栽培。

【功用及推广价值】春季嫩芽为中国名菜。用种子生产香椿芽苗菜，任何时段都可吃到香椿芽菜。根皮及果入药，有收敛止血、去湿止痛之效。木材通直为良好建材。

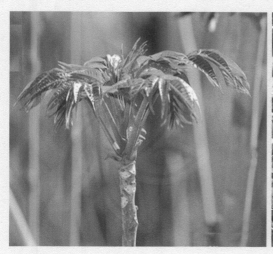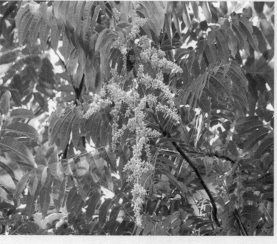

39. 酢浆草科 Oxalidaceae

39.01 阳桃 *Averrhoa carambola* L.

【别名】五棱子、五敛子洋桃

【植物特征】常绿乔木。幼枝被柔毛，有小皮孔。单数羽状复叶，互生，小叶 5~11，卵形至椭圆形，长 3~6.5 cm，宽 2~3.5 cm，叶下面被疏柔毛。花序圆锥状，花小，白色或淡紫色，近钟形，长 5~6 mm，萼片 5，红紫色，花瓣 5，倒卵形，子房 5 室。浆果卵形或矩圆形，长 5~8 cm，淡黄绿色，表面光滑，具 5 翅状棱角。

【生境】分布于两广、海南岛、台湾。栽培为主。

【功用及推广价值】为热带重要水果，酸甜可口。果药用能生津止渴、治风热。叶具利尿、止痛、止血功能。

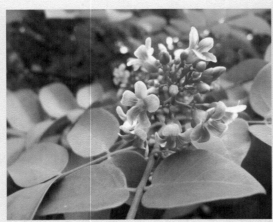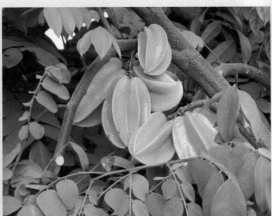

39.02 酢浆草 *Oxalis corniculata* L.

【别名】老鸭嘴、满天星、三角酸、酸母

【植物特征】多年生匍匐草本。多分枝，茎柔弱，常平卧，节上生不定根，被疏柔毛。三小叶复叶，互生，小叶无柄，倒心形，长 5~10 mm，被柔毛，叶柄细长，长 2~6 cm，被柔毛。花一至数朵组成腋生的伞形花序，总花梗与叶柄等长，花黄色，长 8~10 mm，花瓣 5，倒卵形。蒴果近圆柱形，长 1~1.5 cm，有 5 棱，被短柔毛。

【生境】分布于我国南北各地大部野生，但用于园林绿化者也不少。冬季严寒地区多为盆栽观赏。

【功用及推广价值】食用方法，主要是焯熟凉拌、炒食和做汤、做馅。对感冒发热、肠炎、小便淋血、二便不通、赤白带下、痔疮出血等有一定疗效。

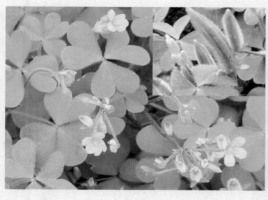
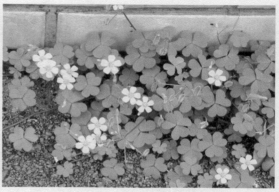

40. 景天科 Crassulaceae

40.01　费菜 *Sedum aizoon* L.

【别名】救心菜、见血散、养心菜、景天三七、土三七

【植物特征】多年生草本，茎高 20~50 cm，直立，不分枝。若掐去茎尖，即行分枝，出现两枝茎尖。叶互生，长披针形至倒披针形，长 5~8 cm，宽 1.7~2 cm，顶端渐尖，基部楔形，边缘有不整齐的锯齿，近无柄。聚伞花序，分枝平展，花密生，萼片 5，花瓣 5，黄色，椭圆状披针形，长 6~10 mm，蓇葖呈星芒状排列，叉开，几至水平。耐阴、耐干旱、耐瘠薄，抗逆性强，尤耐严寒。

【生境】分布在东北、西北、华北至长江流域，多生在山地阴湿的石上或草丛，在新疆乌鲁木齐和昌吉地区人工栽培表现良好。

　　[注] 本品用带茎尖的茎段扦插繁殖极易。

【功用及推广价值】嫩茎叶入蔬做汤、做面蒸菜，也是药膳。费菜含齐墩果酸、谷甾醇、黄酮类和景天庚糖，能扩张心脑血管、降血压、防中风，能养心、平肝，还可安神、止血、化瘀、治吐血。

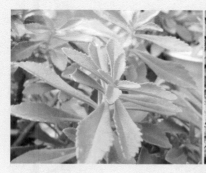
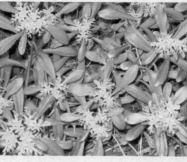
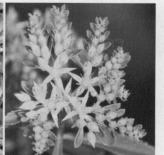

40.02　垂盆草 *Sedum sarmentosum* Bunge

【别名】狗牙齿、鼠牙半枝莲

【植物特征】多年生草本，不育枝和花枝细弱，匍匐生根，长 10~25 cm。叶为 3 叶轮生，倒披针形至矩圆形，长 15~25 cm，宽 3~5 mm，顶端近急尖，基部有距，全缘。花

序聚伞状，直径 5~6 cm，有 3~5 个分枝，花少数，无梗，萼片 5，披针形至矩圆形，长 3.5~5 mm，基部无距，顶端稍钝；花瓣 5，淡黄色，披针形至矩圆形，长 5~8 mm，顶端有长的短尖。

【生境】分布于辽宁、河北、河南、陕西、四川、湖北、安徽、浙江、江西、福建等地。生于低山阴湿石上。

【功用及推广价值】嫩茎叶可食。药用全草，能清热解毒、消肿。

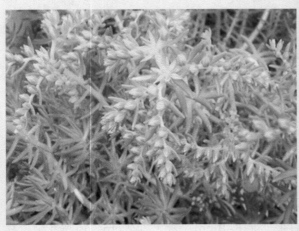 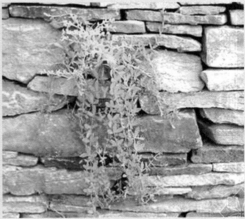

40.03　佛甲草 *Sedum lineare* Thunb

【别名】禾雀胭、万年草、佛指甲、半支莲

【植物特征】多年生多汁草本植物。无毛，茎高 10~20 cm，肉质，不育枝斜向上生。叶条形常为三叶轮生，少有对生的，长 20~25 mm，宽约 2 mm，基部有短距。聚伞花序顶生，中心有一个短梗的花，花序分枝 2~3，上有无梗的花；萼片 5，狭披针形，常不等长，花瓣 5，黄色。披针形，长 4~6 mm，顶端钝，基部稍狭，有短花柱。耐阴、耐旱、耐瘠薄土壤，几无病虫害。在 3 cm 厚的基质土上也可正常生长。繁殖易，扦插成活率可达 99%。

【生境】江苏、广东、四川、甘肃等地，生低山阴湿处或石缝中。

【功用及推广价值】做菜，可凉拌食用。用于绿化城市屋顶，可吐氧吸霾净化空气。药用，治毒蛇咬伤、火烫伤、痈肿疮毒。

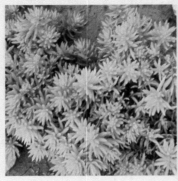 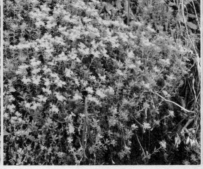 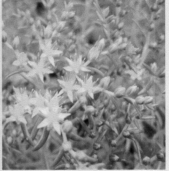

40.04　红景天 *Rhodiola rosea* L.

【别名】蔷薇红景天，扫罗玛布尔

【植物特征】多年生草本植物，根粗壮，直立。主轴短粗，有鳞片。花茎长 20~30 cm。叶疏生，椭圆形或椭圆状卵形，倒披针形至矩圆形，长 7~35 mm，宽 5~15 mm，顶端急尖或渐尖，全缘，或有少数齿，无柄。花序伞房状，密集多花，宽 3~4 cm，高 2 cm，分枝多，雌雄异株，萼片 4，披针状条形，长约 1 mm，顶端钝，黄绿色；花瓣 4，黄色或带绿色。条状倒披针形，至矩圆形，长 3 mm，顶端钝。蓇葖 4，披针形，长 6~8 mm。

【生境】分布于西藏、新疆、山西、河北、辽宁、吉林等地，生高山草坡、林下或沟边。

【功用及推广价值】风行全国的长寿保健品。用于食疗的形式主要是干品粉碎的粉剂冲泡饮用。药用，有抗缺氧、抗高原反应的突出功效，抗疲劳、抗衰老、增强男人性功能的作用，对心血管疾患和糖尿病等有辅助疗效。

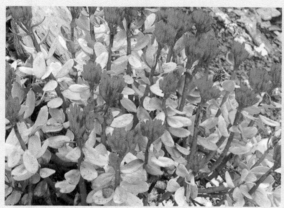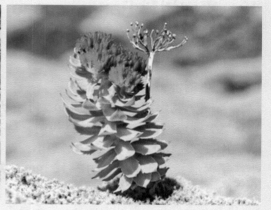

41. 苦木科 Simaroubaceae

41.01　臭椿 *Ailanthus altissima*（Mill L.）Swingle

【别名】樗、臭椿皮、大果臭椿

【植物特征】落叶乔木。树皮平滑，有直的浅裂纹。嫩枝赤褐色，被疏柔毛。单数羽状复叶，互生，长 40~90 cm，小叶 13~25，揉搓时有臭味，具柄，卵状披针形，长 7~12 cm，宽 2~4 cm，基部斜截形，顶端渐尖，全缘，仅在近基部通常有 1~2 对粗锯齿，齿顶下面有一腺体。圆锥花序顶生，花杂性，白色带绿。翅矩圆状椭圆形，长 3~5 cm。

【生境】遍布全国。

【功用及推广价值】春季嫩叶芽开水焯后水浸去苦，晾晒令干贮存，可复水炒食，随用随取。医用树皮清热利湿、收敛止痢。叶饲春蚕吐丝可用于纺织。多作行道树。

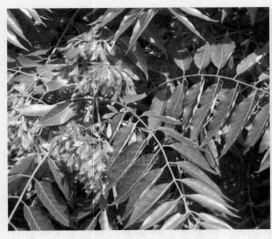
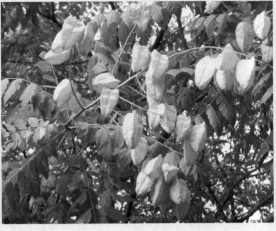

42. 露兜树科 Pandsnaceae

42.01　簕古子 *Pandanus forceps* Martelli

【别名】山簕古

【植物特征】常绿灌木，高 1~3 m。叶带状，长约 1.5 m，宽 3~5 cm，顶端渐狭而成长鞭状尾尖。边缘和下面中脉均具锐刺。雄花序由数个穗状花序组成，全长约 50 cm，叶状苞片长 20~100 cm，上部的渐短小。聚花果球形，直径 6~8 cm，由多数小核果组成，小核果楔形长约 3 cm，宽 12~15 mm，突出部分为 1 cm，五角形，顶端有两个对生、分叉的齿状宿存柱头。

【生境】产于广东南部和海南岛，生于海边、旷野、林地。新疆保护地引栽成功。作观赏。

【功用及推广价值】嫩芽可食。老叶煮软凉后可包粽子，有清香味。医用，可治感冒和尿路感染。可作围篱，也可用于编织。作观赏植物。

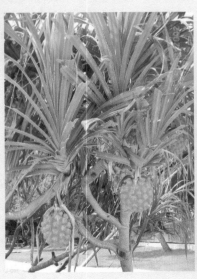
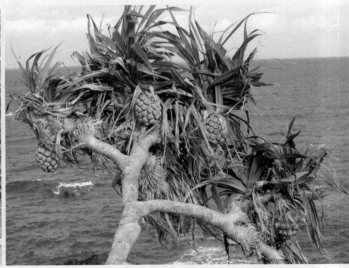

43. 车前科 Plantaginaceae

43.01　车前 *Plantago asiatica* L.

【别名】猪耳聑

【植物特征】多年生草本植物。高 20~60 cm，有须根。基生叶直立，卵形或宽卵形，长 4~12 cm，宽 4~9 cm，顶端圆钝，边缘近全缘，波状，或有疏钝齿及弯缺，两面无毛或有短柔毛，叶柄长 5~20 cm。花葶数个，直立，长 20~40 cm，有短柔毛，穗状花序占上端 1/3 长，具绿白色疏生花，花冠裂片披针形，长 1 mm。蒴果椭圆形，长约 3 mm，周裂。种子 5~6，矩圆形，长 1.5 mm，黑棕色。

【生境】野生遍全国，海南岛有栽培。

【功用及推广价值】嫩叶蔬食，可凉拌炒作。全草和种子供药用，有清热利尿作用。药店用子，草与子同功，清膀胱热，利肾气，预防积石，此外，引肺热从小便出，可治疗咳嗽。有大叶、小叶两种，小叶者良。

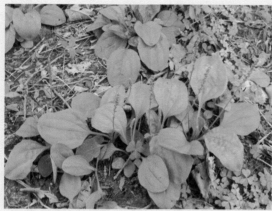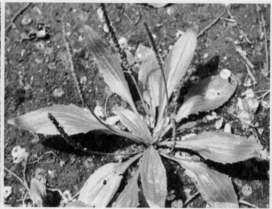

43.02　大车前 *Plantago major* L.

【别名】牯辘菜

【植物特征】多年生草本植物。高 15~20 cm，根大，茎短粗，有须根。基生叶直立，密生，纸质，卵形或宽卵形，长 3~10 cm，宽 2~6 cm，顶端圆钝，边缘波状或有不整齐的锯齿，两面有短或长的柔毛，叶柄长 3~9 cm。花葶数条近直立。种子 6~10，矩圆形，黑棕色。

【生境】多见于新疆、陕西、两广和云、贵。多生于潮湿处。耐寒耐旱喜光，适应性强。

【功用及推广价值】同车前。

[注] 与其近缘的还有平车前，功用相同。

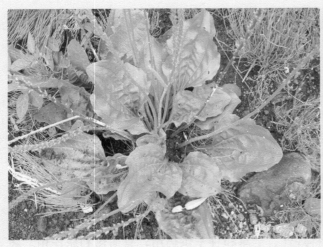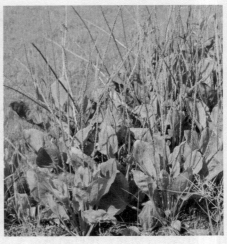

44. 菱科 Trapaceae

44.01 菱 *Trapa bispinosa* Roxb.

【别名】菱角

【植物特征】一年生水生草本植物，叶二型，沉浸叶羽状细裂，漂浮叶聚生于茎顶，呈莲座状三角形长宽各 2~4 cm，边缘具翅，背面脉上被毛，叶柄长 5~10 cm，中部膨胀成宽约 1 cm 的海绵质气囊，被柔毛。花两性白色，单生于叶腋，花瓣 4，花盘鸡冠状。坚果连角宽 4~5 cm，两侧各有一硬刺状角，紫红色。喜温暖，不耐寒。菱盘成形时，气温宜在 20~30℃。须足够 6 个月的无霜期才能正常生长。

【生境】各地栽培，生于池塘。

【功用及推广价值】食用或制酒或提取淀粉。药用有强壮解热之效。适于治疗胃溃疡、痢疾、食道癌、乳腺癌等。

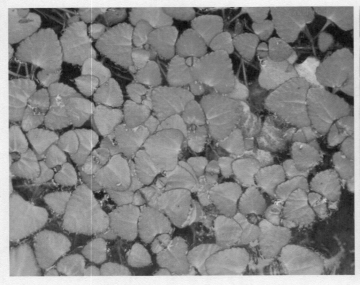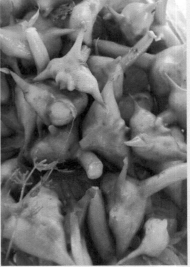

44.02 细果野菱 *Trapa maximowiczii* Korsh

【别名】野菱角

【植物特征】一年生水生草本植物。叶二型，沉浸叶羽状细裂，漂浮叶聚生于茎顶，菱状三角形，长宽通常 1.5~2.5 cm，边缘具齿，两面无毛，叶柄中部膨胀成约 4 mm 的海绵质气囊，无毛。花两性，白色，单生于叶腋，花瓣 4，花盘全缘，不裂。坚果三角形，宽 1~1.2 cm，两侧各有 7 mm 长的硬刺状角，前后也各有向下倾的角。

【生境】生于池塘或流动缓慢的浅水中。

【功用及推广价值】同菱。

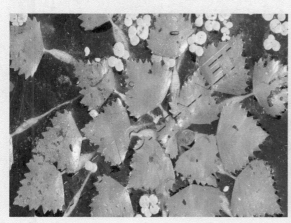 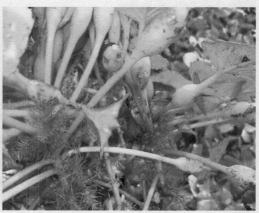

45. 柳叶菜科 Onagraceae

45.01 月见草 *Oenothera odorata* Jacq.

【别名】待霄草、夜来香、山芝麻

【植物特征】多年生草本，作一、二年生栽培，高 70~100 cm，主根发达近木质，茎直立被毛。基生叶丛生，有莲座期，具柄，茎生叶互生，有短柄或无柄。条状披针形，长 10 cm 左右，宽 1~2 cm，两面被白色短毛，边缘有不整齐的疏锯齿。花两性，单生于叶腋，鲜黄色无柄，夜间开放。萼筒延伸于子旁之上，花瓣 4，近到心形，长约 3 cm，子房下位，柱头 4 裂。蒴果圆柱形，略具 4 钝棱，长 2~3 cm，直径约 5 mm。

【生境】我国引自南美，现各地多有栽培。生长于向阳的山脚下、荒地、草地、干燥的山坡、路旁。新疆北部曾小规模栽培生长良好。可逸为野生。

　　[注] 本植物在天山北坡栽培时，其花在黎明时分开放，花气在上午散播。

【功用及推广价值】种子榨油，可供食用。花朵入茶，味香色美。花可提取芳香油。可由夜间园林在花境栽培，夜香宜人。茎皮纤维可做绳。根为解热药，治感冒、喉炎，并可酿酒。制成药"月见草胶囊"已用于妇女隆胸和经期症候群、女人更年期诸症。

藻类植物　蕨类植物　裸子植物　被子植物　双子叶植物　被子植物　单子叶植物

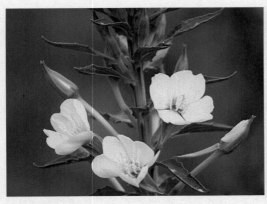 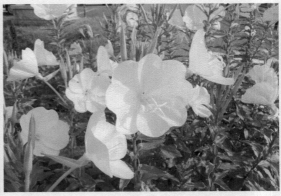

45.02 柳叶菜 *Epilobium hirsutum* L.

【别名】水丁香、通经草

【植物特征】多年生草本植物。高约1 m。茎密生开展的白色长柔毛，及短腺毛。下部叶对生，上部叶互生，矩圆形至长椭圆状披针形，长4~9 cm，宽7~17 mm，边缘具细锯齿，基部无柄略抱茎，两面被长柔毛。花两性，单生于上部叶腋，浅紫色，长1~1.2 cm，萼筒圆柱形，裂片4，花瓣4，宽倒卵形，长1~1.2 cm。蒴果圆柱形室背开裂，长4~6 cm，种子椭圆形长1 mm，顶端具一簇白色种缨。

【生境】分布于东北、河北、山西、陕西、新疆、贵州、云南，生沟边或沼泽地。

【功用及推广价值】嫩苗可做凉拌菜。根能治疗跌打损伤，消炎止痛，祛风除湿的功效。

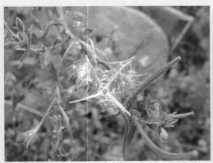 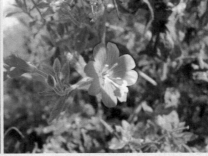 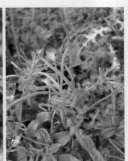

46. **报春花科** Primulaceae

46.01 珍珠菜 *Lysimachia clethroides* Duby

【别名】扯根菜、虎尾、狼尾花、珍珠花菜、田螺菜

【植物特征】多年生草本，多少被黄褐色卷毛。茎直立，高40~100 cm。叶互生，卵状椭圆形或宽披针形，长6~15 cm，宽2~5 cm，顶端渐尖，基部渐狭至叶柄，两面疏生黄色绢毛及黑斑。总状花序顶生，初花时密集，后渐伸长，结果时长20~40 cm；花冠白色长5~8 mm。蒴果球形，直径约2.5 mm。

【生境】广布于华北及江南各地。生于山坡草丛。

【功用及推广价值】嫩茎叶可焯熟凉拌或炒菜或做汤。种子可榨油，出油率45.24%。传统中药材，入药治小儿疳积，治水肿、风湿痹痛、跌打损伤、蛇咬伤、月经不调、白带等疾病。

[注] 新疆昌吉地区已有人试种成功。

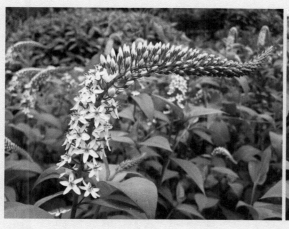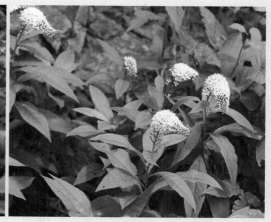

46.02　灵香草 *Lysimachia foenum-graecum* Hance

【别名】广灵香、香草、佩兰、排草

【植物特征】多年生草本植物，全株平滑无毛。有香气，茎柔弱。直立，或下部匍匐生长。具棱或斜翅，长 40~60 cm。叶互生，椭圆形或卵形，长 4~9 cm，宽 1.5~4.5 cm，顶端锐尖，基部渐狭下延，全缘或有时呈皱波状。叶柄具狭翅，长 5~12 mm。花单生于茎上部叶腋，花梗柔弱，长 2~3 cm，花萼 5 深裂达基部，裂片卵状披针形，长 8~10 mm。花冠黄色 5 深裂，裂片椭圆形，长 12~16 mm，宽约 9 mm，雄蕊长约 7 mm，花丝极短。蒴果球形，灰白色。

【生境】产于广东、广西、云南等地，生林下及山谷阴湿地带。

【功用及推广价值】传统中药材、香料调料。可提取香精，用于烟草及香脂香料。药用治鼻塞、齿痛、胸闷、腹胀，也用于驱蛔。也有人用于治疗感冒和遗精。干品放箱中可防虫蛀衣物。

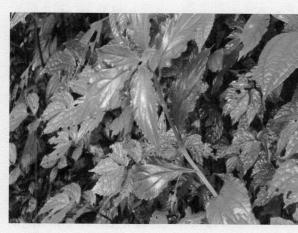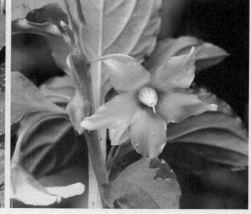

47. 番荔枝科 Annona squamosa

47.01　番荔枝 *Annona squamosa*

【别名】洋婆萝、释迦果

【植物特征】落叶小乔木，叶近革质，排成两列，椭圆状披针形或矩圆形，5~6月开花，花单生，或2~4朵聚生于枝顶和叶腋，青黄色。聚合果球形，或心状圆锥形，黄绿色，有白色粉霜，外形酷似荔枝。又像佛头，故名释迦果。果肉白色果味清甜。

【生境】分布于我国粤、桂、闽、滇及海南和台湾。多人工栽培。

【功用及推广价值】果可食，为热带著名水果。又可加工。叶可消毒伤口，根可做泻药。果可用于治疗脑萎缩，并具抗癌、抗人体内寄生虫的功效。

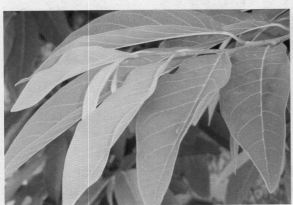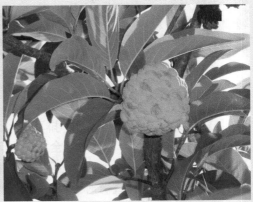

48. 大戟科 Euphorbiaceae

48.01　守宫木 *Sauropus androgynous*（L.）Merr

【别名】越南菜、树仔菜、天绿香、南洋构、五指山野菜、树豌豆

【植物特征】灌木，高1~1.5 m，小枝绿色，无毛。叶2列，互生，披针形，卵形或卵状披针形，长3~10 cm，宽1.5~3.5 cm，薄纸质，光滑无毛。叶柄长2~4 mm。花单性，雌雄同株，无花瓣，数朵簇生于叶腋，雄花花萼浅盆形，顶端6浅裂，直径0.5~1 cm，无退化子房，雄蕊3，雌花花萼6深裂，裂片果期增大，无花盘；子房3室。蒴果扁球形，长1.2 cm，直径达1.7 cm，无毛。种子三棱形，长7 mm。

【生境】我国四川、云南、广东、广西、海南现大量引种栽培。云南有野生，但品质较次。喜温暖潮湿的气候。种子耐水浸，不耐干燥，干燥会完全失去发芽力。对土壤光照要求不严，有广泛的适应性，在阳光水分充足土壤肥沃时，生长会更好。

【功用及推广价值】嫩茎叶可做汤、炒食、涮火锅。果皮富含糖分，可以食用。枝叶可治疗肠炎、肝炎、喉炎、便秘、咳嗽。根可治疗痢疾、便血、淋巴结核和疥疮。

　　［注］我国现栽培的品种多是软枝黄梢种。本品繁殖以剪枝扦插为主。种子育苗速度较慢。应选已木质化的枝条，短截成15 cm长的小段，插入土中，露头2~3 cm，覆塑膜透光保湿，发芽后揭膜使正常生长。当侧芽长12 cm时，可采收嫩茎叶食用。当其果皮

转为黑色时收果收种子。并将种子用湿沙埋藏，以防脱水。

[注] 经研究，守宫木有毒，但有毒成分不明，建议不要食用。过量或长期食用或生食均可中毒。

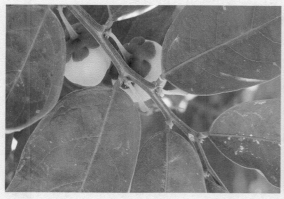 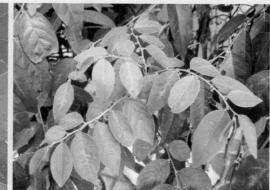

48.02　木薯 *Manihot esculenta* Crantz

【别名】树葛

【植物特征】直立亚灌木，高 1.5~3 m，块根圆柱状，肉质。叶互生，长 10~20 cm，掌状，3~7 深裂，或全裂。裂片披针形至矩圆状披针形，全缘，渐尖，叶柄长 30 cm。花单性，雌雄同株，无花瓣，圆锥花序，顶生及腋生；花萼钟状，5 裂，黄白而带紫色；花盘腺体 5 枚。蒴果椭圆形，长 1.5 cm，有纵棱 6 条。

【生境】我国广东、广西、海南普遍栽培。引自巴西。

【功用及推广价值】木薯含淀粉。可食用，但必须熟食，生食会氰酸中毒。其淀粉也大量用于工业。鲜叶嫩茎可作畜饲和喂鱼。木薯块生捣，可治疗外伤肿痛和瘀毒顽癣。

[注] 青茎种比红茎种质优。

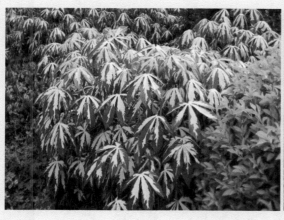 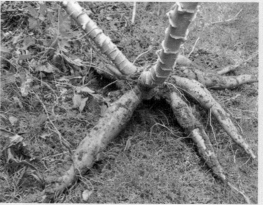

48.03　余甘子 *Phyllanthus emblica* L.

【别名】油甘子、米含、望果、木波、七察哀喜、噜公膘

【植物特征】落叶小乔木或灌木，高 1~3 m，稀达 8 m，老枝灰褐色，小枝线细，通常 1~3 条从枝的节上发出，被锈色短柔毛，落叶时整个小枝脱落。叶互生，2 裂，条状矩圆形，

长 1~2 cm，宽 3~5 mm，无毛；托叶小，棕红色。花小，单性，雌雄同株，无花瓣，3~6 朵簇生于叶腋。具多数雄花和一朵雌花；萼片 6，雄花花盘腺体 6，分离。蒴果外果皮肉质球形，无毛，干后开裂。

【生境】分布于川、滇、粤、桂、黔、闽等地，生疏林或山坡向阳处。

【功用及推广价值】果可生食，或糖渍，能止渴化痰。树皮和叶可提栲胶，种子榨油，工业用。根有收敛止泻作用，叶可治疗皮炎和湿疹。

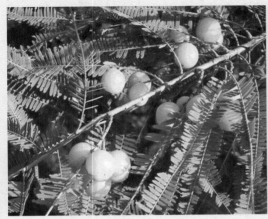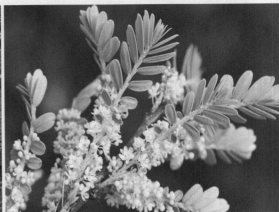

48.04　木奶果 Baccaurea ramiflora Lour

【别名】白皮大连果

【植物特征】常绿乔木，高达 15 m，树皮灰褐色，小枝被糙硬毛。叶片纸质，倒卵状长圆形，长 9~15 cm，宽 3~8 cm，顶端短尖至急尖，基部楔形，全绿或浅波状，上面绿色，下面黄绿色，两面无毛，侧脉每边 5~7 条，上面扁平，下面突起，叶柄长 1~4 cm，花小，雌雄异株，总状圆锥花序顶生或茎生，被疏短柔毛，雄花序长达 15 cm，雌花序长达 30 cm，苞片卵形或卵状披针形。浆果状蒴果卵状或近圆球状，直径 1.5~2 cm，黄色后变紫红色，又开裂，内有种子 3 粒，或 1 粒，种子近圆形。

【生境】分布于广东、广西、云南、海南。生于山地林中。有小量人工栽培。

【功用及推广价值】野菜、药膳食材。供观赏。果肉酸甜可口，是有名气的小形水果。根茎果皮皆入药，有止咳平喘、解毒止痒。最近又发现其根茎木质含有木奶果内酯，为有效的抗癌物质。也证明有保健功能。

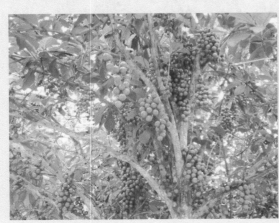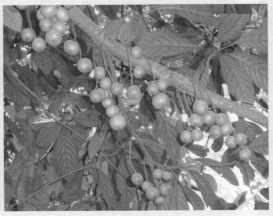

48.05 星油藤 *Plukenetia volubilis* Linneo

【别名】南美油藤、印加果、印加花生、美藤果、星油果、星油藤

【植物特征】多年生木质藤本植物。一年四季开花结果，结果期可达 75 年。风媒传粉为主。蒴果具 4~6 个棱角，幼果表面光滑、绿色，成熟时茶褐色。每个果角内含有种子一枚。种子主要成分是油脂、蛋白、氨基酸。种子含油 56%，油脂由多元不饱和脂肪酸构成，我国科研成果已有其制品有南美油藤多肽口服液问世。其油已分别用于食品、保健、制药、化妆品等方面。

【生境】原产于南美，我国于 2006 年自秘鲁引进，我国产出的该油脂已获巴黎油品博览会金奖。我国云南西双版纳大面积栽培。

【功用及推广价值】油用植物，传统中药材，其他用途。种子可炒食。种子油为高级食用油，用于防衰、保健和医疗。

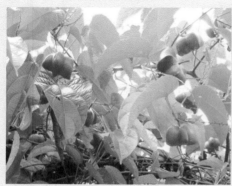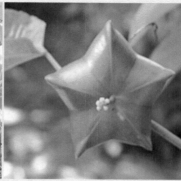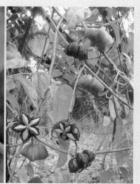

49. 辣木科 Moringaceae

49.01 辣木 *Moringa oleifera* Lam.

【别名】鼓槌树

【植物特征】乔木，高约 10 m。树皮软木质，小枝被短柔毛。根有辛辣味。叶通常为 3 回羽状复叶，长 25~50 cm，羽片 4~6 对，小叶椭圆形，宽椭圆形或卵形，长 1~2 cm，宽 0.7~1.4 cm，无毛。圆锥花序腋生，长约 20 cm，苞片小钻形，花具梗，直径约 2 cm，有香味，两侧对称。萼筒盆状，裂片 5，狭披针形，被短柔毛，开花时向下弯曲，花瓣 5，白色，生萼筒顶部，匙形，上面一枚较小。蒴果细长，长 20~50 cm，3 裂。

【生境】原产于印度，现我国广东、海南有栽培。

【功用及推广价值】树叶叶粉为时尚保健养生品，含钙为牛奶的 4 倍，维生素 C 是柑橘的 7 倍，钾是香蕉的 3 倍，铁是菠菜的 3 倍。辣木水煮液对口干咽痛有效。用棉球蘸辣木鲜榨液塞病人鼻子可使昏迷者苏醒。辣木粉可降"三高"。对乳腺癌、子宫癌有疗效。种子榨油，为高级仪表润滑油。

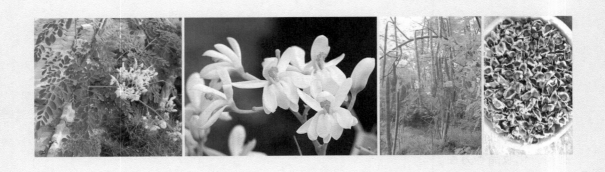

50. 虎耳草科 Saxifragaceae

50.01　扯根菜 *Penthorum chinense* Pursh

【别名】赶黄草、水泽兰、水杨柳

【植物特征】多年生草本,高达 90 cm。茎红紫色,无毛,不分枝或分枝。叶无柄或几无柄,披针形或狭披针形, 长 3~11 cm, 宽 0.6~1.2 cm, 先端长尖或渐尖, 基部楔形, 边缘有细锯齿, 两面无毛, 脉不明显。花序生于茎或枝的顶端, 分枝疏生短纤毛, 苞片小, 卵形或钻形, 花梗长 0.5 或 2 mm, 花萼黄绿色, 宽钟形, 长约 2 mm, 5 深裂, 裂片三角形, 先端微尖或微钝, 花瓣无, 雄蕊 10, 稍伸出花萼之外。花药淡黄色, 椭圆形, 花柱 5, 粗, 柱头扁球形。蒴果红紫色, 直径 6 mm, 5 短喙星状斜展。

【生境】华南、西南至东北广布,多生于溪边湿地。

【功用及推广价值】嫩茎叶可炒食或凉拌。医用清热解毒,治急慢性肝炎,也能利水消肿。

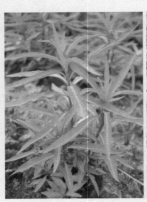
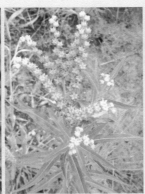
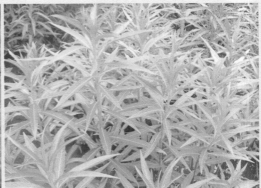

50.02　山麻子 *Ribes manschuricum*（**Maxim.**）**Kom.**

【别名】狗葡萄、山樱桃、东北茶藨

【植物特征】灌木, 高 1~2 m。枝灰褐色, 剥裂。叶大, 掌状 3 裂, 长 4~10 cm, 宽 4~9 cm, 中裂片较大, 长锐尖, 基部心形, 边缘有尖锐牙齿, 表面绿色, 散生细毛, 背面淡绿色, 密生白茸毛, 叶柄长 2~8 cm, 有短柔毛。总状花序长 2.5~9 cm, 初直立, 后下垂, 花可达 40 朵, 生长在 1~2 mm 的花梗上；花托部分短钟状, 萼片 5, 反卷, 带绿色和黄色, 倒卵形；花瓣 5, 楔形, 绿色。浆果球形, 直径 7~9 mm, 红色。

【生境】分布于东北、河北、陕西、甘肃。常生于混交林下。

【功用及推广价值】果实制酱、造酒，种子榨油。果实开胃、健食。

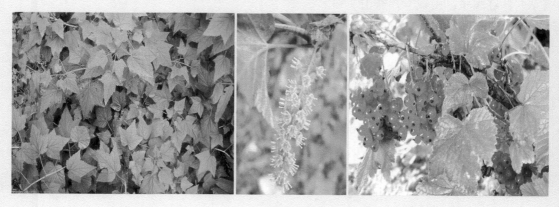

50.03　甘青茶藨 *Ribes meyeri* Maxim.

【别名】天山茶藨、野黑葡萄

【植物特征】灌木，高 1~2 m，幼枝无毛，带淡红色，剥落后成灰色。叶通常 3 裂，长宽近相等，一般长 5 cm，中裂片长，长渐尖，上部略呈尾状，边沿有复锯齿，基部心形，表面绿色，背面淡绿色，两面有极疏的短毛，叶柄长 1.4 cm，有疏短毛。总状花序长 2~5 cm，无毛，水平生长，后下垂，花疏生，红色。浆果球形，黑色，有光泽。

【生境】分布于四川西北部、陕甘青、新疆等地。生于海拔 2 500 m 的山谷。

【功用及推广价值】同山麻子。

　　[注] 还有 5 裂茶藨、糖茶藨，与本种生同样地带，果也可食、可制酱。

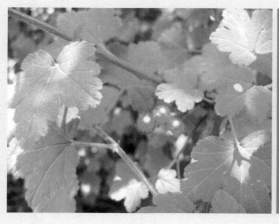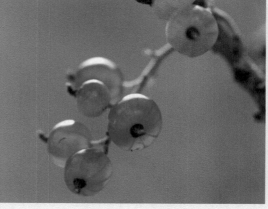

243

【别名】红骡子、山藕、作合山

【植物特征】多年生草本植物，高 0.6~1.2 m。根状茎横走，直径 3 cm。茎无毛，不分枝。基生叶 1，茎生叶 2，均为掌状复叶，小叶 3~7，狭倒卵形或倒披针形，长 8~27（38）cm，宽 3~9（15）cm，先端渐尖或急尖，基部楔形，边缘有不整齐的牙齿，上面无毛，下面沿叶脉生有短柔毛。圆锥花序顶生，长 18~38 cm，花梗长 1.5~3 mm，密生短柔毛；花直径 4~4.5 mm；花萼裂片 5，白色或淡黄色，宽卵形，长约 2 mm，无花瓣。雄蕊 10，长 2~3.5 mm；心皮 2，下部合生，子房半下位，2 室，胚珠多数。

【生境】分布于甘肃、陕西、河南、湖北、云南、四川、西藏等地。生于山地林下或阴湿处。

【功用及推广价值】根状茎含淀粉可食用和制酒。叶可提取烤胶。根状茎有清热化湿、止血生肌的功效。

　　[注] 另有西南鬼灯檠（岩陀毛青红）、羽状鬼灯檠（红姜）与本种极相近，根状茎都含淀粉，都可食用和药用。都分布于云、贵、川三地。

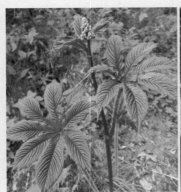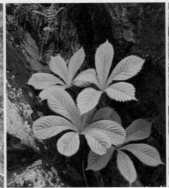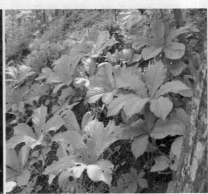

50.05　大叶子 *Astilboides tabalaris*（Hemsl.）Engl.

【别名】大脖梗子、山荷叶

【植物特征】多年生草本植物，高 120 cm，有粗的根状茎。茎不分枝，下部疏生短硬毛。基生叶 1，叶片近卵圆形或卵圆形，直径 18~40 cm，有时达 100 cm，两面有短硬毛，掌状浅裂，裂片约 9，宽卵形，先端急尖或渐尖，常浅裂，边缘有小牙齿；叶柄盾状着生，长 30~60 cm，；茎生叶约 1，似基生叶，但较小。圆锥花序顶生，长约 20 cm，有多数花，花小，白色，花萼钟状，花瓣 4~5，倒卵状矩圆形。蓇葖长约 5 mm。种子长 1.5~2 mm，具翅。

【生境】分布于辽宁和吉林，生于山地林下和沟边。

【功用及推广价值】根状茎可食并酿酒。全草药用，治颈椎病、落枕。

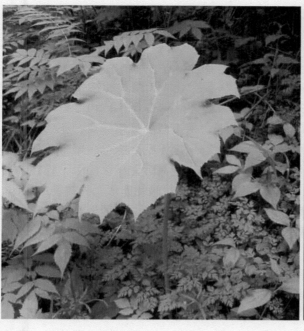
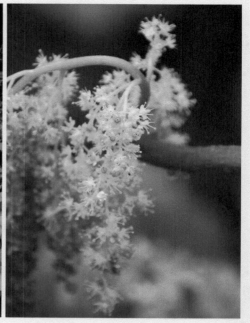

50.06 黑加仑 *Ribes nigrum* L.

【别名】黑茶藨子、旱葡萄

【植物特征】落叶灌木，高 1~2 m，小枝暗褐色或灰褐色，无毛，皮通常不裂，具疏密不等的短柔毛，被黄色腺体，无刺。芽长圆形，或椭圆形。叶近圆形，长 4~9 cm，宽 4.5~11 cm，基部心形，上面暗绿色，下面被短柔毛和黄色腺体，掌状 3~5 浅裂，裂片宽三角形，先端急尖。叶柄长 1~4 cm，偶尔疏生腺体。花两性，直径 5~7 mm；总状花序，长 3~5 cm，下垂或呈弧形，具花 4~12 朵，花序轴与花梗具短柔毛，花梗长 2~5 mm。萼片舌形，长 4~5 mm，先端圆钝、展开或反折，花瓣卵圆形或卵状椭圆形，长 2~3 mm，先端圆钝。果实近圆形，直径 8~12 mm，熟时黑色。花期 4~6 月，果期 8~9 月。耐寒、耐瘠薄。多采用压条和扦插繁殖。

【生境】分布于东北和新疆。大面积栽培。东北有野生，多生于混交林下。

【功用及推广价值】医用对贫血、水肿、风湿病、口腔咽喉疾病有效。

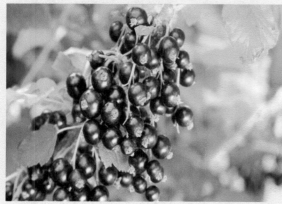
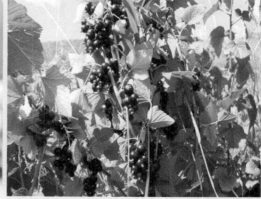

245

50.07　厚叶岩白菜 *Bergenia crassifolia* (L.) Fritsch

【别名】呆白菜、矮白菜、岩壁菜、石白菜、岩七、红岩七、雪头开花、亮叶子、青海白菜、西伯利亚茶、蒙古茶、心叶岩白菜、冬花岩白菜、象耳、巴丹

【植物特征】多年生常绿草本，高 15~31 cm。根状茎粗壮，具鳞片和枯残托叶鞘。叶均基生；叶片革质，倒卵形、狭倒卵形、阔倒卵形或椭圆形。长 5~12 cm，宽 3~9 cm，先端钝圆，边缘具波状齿，基部通常楔形，稀浅心形，两面多少具小腺窝，无毛；叶柄基部具托叶鞘，托叶鞘边缘无毛。花葶下部无毛，上部具近无柄之腺毛。聚伞花序圆锥状，长 3~13 cm，具多花；花梗长 2~4 mm，与花序分枝均具近无柄之腺毛；托杯外面疏生近无柄之腺毛；萼片在花期直立，革质，倒卵形至三角状阔倒卵形，先端钝或微凹，腹面和边缘无毛，背面疏生近无柄之腺毛，具多脉；花瓣红紫色，椭圆形至阔卵形，先端微凹，基部变狭成爪，多脉；子房卵球形，花柱 2。新疆在 3~5 月初开花，果期 5~6 月。

【生境】原产于亚洲，蒙古、俄罗斯、朝鲜、中国等。国内野生种仅分布于新疆阿勒泰山海拔 2 000 m 左右灌木丛下的岩石缝隙中。喜温暖湿润和半阴环境，耐寒性强，怕高温和强光，不耐干旱，夏季喜凉爽气候，宜疏松肥沃和排水良好的腐叶土，病虫害少。已人工栽培。

【功用及推广价值】叶代茶饮用。叶和根药用，性平，味甘，无毒。治虚弱头晕、劳伤咳嗽、吐血、咯血、淋浊、白带及肿毒等；抗菌消炎，是治疗慢性支气管炎、肺炎、肺心病、支气管哮喘的呼吸系统疾病的特效药物。但叶和根中的单宁含量较高，叶也含较多的熊果苷。外感发烧、体虚者及怀孕或哺乳期慎用。观赏，植株形体较大、花叶俱美，开花极早，进入冬季，叶片呈红绿色或紫红色，花叶俱美。

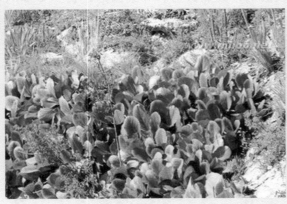 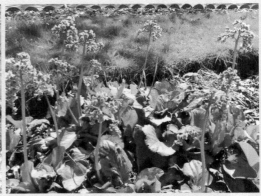

51. 三白草科 Saururaceae

51.01　蕺菜 *Houttuynia cordata* Thunb.

【别名】鱼腥草、侧耳根、狗贴耳

【植物特征】多年生草本，高 15~50 cm，有鱼腥臭味。茎下部伏地生根，上部直立，通常无毛。叶互生心形，或宽卵形，长 3~8 cm，宽 4~6 cm，有细腺点，两面脉上有柔毛，下面常紫色，叶柄长 1~3 cm，常有疏毛；托叶膜质，条形，下部常与叶柄合生成鞘状。穗状花序生于茎上端，与叶对生长 1~1.5 cm，基部有 4 片白色花瓣状苞片；花小，两性，

无花被。子房上位，花柱分离。蒴果顶端开裂。

【生境】分布于长江以南各省区。多生于湿地和水渠旁。

【功用及推广价值】野菜、传统中药材。为时下流行野菜，其怪味使多人上瘾。全草入药，清热解毒、消肿。

[注] 新疆多地已有引种栽培。

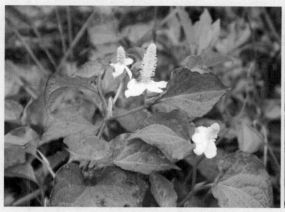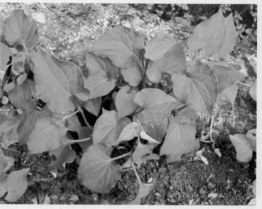

51.02　三白草 *Saururus chinensis*（Lour.）Baill.

【别名】过山龙、白舌骨、白面姑、塘边藕

【植物特征】多年生草本植物。高 30~80 cm，茎直立或下部伏地。无毛。叶纸质，卵形或披针状卵形，长 4~15 cm，宽 2~10 cm，顶端渐尖，或短渐尖，基部心形，有基出脉 5 条，在花序下的 2~3 片叶，常为乳白色，叶柄长 2~3 cm，基部与托叶合生成鞘状，无毛。总状花序生在茎上端，与叶对生，花序轴和花梗有短毛，花小，两性，无花被，生于苞片腋内。苞片卵形长约 1 mm，雄蕊 6；雌蕊由 4 个完全合生的心皮组成，子房上位，柱头 4，向外卷曲。果实分裂为 4 个分果片，分果片近球形，表面多疣状突起，不开裂。

【生境】生长江以南各地。常生于潮湿山地。

【功用及推广价值】野菜、传统中药材。其根 2~3 两与瘦肉合煮，后吃肉喝汤。治妇女月经过多。医用利尿消肿。

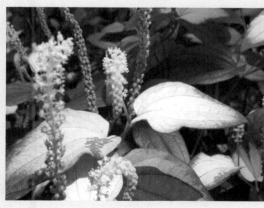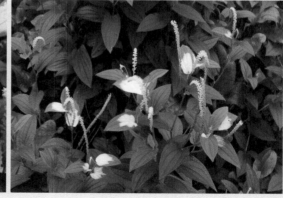

52．亚麻科 Linaceae

52.01　亚麻 *Linum usitatissimum* L.

【别名】胡麻、山西胡麻

【植物特征】一年生草本植物高 30~100 cm，茎直立，仅上部分枝，基部稍木质。无毛。叶互生无柄，条形至条状披针形，长 1.8~3.2 cm，顶端锐尖，全缘。叶脉通常三出。花单生于枝顶端及上部叶腋间，花柄长 2~3 cm；萼片 5，倒卵形，宿存，边缘无黑色腺体，花瓣 5，倒卵形，蓝色，长 7~10 mm，易凋谢，子房 5 室，花柱 5，分离，柱头条形。蒴果球形，顶端 5 瓣裂。种子 10，扁平，长 6~8 mm，宽约 6 mm，暗红或白色。

【生境】山西、内蒙古、甘肃多地栽培。

【功用及推广价值】幼苗做菜可食。为油料作物，油可食用，也用于润滑。耐旱、多利用山旱地栽培，为高耐旱作物。

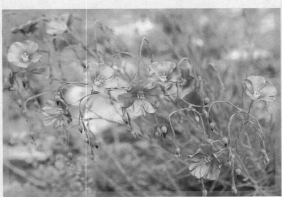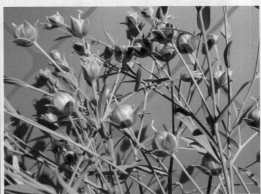

53．芸香科 Rutaceae

53.01　野花椒 *Zanthoxylum simulans* Hance

【别名】山花椒

【植物特征】灌木，高 1~2 m，通常有皮刺和白色皮孔。单数羽状复叶，互生，叶轴边缘有斜齿和长短不等的皮刺。小叶通常 5~9，对生，厚纸质，近于无柄，卵状圆形、卵状矩圆形或菱状宽卵形，长 2.5~6 cm，宽 1.8~3.5 cm，边具细钝齿，两面均有透明腺点。上面密生短刺刚毛。聚伞状圆锥花序，顶生，长 1~5 cm，花单性，花被片 5~8，一轮。蓇葖果 1~2，红色至红紫色，基部有伸长的子房柄，种子近球形黑色。

【生境】分布于长江以南及河南、河北。生灌丛中，也有栽培。

【功用及推广价值】春季嫩芽可做菜，调汤。果实调味用。叶、果、根供药用，有止吐和利尿作用。

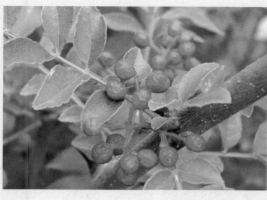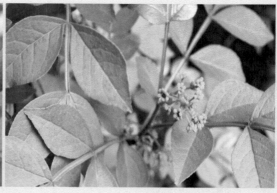

53.02　花椒 *Zanthoxylum bungeanum* Maxim.

【别名】麻椒

【植物特征】落叶灌木或小乔木。高 3~7 m，具香气。茎干通常有增大的皮刺。单数羽状复叶，互生，叶柄两侧常有一对扁平、基部特宽的皮刺；小叶 5~11，对生，近于无柄，卵形或卵状矩圆形，长 1.5~7 cm，宽 1~3 cm，边缘有细钝锯齿。齿缝处有粗大透明的腺点。下面中脉基部两侧常被一簇锈色长柔毛。聚伞状圆锥花序顶生，花单性，花被片 4~8，一轮，子房无柄。蓇葖果球形，红色至紫红色。密生疣状腺体。种子球形，黑色，含油脂。

【生境】几布全国，东北、新疆也能盆栽。

【功用及推广价值】为传统的麻味调料。种子密播可产芽苗菜。果壳入药，有散寒燥湿、祛风止痒之效。

　　[注]　与本种近似的还有川陕花椒、毛刺花椒、刺异叶花椒、朵椒、崖椒，功用近同。

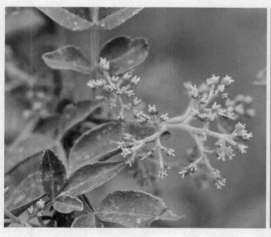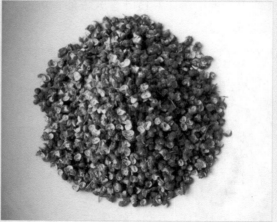

53.03　竹叶椒 *Zanthoxylum planispinum* Sieb. et Zucc.

【别名】四季春、何胡椒、土花椒、青椒（温州）、山花椒

【植物特征】灌木或小乔木。枝直出而扩展，有弯曲而基部扁平的皮刺。老枝上的皮刺基部木栓化。单数羽状复叶。叶轴具翅，下面有皮刺，在上面小叶片的基部处有托叶状的小皮刺一对；小叶 3~9，对生，纸质，披针形或椭圆状披针形，长 5~9 cm，边常有细钝锯齿。聚伞状圆锥花序，腋生，长 2~6 cm，花单性，小，花被片 6~8，一轮。蓇

蓇葖果红色,有粗大而凸起的腺点。种子卵形,黑色。

【生境】分布于东南至西南,北至秦岭。生在低山疏林之下灌丛之中。

【功用及推广价值】果皮可做调味品,种子含油,油可食用。果、根、叶入药。有散寒止痛、消肿、杀虫之效。

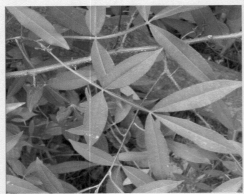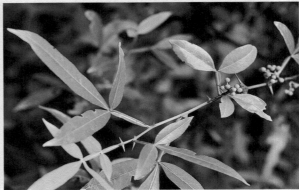

53.04　芸香 *Ruta graveolens* L.

【别名】七里香、香草芸、香草

【植物特征】有强烈刺激气味的多年生木质草本植物,高达 1 m,各部无毛,但多腺点。叶 2~3 回,羽状全裂至深裂。长 6~12 cm,裂片倒卵状矩圆形,倒卵形或匙形。长 1~2 cm,全缘或微有钝齿。聚伞花序顶生,花金黄色,直径约 2 cm,萼片 4~5,细小,宿存;花瓣 4~5,边缘细撕裂状,蒴果 4~5 室。种子有棱,种皮有瘤状凸起。

【生境】栽培作物,我国南方常见。江北则多栽于棚内。

【功用及推广价值】枝叶含芳香油,可作为调香原料。全草入药,有祛风镇痉、通经杀虫之效。

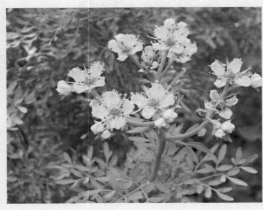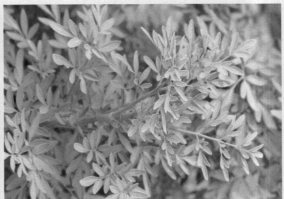

53.05　黄皮 *Clausena lansium*（Lour）Skeels

【别名】鸡心黄皮

【植物特征】小乔木,高达 12 m,幼枝、花轴、叶轴,叶柄及嫩叶片下面脉上均有集生成簇的丛短毛及长毛,有香味。单数羽状复叶,小叶 5~13,互生,卵形或椭圆状披针形,长 6~13 cm,宽 2.5~6 cm,顶端锐尖或短渐尖,基部宽楔形,不对称,边浅波状或具浅钝齿。顶生聚伞状圆锥花序，花枝广展，多花；花白色，有芳香，直径约 5 mm，萼片花瓣各 5，分离。浆果球形、扁圆，长 1.2~3 cm，淡黄色至暗黄色。密被毛。

【生境】分布于华南、西南，为海南岛特产。

【功用及推广价值】果为南方出名水果之一。种子可榨油。根、叶、果、核入药，能解表行气、健胃、止痛。

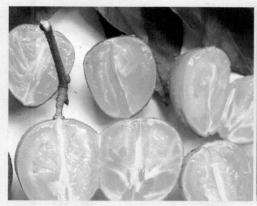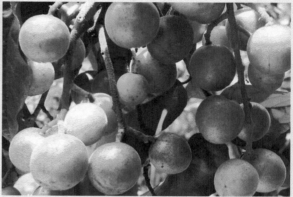

53.06　枳桔 *Poncirus trifoliata*（L.）Rafin.

【别名】臭桔、枳、枸橘、枳壳、臭橘

【植物特征】落叶灌木或小乔木。全株无毛；分枝多，稍扁平，有棱角，密生粗壮棘刺，刺长 1~7 cm，基部扁平。3 小叶复叶，互生，叶柄长 1~3 cm，有翅，小叶纸质或近革质，卵形，椭圆形或倒卵形。长 1.5~5 cm，宽 1~3 cm，先端圆而微凹缺，茎部楔形，具钝齿或近全缘。近于无毛。花单生或成对腋生。常先叶开放，黄白色，有香气。萼片 5，长 5~6 mm，花瓣 5，长 1.8~3 cm。柑果球形。直径 3~5 cm，橙黄色。具茸毛，有香气。

【生境】产我国中部，广泛作篱笆栽培。

【功用及推广价值】能提取果酸代醋。果供药用能破气消积、并治脱肛等症。叶、花、果皮可取芳香油。

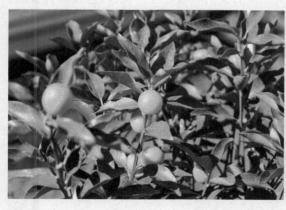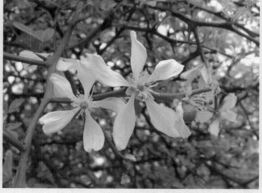

53.07　金橘 *Fortunella margarita*（Lour.）Swingle

【别名】金枣、牛奶橘

【植物特征】常绿灌木或小乔木。高 3 m，通常无刺，分枝多。叶片披针形至矩圆形，长 5~9 cm，宽 2~3 cm，全缘，或具不明显的细锯齿。表面深绿色，光亮，背面青绿色,有散生腺点,叶柄有狭翅,与叶片连接处有关节。单花或 2~3 花集生于叶腋，具短柄，花两性、整齐，白色、芳香，萼片 5，花瓣 5，长约 7 mm。果矩圆形或卵形，长 2.5~3.5 cm，金黄色，果皮肉质而厚，有许多腺点，有香味，肉瓣 4~5，种子卵状球形。

【生境】产于我国南方。

【功用及推广价值】果生食，或加工。果入药能理气止咳。

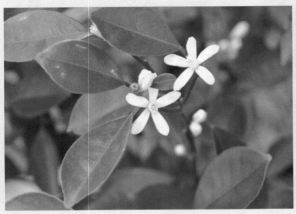 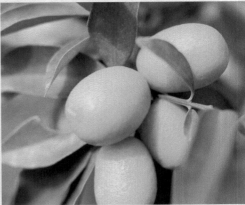

53.08 枸橼 *Citrus medica* L.

【别名】香橼、西柠檬

【植物特征】常绿小乔木或灌木。枝广展，有短硬棘刺。叶矩圆形或倒卵状矩圆形，长 8~15 cm，宽 3.5~6.5 cm，顶端钝或短锐尖，基部宽楔形，边缘有锯齿；叶柄短，无翅，顶端几无关节。花序总状生于叶腋，花常单性，雄花直径 3~4 cm，内面白色，外面淡紫色。果实卵形、矩圆形或近球形，长 10~25 cm，顶端有一乳突状突起，柠檬黄色，果皮粗厚而芳香。

【生境】我国江南栽培。

【功用及推广价值】果皮药用。整果切片干用。煮酒饮治咳嗽呕吐。花、叶可提取芳香油。果可提取果酸。

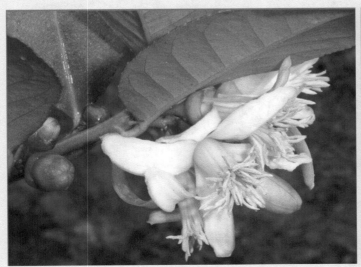 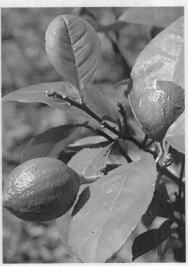

53.09　佛手 *Citrus medica* L. var. *sarcodactylis*（*Noot.*）*Swingle*

【别名】佛手柑

【植物特征】是枸橼的变种，与该种的不同是：叶先端钝，有时有凹缺。果实长形，分裂如拳，或张开如指。其裂数代表心皮数。

【生境】我国南方栽培。

【功用及推广价值】果香浓郁，为调香原料。果实及花供药用。为观赏植物，多盆栽观赏。

　　[注] 北方各地可盆栽。或保护地栽培。

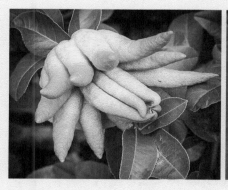 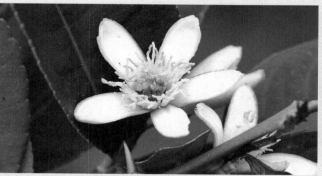

53.10　柠檬 *Citrus limonia* Osdeck

【别名】黎檬、麻老果、黎朦子、香檬、木黎、檬、药果、宜母子、宜母果

【植物特征】常绿灌木，具硬刺。叶小，矩圆形至椭圆状矩圆形，顶端短锐尖或钝，边缘有钝锯齿，叶柄短，有狭翅，顶端有节。花单生或簇生于叶腋，花瓣外面淡紫色，内面白色。子房上部渐狭。果近圆形，顶端有一不发达的乳状突起。长约 4.5 cm，宽约 5 cm，黄色至朱红色，皮薄易剥。

【生境】原产我国华南、西南地区，分布于广东、广西等地，我国华南各省多栽培。亚热带树种。喜温暖，宜湿润。要求有强散射光、通风良好的环境。较耐寒，越冬最低温度在 0℃以上。宜通气性较好、保水力较强而肥沃的沙质土壤。

【功用及推广价值】我国广东一带将其渣弃核蒸熟称柠檬饼，能消食开胃。现多用于调味和配菜。果味极酸，做清凉饮料和蜜饯；鲜果可加糖冲水饮用，或整果切片干用泡茶。果药用化痰止咳、生津健胃、去暑安胎。用于支气管炎、百日咳、食欲不振、维生素缺乏症、中暑烦渴。另有洋柠檬 *Citrus limon* (L.) Burm. F.，又称西柠檬，和柠檬相似，但果椭圆形，用途和柠檬相同。

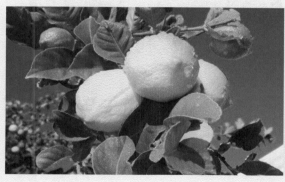 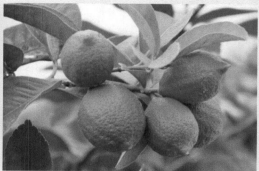

53.11 酸橙 *Citrus aurantium* L.

【别名】代代

【植物特征】常绿小乔木，枝三棱状，有长刺。叶互生，革质，卵状矩圆形或倒卵形，长 5~10 cm，宽 2.5~5 cm，全缘或具微波状齿。两面无毛，具半透明的腺点。叶柄有狭长形或倒心形的翅。花 1 至数朵，簇生于当年新枝的顶端或叶腋，萼片 5，花瓣 5，白色，有芳香。雄蕊约 25，花丝基部部分愈合。柑果近球形，直径 7~8 cm，橙黄色，果皮粗糙。

【生境】我国江南各地栽培。

【功用及推广价值】传统中药材、观赏植物。果实能提取柠檬酸。果实入药，有破气消积等功效。

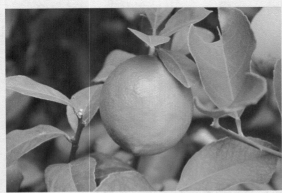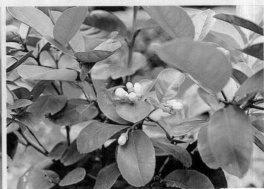

53.12 甜橙 *Citrus sinensis*（L.）Osdeck

【别名】橙子

【植物特征】常绿小乔木，少刺或无。叶互生，革质，椭圆形，长 4~8 cm，宽 2~4 cm，顶端短尖，基部宽楔形，全缘，有透明的油点。叶柄短，有狭翅，顶端有关节。花一至数朵簇生于叶腋。萼片 5，花瓣 5，白色，雄蕊 20 或更多。花丝连合成组，着生于花盘上，子房近球形。果实球形，成熟时心实，果皮橙黄色，质粗而不易剥落。

【生境】我国江南各地有栽培。

【功用及推广价值】为我国著名水果。也用于食品加工。果皮药用，能生津止渴、开胃降逆。

[注] 现新培育出的甜橙种类很多，如血橙、脐橙等，且品质愈佳。

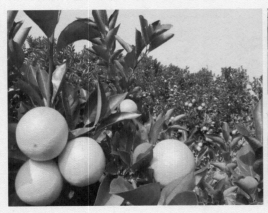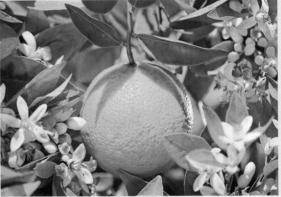

53.13 柚子 *Citrus grandis* (L.) Osdeck

【别名】柚、瑠溪蜜柚、文旦、香栾、霜柚、臭橙、气柑、雷柚、胡柑、臭柚

【植物特征】常绿乔木，高 5~10 m。小枝扁，被柔毛，有刺。叶宽卵形至椭圆状卵形，长 8~20 cm，有钝锯齿，叶柄有倒心形宽翅。花单生或簇生于叶腋，特芳香，长 1.8~2.5 cm，花萼长约 1 cm，花瓣反曲，雄蕊 20~25，药大，条形。子房圆球形。果大，球形至扁球形，或梨形。直径 10~25 cm，果皮平滑，淡黄色。

【生境】江南各地栽培。

【功用及推广价值】为亚热带主要水果。种仁含油 60%。根叶及果皮入药，能消食化痰、理气散结。

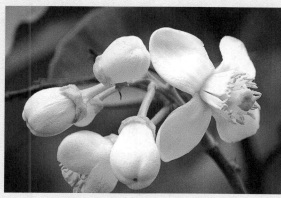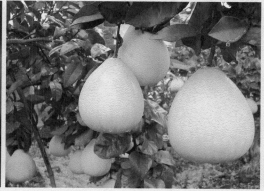

53.14 香圆 *Citrus wilsonii* Tanaka

【别名】香桃、香橼、枸橼、枸橼子、香水柠檬

【植物特征】常绿乔木，高达 9~11 m，无毛，有短刺。叶互生，革质，椭圆形或矩圆形，长 0.8~2.5 cm，宽 0.5~1.5 cm，顶端渐尖或略圆，基部宽楔形，全缘或有波状齿，叶柄有倒心形宽翅。花两性，单生或簇生，有时排成总状花序；花萼浅杯状，5 裂，裂片三角形，花瓣 5，矩圆状倒卵形，具明显的脉纹，子房 10~11 室，柑果球形，果皮厚，表面粗糙。

【生境】我国江南各地有栽培。

【功用及推广价值】果实干燥后药用，宽中理气，治肝胃滞气、脘腹痞满、呕吐噫气、疾多咳嗽。多用于园林观赏。

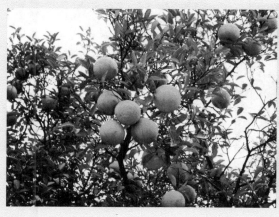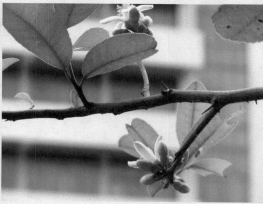

53.15　香橙 *Citrus junos* Tanaka

【别名】蟹橙

【植物特征】常绿小乔木，高达 6 m，枝细长，有棘针刺。叶互生，长卵形或椭圆形，长 3~4 cm，宽约 3 cm，顶端渐尖，基部圆形或圆楔形，有浅波状钝齿或近全缘，叶柄有倒卵形宽翅。花两性，单生于叶腋，萼片 5，小型，花瓣 5，雄蕊约 20 枚。柑果扁圆形，直径 4~7 cm，熟时色黄，皮易剥。有特殊香气。

【生境】长江流域及江南各地栽培。

【功用及推广价值】果及果皮做蜜饯，也做健胃剂。种子榨油。植株作柑橘类砧木。

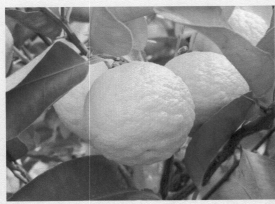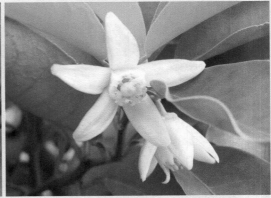

53.16　橘 *Citrus reticulata* Blanco

【别名】年橘

【植物特征】常绿小乔木或灌木，高约 3 m，枝柔弱，通常有刺。叶互生，革质，披针形至卵状披针形，长 5.5~8 cm，宽 2.9~4 cm，顶端渐尖，基部楔形，全绿或具细钝齿。叶柄细长，翅不明显。花小，黄白色，单生或簇生于叶腋，萼片 5，花瓣 5，雄蕊 18~24，花丝常 3~5 枚合生。子房 9~15 室。柑果扁球形，直径 5~7 cm，橙黄色，果皮疏松，肉瓤易分离。我国南方普遍栽培。

【功用及推广价值】种子可榨油，油供工业用。果皮即陈皮，为传统中药，常用为理气化痰和脾健胃药。核仁及叶能活血散结、消肿。

[注] 北方各地可引进盆栽。

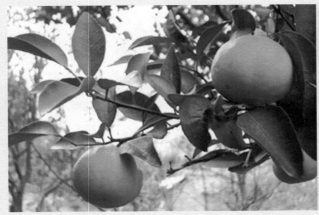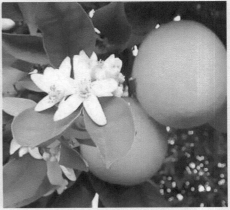

54. 橄榄科 Burseraceae

54.01　橄榄 *Canrium album*（Lour.）Raeusch.

【别名】白榄、山榄、黄榄、黄榔果

【植物特征】常绿乔木，高 10~20 m，有胶黏性芳香的树脂。单数羽状复叶，长 15~30 cm，小叶 9~15，对生，具短柄，革质，卵状矩圆形，长 6~18 cm，宽 3~8 cm，基部偏斜，顶端渐尖，全缘，无毛，网脉显明。背面于网脉上有小窝点。圆锥花序顶生或腋生，略短于复叶，花白色，萼杯状，3 浅裂，稀 5 浅裂，花瓣 3~5。核果卵状矩圆形，长约 3 cm，青黄色，两端锐尖。

【生境】分布于广东、广西、台湾、福建、四川和云南。生于低海拔的杂木林中。

【功用及推广价值】果可生食或糖饯。种子可榨油食用。果入药，能清热解毒、化痰消积。根也有舒筋活络之效。植株可为防风林或行道树。木材可作建筑用材。

　　［注］产自地中海沿岸的油橄榄并非本种，而是木樨科的油用橄榄。

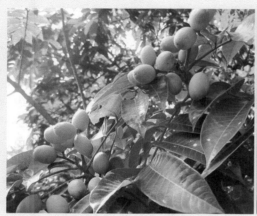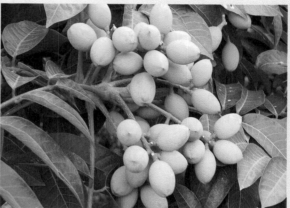

54.02　乌榄 *Canarium pimela* Leenh.

【别名】木威子、黑橄榄

【植物特征】常绿乔木，高 10~16 m，单数羽状复叶，长 30~60 cm，小叶 15~21，矩圆形或卵状椭圆形，长 5~15 cm，宽 3.5~7 cm，基部偏斜，先端渐尖或锐尖。全缘，上面网脉明显，下面平滑。圆锥花序顶生或腋生，长于复叶。萼杯状，3~5 裂，花瓣 3~5，分离。核果卵形至椭圆形，两端钝，成熟时黑紫色。

【生境】分布于我国南部。生于低山杂木林中。

【功用及推广价值】种子即"榄仁"，可榨油食用。榄仁油可通便润肠。榄仁药用，止血化痰、利水消肿。

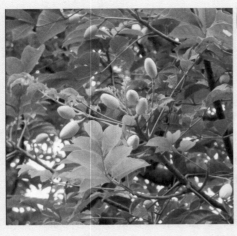
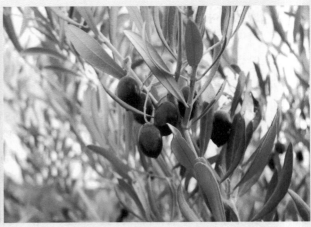

55．漆树科 Anacardiaceae

55.01　南酸枣 *Choerospondias axillaris*（Roxb.）**Burtt et Hill**

【别名】鼻涕果、广枣、五眼果、四眼果、山枣、人面子、冬东子、酸枣、山桉果、醋酸果

【植物特征】落叶乔木，高 8~20 m，树皮灰褐色，纵裂成片状剥落。单数羽状复叶，互生，长 20~30 cm，叶柄长 5~10 cm，小叶 7~15，对生，长 4~10 cm，宽 2~4.5 cm，边全缘。花杂性异株，雄花和假两性花淡紫红色，排成聚伞状圆锥花序，长 4~12 cm，雌花单生于上部叶腋内，萼片 5，花瓣 5，雄蕊 10，子房 5 室。核果椭圆形或近卵形，长 2~3 cm，黄色，顶有 5 小孔。

【生境】分布于湖北、湖南、广东、广西、贵州、云南、福建、浙江、海南等地，多生于低山地带。

【功用及推广价值】果可食，也可酿酒。树皮和果供药用，能消炎解毒、止痛止血、食滞腹满、烫伤火伤、腹泻疝气等。茎皮可做纤维材料。

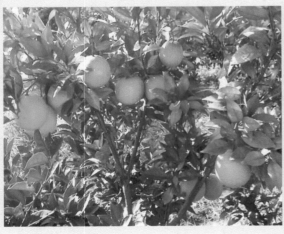
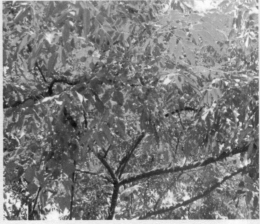

55.02　岭南酸枣 *Allospondias lakonensis*（Pierre）Stapf

【别名】岭南酸枣变种、假酸枣、五眼果

【植物特征】岭南酸枣变种。落叶乔木，高 7~10 m，除花序及幼叶有柔毛外，全体无毛。单数羽状复叶，长 30~45 cm，互生，小叶 11~23，近对生或互生，具短柄，膜质至纸质，长 6~10 cm，宽 1.5~3 cm，边全缘。圆锥花序生于上部叶腋内，长 15~25 cm，花小，杂性同株，花梗细弱，长 2~3 mm，花萼长 0.5 mm，5 裂，花瓣 5，乳白色长卵形。核果肉质，近球形，直径 8 mm，熟时红色。

【生境】分布于广东、海南、福建。喜生于光照较多的疏林。

【功用及推广价值】果酸甜可食，有酒香，可生食。种子榨油可做肥皂，饼供施肥。果可生津健胃。木材软而轻，但不耐腐，适作家俱、箱板等。又可作庭园绿化树种。

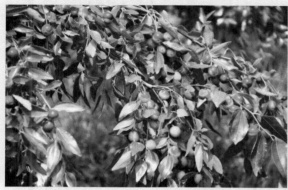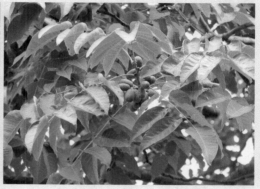

55.03　人面子 *Dracontomelon duperreanum* Pierre

【别名】人面树、银莲果

【植物特征】常绿高大乔木。高达 20 余米。小枝具棱，有灰色茸毛。单数羽状复叶，互生，长 30~45 cm，小叶 11~17，互生，近革质，长 6~12 cm，宽 2.5~4 cm，边全缘，两面沿中脉疏被微柔毛，叶背脉腋内有灰白色簇毛。圆锥花序顶生或腋生，有柔毛，花小，两性，青白色，钟状，长 5~6 mm，萼片 5，有柔毛 ；花瓣 5，顶端外弯。核果扁球形，直径约 2 cm，黄色，2~5 室，核室有槽开达至核顶成孔。

【生境】分布于广东、广西、海南。多生于村旁、河边、池畔。

【功用及推广价值】为良好的行道树。果可生食或加工食品。种子榨油制肥皂。果实健胃、生津、醒酒。根切碎酒煎饮下，可消痈散肿、治乳痈。

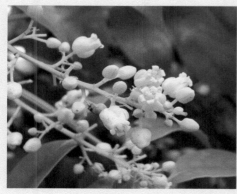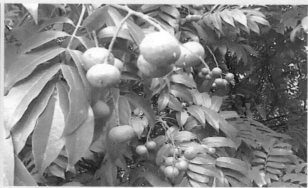

【别名】蜜望子、檬果、香盖、马蒙、抹猛果、莽果、望果、蜜望、漭果、闷果

【植物特征】常绿大乔木，高 10~27 m，树皮厚，灰褐色，成鳞片状脱落。单叶聚生枝顶，革质，长 10~20 cm，宽 3~6 cm，叶柄长 4~6 cm。圆锥花序，有柔毛，花小、杂性、芳香，黄色或带红色；萼片 5，有柔毛，花瓣 5，长为萼的 2 倍。花盘肉质，5 裂，雄蕊 5，但仅一枚发育。核果椭圆形或肾形，微扁，长 5~15 cm，熟时黄色，汁甘甜。

【生境】分布于云南、广东、福建、广西、海南和台湾。多人工栽培。

【功用及推广价值】著名热带果树。果甘甜多汁。果皮药用，为利尿、峻下剂。叶和树皮可作黄色染料。可作风景树。

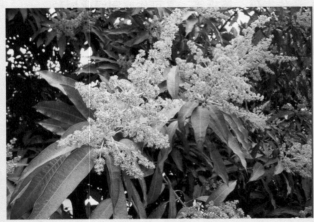 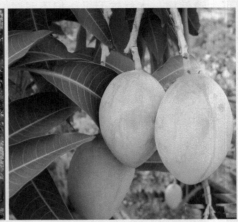

55.05　开心果 *Pistacia vera* L.

【别名】阿月浑子、必思答、绿仁果

【植物特征】小乔木高 5~7 m，小枝粗壮，圆柱形，具条纹，被灰色微柔毛或近无毛。具突起的小皮孔。奇数羽状复叶，互生，小叶 3~5 枚，叶柄无翅或具斜翅，有毛或无毛。小叶革质，宽卵形，长 4~10 cm，宽 2~6 cm，顶生叶较大，全缘，先端钝或急尖，基部宽楔形。雌雄异株，雄花宽大，花密集，雌花长圆形，花被边缘具睫毛。靠风力授粉。果较大，长 2 cm，宽 1 cm，先端尖，成熟时黄绿色至粉红色。

【生境】产叙利亚、伊拉克、伊朗、俄罗斯西南部和南欧；我国仅新疆有少量栽培。

【功用及推广价值】果实为著名坚果，营养丰富。叶捣汁外敷，可治湿痒。在适宜地带可植作行道树。

　　[注] 栽培时必须配置好授粉树以利高产。

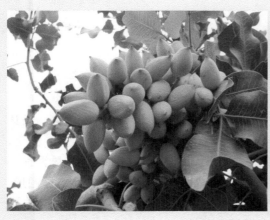 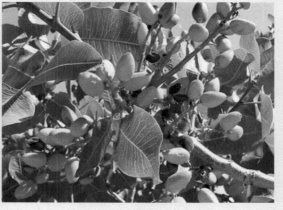

55.06 腰果 *Anacardiaum occidentalie* Linn

【别名】槚如果、鸡腰果、槚如树、介寿果

【植物特征】灌木或小乔木。高 4~10 m，小枝黄褐色，无毛或近无毛。叶革质，倒卵形，长 8~14 cm，宽 6~8 cm，先端圆，平截或凹；基部宽楔形，全缘，两面无毛。侧脉 12 对，侧脉和网脉两面突起。叶柄长 1~1.5 cm。圆锥花序，宽大，多分枝，排成伞房状，长 10~20 cm，多花密集，密被锈色微柔毛。苞片卵状披针形，长 5~10 mm，背面被锈色微柔毛。花黄色，杂性，无花梗或具短梗。花萼外密被褐色微柔毛，裂片卵状披针形，先端急尖，长 4 mm。花瓣线状披针形，长 7~9 mm，雄蕊 7~10，通常仅一个发育。花丝基部多少合生，花药小，卵圆形，子房倒卵形，花柱钻形。核果肾形，两侧压扁，长 2~2.5 cm，宽 1.5 cm，果基部为肉质梨形或陀螺形的假果所托。假果长 3~7 cm，成熟时紫红色。种子肾形。

【生境】原产巴西，我国引进，现广东、广西、海南、福建、台湾已有栽培。

【功用及推广价值】腰果为世界知名坚果，为保健食品。脂肪含量达 47%，蛋白含量 21%。香甜味美。药用，治疗心烦、口渴和消除疲劳，还具下乳功效。

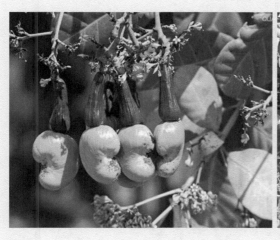 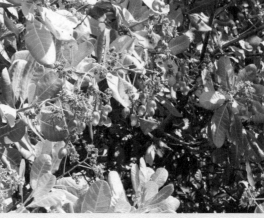

56. 槭树科 Aceraceae

56.01　地锦槭 *Acer mono* Maxim.

【别名】水色树、色木槭、色木五角枫

【植物特征】落叶大乔木，高达 20 m，小枝无毛，棕灰色或灰色。单叶对生，长达 7 cm，宽达 9 cm，5 裂，基部心形或几为心形，裂片宽三角形，长渐尖，全缘，无毛，仅主脉腋间有簇毛。上面光绿色，下面淡绿色，主脉 5，掌状，出自基部。网脉两面明显隆起。伞房花序顶生枝端，无毛，多花。花绿黄色，有长花梗。小坚果扁平，卵圆形，果翅矩圆形，开展成钝角。

【生境】广布于华北、东北、陕西、四川、湖北及江南各地。

【功用及推广价值】嫩叶可代菜、代茶。药用祛风除湿、治湿疹、疥癣、跌打瘀痛。木材为精细木工用材，可精制乐器等。可孤植、盆栽供观赏。

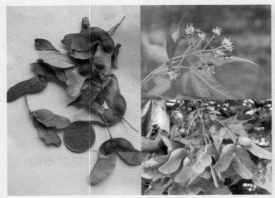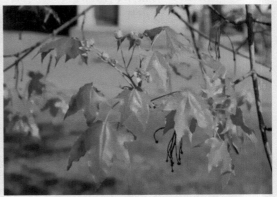

56.02　糖槭 *Acer saccharum* Marsh

【别名】糖枫、银白槭、石枫、硬枫、美洲枫

【植物特征】落叶大乔木，高可达 40 m，幼树树皮光滑，棕灰色、长大后粗糙如象皮。叶掌状，3~5 裂，缘有疏齿裂，表面亮绿色，背面银白色。花粉红色，无花瓣，叶前开放。翅果，翅果之两翅几成直角，绿色，10 月成熟变褐色。10 年以上树龄的树，可钻洞取糖，流出的液体含糖 5%~10%，经浓缩可制成砂糖和多种糖制品。

【生境】原产北美，我国引入东北、华北栽培。

【功用及推广价值】槭糖为世界三大木糖料之一，比其他糖类的热量低，故为各地各国喜爱食用。槭糖（枫糖）药用，能润肺开胃。树体优美、树叶优雅，以秋季枫叶为最美。故可植为行道树和风景树。木材为精细木制品用材。常用于乐器制造。

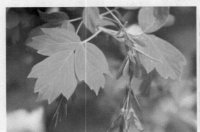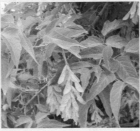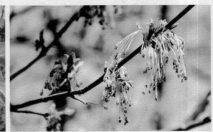

57. 无患子科 Sapindaceae

57.01　龙眼 *Euphoria longan*（Lour.）Steud.

【别名】桂圆、益智

【植物特征】渐危种常绿乔木，高达 10~20 m，幼枝生锈色柔毛。偶数羽状复叶，互生，连柄长 15~30 cm，小叶 2~6 对，近对生或互生，革质，长椭圆形或长椭圆状披针形，长 6~20 cm，宽 2.5~5 cm，边全缘或波状，上面暗绿色，有光泽，下面粉绿色。圆锥花序顶生或腋生，长 12~15 cm，有锈色星状柔毛，花小、杂性、黄白色，直径 4~5 mm，萼片 5，花瓣 5。果球形，核果状，不开裂，直径 1.2~2.5 cm，外皮黄褐色，粗糙，鲜假种皮白色，透明、肉质、浆汁，味甜香，种子球形，黑褐色、光亮。

【生境】分布于广东、广西、海南、四川和台湾。多栽培。

【功用及推广价值】为著名的地带水果之一。也可加工成干果脯长存远运。果核、根、叶、花均药用，为滋补剂，能润肺、补肝、明目。

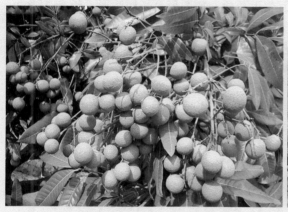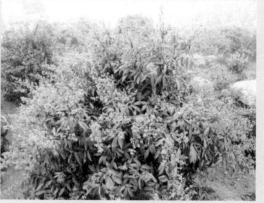

57.02　荔枝 *Litchi chinensis* Sonn.

【别名】离支、大荔、丽支、丹荔、勒荔、丁香荔、火山荔、荔支

【植物特征】常绿乔木，高 8~20 m，小枝有白色小斑点和柔毛。双数羽状复叶，互生，连柄长 10~25 cm，小叶 2~4 对，革质，披针形，长 6~15 cm，宽 2~4 cm，上面有光泽，下面粉绿。圆锥花序顶生，长 30~60 cm，有褐黄色短柔毛。花小，绿白色或淡黄色，杂性。花萼杯状，有锈色小粗毛。萼片 4，无花瓣。核果球形或卵形，直径 2~3.5 cm，果皮暗红色，有小瘤状突起。种子为肉质、多汁甘甜的假种皮所包。

【生境】分布于广东、广西、福建、台湾和海南。多人工栽培。

【功用及推广价值】果的假种皮供食用。并用于加工。根及果核供药用，治疝气、胃痛。

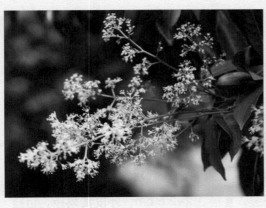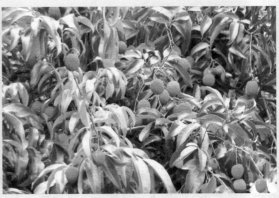

57.03　海南韶子 *Nephelium lappaceum* L. var.

【别名】山荔枝、酸古蚁、红毛丹

【植物特征】乔木，高 10~20 m，幼枝有锈色柔毛。羽状复叶、互生，连柄长 15~45 cm，小叶通常 2~3 对，很少 1~4 对，对生，或互生近革质，椭圆形至长椭圆形，长 6~18 cm，宽 2~7 cm，全缘，上面有光泽，下面生疏柔毛或有时有皱卷的小茸毛。圆锥花序腋生或顶生，长 10~30 cm，有锈色小柔毛；花小，雌雄异株，具短柄，无花瓣，萼 4~6 裂，长不足 2 mm，有紧贴的小锈色小茸毛。果椭圆形，长 3~4 cm，黄色或红色，果刺短而弯，长 3~5 mm。

【生境】分布于广东、海南和云南。生热带密林中。

【功用及推广价值】果可食用或酿酒。种榨油制皂。果壳煮水饮能去口臭。药用，能降火解热。

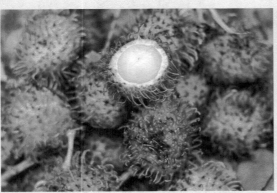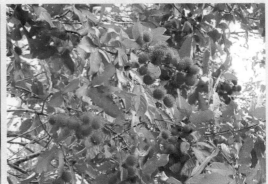

57.04　文冠果 *Xanthoceras sorbifolium* Bunge

【别名】文官果、崖木瓜

【植物特征】落叶灌木或小乔木。高达 8 m，树皮灰褐色，小枝有短茸毛。单数羽状复叶，长 15~30 cm，小叶 9~19，膜质，狭卵圆形至披针形，长 2~6 cm，宽 1~2 cm，下面疏生星状柔毛。圆锥花序长 12~30 cm，花杂性，花梗纤细，长 12~20 mm，萼片 5，长椭圆形；花瓣 5，白色，基部红色或黄色，长 1.7 cm，花盘 5 裂，裂片背面有一角状橙色的附属体；雄蕊 8。蒴果长 3.5~6 cm，室裂为 3 果瓣，果皮厚木栓质。

【生境】分布于东北、华北、甘肃、河南、新疆等地栽培。野生分布很少。

【功用及推广价值】为木本油料植物之一，种子榨油食用。种子嫩时可做菜食用。树叶可作茶。为重要的蜜源植物。树叶药用，可治小儿遗尿症。

[注] 本植物耐瘠、耐旱、耐盐碱、耐寒，有保持水土的环保功能，同时经济效益可观，应在北方各地大力推广。

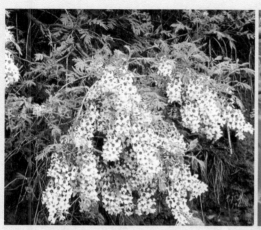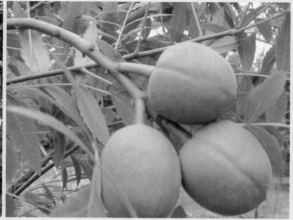

58. 凤仙花科 Balsaminaceae

58.01 凤仙花 *Impatiens balsamina* L.

【别名】指甲花、急性子

【植物特征】一年生草本植物，高 40~100 cm，茎肉质，直立，粗壮。叶互生，披针形，长 4~12 cm，宽 1~3 cm，先端长渐尖，基部渐狭，边缘有锐锯齿，侧脉 5~9 对，叶柄长 1~3 cm，两侧有数个腺点体。花梗短，单生或数枚簇生叶帐，密生短柔毛，花大，通常粉红色或杂色，单瓣或重瓣，萼片 2，宽卵形，有疏短柔毛，旗瓣圆，先端凹，有小尖头，背面中肋有龙骨突。翼瓣宽大，有短柄，二裂，基部裂片近圆形，上部裂片宽斧形，先端二浅裂。唇瓣舟形，生疏短柔毛，基部突然延长成细而内弯的距，花药钝。蒴果纺锤形，密生茸毛。种子多数，球形，黑色。

【生境】我国各省均有栽培。

【功用及推广价值】为东南沿海一带农民的家常菜。其嫩茎煮熟供食。全草及种子入药，有活血散瘀、利尿解毒等功效。全草可包染红指甲。为多地的观赏花卉。

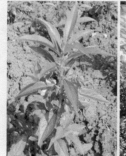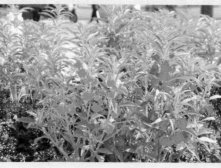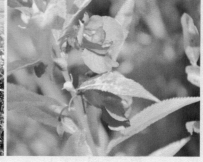

【别名】黄凤仙

【植物特征】为一年生草本，高 40~70 cm，茎肉质，直立，多分枝，无毛，下部常膨大。叶互生，卵形或卵状椭圆形，长 3~8 cm，宽 3~4 cm，先端钝，稀急尖，基部圆钝或宽楔形，边缘有粗圆齿，两面无毛。总花梗长 1.5 cm，具 2~4 朵花，排列成总状花序。花黄色，侧生 2 萼片，旗瓣圆形或近圆形。翼瓣无柄，2 裂，唇瓣宽漏斗状，喉部散生橙红色斑点。子房纺锤形，直立，具短喙。蒴果线状圆柱形，长 2.5 cm，熟时炸裂，射散种子。种子多数，长圆球形。

【生境】全国均有发现，也有栽培。也见于东北地区、朝鲜、日本及俄罗斯远东地区。多生于山谷、林下、溪边。

【功用及推广价值】医用，活血调经、舒筋活络，用于月经不调、痛经。外用治跌打损伤、风湿疼痛、阴囊湿疹。作观赏花卉栽培。

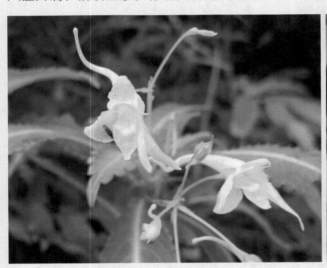
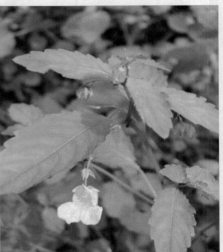

59. 茜草科 Rubiaceae

59.01 蓬子菜 *Galium varum* L.

【别名】蛇望草、鸡肠草、柳绒蒿、黄米花

【植物特征】多年生近直立草本植物，基部稍木质，枝四棱，被短柔毛。叶 4~6 片轮生，无柄，条形，长达 3 cm，顶端急尖，边缘反卷，上面稍有光泽，仅下面沿中脉两侧被柔毛，干时常变黑色。聚伞花序顶生，和腋生，通常在茎顶结成带叶的圆锥花序状，稍紧密。花小，黄色，有短梗；花萼小，无毛，花冠辐状，裂片卵形。果小，果爿双生，近球形，直径约 2 mm，无毛。

【生境】分布于东北、西北至长江流域。生旷地或路边。

【功用及推广价值】为《救荒本草》所列可食野菜。其嫩芽可炒食、凉拌或做汤。可提取绛红色染料。医用可活血祛瘀、解毒止痒，治疮痛肿痛、跌打损伤、经闭、腹水、咽喉肿痛。藏药治阴道滴虫。

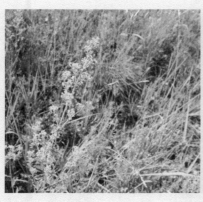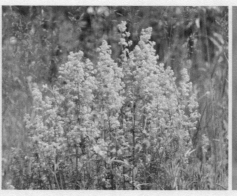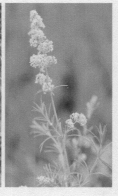

59.02　紫参 *Rubia yunnanensis* Diels

【别名】小红参、滇紫参、红根、大理茜草、滇茜草、红根、色子片

【植物特征】草本，近直立，根簇生，细长柱状，肥厚，肉质，外皮红褐色。叶 4 片轮生，无柄，或近无柄，近革质，矩圆形或披针形，有时卵形，长 8~25 mm，宽 3~5 mm，顶端渐尖至短尖，上面和边缘均粗糙，3 脉，在上面稍压入，在下面隆起。聚伞花序顶生和腋生，总花梗和分枝均纤细，花小，黄绿色，有短梗，裂片狭卵形，顶端尖锐，稍硬而内弯。浆果小，黑色。

【生境】产云南，生海拔 2~3 km 的山地。

【功用及推广价值】肉质根可食，可切片炖肉，切片弄干，粉磨冲服。根药用，可补血活血、祛风除湿、软坚破积。

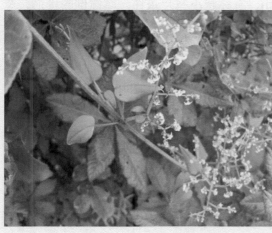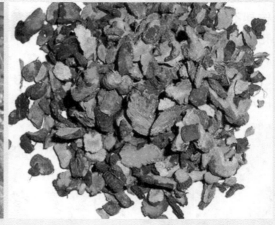

59.03　鸡矢藤 *Paederia scandens*（Lour.）Merr.

【别名】鸡屎藤

【植物特征】藤本，通常长 3~5 m，多分枝，叶对生，纸质，形状大小变化很大，宽卵形至披针形，长 5~15 cm，顶端急尖至渐尖，基部宽楔形，圆形至浅心形，两面无毛或下面稍具短柔毛。叶柄长 1.5~7 cm，托叶三角形，长 2~3 mm。聚伞花序排成顶生带叶的大圆锥花序，或腋生而疏散少花，末回分枝常延长，一侧生花，花冠长 10~12 mm，核果直径达 7 mm。

【生境】广布长江流域及以南各省区，生灌丛中。

【功用及推广价值】叶洗净晒干磨粉，与米粉混合可蒸米糕，与面粉混合可做馒头，也可与面粉混合做疙瘩汤。药用，祛风湿、消食、化痰止咳。

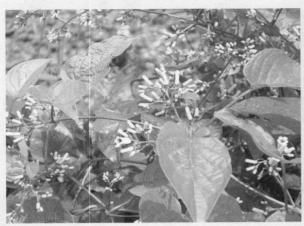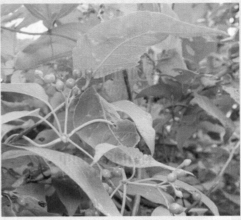

59.04 猪肚木 *Canthium horridum* Bl.

【别名】刺鱼骨木

【植物特征】具刺灌木，高 2~3 m，小枝圆柱形，被紧贴土黄色柔毛，刺对生，长 3~30 mm，劲直而锐尖，叶对生，纸质，卵形、卵状短圆形，长 2~3 cm，两面无毛，或在下面沿中脉被疏长毛。叶柄长 2~3 mm，托叶长 2~3 mm，被毛。花具短梗，腋生，单朵或数朵簇生，长约 8 mm，直径约 5 mm，有杯状小苞片承托，萼筒倒圆锥形，萼檐具不明显的波状小齿，花冠白色或带黄毛，裂片 5，锐尖，雄蕊 5，生于冠管喉部，花柱伸出。核果单个或双生，扁球形，长 15~25 mm。

【生境】分布于广西、广东、海南和云南。生疏林或灌丛之中。

【功用及推广价值】根药用，四季可挖、切片随用，治痢疾、黄疸、水肿、毒疮、跌打损伤。内用煎服，外用鲜捣汁敷。

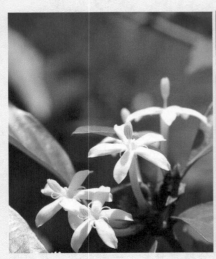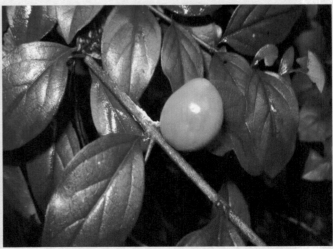

59.05 中果咖啡 *Coffeacanephora pierreex* Froehn.

【别名】中粒咖啡、中粒种咖啡

【植物特征】灌木或小乔木。高 4~8 m，侧枝长而下垂，灰白色。叶对生，纸质，宽椭圆形或披针形，长 15~30 cm，顶端急尖，基部楔尖或稍钝，边缘浅波状，叶柄长 10~20 mm，托叶三角形，长 7 mm。聚伞花序 1~3 个簇生叶腋，有极短的总花梗，苞片基部合生，其中两枚宽三角形，长和宽近相等。另外两枚披针形，长为宽的 3 倍，叶状，花后增大。萼檐截平或为不明显的小齿状。花冠白色或微红，长 20~26 mm，裂片比筒短，浆果球形，10~12 mm。

【生境】原产非洲，现我国云南、广东、广西、海南、台湾有栽培。

【功用及推广价值】浆果汁供食用。种子即咖啡豆，做饮品，与茶叶齐名。种子提取咖啡因供医用。为兴奋剂。

[注] 近亲缘的还有小果咖啡、大果咖啡，所产咖啡豆与本种搭配可调制不同口味的咖啡饮品。用这 3 种咖啡喂麝香猫或果子狸，可得不同的猫屎咖啡。

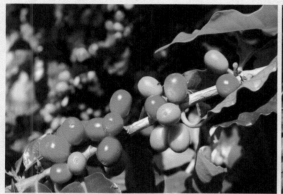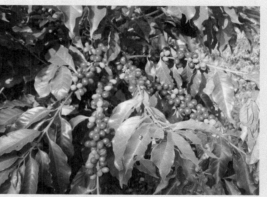

59.06 巴戟 *Morinda officinalis* How

【别名】巴戟天、鸡肠风

【植物特征】常绿藤本，具根状茎，肉质根不定位肠状缢缩，或收缩成串珠状，根肉略紫红色，干后紫蓝色。小枝初被短粗毛，后变粗糙。叶对生，矩圆形，长 6~10 cm，顶端急尖或短渐尖，基部钝或圆，上面初被疏糙伏毛，下面沿中脉被短粗毛，脉腋内有短疏毛，叶柄长 4~8 mm，托叶鞘状，长 2.5~4 mm。花序头状，或由 3 至多个头状花序组成的伞形花序。头状花序直径 5~9 mm，有花 2~10 朵，长 3~10 mm，萼筒半球形，长 2~3 mm，萼檐近截平或浅裂，裂片大小不等。花冠白色，长 7 mm，裂片 3~4，长椭圆形，内弯。聚合果近球形，直径 6~11 mm，红色。

【生境】分布于广东、广西和海南，多人工栽培。

【功用及推广价值】肉质根作食材，用于炖肉、煲汤和火锅配菜，已成保健食品。聚合果成熟后可加工果脯或果酱。肉质根为祛风、强壮药，为传统中药。

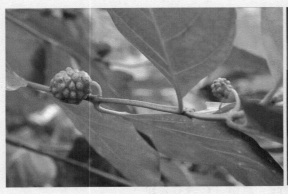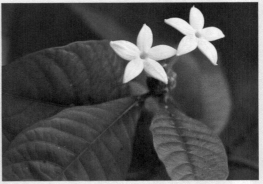

59.07 海巴戟 *Morinda citrifolia* L.

【别名】诺丽

【植物特征】常绿灌木至小乔木。除叶片下面的脉腋有束毛外，全部无毛。小枝粗壮，钝四棱形。叶对生，矩圆状椭圆形或宽椭圆形，长 10~25 cm，顶端急尖或短渐尖，基部宽楔尖，叶柄长 5~12 mm，托叶鞘状，长 5~12 mm。花序单个，常与叶对生，球形，稀长椭圆形，长 1.5~2.5 cm，总花梗长 1~2 cm；萼筒长约 3 mm，萼檐截平。花冠白色，漏斗状，长 1.2~2 cm，裂片 5，披针形，长 5~8 mm，雄蕊 5，稍伸出。聚合果长卵形或球形，长 2.5~4 cm。

【生境】生广东、海南，已有栽培。

【功用及推广价值】果实近为国际承认的保健品，治免疫力下降、消化不良、月经失调和高血压。树根和树干可提取黄色染料。

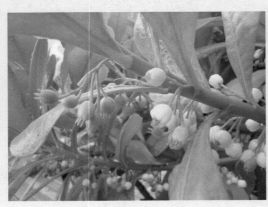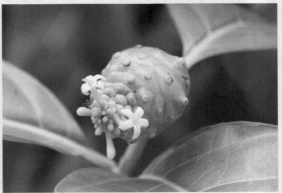

59.08 白花蛇草 *Hedyotis diffusa* Willd

【别名】白花蛇舌草、蛇总管

【植物特征】一年生披散草本植物，高 15~50 cm，根细长，分枝。茎略带方形或扁圆柱形，光滑无毛，从基部发出分枝，多数，叶对生，无柄，叶片线形至线状披针形，长 3.5 cm，宽 1~3 mm，先端急尖，上面光滑，下面稍粗糙，侧脉不明显，托叶膜质，基部合生成鞘状。花单生，或成对生于叶腋，常具短而略粗的花梗，稀无梗。花冠白色，漏斗状，长 4 mm，先端 4 深裂。蒴果扁球形，直径 2.5 cm，室背开裂。种子棕黄色，有 3 个棱角。花期 7~9 月，果期 8~10 月。

【生境】分布于云贵和两广。生于潮湿的田边、沟边。

【功用及推广价值】野菜、传统中药材。制成白花蛇草水作饮料上市曾风行东南亚。药用于清热解毒，利湿。医蛇伤、热淋、水肿、痢疾、癌肿。

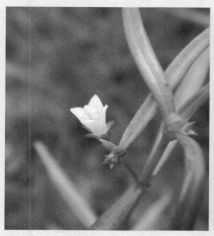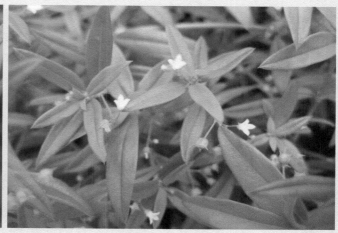

60. 鼠李科 Rhamuacae

60.01　雀梅藤 *Sageretia theezans* Brongn.

【别名】对角刺、碎米子

【植物特征】半常绿攀缘灌木。小枝灰色或灰褐色，密生短柔毛，有刺状短枝。叶近对生，革质，卵形或卵状椭圆形，长 1~4 cm，宽 1~1.5 cm，先端钝，有小尖，基部圆形或近心形，边缘有细锯齿，上面有光泽无毛，下面生疏短毛，后近无毛。侧脉 3~4 对，下面明显，叶柄短，上面有微毛，托叶钻形。花小，淡白色，无梗，排成穗状圆锥花序，花序密生灰白色短毛，萼片 5，三角形，外面有短柔毛，花瓣 5，雄花 5，花盘杯状。核果近球形，成熟时黑紫色。

【生境】分布于江苏、浙江、安徽、江西、福建、台湾、湖北、广东、四川、云南等省区。生长于山坡路旁。

【功用及推广价值】叶代茶饮。果味酸甜可食。叶治疮疡肿毒。根治咳嗽、喉炎。可做盆景观赏。

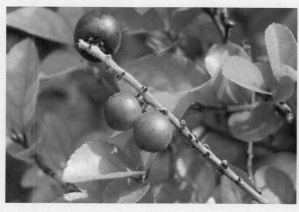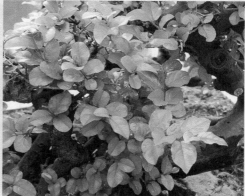

271

【别名】鸡爪树、甜半夜、枳椇、万字果

【植物特征】乔木，高达 10 m，幼枝红褐色，无毛。或有微毛。叶互生，卵形或卵圆形，长 8~16 cm，宽 6~11 cm，先端渐尖，基部圆形或心形，边缘有粗锯齿；三出脉，上面无毛，下面沿脉和脉腋有细毛；叶柄红褐色。复伞花序顶生或腋生，花淡黄绿色。果梗肥厚扭曲，肉质，红褐色。果实近球形，无毛，直径 6~20 mm，灰褐色，种子扁圆形，暗褐色，有光泽。

【生境】分布于华北、华东、中南、西北、西南各省区。生长于阳光充足的山谷边。

【功用及推广价值】肥大的果梗含糖，可生食和酿酒。树皮、木汁、树叶皆入药，能醒酒安神、止渴除烦、通络止痉。果实为清凉利尿药。

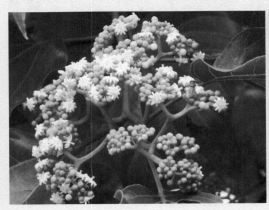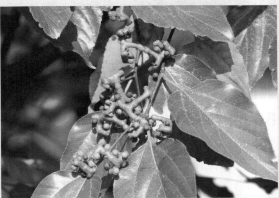

60.03　酸枣 *Ziziphusjujuba* Mill.

【别名】棘、棘子、野枣、山枣、葛针、小酸枣

【植物特征】灌木或小乔木。高 1~3 m，小枝有两种刺，一为针状直形的，另一为向下反曲的。叶椭圆形至卵状披针形，长 2~3.5 cm，宽 6~12 mm，有细锯齿，基生三出脉。花黄绿色，2~3 朵簇生叶腋。核果小，近球形，红褐色，味酸，核两端常钝头。

【生境】分布于辽宁、内蒙古、河北、山西、陕西、甘肃、河南、湖北、山东、安徽、江苏、四川等地。生于向阳或干燥的山地或路旁。

【功用及推广价值】果皮可健脾开胃或用于酿酒。种仁名枣仁，为传统中药，用于定心安神。根也有镇静安神的功效。为蜜源植物。

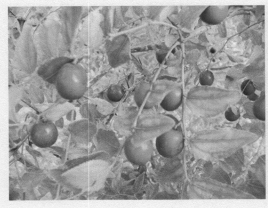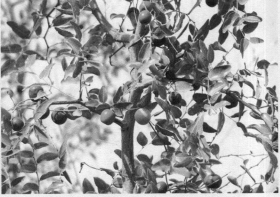

60.04 大枣 *Ziziphusjujuba* Mill. var. *inermis*（Bunge）Rehd.

【别名】枣

【植物特征】落叶灌木或乔木。高达 10 m，小枝有细长的刺，刺直立或钩状。叶卵圆形至卵状披针形，长 3~7 cm，宽 2~3.5 cm，有细锯齿，基生三出脉。聚伞花序腋生，花小，黄绿色。核果大，卵形或矩圆形，长 1.5~5 cm，深红色，味甜，核两端锐尖。

【生境】长江以北各地栽培，以新疆产出品质最好。生长于海拔 1700 m 以下的山区、丘陵或平原。

【功用及推广价值】为著名干果，除鲜食外可做成百种食品。为最主要的传统中药材，有滋补、强壮的功效。

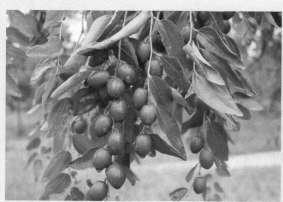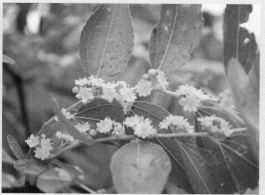

61. **葡萄科** Vitaceae

61.01 葡萄 *Vitis vinifera* L.

【别名】蒲陶草、龙珠

【植物特征】木质藤本，树皮呈长片脱落。幼枝有毛或无毛，卷须分枝。叶圆卵形，宽 7~15 cm，三裂至中部附近，基部心形，边缘有粗齿，两面无毛或下面有短柔毛，叶柄长 4~8 cm。圆锥花序与叶对生，花杂性异株，小，淡黄绿色，花萼盘形，花瓣 5，长约 2 mm，上部合生成帽状，早落。花盘由 5 腺体组成，子房 2 室，每室有 2 珠胚，浆果椭圆状球形，或球形，有白粉。

【生境】我国普遍栽培。

【功用及推广价值】鲜果可食。果实能制葡萄干和酿葡萄酒，或提取酒石酸。药用可去湿利水。根和藤也可药用，能止呕安胎。

[注] 我国酿酒葡萄、制干葡萄、鲜食葡萄品种繁多，不下百种，育种技术方兴未艾，已培育出浆果能挂树越冬可产葡萄干的品种，和味甜、多汁、瓤紫、色艳的无核品种。

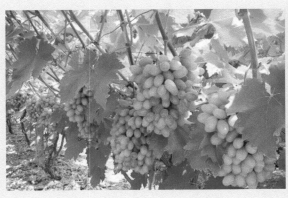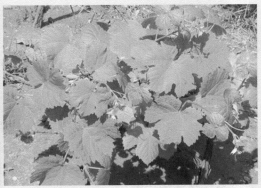

61.02　山葡萄 *Vitis amurensis* Rupr.

【别名】阿穆尔葡萄、蛇白蔹、假葡萄、野葡萄、山葡萄、绿葡萄、见毒消、鸟葡萄、山浮桃、破布藤、山菩提、山胡烂

【植物特征】木质藤本，长达 15 m。幼枝初具细毛，后无毛。叶宽卵形，长 4~17 cm，宽 3.5~18 cm，顶端尖说，基部宽心形，3~5 裂或不裂。边缘具粗锯齿，上面无毛，下面叶脉有短毛，叶柄长 4~12 cm，有疏毛。圆锥花序与叶对生，长 8~13 cm，花序轴具白色束状毛，花小，雌雄异株，直径约 2 mm，雌花内 5 个雄蕊退化，雄花内雌蕊退化，花萼盘形，无毛。浆果球形直径 1 cm，黑色。

【生境】分布在东北、山西、山东，生山地林缘。新疆天山北坡有人工栽培。

【功用及推广价值】果生食或酿酒，种子榨油作保健品食用。为葡萄育种的原始材料活体。

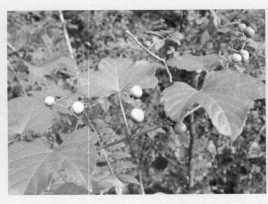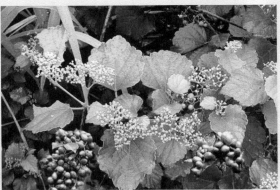

61.03　蘡薁 *Vitisa dstricta* Hance

【别名】野葡萄

【植物特征】木质藤本，幼枝有锈色或灰色茸毛，卷须有一分枝或不分枝。叶宽卵形，长 4~8 cm，宽 2.5~5 cm，三深裂，中央裂片菱形，三裂或不裂，上面疏生短毛，下面被锈色或灰色茸毛。叶柄长 1~3 cm。圆锥花序长 5~8 cm，轴和分枝有锈色短茸毛。花小，直径 2 mm，无毛，花萼盘状，全缘，花瓣 5，早落。浆果紫色，直径 8~10 mm。

【生境】分布于湖北、江西、浙江、安徽、江苏、山东。生山地。

【功用及推广价值】果含糖，可酿酒，藤代绳索，或造纸。根及全株药用，祛风湿，消肿毒。

[注]　还有毛葡萄、华北葡萄皆近本种，用途亦同。

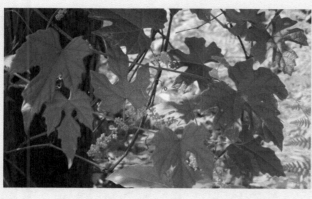
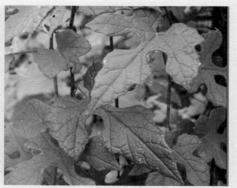

61.04　复叶葡萄 *Vitis piasezkii* Maxim.

【别名】变叶葡萄

【植物特征】木质藤本，幼枝和叶柄有褐色柔毛。叶在同一枝上变化大，多为卵圆形，长 4~9 cm，顶端突尖，基部宽心形，浅裂深裂或全裂，边缘有粗齿，上面无毛，下面有黄褐色茸毛。全裂的为 3~5 小叶的掌状复叶，中间小叶菱形，长 9~11 cm，基部楔形，具短柄，两侧小叶斜卵形，叶柄长 4~9 cm。圆锥花序与叶对生，长 5~10 cm，花序轴有柔毛，花小，直径约 3 mm，花萼盘形，无毛。浆果球形，直径 1 cm，黑褐色。

【生境】分布于四川、陕西、山西、河南、常生于山坡或沟谷。

【功用及推广价值】果实食用或酿酒。

　　[注] 变种少毛葡萄分布于陕西、甘肃、湖北、河南、河北、山西。亦可食用。

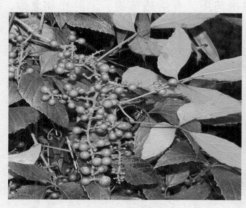
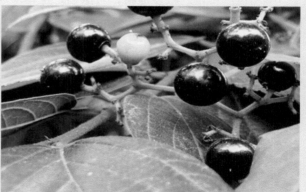

61.05　爬山虎 *Parthenocissus tricuspidata*（Sieb. et Zucc.）Planch.

【别名】爬墙虎、地锦

【植物特征】落叶大藤本，枝条粗壮，卷须短，多分枝，极端有吸盘。叶宽卵形，长10~20 cm，宽 8~17 cm，通常三裂，基部心形，叶缘有粗锯齿，表面无毛，下面脉上有柔毛，幼苗或下部枝上的叶较小，常分成三小叶，或为三全裂，叶柄长 8~20 cm。聚伞花序通常生于短枝顶端的两叶之间。花 5 数，萼全缘，花瓣顶端反折。浆果蓝色，直径 6~8 mm。

【生境】吉林至广东广布，多栽培。常攀缘于墙壁及岩石上。

【功用及推广价值】果可酿酒。根茎入药，能破瘀血、消肿毒。可栽荫棚绿化庭院。

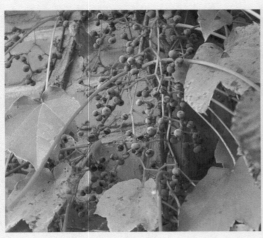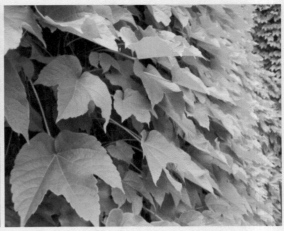

61.06　白蔹 *Ampelopsis japonica*（Thunb.）Makino

【别名】山地瓜、五爪藤、鹅抱蛋、猫儿卵、箭猪腰

【植物特征】藤本，根块状。叶为掌状复叶，长 6~10 cm，宽 7~12 cm，小叶 3~5，一部分羽状分裂，一部分羽状缺刻，裂片卵形至披针形，中间裂片最长，两侧的很小，常不分裂，叶轴有阔翅，裂片基部有关节，两面无毛，叶柄较叶片短，无毛。聚伞花序小，花序梗长 3~8 cm，细长，缠绕。花小，黄绿色，花萼 5 浅裂，花瓣、雄蕊各 5，花盘边缘稍分裂。果球形，直径 6 mm，熟时白色或蓝色，有针孔状凹点。

【生境】分布在东北、华北、中南各省区。生于山坡林下。

【功用及推广价值】根多淀粉，可酿酒。全草及块根药用，有清热解毒、消肿止痛之效。外用可治烫伤冻疮。还可做农药。

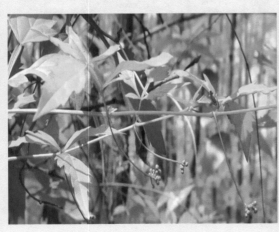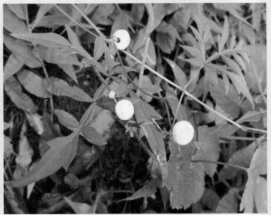

61.07　三叶崖爬藤 *Tetrastigma hemsleyanum* Dielset Gilg

【别名】三叶青、石老鼠、金线吊葫芦

【植物特征】草质藤本，块根纺锤形，圆形，含淀粉。小枝纤细，有纵棱纹，无毛或被疏柔毛，卷须不分枝，与叶对生。叶为三小叶，小叶披针形，长椭圆披针形，长 3~10 cm，宽 1.5~3 cm，顶端渐尖，基部楔形或圆形。花序腋生，花二歧状着生在分枝末端，花蕾卵圆形，萼碟形，萼齿细小，花瓣 4，卵圆形，高 1.3~1.8 mm，花柱短，柱头 4 裂。

果实近球形，直径约 0.6 cm，有种子一粒。植株耐阴性强，耐寒性强，易栽培，成活率高，生长速度快。

【生境】分布于华东、华南和云、贵、川，生山谷溪边及林下岩缝之中。

【功用及推广价值】药膳食材、传统中药材。本植物性平、无毒，其根当水果生吃时，疗效更佳。块根、果、全草均入药。具清热解毒、祛风化痰、活血止痛、治蛇毒伤、扁桃体炎、跌打损伤、淋巴结核、小儿惊厥、高烧等症状。近发现本品能防治癌症。

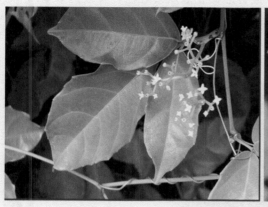 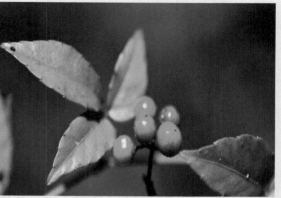

62. 锦葵科 Malvaceae

62.01　野葵 _Malva verticillata_ L.

【别名】冬苋菜、冬寒菜、棋盘菜

【植物特征】二年生草本植物，高 60~90 cm，茎直立，有星状长柔毛。叶互生，肾形至圆形，掌状，5~7 浅裂，两面被极疏糙状毛或几无毛，叶柄长 2~8 cm，托叶有星状柔毛。花小，淡红色，常丛生于叶腋，小苞片 3，有细毛；萼杯状，5 齿裂，花瓣 5，倒卵形，顶端凹入，子房 10~11 室。果扁圆形，由心皮组成，熟时心皮分离并与中轴脱离。

【生境】全国广布。多生于旷野村旁路旁。

【功用及推广价值】嫩苗作蔬菜食用。全草入药，治咽喉肿痛。种子名冬葵子，能利尿、下乳、解毒。

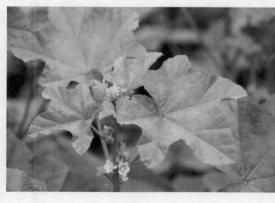 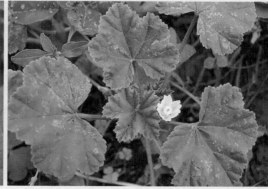

【别名】新疆花魁

【植物特征】多年生草本植物，高 1 m。叶互生，基生叶近圆形，顶生叶掌状，3~5 裂，长 4~8 cm，宽 5~9 cm，边缘有圆锯齿，两面有柔毛，叶柄长 1~4 cm，有星状柔毛，托叶条形。总状花序生茎端或丛生叶腋间。小苞片 3，宽卵形，长 1 cm，基部合生成杯状，密生星状柔毛，萼钟形，5 裂，裂片卵状披针形，花冠淡紫红色，直径约 8 cm，花瓣 5，倒卵形。果盘状，种子肾形。

【生境】产新疆北部。

【功用及推广价值】嫩苗供食用做菜。栽培，用于观赏。嫩茎叶焯食，有通便效果。

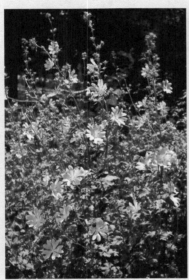 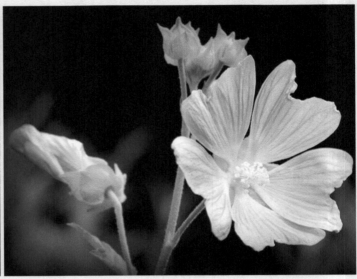

62.03　蜀葵 *Althaea rosea*（L.）Cavan.

【别名】麻秆花、一丈红、蜀季花

【植物特征】二年生草本，高达 2.5 m，茎直立。不分枝。叶互生，近于圆心形，有时呈 5~7 浅裂，直径 6~15 cm，边缘有齿，叶柄长 6~15 cm，托叶卵形，顶端具三尖。花大，单生于叶腋，直径 6~9 cm，有红、紫、白、黄及黑紫各色。单瓣或重瓣，小苞片 6~7，基部合生，萼钟形，5 齿裂，花瓣倒卵状三角形，爪有长髯毛，雄蕊多数，花丝连合成筒，子房多室，每室有胚珠一个。果盘状，熟时每心皮自中轴分离。

【生境】全国各地栽培。

【功用及推广价值】春季嫩苗作菜食用。宜做勾芡的汤。花瓣宜拌入面粉蒸熟炒食。嫩果也可作菜用，荤素皆宜。种子可榨油。花和种子入药，能利尿通便。治小便赤涩、尿路感染、白带等病。根可作增滑剂用于保护黏膜。用于花境栽培，供观赏。

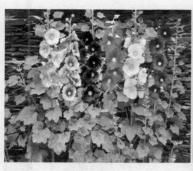
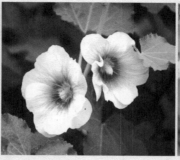
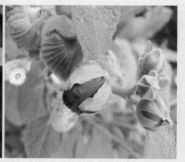

62.04　黄秋葵 *Abelmoschus esculentus*（L.）Moench

【别名】咖啡黄葵，补肾果

【植物特征】一年生草本植物，高 1~2 m，茎圆柱形，疏生散刺毛。叶互生，近于心形，常 3~7 裂，直径 30 cm，裂片宽至狭，边缘具粗齿，两面有硬毛，叶柄长 7~15 cm，托叶条形，长 10 mm。花单生叶腋，花梗长 1~2 cm，小苞片 8~10，条形，长 1.5 cm，花萼钟形，较长于小苞片，花后脱落；花黄色，具紫心，直径 5~7 cm。蒴果斜塔状矩圆形，长 10~22 cm，直径 1.5~2 cm，顶端具长喙，有硬毛。种子多数，球形直径 4~5 mm。

【生境】我国各地栽培。

【功用及推广价值】嫩茎叶花果均可作菜炒食，可荤可素。种子含油可炒后磨粉食用。医用，根止咳，树皮通经，种子催乳。可于阳台盆栽观赏。

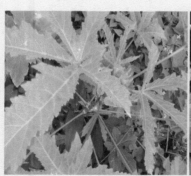
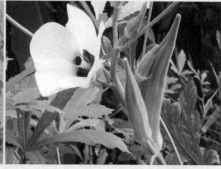
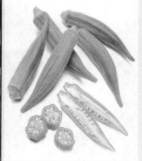

62.05　麝香秋葵 *Abelmoschus moschatus*（L.）

【别名】黄葵、山油麻

【植物特征】一、二年生草本植物，高达 2 m，有粗毛。叶掌状，3~5 深裂，直径 6~15 cm，有时浅裂，两面有硬毛，叶柄长 7~15 cm。花单生叶腋，花梗长 2~3 cm，小苞片 8~10，条形，萼佛焰苞状，长 2~3 cm，5 裂，早落。花冠黄色，具蓝紫色心，直径 7~12 cm。蒴果矩圆形，长 5~6 cm，具黄色长硬毛。种子肾形，具原状脉纹，有麝香味。

【生境】分市于云南、广东、广西、湖南、江西、台湾、海南。生于山谷、沟旁或草坡。

【功用及推广价值】嫩果为时尚蔬菜。种子为调香香料、医用为兴奋剂。又可调制咖啡。茎皮纤维为纺织原料。可盆栽观赏。

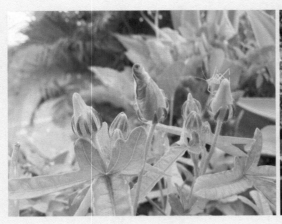
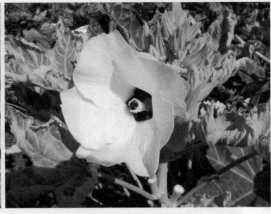

62.06　黄槿 _Hibiscus tiliaceus_ L.

【别名】椆花、海麻、糕仔树、桐花、盐水面夹果、朴仔、榄麻、海麻、海罗

【植物特征】常绿灌木或小乔木，高 4~10 m，树皮灰白色，小枝近无毛。叶革质，近圆形，长宽 7~15 cm，上面绿色，下面灰白色。密生星状茸毛，叶脉 7 或 9 条，叶柄长 3~8 cm，托叶早落。花顶生或腋生，常数花排成聚伞花序，小苞片 7~10，条状披针形，中部以下连合成杯状，萼长 1.5~3 cm，裂片 5，披针形，花冠黄色，直径 6~7 cm，蒴果卵圆形，长 2 cm，5 瓣裂，果瓣木质，种子多数，平滑。

【生境】分布于广东、海南、台湾。

【功用及推广价值】树叶可包米粒做米糕。树皮可做绳索。嫩枝叶作为蔬菜。可作行道树，绿化沿海地带。抗风沙，抗海潮。药用能清热止咳解毒消肿。

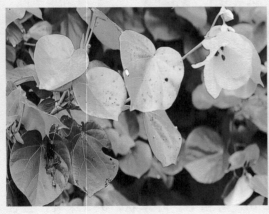
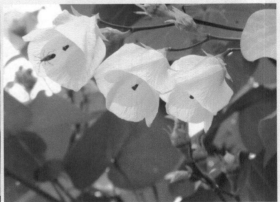

62.07　朱槿 _Hibiscus rosa-sinensis_ L.

【别名】扶桑、佛桑、桑叶牡丹

【植物特征】灌木，高可达 6 m，叶宽卵形或狭卵形，长 4~9 cm，宽 2~5 cm，两面无毛。叶柄长 5~20 mm。花单生，上部叶腋间，下垂，近顶端有节，小苞片 6~7，条形，长 8~15 mm，疏生星状毛，基部合生；萼钟形，长 2 cm，有星状毛，裂片 5，花冠漏斗形，直径 6~10 cm，玫瑰红、淡红或淡黄色。蒴果卵形，长 2.5 cm，有喙。

【生境】原野生华南，生山地、疏林；现全国各地栽培。

【功用及推广价值】欧美有用其嫩茎叶代替菠菜食用的民俗。我国有些地方有以其将谢之花拌入面粉蒸后再炒食的吃法。花药用，清肺化痰、凉血解毒。外敷可治痈疮。根茎切片晒干备用，用于妇女调经、小儿腮炎。多栽培于园林绿地，民间也盆栽置阳台。

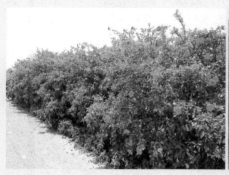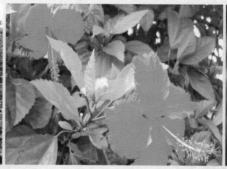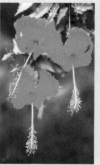

62.08　木槿 *Hibiscus svriacus* L.

【别名】白槿、木锦、荆条、早开晚合花

【植物特征】落叶灌木。高 3~4 m。叶菱状卵圆形，长 3~6 cm，宽 2~4 cm，常 3 裂，基部楔形，下面有毛或近无毛。叶柄长 5~25 mm，托叶条形，长约为花萼之半。花单生叶腋，花梗长 4~14 mm，有星状短毛，小苞片 6 或 7，条形，长 6~15 mm，有星状毛。萼钟形，裂片 5，花冠钟形，淡紫、白、红等色。直径 5~6 cm。蒴果卵圆形，直径 12 mm，密生星状茸毛。

【生境】全国各地栽培。

【功用及推广价值】不可多得的可食用的美味花卉，花蕾可食，做菜宜配入勾芡的汤中食用。药用治痔疮、脱肛、痢疾。干花研末调凡士林涂患处可治肿痛外伤。园林栽培观赏。

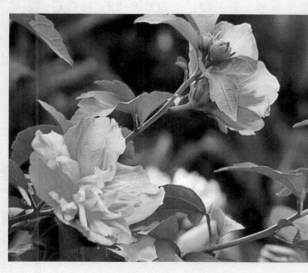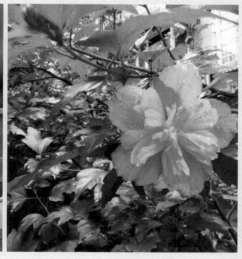

62.09 木芙蓉 Hibiscus mutabilis L.

【别名】山芙蓉、木莲

【植物特征】落叶灌木或小乔木。高 2~5 m，茎具星状毛及短柔毛。叶卵圆状心形，直径 10~15 cm，常 5~7 裂，裂片三角形，边缘钝齿，两面均具星状毛，主脉 7~11 条，叶柄长 5~20 cm。花单生枝端叶腋，花梗长 5~8 cm，近端有节，小苞片 8，条形，长 10~16 mm，萼钟形，长 2.5~3 cm，5 裂，花冠白色或淡红色，后变深红色。直径 8 cm。蒴果扁球形，直径约 2.5 cm，被黄色刚毛及绵毛。果瓣 5，种子多数，肾形。

【生境】中南地区常栽培。

【功用及推广价值】鲜花和干花可与大米混合做粥食用。花叶及根皮入药，治疗疮毒脓肿。花叶晒干研末称玉露散，和凡士林涂患处。观赏植物。

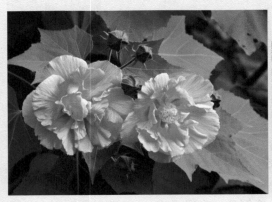 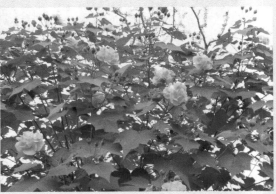

62.10 玫瑰茄 Hibiscus sabdariffa L.

【别名】山茄、红金梅、洛神花、洛神葵、洛神果、洛济葵

【植物特征】一年生直立草本植物，高 1~2 m，茎淡紫色，叶异形，下部叶卵形，不分裂，上部叶掌状，3 深裂，裂片披针形，长 2~8 cm，宽 5~15 mm，两面无毛，主脉 3~5 条，下面中肋具腺体。叶柄长 2~8 cm，花单生叶腋，近无梗，小苞片 8~12，披针形近端具刺状附属物，萼杯形，淡紫色，疏生粗毛及刺。裂片 5，长 1~2 cm，花冠黄色，直径 6~7 cm。蒴果卵球形，直径 1.5 cm，果瓣 5，种子多数。

【生境】生长于热带和亚热带地区。原产于非洲热带和亚热带干旱地区。在中国的广东、广西、福建、台湾均有分布。玫瑰茄主产于福建、广东、云南等，常见栽培。

【功用及推广价值】食品和食品工业原料，它的花萼可制蜜饯、果酱、糕点夹馅、高级饮料、冷饮、汽水、冰茶、热茶、冰榨、冰糕、罐头、果酒、汽酒、香槟酒及糕点夹馅、玫瑰茄豆腐等多种食品，含有丰富的维生素 C，还是老年人、儿童的营养品。花萼的艳丽玫瑰色色素，是食品中的着色剂。玫瑰茄的花萼同时还可药用，其味酸、性寒，具有清热解暑、利尿降压、养颜消斑、解毒、解酒等功效。根和种子医用，治肺虚咳嗽、高血压、醉酒。无毒性。

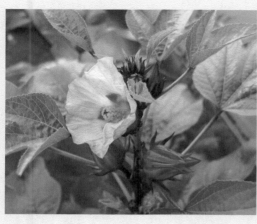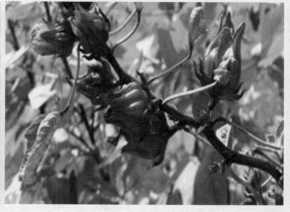

62.11　肖槿 *Thespesia lampas*（Cavan.）Dalz. et Gibs.

【别名】山棉花、白脚桐

【植物特征】常绿灌木，高 1~2 m，小枝有星状锈色茸毛。叶互生，卵形至掌状三裂，长 8~13 cm，宽 6~13 cm，基部圆至近心形。顶端渐尖，两侧裂片浅裂，上面疏生星状毡毛。下面密生灰锈色星状毡毛。叶柄长 1~4 cm，托叶条形，长 5~7 mm。花单生于叶腋，或排列成伞状花序，小芭片 5，钻形，萼截形，浅杯状，具 5 钻形齿，花冠黄色，长 6 cm。蒴果卵圆形，具 5 棱，直径约 2 cm，室背开裂，种子卵形，黑色，具乳突。

【生境】分布于广东、广西、海南、云南等地。生丘陵、山坡、灌丛。

【功用及推广价值】嫩茎叶及花可食。果实分泌的黄色汁液可治皮癣。根切片煎服治高血压。茎皮纤维可制绳索、麻布。

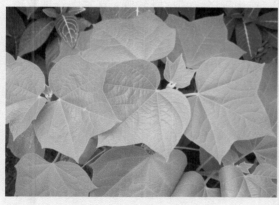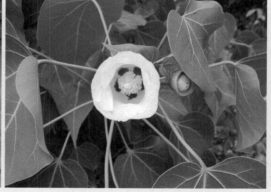

62.12　苘麻 *Abutilon theophrasti* Medicus

【别名】青麻、白麻

【植物特征】一年生灌木状大型草本。高达 1~2 m，茎枝被柔毛。叶互生，圆心形，长 5~10 cm，先端长渐尖，边缘具细圆锯齿。两面均有星状柔毛，叶柄长 3~12 cm，托叶早落。花单生于叶腋，花梗长 1~13 cm，被毛，近顶端具节，花萼杯状，密被柔毛，裂片 5，卵形，花黄色，花瓣倒卵形，长约 1 cm。蒴果半球形，直径约 2 cm，分果片 15~20 个。被粗毛。种子褐色，肾形。

【生境】除青藏高原外，全国均有分布。

【功用及推广价值】蔬菜、油用植物。嫩的种子可食，老熟种子可榨油。茎叶药用可提取苎麻浸膏，用于止血。种子清热利湿、解翳。纤维用于造纸、制麻袋。

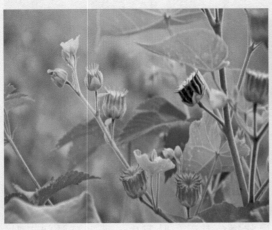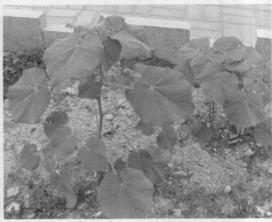

62.13　菜芙蓉 *Aurea HELIANTHUS*

【别名】金花葵、棉桃秋葵、野芙蓉、黏干、山榆皮

【植物特征】为秋葵属一年生草本植物。株高 2 m 左右，具粗壮的肉质根。茎粗壮，木质化。掌状叶，互生，与蓖麻叶近似。每株开花数十朵。花大如碗，直径 16 cm，花冠金黄，紫心金蕊，十分艳丽。花香扑鼻，果实如棉铃，内包比绿豆略小的褐色种子，亩产籽粒 200 kg。

【生境】多分布在太行山东部山麓地区，晋中、晋南地区。适应性较强，宜全国各地栽培。喜温暖、阳光充足环境，耐寒、耐热、喜湿、耐盐碱，耐 40℃ 高温和 −10℃ 低温。对土壤要求不严，在近水边肥沃沙质壤土生长繁茂，开花多。既怕水涝，又怕干旱。

【功用及推广价值】在 200 多个秋葵植物中最具食用、药用、保健功能，有较高的利用价值。花可食用，种子可以榨油。花含黄酮类物质最多，用于延缓衰老和女人养颜。观赏植物。

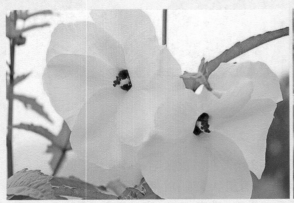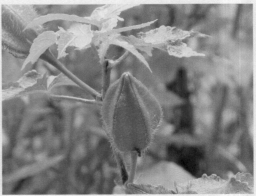

63. 木棉科 Bombacaceae

63.01　木棉 *Gossampinus malabarica* (DC.) Merr.

【别名】红棉、攀枝花、英雄树、赛波花

【植物特征】落叶大乔木。高达 25 m，幼树干或老树枝条有短粗的圆锥状刺。侧枝平展。掌状复叶有 5~7 小叶，小叶具柄，长 10~16 cm，宽 4~5.5 cm。叶柄长 12~18 cm。花簇生于枝端，先叶开放，直径约 10 cm，红色或橙红色。花萼杯状，长 3~4.5 cm，厚，常 5 浅裂，花瓣长 8~10 cm，雄蕊多数，合生成短管，排成三轮，最外轮的集生为 5 束，子房 5 室。蒴果长 10~15 cm，木质，裂为 5 瓣，内面有棉毛，种子倒卵形，光滑。

【生境】分布于云南、贵州、广东、广西、海南、四川等地。生丘陵或低山次生林中或栽培。

【功用及推广价值】花可食用。根皮入药，有祛湿之效。木材轻软，做蒸笼、包装箱用。棉做垫褥和枕头芯。作行道树和绿化树种。

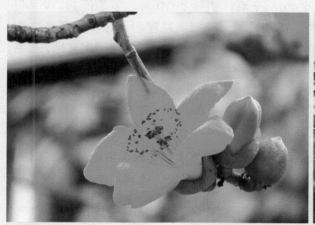 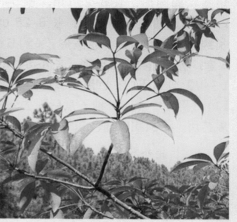

64. 梧桐科 Sterculiaceae

64.01　梧桐 *Firmiana simplex* (L.) W. F. Wight

【别名】青桐、桐麻

【植物特征】落叶乔木，高达 15 m，树皮绿色，平滑，叶宽达 30 cm，3~5 浅裂或深裂，上面近无毛，下面有星状短柔毛。圆锥花序长约 20 cm，被短茸毛，花单性，无花瓣，萼管长约 2 mm，裂片 5，条状披针形，长约 10 mm，外面密生淡黄色短茸毛，雄花的雄蕊柱约与萼裂片等长，花药约 15，生雄蕊柱顶端，雌花的雌蕊具柄，5 心皮的子房部分离生，子房基部有退化雄蕊。蓇葖 5，在成熟前裂开，纸质，长 7~9.5 cm，种子 4~5，球形。

【生境】自华南至华北多栽培。

【功用及推广价值】种子可食可榨油。叶、花、根、种子都入药，有清热解毒、祛湿健脾之效。有治疗少年白头之说。树叶可作蒸馒头的笼衬垫，蒸出的馒头有香味。木材可制乐器。可作行道树、绿化栽培。

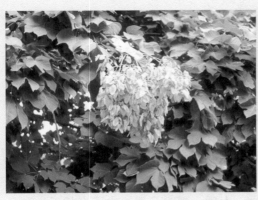 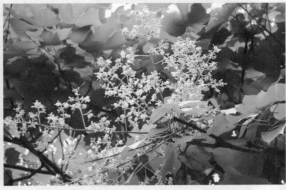

64.02　苹婆 *Sterculia nobilis* Smith

【别名】七姐果、凤眼果

【植物特征】乔木，高达 10 m，小枝初疏生星状柔毛，很快变无毛。叶纸质或薄革质，矩圆状椭圆形，长 8~25 cm，宽 5~15 cm，无毛，侧脉 8~10 对，下面隆起，叶柄长 2~3 cm。圆锥花序下垂，长 8~28 cm，花杂性，无花冠，花萼粉红色，五裂至中部，长约 1 cm，裂片三角状条形，长约 5 mm，被短柔毛，雄蕊柱弯曲，雌花子房具柄，被毛，5 室。蓇葖暗红色，卵形，长 4~8 cm，宽 2.5~3.5 cm，被短茸毛，种子 1~5，椭圆球形。

【生境】分布于广东、海南、广西和贵州。生山地林中或灌丛中。

【功用及推广价值】种子煮后剥去外皮作菜，为岭南名菜。种子炒食，味似板栗。蓇葖果药用，治虫积腹痛、疝气和痔疮。树皮纤维可代麻用。

[注] 此外有假苹婆、棉毛苹婆，近本种，种子均可熟食。其他功用近同。如果能够选育出种仁高产品种，本种将可作为木本粮食树种而供献社会，造福人类。

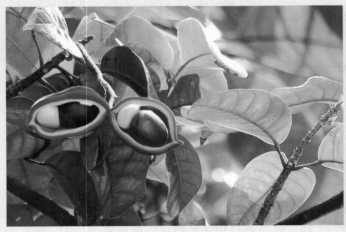 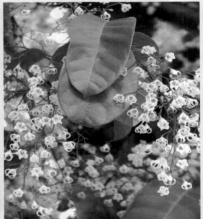

64.03　可可树 *Theobroma* cacao L.

【别名】可可

【植物特征】常绿乔木，高达 12 m，嫩枝被短柔毛。叶卵状矩圆形至倒卵状矩圆形，长 20~30 cm，宽 7~10 cm，无毛，或在叶脉上略被星状毛。花序簇生树干或主枝上，花直径约 18 mm，萼粉红色，5 裂，裂片长披针形，花瓣 5，淡黄色，略比萼长，下部凹陷或盔状。上部匙形而向外反；雄蕊的花丝基部合生成筒状，退化雄蕊5，条状，发育雄蕊1~3枚聚成一组，与退化雄蕊互生。果椭圆形或长椭圆形，长10~20 cm，深黄色或近于红色，5室，每室有种子12~14颗，种子卵形，长2.5 cm。

【生境】原产南美洲，我国引进栽培。

【功用及推广价值】种子榨油后磨碎，是可可粉和巧克力糖的原料。医用有强心利尿的作用。

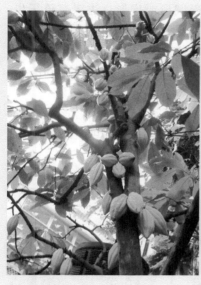 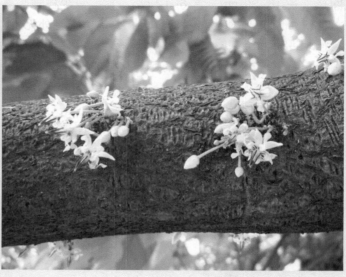

64.04 胖大海 *Sterculia scaphigera* Wall

【别名】大海、安南子

【植物特征】其为胖大海植物的种子。种子的特征是：为其干燥的种子。棕色，呈纺锤形，或椭圆形，直径1~1.5 cm，先端钝圆，基部略尖而歪。有圆形种脐。外层果皮极薄，质脆，易脱落。中层果皮较厚，质松易碎。遇水膨胀成海绵状。

【生境】产地东南亚各国，中国海南试种成功。

【功用及推广价值】用于泡茶饮用。润喉止咳、降血压。

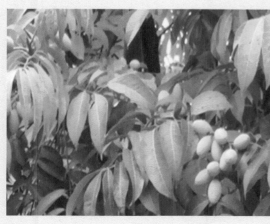 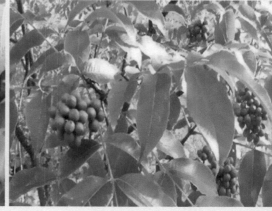

65. 五桠果科 Dilleniaceae

65.01 五桠果 *Dillenia indica* L.

【别名】西湿阿地

【植物特征】常绿乔木，高达 30 m，幼枝粗壮，有伏生密丝状柔毛，后变近无毛，叶矩圆形，长 15~30 cm，宽 6~12 cm，顶端急尖或钝，基部圆形或楔形，边缘有疏牙齿，上面仅中脉有疏硬毛，下面除脉上有伏生刚毛外无毛。叶柄长 3~7 cm。花单生枝顶，直径 15~20 cm，花梗长 4~8 cm，有毛；萼片 5，淡黄绿色，卵形，基部厚达 10 mm，两面无毛；花瓣 5，白色，有绿色脉纹，长 7~9 cm。果实近球形，直径 8~10 cm，包于增大的萼片内。

【生境】分布于云南、广西，生雨林内。

【功用及推广价值】果可食。根和树皮入药，解毒消肿、收敛止泻。木材可做家具。

　　[注] 相近种有大叶五桠果和小叶五桠果，功用亦近。

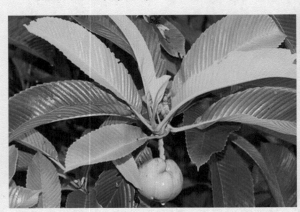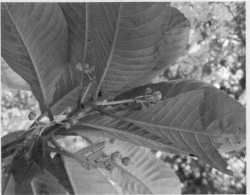

66. 猕猴桃科 Actinidiaceae

66.01 猕猴桃 *Actinidia chinensia* Planch.

【别名】红藤梨、羊桃

【植物特征】藤本，幼枝及柄密生灰棕色柔毛，老枝无毛，髓大白色，片状。叶片纸质，圆形，卵圆形或倒卵形，长 5~17 cm，顶端突尖，微凹或平截，边缘有刺毛状齿，上面仅叶脉有疏毛，下面密生灰棕色星状茸毛。花开时白色，后变黄色，花被片 5，萼片及花柄有淡棕色茸毛，花蕊多数，花柱丝状，多数。浆果卵圆形或矩圆形，密生棕色长毛，8~10 月成熟。

【生境】广布长江以南各省区。近年栽培面积扩展很快，黄河流域多地亦有栽培。

【功用及推广价值】果可生食，制果酱、果脯等，是高血压患者的保健食品。花可提取香精。医用可治口臭、消化不良、食欲不振。根、藤、叶清热利水、止血。茎皮及髓的胶质可作造纸胶料。

　　[注] 本属还有毛花杨桃、棕毛猕猴桃、多花猕猴桃、小叶猕猴桃等，果实皆可食用。

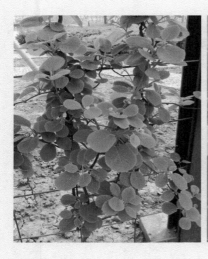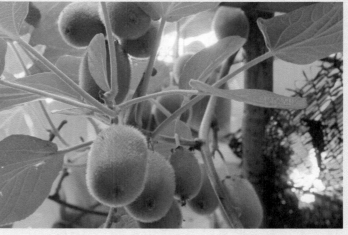

66.02 软枣猕猴桃 *Actinidia arguta*（Sieb. et Zucc.）Planch.

【别名】软枣子、藤瓜

【植物特征】大藤本，长可达 30 m 以上。嫩枝有时有灰白色疏柔毛，老枝光滑，髓褐色，片状。叶片膜质到纸质，卵圆形椭圆状卵形或矩圆形，长 6~13 cm，宽 5~9 cm，顶端突尖或短尾尖，基部圆形或心形，少有近楔形，边缘有锐锯齿，下面在脉腋有淡棕色或灰白色柔毛，其余无毛，叶及叶脉干后常带黑色。腋生聚伞花序，有花 3~6 朵，花白色，直径 1.2~2 cm，花被 5，萼片仅边缘有毛，花柄无毛。浆果球形到矩圆形，光滑。

【生境】分布于东北、西北及长江流域，山东也有。生山坡灌丛或林中，处海拔 1 900 m 处。

【功用及推广价值】果可生产蒸馏酒。果药用有解热、收敛之效。

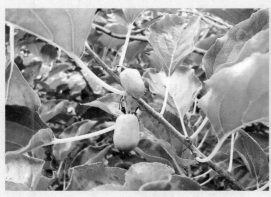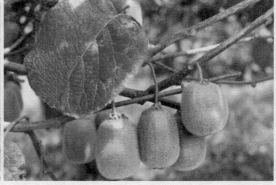

66.03 木天蓼 *Actinidia polygama*（Sied. et Zucc.）Miq.

【别名】葛枣、葛枣猕猴桃、天蓼、藤天蓼、金莲枝、含水藤、软枣、马枣子、钻地风

【植物特征】藤本，嫩枝略有柔毛，髓白色，实心。叶膜质或纸质，宽卵形至卵状矩圆形，长 5~14 cm，宽 4~8.5 cm，基部圆形，圆楔形或近心形，无毛，或有时下面沿叶脉有疏柔毛，通常叶片上部或全部变成淡黄色或银白色。花白色，1~3 朵腋生，花梗长 5~15 mm，中部有节；萼片通常 5，连同花柄略有短柔毛或光滑。花瓣 5~6，雄蕊多数，花柱多数。浆果矩圆形至卵圆形，黄色，有尖喙。无斑，直径约 1 cm。

【生境】分布于中国东北、西北、山东、湖北及西南诸省区。生山地林中。

【功用及推广价值】嫩茎叶可作蔬菜，其茎名"含水藤"。浆果霜后味甜，可生食或酿酒。木天蓼的枝叶、果实、根均入药。枝叶入药称木天蓼，果实入药称木天蓼子，根入药称木天蓼根。有虫瘿的果药用治疝气和腰痛、肾病等。治大风癫疾、症积、气痢风劳。木天蓼果和木天蓼子的不同用途，有人称之"逗猫棒"，猫及猫科动物爱吃果实，所含猕猴桃碱等对猫之行为有特异作用，所以木天蓼果用来生产宠物用具、用品。

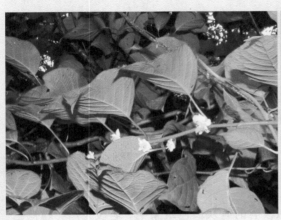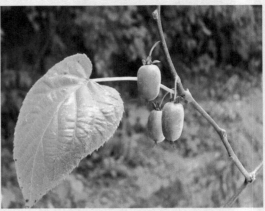

66.04　锥序水东哥 *Sauraula napaulensis* DC.

【别名】羊桃、山枇杷、尼泊尔水东哥

【植物特征】乔木，高约 10 m。小枝粗壮，有鳞片状糙伏毛，叶纸质或薄革质，矩圆形或狭椭圆形，长 16~36 cm，宽 5~12 cm，先端尖锐或短渐尖，基部钝或圆形，边缘有小锯齿，上面无毛，下面沿脉疏生鳞片状糙伏毛。侧脉每边 30~40 条，叶柄长 2~4.5 cm。圆锥花序生枝条上部叶腋，长 12~32 cm，分枝有锈色短柔毛，花淡紫红色，直径 1~1.5 cm，萼片 5，圆卵形，长 4~6 mm，无毛，花瓣 5，长约 8 mm，雄蕊多数，子房球形，花柱 5，下部合生。浆果球形，直径约 1.2 cm。

【生境】分布于云南、贵州、广西等地。

【功用及推广价值】果甜可食。果生津止渴、健胃消食，可加工。叶饲畜禽。

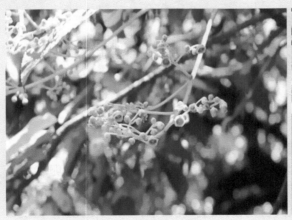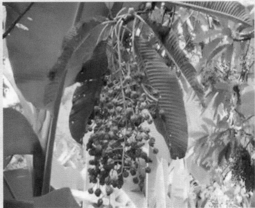

67. 山茶科 Theaceae

67.01　茶 *Camellia sinensis* O. Ktze

【别名】茶叶、茶叶树、茶、诧、茗

【植物特征】落叶灌木或小乔木，高 1~6 m。叶薄革质，椭圆状披针形至倒卵状披针形，长 5~10 cm，宽 2~4 cm，急尖或钝，有短锯齿，叶柄长 3~7 mm。花白色，1~4 朵成腋生聚伞花序，花梗长 6~10 mm，下弯，萼片 5~6，果时宿存，花瓣 7~8，雄蕊多数，外轮花丝合生成短管，子房 3 室，花柱顶端 3 裂，蒴果每室有一种子。种子近球形。

【生境】我国长江流域及以南各地大面积栽培。

【功用及推广价值】茶叶为世界著名饮料。种子油用于润滑，加以提纯可供食用。茶亦入药，有强心、利尿的功效。根入药能清热解毒。

　　[注] 本种的变种普洱茶为常绿乔木，高达 17 m，其叶亦为著名饮料。

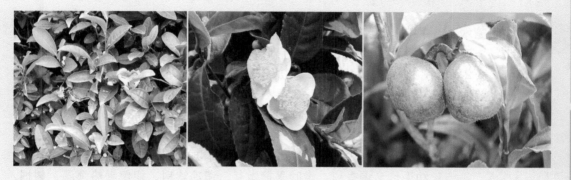

67.02　红花油茶 *Camellia chekiang-oleosa* Hu

【别名】浙江红花油茶、浙江红山茶、红花木茶、红花果茶、大茶梨、山茶梨

【植物特征】灌木或小乔木，高 3~7 m，小枝常灰白色。叶革质，矩圆形至倒卵状椭圆形，长 8~12 cm，宽 2.5~6 cm，叶面光亮，干叶带黄色，叶柄长 1~1.5 cm。花红色，直径 8~12 cm，单生枝顶，苞片 9~11 枚，密生丝状柔毛，萼片密生银色丝状毛，花瓣 5~7，近圆形，顶端 2 裂，雄蕊多数，子房 3~5 室，无毛，花柱顶端 3~5 裂。蒴果木质，直径 4~6 cm，每室有种子 3~8 个，种子长约 1.8 cm，半球形。

【生境】分布于浙江、福建、江西、湖南，生海拔 500~1 300 m 的山地。

【功用及推广价值】种子含油近 60%，榨出供食用。精炼后可作保健品食用。可作风景树片植或孤植，也可作行道树。

　　[注] 相近种有博白大油茶、梨茶、宛田红花油茶等，功用相近。这些种有时能长出油茶泡和油茶耳，能作水果样食用，应研究开发利用。

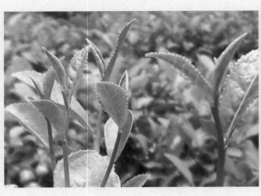
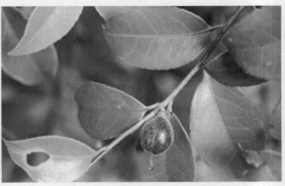

68. 藤黄科 Guttiferae

68.01　黄牛木 *Cratoxylum ligustrinum*（Spach）Bl.

【别名】雀笼木、黄牛茶、黄芽木、梅低优（傣语）

【植物特征】灌木或小乔木，高 2~10 m。叶对生，薄革质或纸质，椭圆形或矩圆形，长 5~9 cm，宽 2~3 cm，顶端渐尖或急尖，基部楔形，全缘，两面无毛，叶柄长 2~3 mm。聚伞花序腋生，总花梗长 1 cm，有花 1~3 朵，花粉红色，直径 1 cm，花梗长 2~3 mm，萼片 5，椭圆形，花瓣 5，顶端圆形，基部楔形。蒴果椭圆形，长 8~12 mm，有宿存花萼。

【生境】分布于广西、广东、云南。常见的野生植物，生长慢而萌芽力强，虽常遭砍伐而仍随处可见。野生于阳坡的次生林或丘陵、山地的疏林或灌丛中。喜湿润、酸性土壤。

【功用及推广价值】幼果作烹调香料。嫩叶采摘做茶、清凉饮料，能解暑热烦渴。树根、树皮治感冒、腹泻。木材适做雀笼。木材坚硬，纹理精致，为名贵雕刻木材，及制作雀笼故又有雀笼木之名。根、树皮、嫩叶入药，清热解毒、化湿消滞、祛瘀消肿。主治感冒、中暑发热、泄泻、黄疸、跌打损伤、痈肿疮疖。为蜜源植物，可作行道树或观赏树。

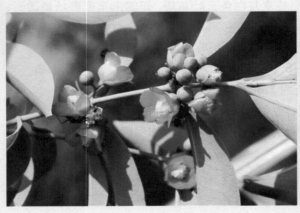
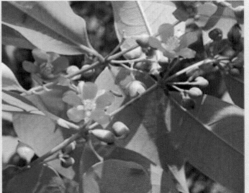

68.02　多花山竹子 *Garcinia multiflora* Champ.

【别名】山橘子、竹橘子

【植物特征】常绿乔木，高 5~17 m。叶对生，革质，倒卵状矩圆形或矩圆状倒卵形，长 7~15 cm，宽 2~5 cm，顶端短渐尖，或急尖，基部楔形，全缘，两面无毛，中脉在上面微凸起，侧脉在近叶缘处网结，不达叶缘。叶柄长 1~2 cm。花数朵，组成聚伞花序，再排成总状或圆锥花序。花橙黄色，单性，少杂性，基数 4。浆果近球形，长 3~4 cm，青黄色，顶端有宿存的柱头。

【生境】分布于云南、广东、广西、海南、福建、江西等地。多生于山地。

【功用及推广价值】果可食用。种子榨油供润滑和制皂。根及树皮入药，能消肿、收敛、止痛。木材供雕刻。

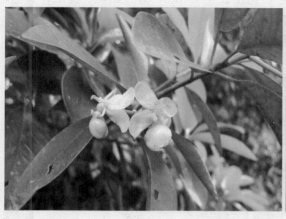
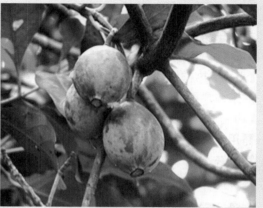

68.03 岭南山竹子 *Garcinia oblongifolia* Champ.

【别名】海南山竹子、水竹果

【植物特征】常绿乔木，高 5~5 m，叶对生，薄革质，长 5~10 cm，宽 2~3.5 cm，顶端圆钝或短渐尖，基部楔形，全缘，两面无毛，叶柄长 1 cm。花单性，橙色或淡黄色，花梗长 3~7 mm，萼片 4，花瓣 4，雄蕊多数合生成为一肉质体，雌花单生，无花梗，萼片 4，花瓣 4，子房卵圆形，无花柱，柱头盾状。浆果球形，直径 2~4 cm，黄绿色。

【生境】分布于广东、海南、广西、生于山地土壤肥沃的湿润地带。

【功用及推广价值】果可食用。种子含油高,油可用于润滑或制皂。茎内皮药用消炎止痛、收敛生肌、洗下肢溃疡和湿疹。

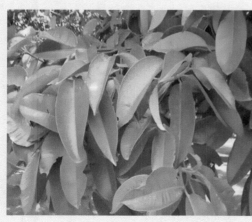
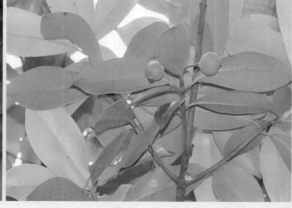

68.04　云南莽桔柿 *Garcinia cowa* Roxb.

【别名】歪脖子果、黄芽果、化皮果、酸果、小叶藤黄、云南山竹子、云树、黄心果、倒接果

【植物特征】常绿乔木，高达 20 m，单杆直立，小枝细而多，深红色，无毛。叶宽披针形，长 7~12 cm，宽 3~5 cm，渐尖或顶端尾状。无毛，下面暗绿色，叶柄长 1 cm。花杂性，雄花 3~8 朵，成顶生和腋生伞形花序，花梗长 4~8 mm，萼片卵形，肉质，黄色。花瓣矩圆形，黄色，雄蕊多数，花丝下部合生成束，两性花单生，少有 2~3 朵腋生，无梗，子房近球形，柱头辐射状，有乳头状腺体。浆果大如小橙，深黄色，有 4~8 室，与 4~8 槽，顶部扁压，有乳状顶。

【生境】热带植物，主要分布于我国南部和东南亚地区，产云南。中国云南西双版纳、台湾、广东、广西、海南等地有见。生于热带季雨林中，生长在沟谷、低丘潮湿的杂木林中。

【功用及推广价值】果大可食，有热带"果后"之美称。山竹子果皮很厚且极为坚硬，需用刀才能切开。树皮治疮痈肿痛、伤口不愈、蚊虫叮咬性皮炎。枝条、树皮、叶和汁常入药，用于清热解毒、消肿止痛、驱虫。该植物含有大量的黄酮类化合物，在抗疟活性方面表现突出。

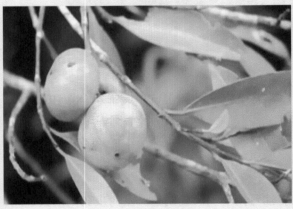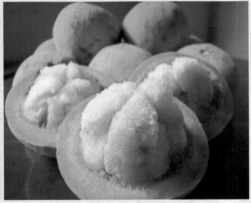

68.05　人面果 *Garcinia tinctoria*（DC.）W. F. Wight

【别名】歪歪果、大叶藤黄、戈吗啦

【植物特征】乔木，高 10~20 m，树皮灰色，小枝对生，褐色。叶厚革质，很大，椭圆形或长椭圆形，长 20~30 cm，宽 7~11 cm，两面无毛，有光泽，全缘，中脉粗厚，在下面凸起，叶柄粗厚，长达 2.5 cm，干时有棱角及皱纹，基部略抱茎。聚伞花序腋生，花两性，5 枚，萼片 5，花瓣 5，雄蕊多数，合生成束。柱头膨大，无花柱。果为浆果，直径达 5 cm，果球形。

【生境】产于云南，生长在山谷密林之中。

【功用及推广价值】果味美可食。以茎、叶的浆汁入药。根枝叶均入药，清热解毒、祛风活络、调气止痛、清肝明目、益肾固精、补血养颜。用于驱虫，主治蚂蟥（水蛭）入鼻。取鲜汁适量，滴入鼻腔，蚂蟥可自行掉出。

药食同源植物的鉴别与利用

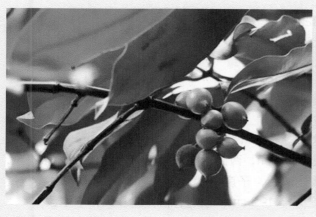
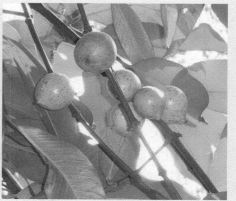

69. 柽柳科 Tamaricaceae

69.01　枇杷柴 *Reaumuria soongorica*（Pall.）Maxim.

【别名】红砂、红虱、海葫芦根

【植物特征】小灌木，高 10~25 cm，老枝灰棕色。叶肉质圆柱形，上部稍粗，长 1~5 mm，宽 1 mm，顶端钝，常 4~6 枚簇生。花单生叶腋或为少花的穗状花序。无梗，直径 4 mm，萼钟形，质厚，5 裂，下部一半合生，花瓣 5，张开，白色，略带淡红，矩圆形，长 3~4.5 mm，近中部有两个倒披针形附属物，雄蕊 6~8，少有 12，子房椭圆形，花柱 3 个，分离。蒴果纺锤形，3 瓣裂，种子全部有淡褐色毛。

【生境】分布于陕西、新疆、青海、内蒙古以及东北。泌盐超旱生植物，为典型的荒漠植物，成片生于低山盆地、湖岸盐碱地、戈壁、荒漠草原的盐湖畔、沙砾质河滩、沙丘上。耐寒、耐旱、耐盐碱、耐瘠薄。

【功用及推广价值】叶富含氯化钠，捋收晒干粉磨，可调味食用。作药用有健食开胃的功效。为肉苁蓉的优良寄主，栽培红砂可获得肉苁蓉的连带收入。是荒漠中为数不多的蜜源植物，也是荒漠地带的重要牧草。为防风固表土的环保植物。

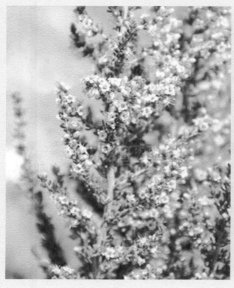
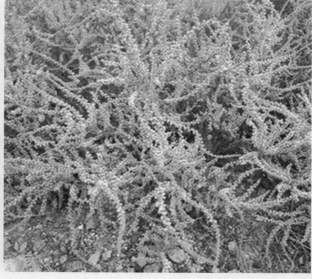

70. **大风子科** Flacouriaceae

70.01　大叶刺篱木 *Flacourtia rukam* Zoll. et Mor.

【别名】牛牙果、山刺血、山桩、罗庚梅、罗庚果

【植物特征】乔木，高 5~15 m，小枝皮孔显著。叶卵状矩圆形椭圆形至矩圆状披针形，长 6~12 cm，宽 4~6 cm，边缘有粗锯齿，侧脉 5~11 对。总状花序长 4~10 mm，有少数花，花淡黄绿色，无花瓣，萼片通常 4，长 1.5 mm，两面生柔毛；雄花有肉质的腺体状花盘，雄花多数；雌花花盘圆盘状，边缘稍成波状，子房瓶状，常 6 室，有 4~6 花柱，柱头 2 浅裂。核果浆果状，球形至倒卵形，直径 1~2 cm，顶端有宿存花柱，种子多数。

【生境】分布于广东、广西、云南等地。生于 2 000 m 以下的疏林。台湾南部常见栽培。

【功用及推广价值】果可食，可制果酱和蜜饯。根、幼果汁液治腹泻痢疾。根、枝、叶外用治皮肤瘙痒。叶亦用于眼疾。根、果汁为妇科用药，用于月经不调。木材质坚重，结构细密，供建筑、家具等用。

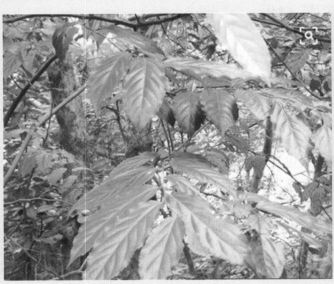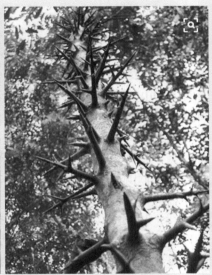

71. **西番莲科** Passifloraceae

71.01　鸡蛋果 *Passiflora edulis* Sims

【别名】西番莲、百香果、洋石榴、紫果西番莲、土罗汉果、芒葛萨

【植物特征】草质藤本，长数米，茎圆柱形。叶薄革质，长宽各 7~13 cm，掌状三深裂，叶柄长约 2.5 cm，近上端有 2 个腺体。在单生于叶腋，两性，直径约 4 cm，苞片 3，叶状，长约 1.5 cm，萼片 5，长约 2.5 cm，背顶有一角状体，花瓣 5，与萼片近等长，副花冠由许多丝状体组成，3 轮排列，下部紫色，上部白色，雄花 5，花丝合生，紧贴雌蕊柄，子房无毛，花柱 3。浆果卵形，长 6 cm，熟时紫色。种子极多。

【生境】原产巴西，我国海南、福建、广东、广西、台湾有栽培。不耐寒，忌积水。

【功用及推广价值】果实主要鲜食，也可制作果汁、果酒、果酱等。种子榨油供食用。

果实入药，宁心安神、活血止痛、涩肠止泻。欧洲常以果实治失眠和焦虑症。常食用果实有助消化，具化痰、治肾亏、提神醒脑、活血强身、镇静止痛、减压降脂等功效。果壳可提取果胶。可园林栽培观赏。

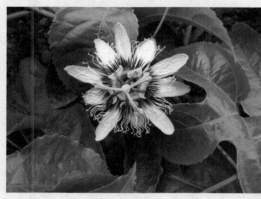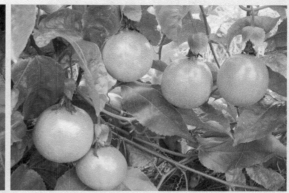

71.02　西番莲 *Passiflora coerulea* L.

【别名】鸡蛋果、受难果、巴西果、藤桃、热情果、转心莲、西洋鞠、转枝莲、洋酸茄花、时计草

【植物特征】多年生常绿攀缘木质藤本植物。有卷须，单叶互生，具叶柄，其上通常具2枚腺体，叶纸质，基部心形，掌状5深裂，中间裂片卵状长圆形，两侧裂片略小，无毛、全缘；聚伞花序，有时退化仅存1~2花，与卷须对生，花大，淡绿色，花两性，单性，偶有杂性，萼片5，常呈花瓣状，其背顶端常具1角状附属器，花瓣5，有时无，花冠与雄蕊之间具1至数轮丝状或鳞片状副花冠，有时无，内花冠各异；雄蕊通常5；雌蕊由3~5枚心皮组成，子房上位，生于雌雄蕊柄上，1室，具数枚倒生胚珠。夏季开花，花大，淡红色，微香。肉质浆果形似鸡蛋，果汁色泽类似鸡蛋蛋黄，故得别称"鸡蛋果"。

【生境】热带、亚热带地区常见栽培。原产拉丁美洲巴西，后来在南美、南非、东南亚各国、澳洲和南太平洋各地区都有种植。喜光，喜温，湿润，不耐寒。适宜于北纬24°以南，气候温凉，全年无冻害的地区种植。我国栽培于福建、广西、江西、四川、海南、云南、重庆等地，有时逸为野生。一般用带叶绿枝扦插繁殖，北方温室全年均可操作，一般家庭栽植可在7~8月扦插。

【功用及推广价值】西番莲果实甜酸可口，风味浓郁，芳香怡人，是举世闻名的香料水果，有"果汁之王"的美誉。可直接鲜食，泡茶，做汤，最适于加工成果汁，做雪糕或其他食品的添加剂以增进香味，改进品质。西番莲果实中含有超过132种以上的芳香物质，含有多种维生素，果汁具有生津止渴、提神醒脑、帮助消化、化痰止咳、治肾亏和滋补强身的功能。果实能降低血脂，防治动脉硬化，降低血压，能防止细胞老化、癌变，有抗衰老，养容颜的功效。西番莲食疗对中枢神经系统具有全面神经安定作用，能舒缓焦虑紧张、抑郁寡欢、神经紧张引起的头痛。西番莲的根、茎、叶均可入药，有消炎止痛、活血强身、滋阴补肾的功效，还有降脂降压等疗效。全草可入药，具有祛风消热、风热头昏等。花大而奇特，可作庭园观赏植物。

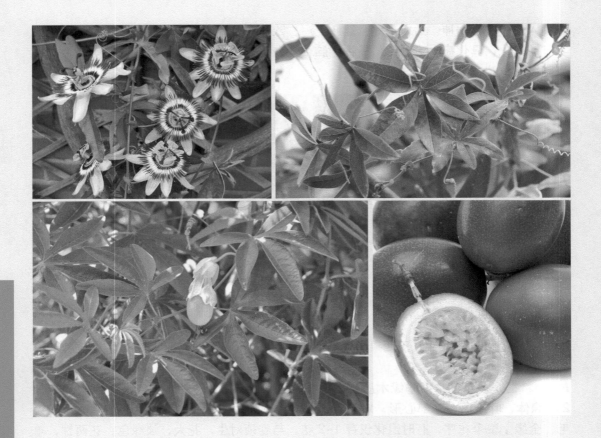

72. 番木瓜科 Caricaceae

72.01 番木瓜 *Carica papaya* L.

【别名】木瓜、万寿果

【植物特征】软木质小乔木，高 8 m，有乳汁，茎不分枝，或在损伤处生出新枝。有螺旋状排列的粗大叶痕，叶大，生茎顶，近圆形，常 7~9 深裂，直径可达 60 cm，裂片羽状分裂，叶柄中空，长常超过 60 cm。花单性，雌雄异株，雄花排成长达 1 m 的下垂圆锥花序，花冠乳黄色，下半部合生成筒状，雌花单生或数朵排列成伞房花序，花瓣 5，分离，乳黄色或黄白色，柱头流苏状。浆果大，矩圆形，长可达 30 cm，熟时橙黄色。内包黑色种子多数。

【生境】原产美洲热带，广植于世界热带和较温暖的亚热带地区。我国福建、台湾、广东、广西、海南栽培，品种很多。我国霜冻区可在保护地栽培。

【功用及推广价值】浆果可蔬食。果实成熟作水果鲜食，未成熟的果实可作蔬菜煮熟食或腌食，可加工成蜜饯，果汁、果酱、果脯及罐头等。种子可榨油。果和叶均可药用。能助消化，开胃生津。叶有强心、消肿功效。

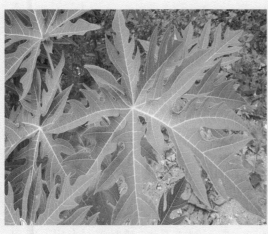
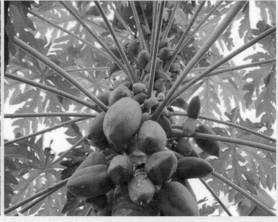

73. 仙人掌科 Cactaceae

73.01 霸王花 *Hylocereu* ssp.

【别名】剑花、量天尺、霸王鞭

【植物特征】常绿肉质攀缘植物，呈灌木状，无叶，多分枝。老茎木质化，幼枝及分枝多呈三棱形，自成 10~15 cm 的茎段。花单生或簇生。淡黄白色。萼筒状，连花冠长约 12 cm。与火龙果同为量天尺属的近亲。

【生境】原产墨西哥、南美热带雨林，现全世界的热带、亚热带地区均有栽培。我国主要分布在广东、广西，海南、云南、四川等，以广州、肇庆、佛山、岭南等为主产区。北方温室可四季栽培。

【功用及推广价值】食花为主。可现炒鲜食，也可制干随时复水炒食。其花产品在国内外市场十分畅销，主要用于制作花馔靓汤，达到滋补养颜、强身健体、清补养生的目的。霸王花性味甘、凉，入肺，具有清热痰、除积热、止气痛、理痰火的功效。霸王花制汤后，其味清香、汤甜滑，深为"煲汤一族"的广东人所喜爱，是极佳的清补汤料。花药用，有清热润肺、祛痰止咳之效。霸王花对治疗脑动脉硬化、肺结核、支气管炎、颈淋巴结核、腮腺炎、心血管疾病有明显疗效。

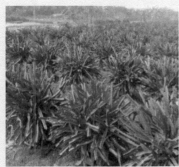
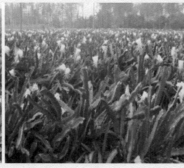
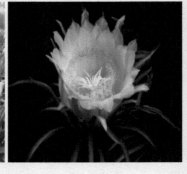

【别名】玉龙果、红龙果

【植物特征】常绿肉质植物。植株无主根，有很多气生根发自茎节处。利用茎节，可攀附于它物上生长。每茎节凹处有小刺。叶片退化，光合作用由绿茎代行。茎内是大量饱含黏液的薄壁细胞。芽内有较多的复芽。可发育成新枝或花芽。花白色，子房下位。萼管状，长 3 cm，绿色，有淡紫或淡黄色裂片。花冠宽，纯白色，直立，倒披针形，全缘。雄蕊多而细长，多达 700~960 条。花药乳黄色，花柱粗，柱头裂片 24 枚。果实长圆形或卵圆形，表皮红色，肉质。果皮有略似三角的顶端急尖的鳞片。果皮厚，有蜡质。果肉或红或白、香甜、均匀散生着数量不少的芝麻状种子。种子可食。

【生境】全国栽培，霜冻地区在保护地内栽培。

【功用及推广价值】为兴时的保健水果，并可加工。花可制成干菜，随时复水食用。医用，能清除人体有害的自由基。花果满架可观赏。

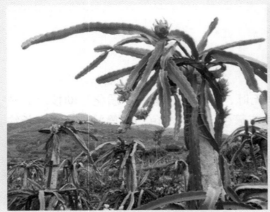 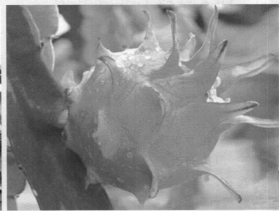

74. 瑞香科 Thymelacaceae

74.01　结香 *Edgeworthia chrysantha* Lindl.

【别名】黄瑞香、打结花、梦花、雪里开

【植物特征】落叶灌木，高 1~2 m，小枝粗壮，棕红色，具皮孔。被淡黄或灰色绢状长柔毛。叶互生，簇生于枝顶，椭圆状矩圆形至矩圆状倒披针形，长 6~20 cm，宽 2~5 cm，顶端急尖，基部楔形，下延，全缘，上面被疏柔毛，下面被长硬毛。头状花序，总苞片披针形，长可达 3 cm，总花梗粗短，花黄色，芳香，花被筒状，长 10~12 mm，外面有绢状长柔毛。裂片 4，花瓣状，平展，雄蕊 8，二轮，子房椭圆形，顶端被毛，花柱细长，核果卵形。

【生境】分布于河南、陕西及长江流域。野生或栽培。

【功用及推广价值】花芳香，先叶开放，可单纯以花泡茶冲饮，花可养阴安神。根可舒筋活络、消炎止痛。树皮可做人造棉及造纸。植株可作园林景观。

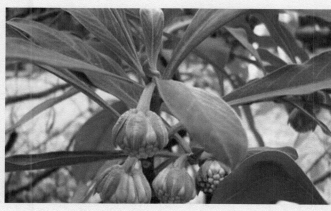
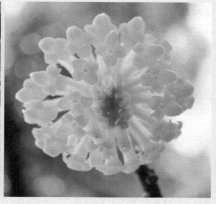

75. 胡颓子科 Elaegnaceae

75.01 胡颓子 *Eaeagnus pungens* Thunb.

【别名】卢都子、羊奶子、牛奶子根、四枣、半春子、柿模、三月枣、幽谷巨人

【植物特征】常绿直立灌木。高 3~4 m，具棘刺。小枝褐锈色，被鳞片。叶革质，椭圆形或矩圆形，长 5~7 cm，两端钝形或基部圆形，边缘微波状。表面绿色，有光泽，背面银白色，被褐色鳞片。侧脉 7~9 对，与网脉在上面显著。叶柄粗壮，褐锈色，长 5~8 mm。花银白色，下垂，被鳞片，花梗长 3~5 mm，花被圆筒形或漏斗形，长 5.5~7 mm，上部 4 裂，裂片矩圆状三角形，内面被短柔毛。雄蕊 4，子房上位，花柱直立，无毛。果实椭圆形，长 1.2~1.4 cm，被锈色鳞片。成熟时红色。

【生境】分布于长江以南各地。

【功用及推广价值】果可食用或酿酒。果及根叶入药，有收敛止泻、镇咳解毒之效。

[注] 其近属的有鸡柏紫藤、长叶胡颓子、佘山胡颓子、福建胡颓子、宜昌胡颓子等，果实都可食用。

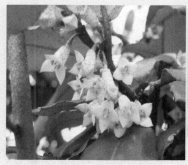
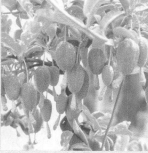
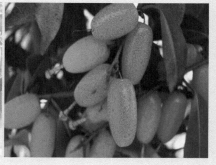

75.02 沙枣 *Elaeagnus angustifolin* L.

【别名】银柳红豆

【植物特征】落叶灌木或小乔木，高 5~10 m，幼枝被银白色鳞片，老枝栗褐色。叶矩圆状披针形至狭披针形。长 4~8 cm，顶端尖或钝，基部宽楔形，两面均有白色鳞片，背

面较密成银白色。侧脉不显著，叶柄长 5~8 mm。花银白色，芳香，外侧被鳞片，1~3朵生小枝下部叶腋。花被筒钟状，长 5 mm，上端 4 裂，裂片长三角形，雄蕊 4，花柱上部扭转，基部为筒状花盘包被。果实矩圆状椭圆形，或近圆形，直径 8~18 mm，长15~25 mm。黄白色或棕红色；味甜。内种子形如枣仁，1 粒。

【生境】常栽培于沙漠地带。为防沙造林的先锋树种。耐旱、耐寒、耐盐碱。分布于东北、华北、西北各省区。

【功用及推广价值】小果种果可与炒麦炒豆共磨成炒面食用。大果型品种是经济树种，果用于加工食品或作干果使用。药用，其干果食用可收敛固涩，可有效治溏泻。树胶代替阿拉伯胶使用。可作蜜源树种，花香宜人，可庭院栽培观赏遮荫。根有根瘤菌，植片林可改良土壤，并为牛羊提供饲用枝叶。

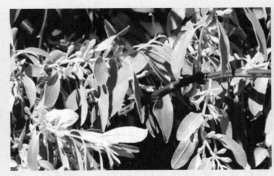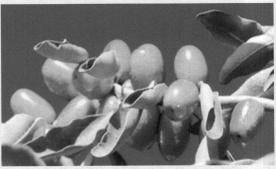

75.03　木半夏 *Elaeagnus multiflora* Thunb.

【别名】四月子、野樱桃、秤砣子、洞甩叶、判楂、枣皮树、骆驼花、多花胡颓子

【植物特征】落叶灌木，高 2~3 m，枝密被褐锈色鳞片。叶膜质，椭圆形或卵形，长3~7 cm，宽 2~4 cm，顶端钝尖或骤尖，基部楔形，上面幼时被银色鳞片，后脱落。下面银灰色，被鳞片，侧脉 5~7 对。叶柄长 4~6 mm。花白色，单生于叶腋，花梗细长，长 4~8 mm，花被筒管状，长 5~6.5 mm，4 裂，裂片卵形，顶端圆形，内侧疏生柔毛，雄蕊 4，花柱直立，无毛。果椭圆形，长 12~14 mm，密被锈色鳞片，成熟时红色。果梗长 15~30 mm，细瘦弯曲。

【生境】分布于河北、河南、山东、江苏、安徽、浙江、江西等地。

【功用及推广价值】果食用或酿酒。根叶供药用，治跌打损伤、痢疾、哮喘。

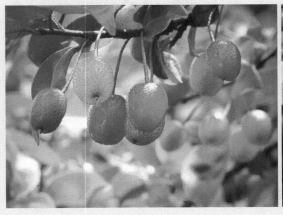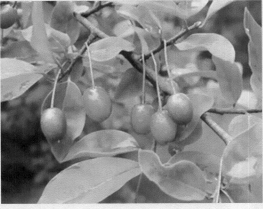

75.04　牛奶子 *Elaeagnus umbellata* Thunb.

【别名】甜枣、麦粒子

【植物特征】落叶灌木，高达 4 m，常具刺，幼枝密被银白色鳞片。叶纸质，椭圆形至倒卵状披针形，长 3~8 cm，顶端钝尖，基部楔形或圆形。表面有时有白鳞片。上面灰白色，被鳞片，侧脉 5~7 对。叶柄银白色，长 5~7 mm。花先叶开放，黄白色，芳香，2~7 朵丛生新枝基部。花梗长 3~6 mm，花被筒漏斗形，长 5~7 mm，上部 4 裂，裂片卵状三角形，雄蕊 4，花柱直立，疏生白色星状柔毛。核果球形，直径 5~7 mm，被银白色鳞片，成熟时红色。

【生境】分布于长江流域及以北地区。生山地向阳疏林或灌丛。

【功用及推广价值】果可酿酒也可食用。花可提取香精。果实根叶入药，治消渴、痢疾、哮喘、月经过多。

　　[注] 近种还有银果胡颓子、星毛胡颓子等，其果均可食用或酿酒。

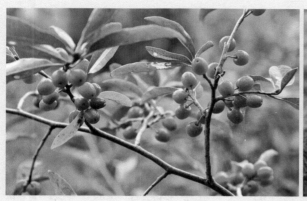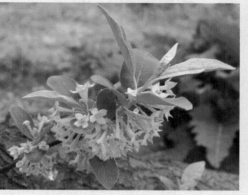

75.05　沙棘 *Hippophae rhamnoidea* L.

【别名】醋柳、酸刺

【植物特征】落叶乔木或灌木，高可达 10 m，具粗壮棘刺，枝幼时密被锈色鳞片。叶互生成近对生。条形至条状披针形，长 2~6 cm，宽 0.4~1.2 cm，两端钝尖，背面密被淡白色鳞片。叶柄极短。花先叶开放，雌雄异株，短总状花序腋生于头年枝上。花小，淡黄色，花被二裂，雄花花序轴常脱落。雄花 4，雌花比雄花后开放，具短梗，花被筒囊状，顶端二裂。果实为肉质花被管包围，近于球形，直径 5~10 mm，黄色。

【生境】分布于华北、西北、四川、云南和西藏。现各地多以水土保持和防风树栽培。

【功用及推广价值】果食用，并加工成沙棘茶，各种饮品。沙棘果实中维生素 C 含量极高，远远高于鲜枣和猕猴桃，素有维生素 C 之王的美称；有极丰富的生物活性物质，含黄酮类、SOD 等活性成分。果为保健品有健胃消食、止咳化痰、活血散瘀、降低胆固醇和软化血管的功能。沙棘黄酮是治疗高血脂症、高血糖、抑制血小板凝聚、心力衰竭等疾病的纯天然药物。沙棘是目前世界上含有天然维生素种类最多的珍贵经济林树种，耐旱，抗风沙，可在盐碱化土地上生存，因此被广泛用于水土保持，速生防风，防洪固土。

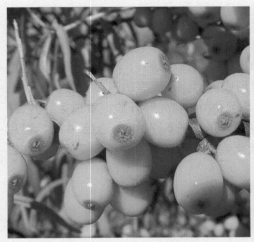
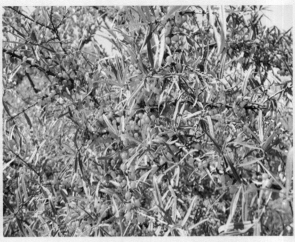

76. 千屈菜科 Lythraceae

76.01　圆叶节节菜 *Rotala rotundifolia* （Buch. Ham.） Koehne

【别名】肉矮陀陀、水马齿苋、水马桑、假桑子、禾虾菜、水酸草、猪肥菜、过塘蛇、水瓜子、上天梯、指甲叶、豆瓣菜、水豆瓣、水松叶

【植物特征】一年生草本植物，常丛生。高 10~30 cm，茎无毛，通常紫色。叶对生，通常圆形，较少倒卵状椭圆形，边缘非软骨质，长宽各 4~10 mm，无毛，无柄或具短柄。花很小，两性，长 1.5~2.5 mm，组成 1~5 个顶生的穗状花序。苞片卵形或宽卵形，约与花等长。小苞片 2，钻形，长约为苞片的一半。花萼宽钟形，膜质，半透明，长 1~1.5 mm，顶端具 4 齿。花瓣 4，倒卵形，淡紫色，长 1.5~2 mm，雄蕊 4，子房上位。蒴果椭圆形，长约 2 mm，表面具横线条；种子无翅。

【生境】分布于长江以南各地。生于水田或湿地。为常见水田害草。

【功用及推广价值】为救荒野菜，饥可食。医用，止血散瘀、除湿解毒。治咽炎及内伤吐血。

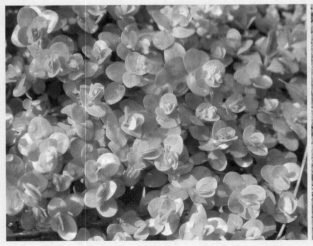
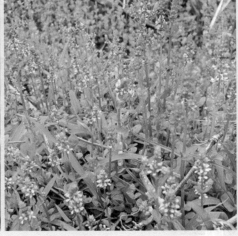

76.02 千屈菜 *Lythrum salicaria*

【别名】水枝柳、水柳、对叶莲

【植物特征】多年生草本,根茎横卧于地下,粗壮,茎直立,多分枝,全株青绿色。略被粗毛,或密被茸毛,枝通常具四棱,叶对生或三叶轮生。披针形或阔披针形顶端钝或短尖。基部圆形或楔形。有时略抱茎,全缘,无柄。花组成聚伞花序,簇生,因花梗总梗极短,因此总形状似大穗状花序,紫红色,花柱长短不一。蒴果扁圆形。

【生境】全国分布。多年生水边。

【功用及推广价值】蔬菜、观赏植物。嫩茎叶可做菜、汤,也可干制贮存食用,为救荒草本植物。药用治痢疾、肠炎。治外伤出血。作大面积景观栽培。

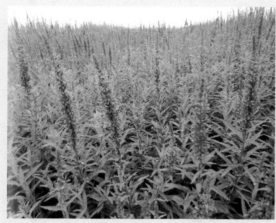 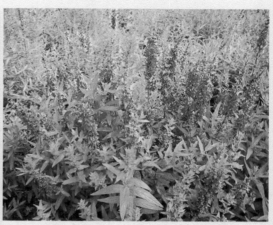

77. 石榴科 Punicaceae

77.01 石榴 *Punica granatum* L.

【别名】丹若、安石榴、山力叶、若榴木、若石榴、安息榴、金罂、西榴、金庞、海石榴、森珠、水晶榴、谢榴、诺榴、月季石榴、柘榴、涂林、涂林海石榴、红石榴、白石榴、钟石榴、天浆、珍珠石榴、酸石榴、酸石榴皮、树榴

【植物特征】落叶灌木或小乔木。高 2~7 m,幼枝常四棱形。叶对生,或近簇生。矩圆形或倒卵形,长 2~8 cm,宽 1~2 cm,中脉在下面凸起。叶柄长 5~7 mm。花一至数朵生于枝顶或腋生,两性,有短梗,花萼钟形,红色,质厚,长 2~3 cm,顶端 5~7 裂,裂片外面有乳头状突起。花瓣与萼片同数,互生,生于萼筒内,倒卵形,稍高出花萼裂片,通常红色,少有白色。雄蕊多数,花丝细弱,子房下位,上部 6 室,为侧膜胎座。下部 3 室,为中轴胎座。浆果近球形,果皮厚,顶端有宿存花萼。直径 6~12 cm,种子多数,有肉质外种皮。

【生境】我国南北各地均有栽培。

【功用及推广价值】果鲜食或加工,近年石榴酒风行全国。果皮、根、花药用,有收敛止泻、生津止渴之效,能治胃溃疡。五月石榴花红似火,用于园林观赏或盆栽。近多地出现了新品种软子石榴,吃时可不吐籽。应予推广。

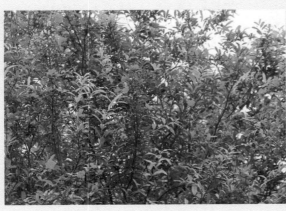
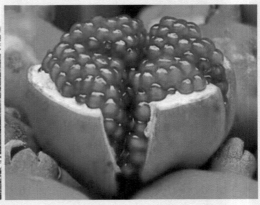

77.02 月季石榴 *Punica granatum* L. var. nanapers

【别名】四季石榴

【植物特征】为安石榴的变种。落叶小乔木，树冠常不整齐。小枝常四棱形。细弱。叶椭圆状披针形，长 1~3 cm，在长枝上对生，在短枝上簇生。叶色浓绿。花萼肉质，红色，开放前呈葫芦状，花冠硕大，朱红色，重瓣，花冠直径可达 6~10 cm。果较小，古铜色。常花与果同在一树，果期特长。果味酸甜可口。

【生境】全国多地栽培。

【功用及推广价值】水果、观赏植物。做水果食用或加工，生津健胃。可作盆景花卉。

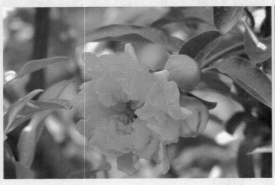
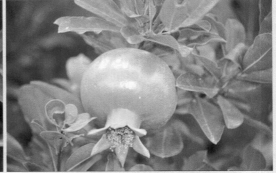

78. 桃金娘科 Myrtacea

78.01 番石榴 *Psidium guajava* L.

【别名】鸡屎果、芭乐

【植物特征】灌木或小乔木。高 2~10 m，树皮片状剥落，淡绿褐色，小枝四棱形。叶对生，革质，矩圆形至椭圆形，长 7~13 cm，宽 4~6 cm，下面密先短柔毛。羽状脉明显，在上面凹入，下面凸起，有短柄。花单生，或 2~3 朵同生于 1~3 cm 的总花梗上，白色，芳香，直径 2.5~3.5 cm，花萼裂片 4~5，厚，外面被短柔毛。花瓣 4~5，较萼片长，雄蕊多数，子房下位，3 室。浆果球形或卵形，直径通常 4~5 cm，淡黄绿色。

【生境】原产美洲，可见我国广东、广西、海南、福建、台湾栽培。有时逸为野生。

【功用及推广价值】为南方主要水果之一。果可鲜食和加工。叶含芳香油，有健胃功效。树皮为收敛止泻药。

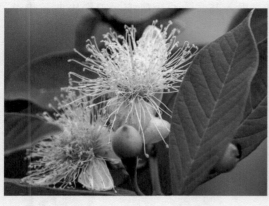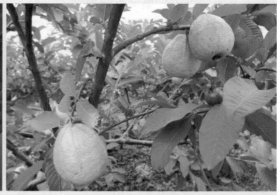

78.02　桃金娘 *Rhodomyrtus tomentosa*（Ait.）Hassk.

【别名】棯子、山棯、岗棯、桃娘、唐莲

【植物特征】小灌木，高 0.5~2 m，幼枝有短茸毛。叶对生，革质，椭圆形或倒圆形，长 3~6 cm，宽 1.5~3 cm，下面被短茸毛，有离基三出脉，侧脉 7~8 对。叶柄长 4~7 mm。聚伞花序腋生，有花 1~3 朵，花紫红色，直径约 2 cm，小苞片 2，卵形，萼筒钟形，长 5~6 mm，裂片 5，圆形，不等长，花瓣 5，倒卵形，长约 1.5 cm，雄蕊多数，子房下位，3 室。浆果卵形，直径 1~1.4 cm，暗紫色。

【生境】分布于福建、台湾、广东、广西、云南、贵州、湖南等地，生红黄壤丘陵地带。

【功用及推广价值】果可食，也可药用，用于养血止血、涩肠固经，治崩漏带下、遗精滑精、外伤出血、痢疾脱肛。

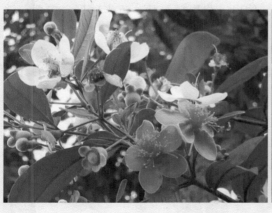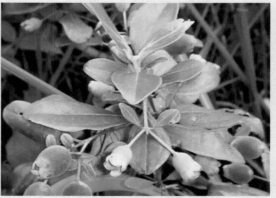

78.03　蒲桃 *Syzygium jambos*（L.）Alston

【别名】葡桃、水石榴、铃铛果

【植物特征】常绿乔木。高达 12 m。叶对生，革质，矩圆状披针形或披针形，长 10~20 cm，宽 2.5~5 cm，顶端渐尖，基部楔形或近楔形，侧脉在近边缘处汇合。叶柄长约 1 cm。聚伞花序顶生，有数朵花。花芽直径约 1.5 cm，花绿白色，直径 4~5 cm，萼筒倒圆锥形，长 7~10 mm，裂片 4，半圆形，长约 5 mm，宿存。花瓣 4，逐片脱落，雄蕊多数，离生，伸出。浆果核果状，球形或卵形，直径 2.5~4 cm，淡绿色或淡黄色。

【生境】分布于台湾、福建、广东、广西、云南、海南。多栽培，也有野生。

【功用及推广价值】果可生食或加工。根、皮、果入药，治腹泻痢疾、刀伤出血、热淋，除烦止渴。为良好的防风固沙植物和观赏树。

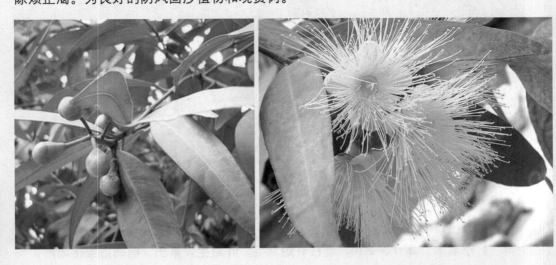

78.04　洋蒲桃 *Syzygium samarangense*（Bl.）Merr. et Perry

【别名】金山蒲桃、莲雾

【植物特征】乔木，高 12 m，叶对生，革质，椭圆状矩圆形，长 12~25 cm，宽 5~9 cm，顶端近圆或钝渐尖，基部圆形或狭心形。侧脉在距叶缘 6 mm 处汇合成一边脉，近无柄。聚伞花序顶生或腋生，具数朵至多朵花，花芽直径约 1.2 cm，花白色，直径 3~4 cm，萼筒倒圆锥形，长约 1.2 cm，裂片 4，近半圆形，边缘膜质，长约 5 mm，宿存。花瓣 4，逐片脱落。雄蕊多数，离生，伸出。浆果核果状，近半球形，肉质、淡红色，光亮如蜡，直径 4~6 cm。

【生境】我国福建、台湾、广东、广西、云南、海南有栽培。

【功用及推广价值】为我国南方主要水果，果香可食。鲜果或干果研末可治咳嗽和哮喘。可作庭院观赏树种栽培。

　　[注] 近年新的蒲桃品种很多，数马六甲蒲桃为最好，果面白色味极佳。应大力扩种。

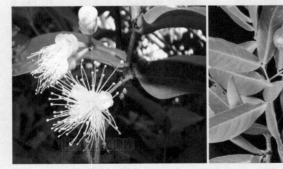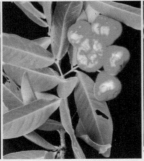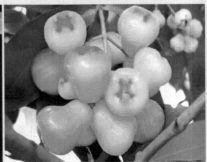

78.05 海南蒲桃 _Syzygium cumini_ (L.) Skeels

【别名】黑墨树、乌口树

【植物特征】乔木，高 3~8 m，小枝圆柱状，无毛。叶对生，革质，椭圆形至倒卵状椭圆形，长 6~12 cm，宽 3~6 cm，顶端钝或骤狭成渐尖，基部宽楔形或钝。侧脉在靠近叶缘处汇合成一边缘脉。叶柄长 1.5~2.2 cm。聚伞花序排成圆锥花序，侧生或顶生，长 5~15 cm，具多花，花芽倒卵形，直径约 5 mm，花白色，芳香，直径 5~7 mm，萼筒陀螺形，长约 3.5 mm，顶端通常截形，花瓣 4，逐片脱落。雄蕊多数，离生，长 4~5 mm。浆果斜矩圆形，长 1~2 cm，宽 5~10 mm，紫红色至黑色。

【生境】分布于广东、广西、云南、海南。生于低海拔疏林中。

【功用及推广价值】果可食。也治疗寒性哮喘。也强筋健骨。树皮含深红色树脂和褐色染料。

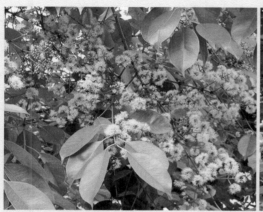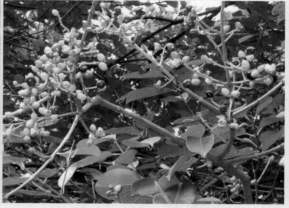

78.06 赤楠 _Syzygium buxifolium Hook et Arn._

【别名】牛金子、黄杨叶蒲桃、鱼鳞木、山石榴、瓜子柴、假黄杨、山乌珠、瓜子木

【植物特征】灌木或小乔木。高 0.5~5 m。分枝多，小枝四棱形，叶对生，革质，形状变异很大，椭圆形、倒圆形或狭倒卵形，通常长 1~3 cm，宽 1~2 cm，无毛，侧脉不明显，在近叶缘处汇合成一边脉。聚伞花序顶生或腋生。长 2~4 cm，无毛，花白色，直径约 4 mm，花萼倒圆锥形，长约 3 mm，裂片短，花瓣 4，小，逐片脱落。雄蕊多数，长 3~4 mm。浆果卵球形，直径 6~10 mm，紫黑色。

【生境】自华南、贵州至湖北、安徽一带广布。生于林边。

【功用及推广价值】果可食或酿酒。果也有止喘化痰，治跌打损伤的功效。可做盆景。

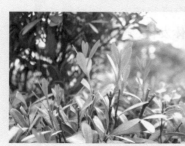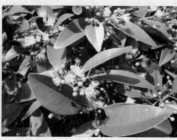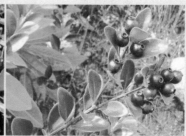

78.07 水翁 *Cleiatocalyx operculatus*（Roxb）Merr. et Perry

【别名】水榕

【植物特征】乔木，高可达 15 m，小枝有时略带四棱形，叶对生，近革质，卵状矩圆形或狭椭圆形，长 7~22 cm，宽 3~7 cm，无毛，羽状脉稍明显，叶柄粗壮，长1~2 cm。圆锥花序侧生，花序轴和分枝均呈四棱形，花绿白色，直径 8~10 mm，萼筒钟形，长约 3 mm，顶端近截形，裂片合生成帽状体。直径约 5 mm，顶端尖，有腺点，整个脱落。花瓣 4，有腺点，早落。雄蕊多数，子房下位。浆果球形，直径 6~8 mm，黑紫色。

【生境】分布于广东、广西，生水旁，为有效的固岸树种。

【功用及推广价值】果可食。花、树皮、叶供药用，有清热祛湿之效。

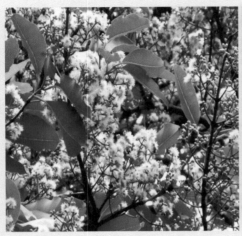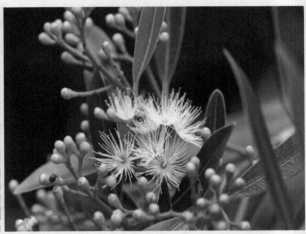

78.08 树葡萄 *Myrciaria cauliflora* Berg

【别名】嘉宝果

【植物特征】常绿大灌木。果实形状如葡萄，故又名树葡萄。本品一年中可多次开花结果，在同一树上同时有花，有青果，有熟果，景观新奇。果实硕大圆润，柔软多汁，口味独特，有释迦、番石榴、山竹、菠萝四种水果的味道。营养非常丰富，可加工成多种食品，尤其对女人保持年轻活力靓丽肤色有明显的作用。本品生长缓慢。叶对生，卵形或长椭圆形，先端尖，全缘，新叶淡红色，老旧树皮剥落，花为白色，单生或簇生于树干皮枝干上，花谢后 7~10 d 形成果实，历经淡绿色、紫色、深黑色而成熟。实生苗 6~10 年开始结果。

【生境】原产巴西，由台湾引进，现华东、华南、西南各地均可栽培。

【功用及推广价值】为著名水果，并可加工。用于养生，促人体发育，延缓衰老、养颜美容。著名观赏树种。

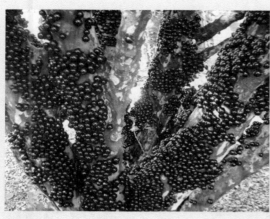
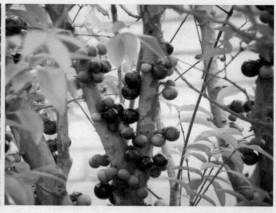

78.09　番樱桃 *Eugenia uniflora*

【别名】红果仔

【植物特征】常绿灌木或小乔木，高达 6 m，叶对生，长卵形，纸质，近无柄，先端渐尖，长 2.5~5 cm，新生叶红褐色，花白色生于枝顶，芳香，萼片 4，浆果扁圆形，熟时深红色，垂吊枝头甚娇美，味美，富营养。一年多次开花，花后 6 周，果熟，全年多次花果重叠。

【生境】分布于两广及海南。多人工栽培。

【功用及推广价值】野果、香料调料。果供食用或加工。小枝和叶，可提取芳香油，作香精及防腐剂。叶供药用，解热防腐，祛风止痛。可盆栽，供观赏。

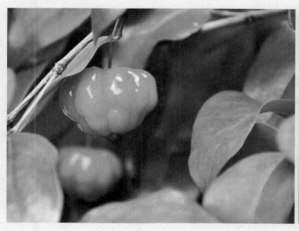
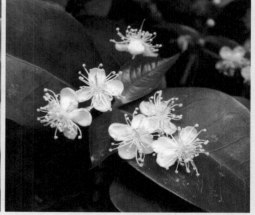

79. **野牡丹科** Melastomataceae

79.01　地菍 *Melastoma dodecandrum* Lour.

【别名】铺地锦

【植物特征】披散或匍匐状半灌木。茎分枝，下部伏地，长 10~30 cm，叶对生，卵形或椭圆形，长 1~4 cm，宽 0.8~3 cm，仅上面边缘和下面脉上生极疏的糙伏毛。主脉 3~5 条，叶柄长 2~6 mm，有毛。花两性，1~3 朵生于枝端，淡紫色。萼筒长 5~6 mm，疏生糙伏毛。裂片 5；花瓣 5，长 1~1.4 cm，雄蕊 10，不等大。花药顶端单孔开裂，二型，5

枚较大，紫色，有延长且二裂的药隔。5枚较小，黄色，基部有两个小瘤体，子房下位，5室。果实稍肉质，又开裂、长7~9 mm，生疏糙伏毛。种子多数，弯曲。

【生境】分布于长江以南各省区。常生于酸性土壤之上。

【功用及推广价值】果可食用，也可酿酒。含红色素可提取作食用色素，用于果酒、饮料糖果、糕点的着色。有抗衰老、降血糖、降血脂的保健作用。也治疗黄疸、带下水肿和产后腹痛。

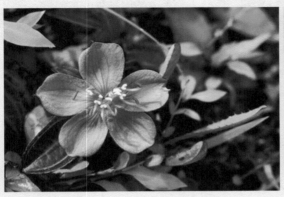 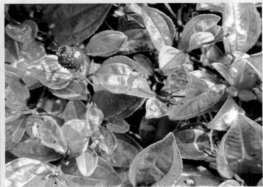

80. 五加科 Araliaceae

80.01 楤木 *Aralia chinensis* L.

【别名】虎阳刺、海桐皮

【植物特征】有刺灌木或小乔木。小枝被黄棕色茸毛，疏生短刺。二回或三回羽状复叶，羽片有小叶5~11片，基部另有小叶一对，小叶卵形、宽卵形或长卵形，长5~12 cm或更长。宽3~8 cm，边缘有锯齿，上面疏生糙伏毛，故显得粗糙，下面有灰色或黄色短柔毛，沿脉更密。伞形花序聚生为顶生大型圆锥花序，长30~60 cm，花序轴长，密生黄棕色或灰色短柔毛。花梗长4~6 mm，花白色，萼边缘有5齿；花瓣5，雄蕊5，子房下位，5室，花柱5，分离或基部合生。开展。果球形，5棱，直径3 mm，熟时黑色。

【生境】分布于华北、华中、华东、华南和西南，生于灌丛林沿和林中。

【功用及推广价值】春季嫩芽可食，最宜沸水焯后凉拌。根皮入药，有活血散瘀、健胃、利尿功能。种子含油可榨出制皂。

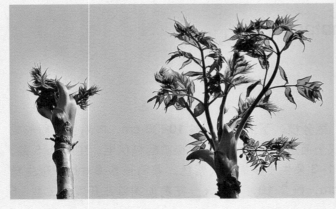 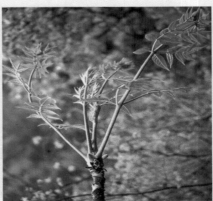

80.02　辽东楤木 Aralia elata (Miq.) Seem.

【别名】刺龙芽、刺老鸦

【植物特征】有刺灌木或小乔木。高 1.5~6 m，小枝淡黄色，疏生细刺。叶大，连柄长 40~80 cm，二回或三回羽状复叶，总叶轴和羽片轴通常有刺，羽片有小叶 7~11 片，基部另有小叶一对，小叶卵形至卵状椭圆形，长 5~15 cm，宽 2.5~8 cm，先端渐尖，基部圆形至心形，稀楔形，边缘疏生锯齿，上面绿色，下面灰绿色。伞形花序聚生为顶生伞房状圆锥花序。主轴短，长 2~5 cm，花白色，萼边缘有 5 齿。花瓣 5，雄蕊 5，子房下位，5 室，花柱 5，分离，或基部合生。果球形，5 棱，直径 4 mm，成熟时黑色。

【生境】分布于东北三省。生于林地。

【功用及推广价值】春季嫩芽可食，宜焯后凉拌。现嫩芽已成名菜，可矮化茎干，专门产芽应市。种子榨油制皂。树皮入药为利尿剂。

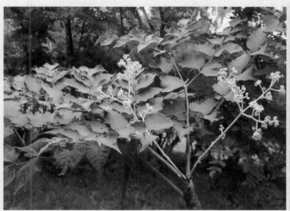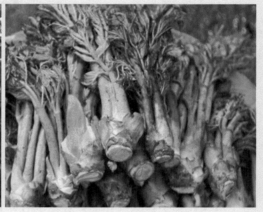

80.03　三七 Panaxpseudo-ginseng Wall.

【别名】田七

【植物特征】多年生草本植物，主根肉质或否，单生或多少簇生，纺锤形，根壮茎短或长，茎高 30~60 cm。掌状复叶，3~6 片轮生茎顶，小叶 3~7，膜质，中央一片最大，长椭圆形至倒卵状长椭圆形，长 8~10 cm，宽 2.5~3.5 cm，先端渐尖至长渐尖，基部圆形至宽楔形，下延，边缘有锯齿。两面脉上有刚毛。小叶柄长 2 cm，伞形花序单个顶生，花小，淡黄绿色。萼边有 5 齿，花瓣 5，雄蕊 5，子房下位，花柱 2~3，分离或基部合生或合生至中部。果扁球形，成熟时红色。

【生境】分布于西藏、四川、云南、广西、湖南等地。云南大面积栽培。

【功用及推广价值】食用方式有三七片炖肉、三七粉冲茶、煮粥、熬汤、泡药酒等。为传统中药用于血症。现为重要的保健药，用于防衰抗老、心脑疾患、软化血管、健化血脂、美容养颜等。

　　[注] 与本品相近的还有大叶三七、珠子七（钮子七），功用与本种略同。

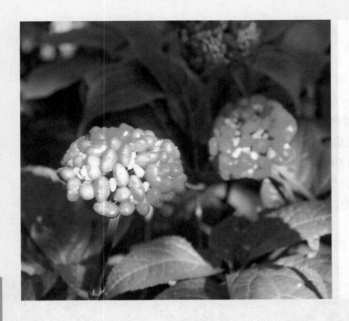
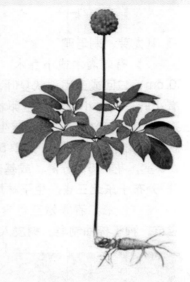

80.04 人参 Panax schin-seng Nees

【别名】棒槌

【植物特征】多年生草本植物，主根肉质，圆柱形或纺锤形，淡黄色，根状茎很短，多较明显，茎高 30~60 cm。掌状复叶，3~6 片轮生茎顶。小叶 3~5，中间一片最大，椭圆形至长椭圆形，长 8~12 cm，宽 3~5 cm，先端长，渐尖，基部楔形，下延，边缘有锯齿，上面脉上散生少数刚毛，下面无毛，最外一对侧生小叶较小，小叶柄长 2.5 cm。伞形花序单个顶生，花小，淡黄绿色，萼边缘有 5 齿，花瓣 5，雄蕊 5，子房下位，2 室，花柱 2，分离。果扁球形，成熟时鲜红色。

【生境】分布于东北，现野生很少，多为人工栽培。

【功用及推广价值】为传统名中药，肉质根为强壮滋补药、又作兴奋剂和祛痰剂，近又多用于药膳，如人参粥、人参炖肉等。人参大补元气，对恢复卵巢功能，促进乳腺发育有作用。

[注] 人参由美国和加拿大生产的称洋参或花旗参，功效大同而略逊。产自朝鲜和韩国的称高丽参，将其肉质根洗净加蒸而晒干的称红参。

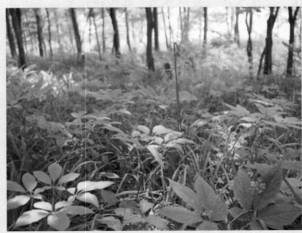
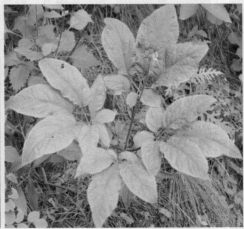

80.05 刺五加 *Acanthopanax senticosus*（Rupr. et Maxin.）Harms

【别名】小五加皮

【植物特征】灌木，茎通常被密刺，并有少数笔直的分枝，有时散生，通常很细，长，常向下，基部狭，一般在叶柄基部刺较密。小叶5，有时3，纸质，有短柄，上面有毛或无毛，幼叶下面沿脉一般有淡褐色毛，椭圆状倒卵形至矩圆形，长7~13 cm，边缘有锐尖重锯齿。叶柄长3~12 cm，小叶柄长0.5~2 cm。伞形花序单个顶生或2~4个聚生，具多花，直径3~4 cm，总花梗长5~7 cm，无毛。花梗长1~2 cm，萼无毛，几无齿，至不明显的5齿。花瓣5，卵形，雄蕊5，子房下位，5室，花柱合生成柱状。果椭圆球形，有五棱，长约8 mm，成熟时黑色。

【生境】分布于河北、山西、东北、甘肃等地。

【功用及推广价值】嫩茎叶为近年来的兴时保健蔬菜。可荤炒素作，也做汤。抗疲劳作用尤其明显，是保健菜。还可焯后晒干，贮存，无菜时复水享用。根皮与茎皮入药并加工成注射剂，有强体、防衰、宁心安神、舒筋活血、祛风湿的功效。

　　[注] 本品特实用，缺乏本品的地区应引进，在保护地栽培。

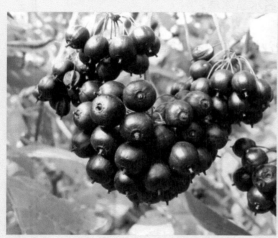 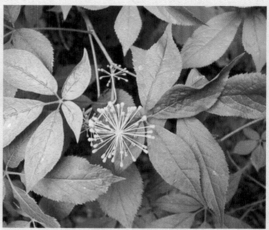

81. **番杏科** Aizoaccae

81.01 番杏 *Tetragonia texpansa*（Pall.）Kuntze

【别名】法国菠菜、新西兰菠菜、洋菠菜、夏菠菜

【植物特征】一年生肉质草本，无毛，表皮细胞内有针状结晶体，因而有颗粒状突起，茎初直立，后蔓延上升，高40~60 cm，肥粗，淡绿色，从基部分枝。叶卵状菱形或卵状三角形。长4~6 cm，宽3~4.5 cm，边缘波状，叶柄肥粗。花单生或2~3朵簇生于叶腋，呈黄绿色，花梗长2 mm，无花瓣。坚果陀螺形，不开裂，具数个种子。

【生境】原产澳大利亚、东南亚及智利，中国东南沿海一带栽培，或野生于海滩。其性喜温暖，耐热，耐低温，抗干旱，耐盐碱，具有较强的抗逆能力，极少病虫害。新疆乌鲁木齐和昌吉地区保护地有少量生产。

【功用及推广价值】食用嫩茎叶，可炒食、凉拌、做汤、煮番杏粥。但因含单宁，必须先焯后炒或凉拌或做汤。具有健脾胃、清热解毒、祛风消肿，除泄泻、痢疾、凉血利尿等功效。药用可治疗肠炎、败血病、痔疮红肿、风热目赤。

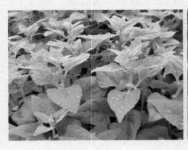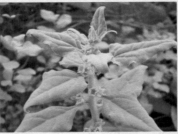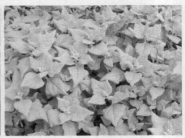

81.02　冰菜 *Mesembryanthemum crystallinum*

【别名】冰草、冰叶日中花、冰柱子、水晶冰菜

【植物特征】为耐盐碱植物。是多肉植之一。叶面和茎上生有大量泡状突起，内含黏液汁水分，迎着太阳可反射冰晶一样的光，故名水晶冰草。

【生境】原产南非，我国新近引入。

【功用及推广价值】国内以凉拌生食，用于做沙拉食材。富含氨基酸也富钠、钾等矿物质，也含胡萝卜素等营养，是理想的新种蔬菜。可用海水种植栽培。用于多肉花卉观赏。

　　［注］用盆栽各地均可栽培推广。大海滩涂无霜冻时气温在 20℃ 以上时也可试栽。

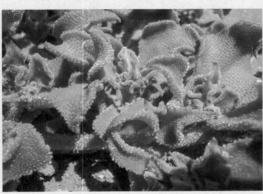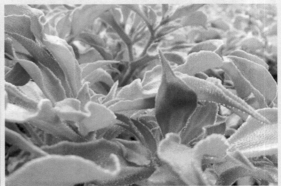

81.03　菜用穿心莲（露草）*Mesembryanthemum cordifolium* L. f.

【别名】心叶日中花、花蔓草、冰花、心叶冰花、露花、太阳玫瑰、羊角吊兰、樱花吊兰、牡丹吊兰、菜田七

【植物特征】番杏科日中花属多年生常绿蔓性肉质草本。茎斜卧，铺散，枝蔓较柔软，枝条有棱角，稍带肉质，伸长后呈半匍匐状，枝条下坠，无毛，具小颗。叶对生，叶片心状卵形，扁平，叶片肥厚，鲜亮青翠，顶端急尖或圆钝具凸尖头，基部圆形，全缘。开花在枝条顶端，花后分叉出枝。花单个顶生或腋生，直径约 1 cm，花梗长 1.2 cm，花萼长 8 mm，裂片 4，两个大，倒圆锥形，两个小，线形，宿存；花瓣多数，花色玫红，中心淡黄，形似菊花，瓣狭小，具有光泽，自春至秋陆续开放。蒴果肉质，星状 4 瓣裂；种子多数。花期 7~8 月。

316

【生境】原产非洲南部，我国栽供观赏。播种、分株或扦插繁殖。喜阳光，宜干燥、喜通风环境。忌高温多湿，喜排水良好的沙质土壤。生长适宜温度为 15~25℃。夏季最好放在干燥的室内，或者棚室内，且夏季不宜繁殖，易腐烂，成苗质量也差。

【功用及推广价值】嫩茎叶食用，清炒、凉拌、做汤、刷火锅、做菜底即可，以凉拌为最佳。极其适宜夏季食用，消暑、败火。味苦，性寒、清热解毒、凉血、消肿、燥湿。蔬菜穿心莲防感冒、肺炎；预防和治疗咽喉炎、口角炎、高血压、胆囊炎；也用来治疗粉刺，幼儿湿疹等。赏花观叶，做装饰美化盆栽花卉。一次栽培多次采收，抗性较强，产量高，效益好，属于一种高产、高效的绿叶蔬菜。由于其叶片肥厚、颜色亮绿、生长势强、生长期长，也是蔬菜观赏园区栽培的优选品种之一。能温肺益气，定喘咳，缩小便，止带滞，止泻，益脾。花蔓草还有丰富的维生素 C、叶酸、胡萝卜素、钾、镁等，并含有很强的抗氧化剂——叶黄素，它对人体各个脏器有很好的保健作用，它如果摄入肝脏，能够很好消除多余的自由基，对肝脏这个解毒、排毒的脏器来说，起到非常好的保护作用，在春季食用，那是相当符合季节饮食原则的，另外叶黄素也能够预防眼睛发生黄斑变性和降低白内障的发病机率。经常使用电脑、过度写作等用眼过度的人，食用对维持眼睛视力有不可低估的好处。花蔓草含有花蔓草酯这个天然消炎和抗病毒成分，对流行的感冒、肺炎，爱发作的咽喉炎、口角炎、高血压、胆囊炎都有预防和治疗作用。同时，它作为一种苦味蔬菜，可以败火，具有通畅血管、改善大脑功能、治疗老年痴呆症和脑供血不足等功效。可以保护肝脏，还可以应用于对付哮喘、中风、器官保护和透析。

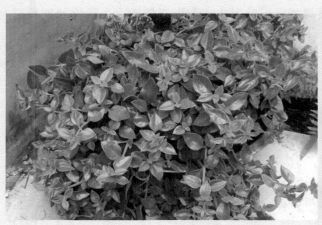 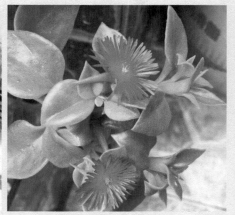

82. 山茱萸科 Cornaceae

82.01 光皮树 *Cornus wilsoniana* Wanger

【别名】狗骨木

【植物特征】落叶灌木或小乔木。高 5~18 m，树皮光滑，带绿色。叶对生，狭椭圆形至阔椭圆形，长 3~9 cm，宽 1.5~5.8 cm，顶端渐尖，基部楔形，密被白色平贴的短柔毛及细小的乳突状凸起。侧脉 3~4 对，弓形弯曲；叶柄纤细，长 8~14 mm，圆锥状聚伞花序近于塔形，顶生，长 4~6 cm，花白色，直径约 9 mm，萼齿宽三角形，花瓣 4，条状披针形至披针形，长 5 mm。核果球形，蓝黑色，直径 6 mm。

【生境】分布于湖北、湖南、贵州、四川、广东、广西、海南等地，常生于低山疏林。

【功用及推广价值】树叶可作蔬菜食用，口感好，营养丰富，有促食开胃之效。果实榨油供食用。可作风景树观赏。木材供做家具。为蜜源植物。所含油脂可生产生物柴油，为生物柴油树种。

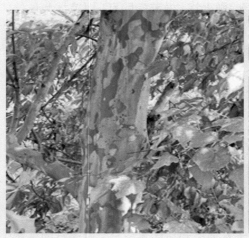
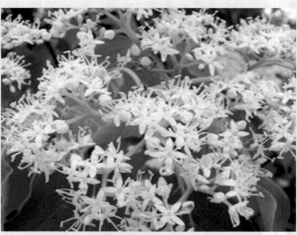

82.02　山茱萸 *Coruns officinalis* Sieb. et Zucc.

【别名】山萸肉、药枣

【植物特征】落叶灌木或小乔木。枝黑褐色。叶对生，卵形至椭圆形，稀卵状披针形，长 5~12 cm，顶端渐尖，基部楔形，上面疏生平贴毛，下面毛较密，侧脉 6~8 对，脉腋具黄褐色髯毛。伞形花序先叶开放，腋生，下具 4 枚小型的苞片，苞片卵圆形，褐色。花黄色，花萼 4 裂，裂片宽三角形，花瓣 4，卵形，花盘环状，肉质，核果椭圆形，成熟时红色。

【生境】多生在浙江昌化，有野生，现以栽培为主。多地已引进栽培。

【功用及推广价值】为重要的药膳用药，可配合食材炖肉熬粥，以强壮身体。为传统而重要的中药。具收敛强壮、健胃补肾、治腰痛功效。

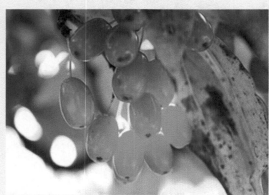
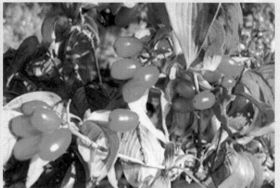

82.03　头状四照花 *Cornus capitate* Wall.

【别名】鸡膆子、野荔枝

【植物特征】常绿小乔木，嫩枝密被白色柔毛。叶对生，革质或薄革质，矩圆形或矩圆状披针形，长 5.5~10 cm，宽 2~3.4 cm，顶端锐尖，基部楔形，两面均被贴生白色柔毛，下面极为稠密。中脉及侧脉均在上面微显，下面凸出。脉腋常有凹穴。叶柄被柔毛。头状花序具球形，直径约 1.2 cm，具 4 白色花瓣状总苞片，总苞片倒卵形，顶端尖，长 3~4 cm，宽 2~3 cm，花萼筒状，4 裂，裂片圆而钝。花瓣 4，黄色。果序扁球形，紫红色，总果柄粗壮，长 4~7 cm。

【生境】分布于云南、四川、西藏等地。生于海拔 1 300~3 100 km 的山区林中。

【功用及推广价值】果食用，也可酿酒。树皮药用，可止血、止痛。美化庭院，观花赏果。

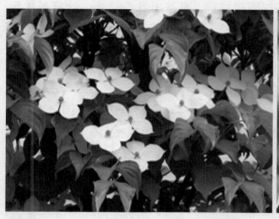
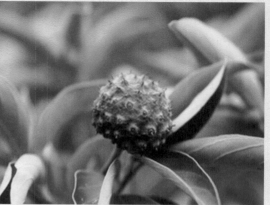

82.04 香港四照花 *Cornus hongkongensis* Hemsl.

【别名】糖黄子树、山荔枝

【植物特征】常绿小乔木或灌木。嫩枝被极短褐色柔毛。后无毛。叶对生，厚革质，矩圆形，或倒卵状矩圆形，长 6~12 cm，宽 3~6 cm，顶端渐尖，基部宽楔形或钝尖，嫩时两面被极短的褐色柔毛，老则无毛，侧脉 3~4 对，向上渐内弯，下面侧脉显著，并具细点，叶柄嫩时被毛。头状花序近球形，直径约 1 cm，具 4 枚白色花瓣状总苞片。总苞片宽椭圆形，顶端锐尖，花萼筒状，顶端截平状，花瓣 4，黄色，雄蕊 4，花盘环状，子房下位，2 室。果序球形黄色或红色，总果柄长 4~10 cm。

【生境】分布于江西、湖南、贵州、福建、广东、广西和云南等地。生低山林中。

【功用及推广价值】果可食也可酿酒。树皮药用，可驱蛔虫。可作风景树和行道树。

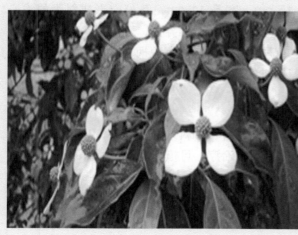
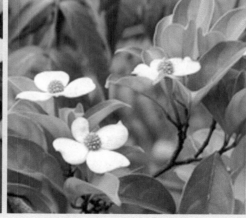

83. 胡椒科 Piperaceae

83.01　胡椒 *Piper nigrum* L.

【别名】玉椒

【植物特征】木质藤本，茎长数米，节膨大，常生根。叶互生，近革质，通常卵状椭圆形，或椭圆形，长 8~15 cm，宽 5~9 cm，基部圆形或钝，有基出脉 5~7 条，叶柄长 1.5~3 cm，托叶通常稍短于叶柄。花通常单性，雌雄异株，间或有杂性，无花被，穗状花序稍短于叶，有长 10~15 mm 的总花梗，苞片基部与花序轴合生成浅杯状，雄花 2，花丝粗，子房卵形或球形，柱头 3~4 裂。浆果球形，直径 3~4 mm，熟时红色，干后黑色而有皱纹。

【生境】原产东南亚，现我国广东、广西、云南、台湾、海南有栽培。

【功用及推广价值】叶片背面卷入肉馅油炸或串烤，风味独特。未熟果干后，果皮黑而皱称黑胡椒，成熟果脱皮后呈白色称白胡椒。二者都是重要的调味香料。药用作祛寒、健胃剂。可栽于庭院作荫棚。

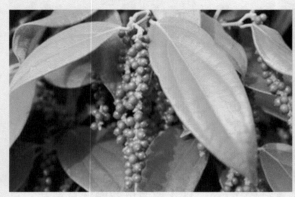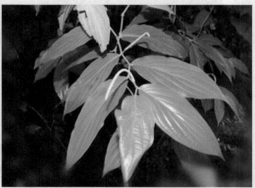

83.02　蒌叶 *Piper betle* L.

【别名】蒌子

【植物特征】藤本，近木质，茎无毛，长数米，节上常生根，叶互生，草质，宽卵形或心形，有时为卵状矩圆形而左右不对称，长 6~15 cm，宽 5~11 cm，基部心形或斜歪的浅心形，稀为圆形，常两面无毛。叶柄长 2~5 cm。花单性，雌雄异株，无花被，成穗状花序。雄花序长约 9 cm，常下垂，总花梗较短，苞片圆形，盾状，有短柄，柄上有毛，雄蕊 2，雌花序长 1.5~3.5 cm，子房嵌生于肉质花序轴的凹陷处，并与之合生。柱头 4~5，浆果与花序轴合生成肉质果穗。

【生境】广东、广西、海南栽培较多。

【功用及推广价值】叶可提取芳香油，即蒟酱油，为香料调料。全株入药，用于风寒咳嗽、支气管哮喘、风湿骨痛和妊娠水肿等。外用于湿疹治疗。可植作庭院凉棚。

　　[注] 历史上两广及海南和东南亚地区有用本品叶片卷嚼槟榔的习惯，直到今天。但近来医学证明，这习惯可导致口腔癌、鼻咽癌等病变。

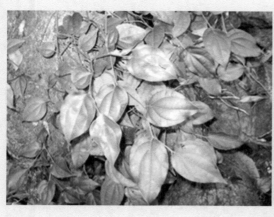
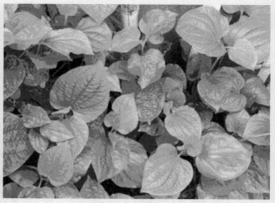

83.03　荜拨 *Piper longum* L.

【别名】鸡屎荽子、哈荽

【植物特征】茎长数米，圆形，幼时被疏毛，节部略膨大。叶互生，纸质。叶片卵圆形或狭卵形，长 6~12 cm，宽 2.5~11 cm，基部心形，上部叶基部两侧不等。花单性，雌雄异株，穗状花序腋生，花小，无花被，雄花序细长，长 3~7 cm，雄蕊 2；雌花序圆柱形，长 1.5~2.5 cm，雌蕊子房一室，下部与花序轴合生，无花柱，柱头 3，果穗圆柱形，有时稍弯曲，长 2~5 cm，直径 5~8 mm，少数带有 1~2 cm 的果柄，外表黄色或棕色，成熟时黑绿色或黑色。浆果卵形，基部嵌生于花序轴内。种子卵圆形，橙黄色，坚实光亮。

【生境】我国云南有栽培。

【功用及推广价值】香料调料，秋冬采收近成熟的果穗晒干或烘干贮存。用作调味料去腥、增香。干果穗也用于治疗腹部冷痛、腹胀呕吐和泄泻。

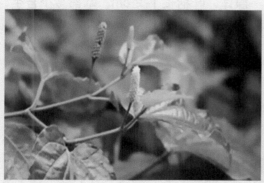
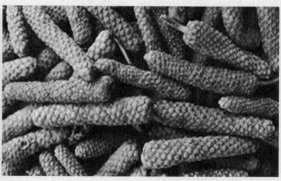

83.04　紫边碧玉椒草 *Peperomia tetraphylla*

【别名】豆瓣草、豆瓣如意、指甲草、四辩金钗、椒草、一柱香、岩豆瓣

【植物特征】多年生草本植物，株高 15~20 cm，主茎不明显，叶近簇生，肉质、肥厚，倒卵形；幼叶未展前呈筒状，先端锐尖。开展时倒卵形。叶缘平滑，叶缘有一条很窄的呈线条状的暗红色带。穗状花序，灰白色。

【生境】原产西印度群岛、巴拿马、南美洲北部，喜生于水边潮湿地带。喜温暖湿润的半阴环境。不耐高温，忌阳光直射。在我国多盆栽观赏。

【功用及推广价值】全草入药，全年可采，鲜用或晒干。味微苦，性温。祛风除湿，止咳祛痰，活血止痛。用于治疗风湿筋骨疼痛、肺结核、气管炎、哮喘、百日咳、小儿疳积、痛经、肺脓疡，外用捣敷治跌打损伤，骨折。外用鲜品捣烂敷或绞汁擦患处。多盆栽观赏，属观叶植物。

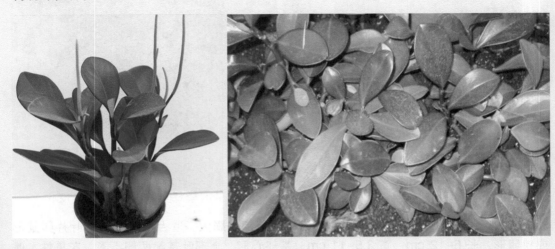

84. 金粟兰科 Chloranthaceae

84.01　金粟兰 *Chloranthus cpicatus*（Thunb.）Makino

【别名】珠兰、珍珠兰、鸡爪兰、鱼子兰、茶兰、真珠兰

【植物特征】半灌木，直立，或稍伏地，高 30~60 cm。叶对生，倒卵状椭圆形，长 4~10 cm，宽 2~5 cm，边缘有钝齿，齿尖有一腺体，叶柄长 1~2 cm，基部多少合生，托叶微小。穗状花序通常顶生，少有腋生，成圆锥花序式排列；花小，两性，无花被，黄绿色，极香，苞片近三角形，雄蕊 3，下部合生成一体，中间一个卵形，较大，长约 1 mm，有一个二室花药，侧生的两个各有一个一室的花药；子房倒卵形。

【生境】分布于我国南方，多栽培，少见野生。

【功用及推广价值】花极香可熏制香茶。花和根状茎可提取芳香油，作香料调料。根状茎有小毒，只外用治疮毒。可作盆景栽培。

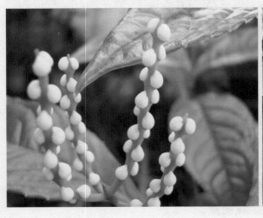

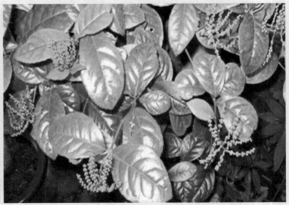

322

85. 杨柳科 Salicaceae

85.01　加拿大杨 *Populus canadensis* Moench

【别名】加杨、欧美杨、加拿大白杨、美国大叶白杨

【植物特征】乔木，高 30~60 m，树皮灰绿色，老时纵裂；小枝圆柱形或微有棱，黄棕色，无毛或稀有短柔毛；冬芽大，圆锥形，有黏性，先端尖且反曲。叶三角状卵形，长宽约 6~20 cm，先端渐尖，基部截形，边缘有圆钝锯齿，无毛，叶柄扁，紫红色，长 6~10 cm，边缘半透明，稀有 1 或 2 腺体。雄花序长 7 cm，无毛，雄蕊 15~25。

【生境】东北、华北、甘肃及长江流域、福建、广西、贵州多有栽培。雄树多，雌树少见。

【功用及推广价值】雄花序嫩时可作菜食。食用雄花序可清热解毒，治疗菌痢和肠炎。常作行道树，是绿化树种。

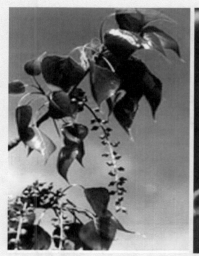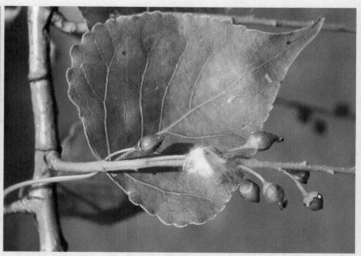

85.02　旱柳 *Salix matsudana* Koidz.

【别名】陆柳、立柳、直柳

【植物特征】落叶乔木。小枝直立或开展，黄色，后变褐色，微有柔毛或无毛。叶披针形，长 5~8 cm，边缘有明显锯齿，上面有光泽，沿中脉生茸毛，下面苍白，有伏生绢状毛，叶柄长 2~8 mm，被短绢状毛，托叶披针形，边缘有腺锯齿。总花梗、花序轴和其附着的叶均有白色茸毛，苞片卵形，外面中下部有白色短柔毛，腺体 2，雄花序长 1~1.5 cm，雄蕊 2，花丝基部有疏柔毛，雌花序长 12 mm，子房长椭圆形，无毛，无花柱或很短。蒴果 2 瓣裂。

【生境】分布于东北、华北、西北、安徽、江苏、华中、四川等地与栽培于河岸渠边。

【功用及推广价值】早春嫩叶芽沸水焯后可炒菜或凉拌食用。也可晒干贮存，吃时复水。枝叶清热明目，治浊利尿。为早春蜜源植物，供应花粉。枝用于柳编。可作行道树观赏。

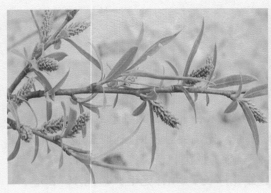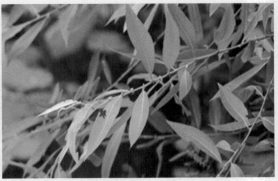

85.03　垂柳 *Salix babylonica* L.

【别名】垂丝柳

【植物特征】落叶乔木，小枝细长、下垂，无毛有光泽，褐色或带紫色。叶矩圆形、狭披针形或条状披针形，长 9~16 cm，宽 5~15 mm，先端渐尖或长渐尖，基部楔形，有时歪斜，边缘有细锯齿，两面无毛，下面带白色，侧脉 15~30 对，叶柄长 6~12 mm，有短柔毛。花序轴有短柔毛，雄花序长 1.5~2 cm，苞片椭圆形，外面无毛，边缘有睫毛，雄蕊 2，离生，基部有长柔毛，有 2 腺体。雌花序长达 5 cm，苞片狭椭圆形，腹面有一腺体，子房无毛。柱头 2 裂。蒴果长 3~4 mm，带黄褐色。

【生境】全国各地均有栽培，多植于湖岸水边。

【功用及推广价值】春发嫩芽作菜如旱柳。枝皮纤维造纸，枝和细根可治风湿骨痛、叶花治疮毒。可作行道树观赏。

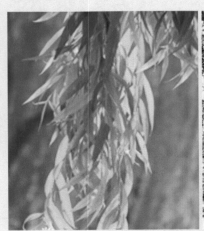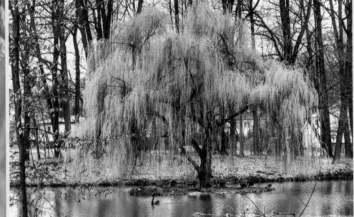

85.04　蒿柳 *Salix viminalis* L.

【别名】绢柳、柳茅子

【植物特征】灌木，稀乔木。小枝有灰色短柔毛或无毛，老枝有毛或无毛，灰色，冬芽有短柔毛。叶条状披针形至披针形，长 3~8 cm，宽 3~8 mm，中部以下渐宽，近全缘，而常有不明显的波状钝齿，上面无毛下面灰白色，密生丝状茸毛。叶柄长 4~12 mm，有绢状毛，雄花序长 2~4 cm，雄蕊 2，花丝离生，无毛。雌花序长 3~4 cm，苞片卵形，两侧有疏长毛或短柔毛。蒴果圆形，长 4~5 mm，有绢状毛。

【生境】分布在东北、河北、内蒙、新疆、西藏。生于河岸及林缘。

【功用及推广价值】现多以柳芽、嫩叶沸水焯后做菜。在东北叶可养柞蚕。枝条供编织。为蜜源植物和护岸树种。树皮可提取烤胶。

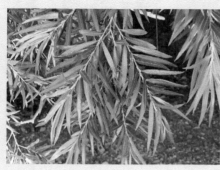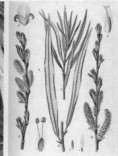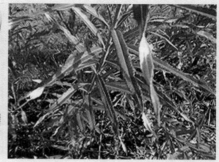

85.05　准噶尔柳 *Salix alba* L.

【别名】柳花茶

【植物特征】小乔木，高达 4~6 m。树皮淡褐色，片状剥落；当年生小枝细长，黄褐色；树冠稠密。芽小，贴生，长圆形。叶披针形或狭披针形，长 3~7.5 cm，宽 0.5~1.2 cm，先端渐尖，基部楔形，两面无毛，同为绿色，侧脉 12~16 对，呈 40°~45° 角开展，全缘或微有浅齿；叶柄有腺点，长 0.3~1 cm；托叶披针形，有腺点，早脱落。花序与叶同时开放，较细，长 5~7 cm；花序梗基部有 2~3 小叶，轴稍有毛或近无毛，雄蕊 3（4），花丝下部有毛；苞片阔倒卵形，淡黄色，有疏毛；腺体 2，背生和腹生；子房卵状圆锥形，长约 4 mm，有短柄，无毛，绿色，后变褐色，花柱极短，柱头粗，近全缘或 4 裂，苞片狭倒卵形，淡黄色，有疏毛；腺体 2，背生和腹生，腹腺短于子房柄。蒴果长达 5~5.5 mm。花期 5 月，果期 6 月。

【生境】产中国新疆古尔邦通古特沙漠周边。苏联中亚地区、伊朗、阿富汗等也有分布。目前尚未有人工引种栽培。多生在平原、河滩、荒漠河边、路边、渠边、沙地、水边、沼泽地等。

【功用及推广价值】新疆乌苏人将准噶尔柳嫩花叶做成柳花茶，有 200 多年的历史，在清代作为西域珍品进贡给朝廷。柳花茶因产量稀少，色泽淡雅，口味醇正，被视为茶中极品。准噶尔柳的叶、芽、根等同白柳，可入药。春季采收嫩枝叶或柳芽，可以食用，可泡茶，也可治病，鲜用或晒干。具有清热解毒，祛风除湿，解暑败火之功效。常用于急性扁桃体炎、咽喉炎、腺腮炎、黄疸性肝炎、盆腔炎、肾炎、疮疖、风湿性关节炎以及类风湿性关节炎。枝条供编织。为护岸树种。

　　[注] 六七月准噶尔柳树上结的柳花，状如小菊花，繁生枝间。细看小柳叶一片片错开生长，层层叠叠，看上去像一朵娇艳的野菊花。根据《新疆图志》记载："此柳异于常柳，无大树巨枝，丛生河侧。每丛千百条，叶如常柳，柳条作紫色，今年结花，明年即歇，枝花繁密，于 6 月初采之。花以小为贵，鲜时内有虫，虫细如线，长二分许，血红色，花大则无。"根据形态分析，所采柳花茶实质是短缩簇生的变态短枝。根据《新疆图志》描述推断，有类似小麦皮蓟马的虫等寄生或传播菌类，影响萌芽或柳枝的发育形成柳花。期望后继有更多的研究和技术开发，能人工操控提高柳花茶的产量，使更多的人有机会品尝到它。

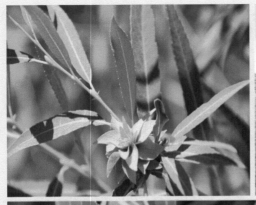
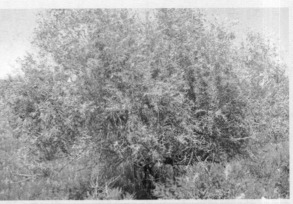
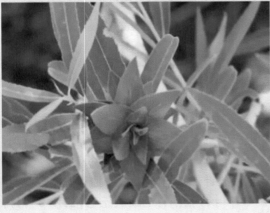
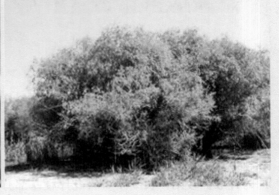

86．杨梅科 Myricaceae

86.01 杨梅 *Myricarubra* （Lour.） Sieb. et Zucc.

【别名】珠红

【植物特征】常绿乔木，树皮灰色，小枝较粗壮，无毛，皮孔小且不显著。叶革质，楔状倒卵形，至长楔状倒披针形，长 6~16 cm，宽 1~4 cm，无毛，下面有金黄色腺体，叶柄长 1~10 mm。雌雄异株，穗状雄花序单独或数条丛生于叶腋，长 1~3 cm，直径 3~5 mm，通常不分枝，有密接覆瓦状苞片，每苞片一雄花，雄花有 2~4 不孕小苞片及 4~6 雄蕊，雌花序常单生叶腋，长 5~15 mm，有密接覆瓦状苞片，每苞片 1 雌花。子房卵形，有极短花柱及 2 细长花柱枝。核果球形，径 10~15 mm，有乳头状凸起，熟时深红、紫红或白色。

【生境】分布在长江以南各地。栽培品种很多。

【功用及推广价值】果实为著名水果，可鲜食、干制和加工杨梅酒。根皮药用，能散瘀止血。树皮可做染料。为优良的观果树种。

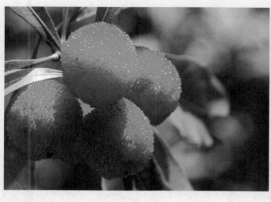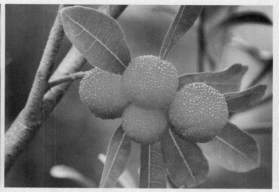

87. 胡桃科 Juglandaceae

87.01　胡桃 *Juglans regia* L.

【别名】核桃

【植物特征】乔木，高 20~25 m，单数羽状复叶，长 25~30 cm，小叶 5~11，椭圆状卵形至长椭圆形，长 6~15 cm，宽 3~6 cm，上面无毛，下面仅侧脉腋内有一簇短柔毛，小叶柄极短或无。花单性，雌雄同株，雄葇荑花序下垂，通常长 5~10 cm，雄蕊 6~30，雌花序簇状，直立，通常有雌花 1~3。果序短，俯垂，有果实 1~3，果实球形，外果皮肉质，不规则开裂，内果皮骨质，表面凹凸或皱折，有两条纵棱，先端有短尖头，隔膜较薄。

【生境】我国各地栽培，品种繁多。

【功用及推广价值】葇荑花序嫩时可腌制名酱菜。果为著名坚果。为知名药膳食材。为强壮剂，又可润肺化痰。

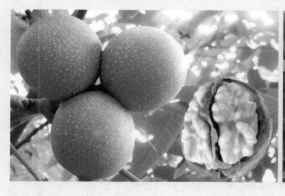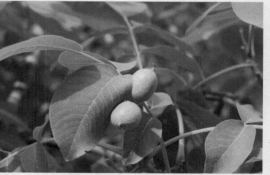

87.02　核桃楸 *Jugla mandshurica* Maxim

【别名】胡桃楸

【植物特征】落叶乔木，高 20 m，髓部片状。单数羽状复叶，长达 80 cm，小叶 9~17，矩圆形或椭圆状矩圆形，长 6~18 cm，宽 3~7 cm，有明显细密锯齿。上面初有疏柔毛，后仅中脉有毛。下面有贴伏短柔毛和星状毛。花单性同株，雄葇荑花序下垂，长 9~20 cm，雄蕊通常 12，雌花序穗状顶生，直立，有 4~10 雌花。果序长 10~15 cm，俯垂。

通常有 5~7 果，果实卵形或椭圆形，长 3.5~7.5 cm，直径 3~5 cm，果核球形，卵形，或长椭圆形，有 8 条纵棱，各棱间有不规则皱折及凹穴，隔膜也有 2 空隙。

【生境】分布在我国东北、河北等地。

【功用及推广价值】坚果食用。种仁含油 70%，可榨油食用。树皮药用，可清热解毒，治慢性菌痢。

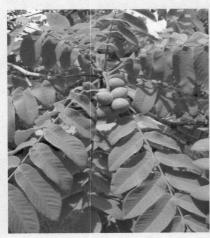
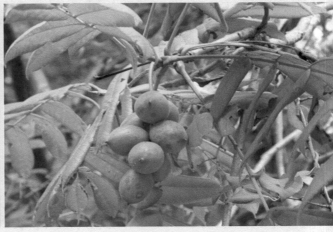

87.03　野核桃 *Jugla nscathayensis* Dode

【别名】野胡桃

【植物特征】落叶乔木，高 25 m，髓部薄片状。顶芽裸露，有黄褐色毛。奇数羽状复叶，长 40~50 cm，小叶 9~17，无柄，卵形或长椭圆形，长 8~15 cm，宽 3~7 cm，有明显细密锯齿，上面有星状毛，下面密生短柔毛及星状毛，花单性，雌雄同株，雄花葇荑花序长 20~30 cm，下垂，雌花花序穗状，长 20~25 cm，直立，通常有 5~10 雌花，密生腺毛。果序长，常生 6~10 果，下垂，果实卵形，长 3~4.5 cm，有腺毛，果核球形，有 6~8 条纵棱。

【生境】分布在云、贵、川、鄂、湘、赣、浙、苏、皖、鲁、晋、甘等地。新疆伊犁河谷也有野核桃，是否与本种相同待考证。

【功用及推广价值】坚果果仁及其榨油可食用。果仁药用，可润肠通便。为核桃嫁接改良的砧木。

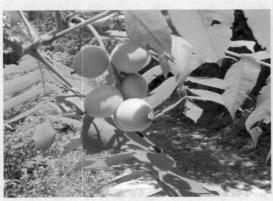
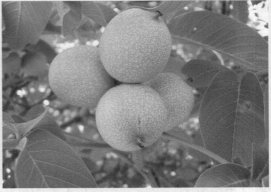

87.04 山核桃 *Carya cathayensis* Sarg.

【别名】小核桃、山蟹、核桃、野漆树

【植物特征】落叶乔木，高 10~20 m，髓部实心。单数羽状复叶，长 16~30 cm，小叶 5~7，卵状披针形至倒卵状披针形，长 10~18 cm，宽 2~5 cm，边缘有细锯齿，花单性，雌雄同株，雄菜荑花序 3 条成一束，下垂，长 10~15 cm，生于长 1~2 cm 腋生的花序总梗上，雄花有一苞片和 2 小苞片，雄蕊 2~7 枚，雌花序穗状，直立，花序轴密生腺体，有 1~3 雌花，雌花有 4 裂的总苞。果实核果状，倒卵形，幼时有 4 狭翅状纵棱，成熟时不显著，外果皮干后革质，4 瓣裂开，果核倒卵形，或椭圆状卵形，有时略侧扁，长 2~2.5 cm，直径 1.5~2 cm。

【生境】分布于浙江、安徽。

【功用及推广价值】种仁为浙江名产坚果。也可榨油食用。种仁也作保健药膳。

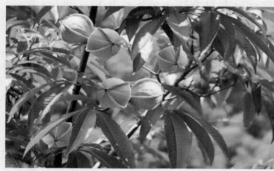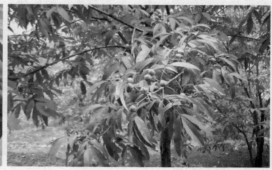

87.05 美国山核桃 *Carya illinoensis* Koch

【别名】碧根果、长寿果、薄壳山核桃、长山核桃、西洋核桃

【植物特征】落叶乔木，高 20~25 m，最高可达 55 m，树皮浅裂，芽有柔毛，幼枝亦有柔毛。单数羽状复叶，长 25~30 cm，小叶 11~17，有短柄，幼时有腺毛或柔毛，后无毛。雄菜荑花序 3 个一簇，生于总柄上，雌花生于新稍顶端，每 3~12 朵聚生为一束。果实长椭圆形，外果皮有纵纹 4 条，核长圆形或卵形，先端尖，表面光滑，内 2 室。

【生境】原产北美大陆的美国和墨西哥北部，现已成为世界性的干果类树种之一。我国浙江、新疆有栽培。

【功用及推广价值】为世界知名坚果，皮薄易裂，肉质香醇。能补肾健脑，补中益气，润肌肤、乌须发，亦为重要的抗衰老保健品。

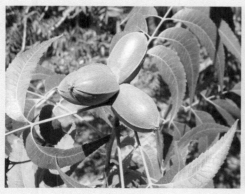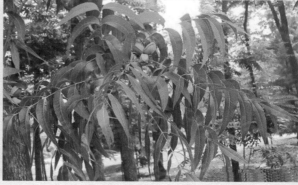

87.06 青钱柳 *Cyclocarya paliurus*

【别名】金钱柳、摇钱树、金钱树、麻柳，青钱李、山麻柳、山化树

【植物特征】青钱柳乃冰川世纪幸存下来的珍稀树种，仅存于中国。青钱柳被誉为植物界的大熊猫，医学界的第三棵树。乔木，高达 10~30 m；树皮灰色；枝条黑褐色，具灰黄色皮孔。芽密被锈褐色盾状着生的腺体。奇数羽状复叶长约 20 cm，具 7~9 小叶，顶端钝或急尖、稀渐尖；顶生小叶具小叶柄，长椭圆形至长椭圆状披针形。开出绿色的花儿，花单性，雌雄同株。果荚成扁圆形带盘状翅，似花瓣，瓣瓣叠加，一串串似古铜钱垂挂。雄性荑葇花序的花序轴密被短柔毛及盾状着生的腺体。雄花具花梗。雌性荑葇花序单独顶生，花序轴常密被短柔毛，老时毛常脱落而成无毛。果实扁球形。

【生境】青钱柳产于湖南、安徽、江苏、浙江、江西、福建、台湾、湖北、湖南、四川、贵州、广西、广东和云南东南部。我国南方多省均有发现，多以零星分布。金钱柳生长在云贵高原的深山中，是近年发现的新优珍稀树种和具有强大的医疗作用。常生长在海拔 500~2 500 m 的山地湿润的森林中；喜光，幼苗稍耐阴；要求深厚、喜风化岩湿润土质；耐旱，萌芽力强，生长中速。

【功用及推广价值】金钱柳是珍稀树种，近年来发现树叶具有强大的医疗作用。青钱柳芽、叶炮制成青钱柳茶，具清热、消渴、解毒之效，对于治动脉硬化、糖尿病、高血压等心脑血管疾病有很好的疗效。由于采叶在秋季，对树体生长无影响。青钱柳树皮、叶、根有杀虫止痒，消炎、止痛、祛风之功效。目前，靠野生资源已不能满足需要，金钱柳适应性强，发展人工种植势在必行。可作为园林绿化观赏树种和用材树种，具有很高的庭院观赏价值。

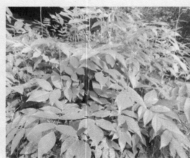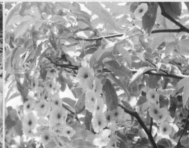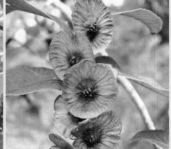

88. 桦木科 Betulaceae

88.01 刺榛 *Corylus ferox* Wall.

【别名】滇刺榛

【植物特征】乔木或小乔木，芽鳞外面密生短柔毛。叶矩圆形或矩圆状倒卵形，长 5~15 cm，先端骤急尖，长渐尖至尾状渐尖，基部几心形或圆形，边缘有不规则锐尖锯齿，上面疏生毛，下面沿叶脉密生黄色长柔毛，侧脉 8~14 对，叶柄长 1~3.5 cm。果 3~6 个簇生；总苞褐色，外面密生短柔毛，疏生刺毛状腺体或无，裂片呈细密而尖锐的针刺并密生短柔毛；坚果扁球状，长 1~1.5 cm，直径约 1 cm。

【生境】分布于西藏、四川、云南。生山坡杂木林中。

330

药食同源植物的鉴别与利用

【功用及推广价值】坚果供食用。可榨取保健用高级食用油。种子入药，可治皮肤瘙痒、肠炎腹泻。为山区水土保持树种。

[注] 同属还有藏刺榛，功用同。

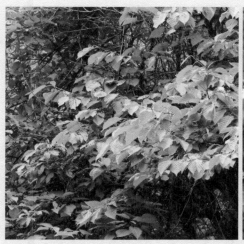 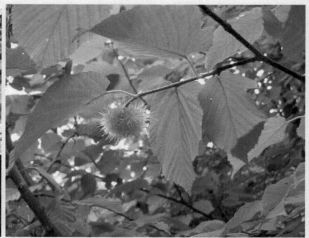

88.02 榛 *Corylus heterophylla* Fisch. ex Bess.

【别名】榛子、平榛、毛榛

【植物特征】灌木或小乔木，高 1~7 m，叶圆卵形至宽倒卵形，长 4~13 cm，先端骤尖，基部心形，边家有不规则重锯齿，并在中部以上特别先端常有小浅裂，上面几无毛，下面沿叶脉有短柔毛，侧脉 3~5 对，叶柄长 1~2 cm。果 1~6 个簇生，总苞由 1 或 2 个苞片形成钟状，外面密生短柔毛和刺毛状腺体，上部浅裂，裂片三角形，几全缘，果序柄长约 1.5 cm，坚果几球形，直径 7~15 mm。

【生境】分布于东北、华北，生山地阴坡丛林。

【功用及推广价值】知名食用坚果。可延缓衰老、降解胆固醇、生发养发。

[注] 近属尚有川榛、华榛、滇榛、胡榛子等，功用近同。

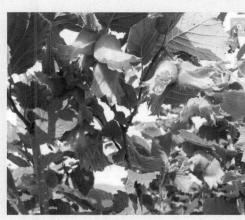 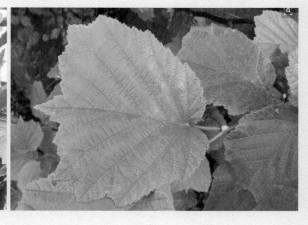

藻类植物　蕨类植物　裸子植物　被子植物　双子叶植物　被子植物　单子叶植物

88.03 白桦 *Betula platyphylla* Suk.

【别名】桦树、桦木、白桦树

【植物特征】落叶乔木，树皮白色。叶卵状三角形，三角形、菱状三角形或卵状菱形，长 3~9 cm，先端渐尖，有时呈短尾状，基部截形至楔形，有时几心形或近圆形，边缘有或多或少垂锯齿，无毛；叶柄长 1~2.5 cm。果序单生，圆柱状，果苞长 3~7 mm，中裂片三角形，侧裂通常开展至向下弯，翅果狭椭圆形，膜质翅与果等宽，或较果稍宽。

【生境】分布于东北、西北、西南各地，生山坡林中。

【功用及推广价值】夏季在活树干上钻洞以管引出树汁可做特汁饮品。可舒肠健胃、清热利尿。种子榨油工业用。树皮可制工艺品或鸽哨。

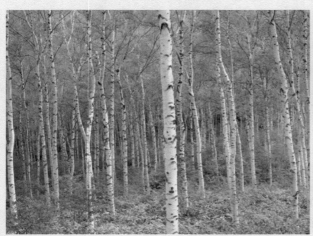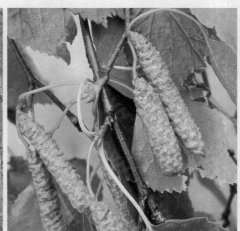

89. 壳斗科 Fagaceae

89.01 板栗 *Castanea mollissima* Bl.

【别名】栗子、风栗

【植物特征】落叶乔木，高 15~20 m，幼枝被灰褐色茸毛，无顶芽。叶成二列，长椭圆形至长椭圆状披针形，长 9~18 cm，宽 4~7 cm，先端渐尖，基部圆形或楔形，边缘有锯齿，齿端芒状，下面有灰白色短茸毛，侧脉 10~18 对，叶柄长 1~1.5 cm，雄花序穗状，直立，雌花生于枝条上部的雄花序基部，2~3 朵生于总苞内。壳斗球形，连刺直径 4~6.5 cm，苞片针形，有紧贴星状柔毛；坚果当年成熟，2~3 个，侧生的两个半球形，直径 2~2.5 cm，褐色。

【生境】广泛栽培于辽宁、河北、黄河流域和以南各省区。生向阳干燥的沙质土壤，

【功用及推广价值】种子可食，为著名坚果，可加工成多种食品。种仁有抗衰老功能，为主要的保健食材。花、果壳、壳斗、树皮、树根均入药，消肿解毒。

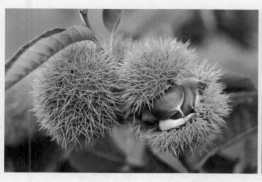
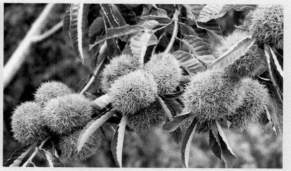

89.02　茅栗 *Castanea seguinii* Dode

【别名】锥栗、野栗子

【植物特征】落叶小乔木，高 6~15 m，常呈灌木状，幼枝有灰色茸毛，无顶芽。叶成二列，长椭圆形或倒卵状长椭圆形，先端短尖或渐尖，基部圆形或略心形，边缘有锯齿，齿端尖锐或刺芒状，上面无毛，下面有鳞片状腺毛，侧脉 12~17 对，直达齿端，叶柄长 6~10 mm。雄花序穗状，直立，腋生；雌花常生于雄花基部。壳斗近球形，连刺直径 3~4 cm，苞片针刺形，坚果常为 3 个，有时达 5~7 个，扁球形，褐色直径 1~1.5 cm。

【生境】分布于河南、山西、陕西和长江流域以南各地。生于向阳干燥的山坡。

【功用及推广价值】种子含淀粉可食。药用，治疗失眠和肺炎。木材可做家具。壳斗和树皮含鞣质，可用于工业。

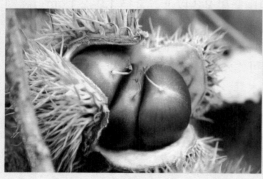
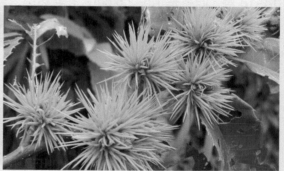

89.03　苦槠栲 *Castanopsis sclerophylla*（Lindl.）Schottky

【别名】苦槠、苦栗

【植物特征】常绿乔木，高 5~10 m，幼枝无毛。叶长椭圆形至卵状长椭圆形，长 7~14 cm，宽 3~5.5 cm，先端渐尖或短渐尖，基部圆形至楔形，不等侧，边缘中部以上有锐锯齿，两面无毛，背面灰绿色，侧脉 10~14 对，叶柄长 1.5~2.5 cm。雌花单生于总苞内。壳斗杯形，幼时全包坚果，老时包围 3/5~4/5，直径 1.2~1.5 cm，高 0.9~1.3 cm，苞片三角形，顶端针刺形，排列成 4~6 个同心环。坚果近球形，直径 1.1~1.4 cm，有深褐色细茸毛。

【生境】除广东、海南、云南之外，广布江南各地区。生于山坡干旱处。

【功用及推广价值】种子可做豆腐、粉皮、粉条。树皮及叶治产后流血，树叶贴臁疮。叶为最好的牲畜饲料，其粗蛋白含量高达 34.5%，氨基酸含量 12.4%，可制成叶粉全年饲畜，适于饲猪羊牛鹅。为水土保持、防风吸收工业废气的环保树种。

　　[注] 近似植物红勾栲、小红栲、扁刺栲、高山栲、丝栗栲、甜槠栲、桂林栲、刺栲、南岭栲、钩栲、印度栲、厚斗柯、柄果柯、柯、多穗柯（嫩叶可制甜茶）、粗穗柯、绵柯等，其种仁皆含淀粉可提取利用。

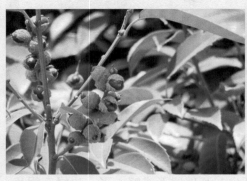
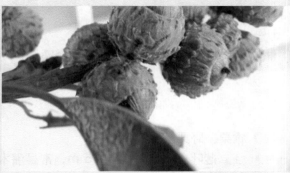

89.04　栓皮栎 *Quercus variabilis* Bl.

【别名】软木栎、粗皮栎、白麻栎、粗皮青冈

【植物特征】落叶乔木，高 15~25 m，树皮黑褐色，木栓层发达，厚可达 10 cm。叶椭圆状披针形，至长椭圆形，长 8~15 cm，宽 2~6 cm，先端渐尖，基部圆形或宽楔形，边缘具锯齿，齿端芒状。幼叶下面粉白色，密生白色星状细茸毛，老时毛宿存，侧脉 14~18 对，叶柄长 1.5~2.5 cm，壳斗杯形，包围坚果 2/3 以上，直径 1.9~2.1 cm，高约 1.5 cm，苞片钻形，反曲，坚果近球形至卵形，直径 1.3~1.5 cm，长 1.6~1.9 cm，果脐隆起。

【生境】广布于辽宁、河北、陕西、甘肃和以南各省区。生于向阳山坡。

【功用及推广价值】种子含淀粉可制酒。木栓可作木塞或木栓砖。可排植作行道树和风景树。叶饲柞蚕。树粗枝和树干可培植菇类和木耳。叶药用，止痢涩肠。

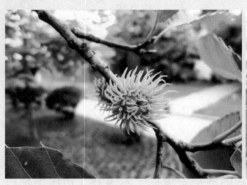
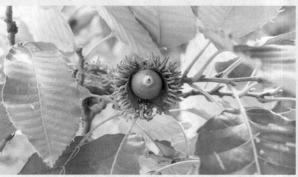

89.05　麻栎 *Quercus acutissima* Carr.

【别名】青刚、橡碗、树栎、黑柞、橡、柞树、尖柞、橡子、年树、橡栎、米域、柴栎、小叶波罗、耳栗树、红麻栗皮、红青冈、花栎树、细皮栎

【植物特征】落叶乔木高 15~20 m，幼枝有黄色茸毛，后变无毛。叶长椭圆状披针形，长 9~16 cm，宽 3~4.5 cm，先端渐尖，基部圆形或宽楔形，边缘具芒状锯齿，幼时有短茸毛，老时仅在下面脉腋有毛，叶脉在下面隆起，侧脉 13~18 对，直达齿端；叶柄长

2~3 cm。斗壳杯形，包围坚果的 1/2，直径 2~3 cm，高约 1 cm，苞片披针形至狭披针形，反曲，有灰白色茸毛，坚果卵状球形，至长卵形，直径 1.5~2 cm，长约 2 cm，果脐突起。

【生境】分布于辽宁、河北、西南和华南。生于山地丘陵地带。

【功用及推广价值】种子含淀粉，可制酒。果入药，涩肠止泻，能消退乳肿。树干可栽培香菇。种子榨油可制皂或工业用。幼叶可饲柞蚕。丛植可涵养水源。全身含鞣质可作黑色染料。

[注] 相近似的树种尚有枹栎、槲栎、白栎、辽东栎、蒙栎和柞栎。其功用几相近。

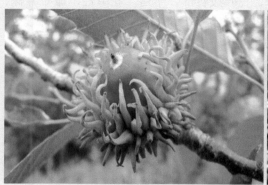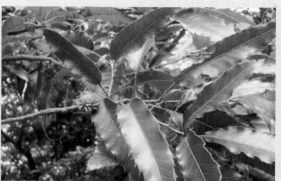

89.06　厚鳞柯 *Lithocarpus pachylepis*

【别名】壮阳果

【植物特征】乔木，高达 30 m，胸径 30~40 cm，芽鳞被棕色长柔毛。小枝常有纵棱，当年生枝、叶柄、叶背脉上及花序轴均被星芒状短毛。嫩叶薄纸质，老成叶硬质，倒卵状长椭圆形，长 25~35 cm，宽 6~11 cm，顶端钝或尖，基部宽楔形，边缘有锯齿，中侧脉均凹陷，侧脉每边 25~30 条，直达齿端。支脉明显，彼此近于平行。两面同色，叶背脉上常有丛毛。叶柄长 1.5~2.5 cm。雄穗状花序单穗腋生，雌花每 3 朵一簇，幼嫩壳斗陀螺状，包着坚果一半以上。成熟壳斗浅盘状，只包坚果底部，宽 45~60 mm，壳壁甚厚，木质。坚果幼嫩时圆锥形，密被泥黄色细毛，成熟时呈扁圆形，高 15~25 mm，宽 40~65 mm，顶部平，中央常微凹，角质。

【生境】分布于云、贵、桂、湘等省区山区海拔 900~1 800 m 地带。

【功用及推广价值】坚果富含淀粉，可食，名壮阳果，为近年发现的男性壮阳药物，又名龟头子，益肾子。谓男人急用时，煮而饮之，15 min 内起效。平时与蛤同煮而食，效果确定。木材为一般用材。

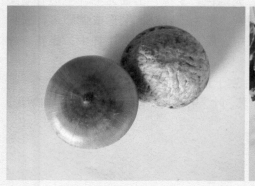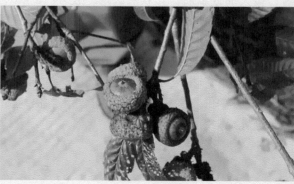

90．桑科 Moraceae

90.01　桑（叶用桑树）*Morus alba* L.

【别名】桑树

【植物特征】落叶灌木或小乔木，高达 15 m。叶卵形或宽卵形，长 5~20 cm，宽 4~8 cm，先端急尖或钝，基部近心形，边缘有粗锯齿，有时不规则分裂，上面无毛，有光泽，下面脉上有疏毛，并具腋毛。叶柄长 1~2.5 cm，托叶披针形，早落。花单性，雌雄异株，均排成腋生穗状花序；雄花序长 1~2.5 cm，雌花序长 5~10 mm，雄花花被片 4，雄蕊 4，中央有不育雌蕊，雌花花被片 4，结果时变肉质，无花柱，或花柱极短，柱头 2 裂，宿存。聚花果名桑葚，长 1~2.5 cm，黑紫色或白色。

【生境】全国各地均行栽培。

【功用及推广价值】果生食、供酿造或饮料加工。近年来发展桑树嫩枝叶做菜食用，代茶饮用，用于降血糖、调血压，做药膳食材。根、皮、叶、果均入药，清肺热、祛风湿、补肝肾。叶饲桑蚕。枝条可编筐。

[注] 近属种鸡桑、蒙桑、华桑等，其果实均可食用。

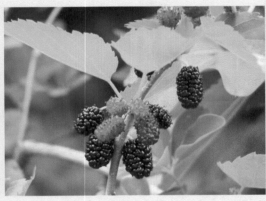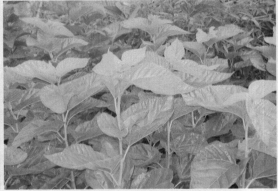

90.02　薜荔 *Ficus pumila* L.

【别名】凉粉树、木莲、水馒头

【植物特征】攀缘或匍匐灌木，幼时以不定根攀缘于墙壁或树上。叶二型，在不生花序的枝上者，小而薄，心状卵形，长约 2.5 cm 或更短，基部斜；在生花序托的枝上者，较大而近革质，卵状椭圆形，长 4~10 cm，先端钝，全缘，上面无毛，下边有短柔毛，网脉凸起成蜂窝状，叶柄短粗。花序托具短梗，单生于叶腋，梨形或倒卵形，长约 5 cm，基生苞片 3；雄花和瘿花同生于一花序托中，雌花生于另一花序托中，雄花有雄蕊 2；瘿花似雌花，但花柱较短。

【生境】分布在华东、华南和西南、海南有栽培。生于丘陵区。

【功用及推广价值】瘦果可做凉粉食用。根、茎、藤、叶、果药用，有祛风去湿、消肿解毒、补肾通乳之效。

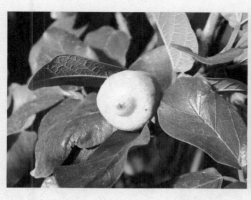 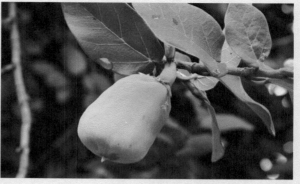

90.03　珍珠莲 *Ficus sarmentosa* Bush.-Ham. ex J. E. Sm. *var. henryi*（King）*Corner*

【别名】冰粉树

【植物特征】常绿攀缘藤本植物，幼枝初生褐色柔毛，后变无毛。叶互生，近革质，矩圆形或披针状矩圆形，长 6~21 cm，宽 2~6 cm，先端尾状急尖或渐尖，基部圆形，全缘，上面无毛，下面有柔毛，侧脉 7~11 对，网脉在下面突起成蜂窝状，叶柄长 1~2 cm，花序托单生或成对腋生，无梗或有短梗，近球形，径 1.2~1.5 cm，初时生毛，后变无毛，基部有苞片 3，雄花和瘿花同生于一花序托中，雌花生于另一花序托内，雄花花序片 4，雄蕊 2。

【生境】分布在华东、华南和西南，生山谷密林或灌丛之中。

【功用及推广价值】瘦果可制凉粉。药用、清热止渴、止咳消毒。全藤可制绳索。

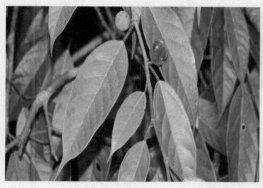 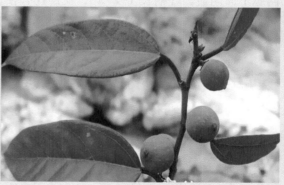

90.04　无花果 *Ficus carlca* L.

【别名】文仙果、映日果、奶浆果、蜜果、树地瓜、文先果、明目果、菩提圣果

【植物特征】小乔木，高达 12 m，叶互生，厚膜质，宽卵形或矩圆形，长 11~24 cm，宽 9~22 cm，掌状，3~5 裂，少有不裂，先端钝，基部心形，边缘波状或有粗齿，上面粗糙，下面生短毛。叶柄长 4~14 cm，托叶三角状卵形，早落。花序托有短梗，单生于叶腋，梨形，成熟时黑紫色，径约 2.5 cm，基部有苞片 3，雄花生瘿花序托内面的上半部，雄蕊 3，瘿花花柱短，雌花生在另一花序托中，有长梗，花被片 5，花柱侧生或近顶生，柱头 2 裂。

【生境】主要生长热带和温带，属亚热带落叶小乔木。我国无花果主要生长在山东、新疆、江苏、云南。

【功用及推广价值】著名水果，花托生食，味美。无花果除鲜食外，还可加工制干、制果脯、果酱、果汁、果茶、果酒、饮料、罐头等。无花果汁、饮料具有独特的清香味，生津止渴，老幼皆宜。药用有清热润肠之效。根与叶能消肿解毒。可置于盆景观赏，是良好的园林及庭院绿化观赏树种。

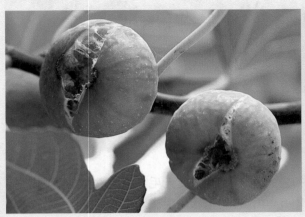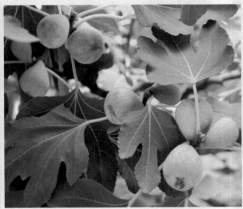

90.05　尖叶榕 *Ficus henryi* Warb.

【别名】山枇杷

【植物特征】小乔木，高 4~12 m，小枝无毛，叶互生，倒卵状披针形或矩圆形，长 7~20 cm，宽 2~6 cm，先端渐尖或尾尖，基部楔形，边缘有锯齿，三出脉，侧脉 5~7 对，网脉下面明显，叶柄长 1~2 cm，花序托有梗，单生于叶腋，球形，熟时直径达 1.7 cm，脐状突起明显，基部有苞片 3，雄花和瘿花生于同一个花序托中。雌花生于另一个花序托中，雄花花被片 4~5，雄蕊 4 或 3，花丝长瘿花与雌花相似，但花柱较短。

【生境】分布于湖北、四川、贵州、广西、云南，生于山地林中。

【功用及推广价值】花序托似水果，可食用。叶、根治感冒头疼。

　　［注］近属植物竹叶榕、异叶榕、青果榕、大果榕、地石榴、水同木等，花序托均可食用，且均有药用价值。

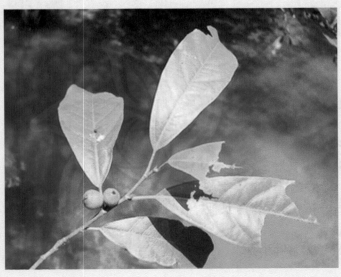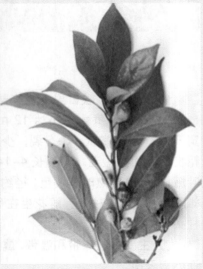

90.06　枸棘 *Cudrania cochinchinensis*（Lour.）Kudo et Masam

【别名】山荔子、穿破石

【植物特征】常绿直立或攀缘状灌木，高 2~4 m，枝有粗壮伸直或略带弯的棘刺，刺长 5~10（~20）mm，叶革质，倒卵状椭圆形或椭圆形，长 3~8 cm，先端钝或短渐尖，基部楔形，无毛，叶柄长 5~10 mm。花单性，雌雄异株，头状花序单生，或成对腋生，有短柄，有柔毛，雄花序直径 6 mm，花被片 3~5，有毛，雌花序结果时增大，直径约 1.8 cm，雌花花被片 4，顶端厚，有茸毛，聚花果球形，肉质，直径约 5 cm，有毛，瘦果包裹在肉质的花被和苞片中。

【生境】分布在我国西南部和东南部。生灌丛中。

【功用及推广价值】果供食用或酿酒。根入药，清热活血、舒经活络。茎皮造纸。木材可作黄色染料，又可作手杖。叶可养蚕。

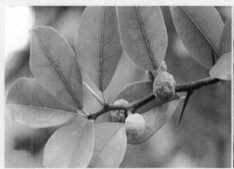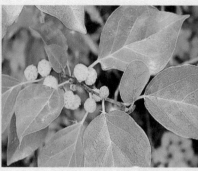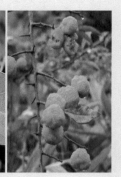

90.07　柘树 *Cudrania tricuspidata*（Carr.）Bur.

【别名】柘桑

【植物特征】落叶灌木或小乔木。高可达 8 m，或更高。枝无毛具硬棘刺，刺长 5~35 mm。叶卵形至倒卵形，长 3~4 cm，先端钝或渐尖，基部楔形或圆形，全缘不裂或有时 3 裂，幼时两面有毛，叶柄长 5~20 mm。花单性，雌雄异株，排列成头状花序，雄花苞片 2 或 4，花被片 4，雄蕊 4，雌花花被片 4，花柱 1。聚花果近球形，直径约 2.5 cm，红色，瘦果为宿存的肉质花被和苞片所包裹。

【生境】分布自中南、华东、西南至河北、山西，常生于阳光充足的山坡和灌木丛中。

【功用及推广价值】果可食，并可酿酒。根皮药用，清热凉血、通络舒经。茎皮是很好的造纸原料。叶可饲蚕。木材可作黄色染料。

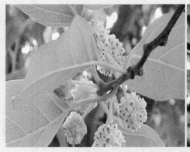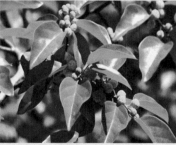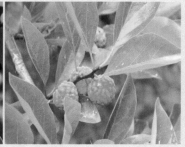

90.08　木波罗 *Artocarpus heterophyllus* Lam.

【别名】牛肚子果、波罗蜜

【植物特征】常绿乔木，高 8~15 m，有乳汁。叶厚革质，椭圆形或倒卵形，长 7~15 cm，全缘，不裂，或生于幼枝上的 3 裂，两面无毛，上面有光泽，下面略粗糙。叶柄长 1~2.5 cm。花极多数，单性，雌雄同株。雄花序顶生或腋生，圆柱形，长 5~8 cm，直径 2.5 cm，花被片 2，雄蕊 1；雌花序矩圆形，生树干或主枝上，花被管状。聚花果成熟时长 25~60 cm，重可达 20 kg。外皮有六角形的瘤状突起。

【生境】广植于热带地区。我国广东、广西、海南、云南有栽培。

【功用及推广价值】为热带水果。花被可生食。种子含淀粉，可炒食。树液和叶药用，消肿解毒。木材作黄色染料，也作家具。

　　[注] 波罗蜜果肉不可与蜂蜜同食，同食胀气。

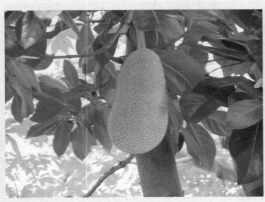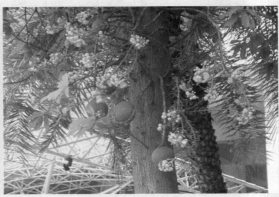

90.09　桂木 *Artocarpus lingnanensis* Merr.

【别名】大叶胭脂

【植物特征】常绿乔木，高达 15 m，有乳汁。叶革质，椭圆形或倒卵状椭圆形，长 7~15 cm，宽 3~7 cm，先端钝渐尖，基部楔形或圆形，全缘，两面均无毛；叶柄长 8~12 mm，托叶佛焰苞状，早落。花单性，雌雄同株，雄花花序单生于叶腋内，具短柄，倒卵形，或椭圆形，长 6~8 mm，外面被短柔毛，幼时包藏于托叶鞘内，雄花花被片 2~3，雄蕊 1，雌花序近球形，单生于叶腋，雌花花被管状。下部埋藏于花序托内。聚花果近球形，直径 2~3 cm，熟时肉质、平滑，黄色或红色。

【生境】广东、海南有栽培。

【功用及推广价值】果酸甜可口，可生食或加工，也作为调料。果及根入药，清热开胃、收敛止血。

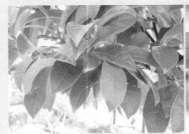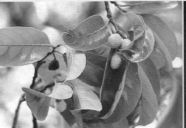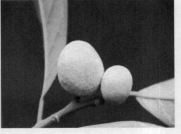

药食同源植物的鉴别与利用

90.10　白桂木 *Artocarpus hypargyraea* Hance

【别名】狗果树、瓜瓢树、水冬瓜

【植物特征】常绿乔木，高约 10 m，有乳汁。幼枝和叶柄有锈色短柔毛。叶革质，椭圆形或倒卵状矩圆形，长 7~15 cm，宽 5~8 cm，先端渐尖，基部楔形或近圆形，全缘或具波状齿，上面无毛，有光泽，下面有白色短茸毛，托叶早落。花单性，雌雄同株，与盾形苞片混生，密集于倒卵形或球形的花序托上。总花梗长 1~3 cm，有茸毛，雄花序长 1.2~1.6 cm，花被片 2~3，雄蕊 1，雌花序较小，花被管状。聚花果球形，直径约 1.5 cm，外被褐色短柔毛。

【生境】分布于云南、广东、广西、海南。生于常绿阔叶林中。

【功用及推广价值】果可生食或糖渍。或作调味料。根入药，活血通络。乳汁可提制硬橡胶。

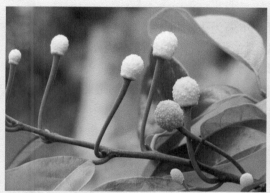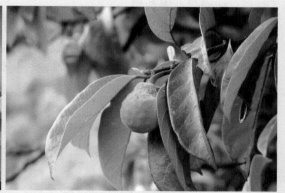

90.11　野地瓜 *Ficus tikoua* Bureau

【别名】地枇杷，匍地蜈蚣、地瓜、泡地果

【植物特征】为匍匐木质藤本植物。有白色乳汁。茎棕褐色，节略膨大，触地可生细长的不定根。叶纸质而坚硬，倒卵状椭圆形，长 1.6~6 cm，宽 1~4 cm，先端急尖，基部圆形或浅心形，边缘有细或波状的齿。具三出脉，侧脉 3~4 对，上面被短毛，叶柄长 1~2 cm。花序托具短梗，簇生于无叶的短枝上。果有时埋于土内，球形或卵球形，直径 1.5~2.5 cm，幼果青绿色，熟后红色。分可食与不可食两部分。可食果名公地果，果肉香甜多汁。不可食的称母地果，干肉无汁；熟过头的称蛆果。多分枝，生长快，攀附力强，翠绿色，经冬不凋。耐旱、耐涝、耐寒、耐瘠薄；其果熟时，20 m 外能闻到甜香，故有人称满地香。

【生境】产湖南张家界、桑植、湖北十堰、宜昌西、广西、贵州、重庆以及四川的遂宁、绵阳、南充均有。多生山地。

【功用及推广价值】果实香甜，多地已开始人工栽培上市。全株药用，主治慢性支气管炎、风湿筋骨疼、腹泻痢疾、月经不调、脓疱疮及蛇伤等。水土保持的功能突出，可固定沙土不至流失。为牛、羊、兔、鹅的四季牧草。

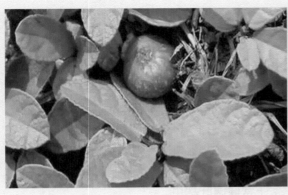
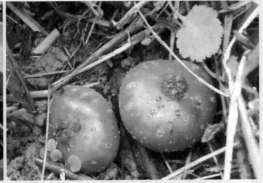

90.12　面包树 *Artocarpus incisa*（Thunb）L.

【别名】树面包、面包果

【植物特征】常绿乔木，是木本粮食植物，可一年内为人们提供 3 次成熟的似面包果实，如同天然的面包工厂。其果实远看像椰子，近看像榴莲，人们摘下其成熟的果实，在火上烤黄撕开而食，味似面包而营养丰富。树体高大枝含乳汁，有板状根。单叶互生，先端尖，基部渐圆，长 30~90 cm，表面墨绿色。花小，雌雄同株。肉质球果大如足球，小如柚子，最大的重达 20 kg。

【生境】分布在马来半岛和印度尼西亚、菲律宾等地。我国海南岛和台湾也有栽培。

【功用及推广价值】水果、主杂粮，防饥饿，防粮荒，具保健功能，开胃健食、补充营养。行道树观赏栽培。

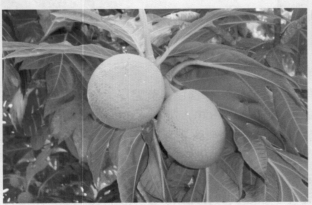
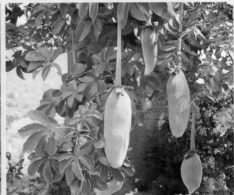

90.13　构树 *Broussonetia papyrifera*（Linn）

【别名】构桃树、楮实子、假杨梅

【植物特征】落叶乔木。叶螺旋状排列，广卵形至椭圆状卵形，基部心形，两侧常不相等。长 6~18 cm，宽 5~9 cm，边缘具粗锯齿，不分裂或 3~5 裂，小树之叶常明显分裂，表面粗糙，疏生糙毛，背面密被茸毛。基生叶脉三出，叶柄长 2.5~8 cm，密被糙毛，托叶大，卵形，狭渐尖，长 2 cm。雌雄异株，雄花为柔荑花序，长 3~8 cm，苞片披针形，雄蕊 4，花药近球形，雌花序球形头状，苞片棍棒状，子房卵圆形，柱头线形，被毛。聚花果直径 1.5~3 cm，成熟时橙红色，可食。种子硬而小。

【生境】分布于我国南北各地。野生或栽培。耐各种土壤，耐瘠也耐旱。

【功用及推广价值】果实称楮实子。与根入药,功能补肾利尿、强筋骨、治阳痿。其树乳汁、树皮、根皮亦入药,明目健体,可鲜用或干用。树叶含高蛋白,达30%,为喂猪饲草的上品;可提人用蛋白。耐烟尘、耐二氧化硫、氯等有害气体的浸染,能吸收有害气体改善环境。

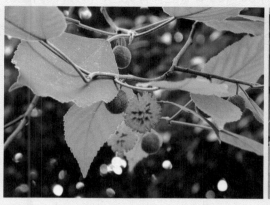
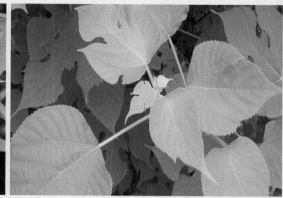

90.14　聚果榕 *Ficus racemosa* L.

【别名】马郎果、优昙花

【植物特征】常绿大乔木,高达25~30 m,树皮灰褐色,平滑,幼枝嫩叶和果,被平贴的毛。叶薄,革质,椭圆状倒卵形,或长椭圆形。长10~14 cm,宽4 cm,先端渐尖或钝尖,基部楔形,全缘,表面深绿色,背面浅绿色,基生叶脉三出,侧脉4~8对,叶柄长2~3 cm,托叶卵状披针形,膜质。榕果聚生于老茎瘤状短枝上,稀成对生于落叶枝叶腋,梨形,直径2~2.5 cm,顶部脐状,基部缢缩成柄。雄花生于榕果内壁近口处。花被片3~4,瘿花和雌花有柄,花被线形,先端有3~4齿,花柱侧生,柱头棒状。成熟榕果橙红色,味甜可食。

【生境】分布于广西、云南、贵州。喜生于潮湿地带。

【功用及推广价值】果色新亮艳供观赏、食用和加工医用,树汁治高热抽搐,小儿疳积、癫痫。果实治咳嗽、心悸。在西双版纳,本植物是一种优良的紫胶虫寄生树,可养紫胶虫。

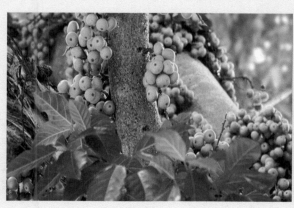
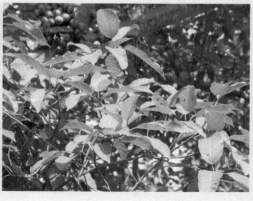

90.15　牛奶果 *Ficus ruyuanensis* S. S. Chang

【别名】乳源榕

【植物特征】为无花果属落叶灌木，株高一般为 30~100 cm，茎杆青黄色，叶片脆硬，粗糙，有浅色斑点，叶互生，叶缘有不规则的深裂或浅裂。隐头花序，着生于新梢的叶腋间。牛奶果坐果密集，几乎一叶一果，果实圆球形，幼果绿色，可见白色斑点，脐部淡红色，似小孩的乳头，很奇特，果为浆果，成熟后果皮红色，果肉淡黄色，果单重 2~4 g，爽甜、清香。不论叶片、枝条、果实只要切开就会流出乳汁。

【生境】原产柬埔塞等地，我国近年引进，现两广、海南、云南、贵州有栽培。能耐 15℃ 的低温，病害极少。

【功用及推广价值】牛奶果营养价值高于一般水果，果实味甘爽，好吃。根与果药用，能补血、下乳、收敛，治红白痢疾、淋症癌肿、疲倦乏力、淋巴结核、乳腺炎、白带、跌打损伤、腰酸背痛等。可盆栽观赏。

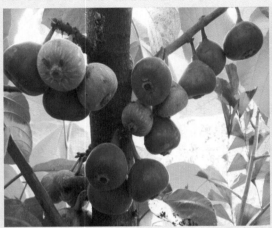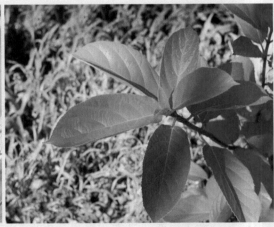

90.16　五指毛桃 *Ficus hirta*

【别名】粗叶榕

【植物特征】灌木或落叶小乔木。高 1~2 m，有乳汁，叶互生，纸质，长椭圆状披针形，长 8~25 cm，宽 4~10 cm，尖渐尖，基部圆形或心形，叶 5 裂如五指，果如桃故名。隐头花序，花序托对生于叶腋，总花梗短，长 5 mm。瘦果椭圆形。

【生境】分布于广东、广西、海南、福建、云南、贵州，以广东河源人工栽培面积最大。

【功用及推广价值】其根用于炖煮肉汤，有清香的椰奶味，故近年做汤做菜肴风行广州。医用健脾补肺、行气利湿、舒经活络。治脾虚浮肿，食少无力，肺痨咳嗽，盗汗、带下、产后无乳、月经不调、风湿痹痛。

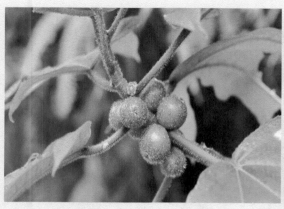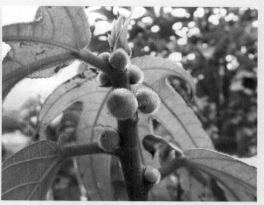

91. 大麻科 Cannabaceae

91.01　啤酒花 *Humulus lupulus* L.

【别名】忽布、蛇麻、酒花

【植物特征】多年生缠绕草本，茎枝及叶柄密生细毛，并有倒刺。叶纸质，对生，卵形，宽约 4~8 cm，茎部心形或圆形，不裂或 3~5 深裂，边缘具深锯齿，上面密生小刺毛，下面有疏毛和黄色小油点。叶柄长不过叶片。花单性，雌雄异株，雄花排列成圆锥花序，花被片和雄花各 5，雌花每两朵生于一苞片腋部，苞片覆瓦状排列成一近圆形的穗状花序。果穗呈球果状。宿存苞片膜质且增大，有油点近无毛，内包扁平的瘦果 1 或 2 个。

【生境】东北吉林、新疆北部有野生。现华北、东北、新疆、山东有大片栽培。

【功用及推广价值】果穗供制啤酒。或调香饮料。雌花药用，为镇静、健胃、利尿药。茎皮可以造纸。

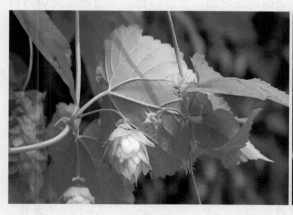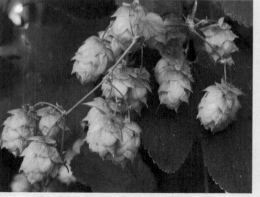

91.02　大麻 *Cannabis sativa* L.

【别名】火麻

【植物特征】一年生草本，茎直立，高 1~3 m，有纵沟，密生短茸毛，皮层富纤维。叶互生，或下部的对生，掌状全裂，裂片 3~11，披针形至条状披针形，上面有糙毛，下面密被灰白色毡毛，边缘具粗锯齿，叶柄长 4~15 cm，被短绵毛。花单性，雌雄异株，雄花排列成长而疏散的圆锥花序，黄绿色，花被片和雄花各5，雌花丛生叶腋，绿色，每朵花外具一卵形苞片，花被退化，膜质，紧包子房。鳞扁卵形，为宿存的黄褐色苞片所包裹。

【生境】新疆北部有野生。现我国各地有栽培。

【功用及推广价值】甘肃陇南、陇东民间将种仁磨浆置入面饼，包成包子食用成美味小吃。茎皮纤维优良，为纺织原料。全株特别是叶、花、苞片含大麻酚，为毒品"麻烟"的原料。但亦药用。"麻仁"为传统中药，能镇痉、止咳、润肠通便。种子可榨油。

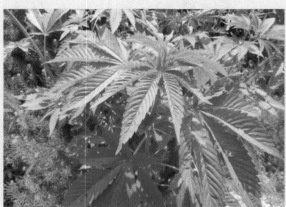 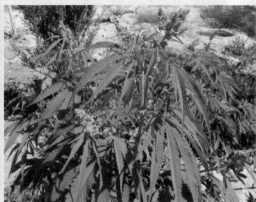

92. 荨麻科 Urticaceae

92.01 苎麻 *Boehmer isnivea* （L.）Gaud.

【别名】白麻、青麻

【植物特征】半灌木。茎高达 2 m，分枝，生短或长毛。叶互生，叶片卵形或近圆形，长 5~16 cm，宽 3.5~13 cm，先端渐尖，边缘密生牙齿，上面粗糙，下面密生交织的白色柔毛。具 3 条基生脉，叶柄长 2~11 cm。雌雄通常同株，花序圆锥状，雄花序通常位于雌花序之下；雄花小，花被片 4，雄蕊 4，有退化雌蕊，雌花簇球形，直径约 2 mm，花被管状。瘦果小，椭圆形，密生短毛，宿存柱头丝形。

【生境】我国山东、陕西、河南以南栽培甚广，也有野生。

【功用及推广价值】嫩叶可包成包子食用。种子油可供食用。根、叶供药用，有清热解毒、止血消肿、利尿、安胎之效。叶可养蚕作饲料。茎皮纤维为造纸、织布的上等原料。

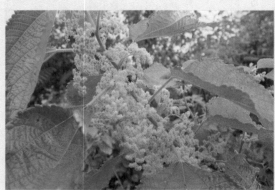 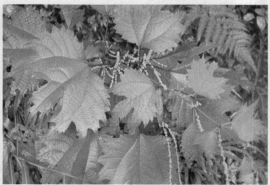

92.02 水麻 *Debregeasia edulis* (Sieb. et Zucc.) Wedd.

【别名】水麻柳、水玄麻

【植物特征】落叶灌木。高达 2 m，小枝细，密生短伏毛。叶互生，披针形，或狭披针形，长 4~16 cm，宽 1~3 cm，先端渐尖，基部圆形或钝。边缘密生小牙齿，上面粗糙，下面密生白色短茸毛，基生脉 3 条，侧脉 5~6 对，叶柄长 3~6 mm。雌雄异株。花序通常生叶痕腋部，具短梗，常可叉状分枝，每分枝顶端各生一球形花簇，雄花花被片 4，长约 1.5 mm，雄蕊 4，雌花簇直径 2 mm。果序球形，直径达 7 mm，瘦果小，宿存管状花被橙黄色，肉质。

【生境】分布在川、云、贵、桂、湘、鄂、甘、陕和台湾，生低山、山坡或林缘。

【功用及推广价值】果食用或酿酒。根茎叶入药，有祛风湿、止血、止咳之效。

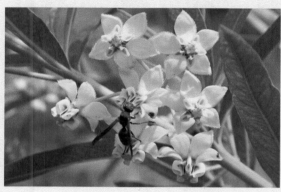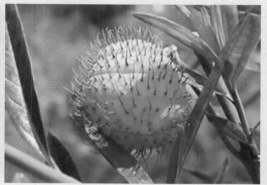

92.03 狭叶荨麻 *Urtica angustifolia* Fisch. ex Hornem.

【别名】蝎麻子、焮麻、哈拉海、蜇麻子、小荨麻、藿麻、荨草、蜇人草、咬人草、蝎子草

【植物特征】荨麻属多年生野生草本，有木质化根状茎。生于灌木林内、山地混交林内湿地、林缘湿地、水甸子边、林内风倒木上及山野多阴处。

【生境】分布于黑龙江、吉林、辽宁、内蒙古、河北、山西等省区。生于山地林缘、灌丛或沟旁。喜阴植物，生命旺盛，生长迅速，对土壤要求不严，喜温、喜湿。生于山野、路边、草原、坡地。分布东北、华北、西北等地。

【功用及推广价值】与同属的麻叶荨麻 *Urtica cannabina* L. 功用相似。可供纤维用、作食物、药物和优质饲料。幼苗及茎叶可鲜食、炒食、凉拌、酱菜、烹调等，煮汤或与鸡蛋煎味道都很可口；还可做烤菜、荨麻汁、饮料和调料等，是传统的可药、可食的野生植物。荨麻籽榨油食用，味道独特，有强身健体的功能。欧洲、俄罗斯等国十分重视对荨麻的研究和利用，用荨麻的茎叶烹制加工成各种各样的菜肴，如荨麻布丁、荨麻奶油汤等；榨油食用，并用于纺织或制麻绳、编织地毯等；也用于造纸、饲料、药物等。以全草入药，性苦、辛，温，有小毒，刺毛有毒。具有祛风定惊、解毒、温胃、消食通便之功效。主治风湿性关节炎、产后抽风、小儿惊风、小儿麻痹后遗症、高血压、消化不良、大便不通等。用荨麻捣碎外敷，治荨麻疹初起、治毒蛇咬伤和风湿性关节炎等症。荨麻茎叶的营养价值不亚于苜蓿、三叶草和豆类等饲料作物，是优质饲料。其茎叶上的蜇毛有毒性（过敏反应），人及猪、羊、牛、马、禽、鼠等动物一旦碰上就如蜂蜇般疼

痛难忍，特别适合庭院、机关、企业、学校及果园、鱼塘的防盗设施。将鲜株或干品放在粮仓或苗床周围，老鼠碰到就立即逃之夭夭，故有"植物猫"之称。

　　[注] 近年来，人工培育出保健蔬菜——杂交荨麻，地上嫩茎叶味道鲜爽、口感滑润；种植3年可采根，地下根部是宝贵药材，在欧洲用于治疗前列腺肥大。适应性强，生长旺盛，春、夏、秋三季均可播种，作为蔬菜的价值越来越受到人类的重视。

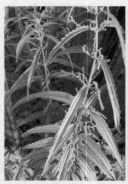 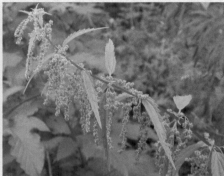 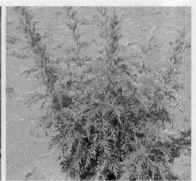

93. 山龙眼科 Proteaceae

93.01　网脉山龙眼 *Helicia reticulata* **W. T. Wang**

【别名】仇木

【植物特征】小乔木，高3~10 m，幼枝初被毛，后脱落。叶互生革质，倒卵状短圆形或倒披针形，长11~27 cm，宽3~9 cm，边缘具极疏的浅锯齿或近全缘，无毛，叶脉在上面隆起，叶柄长1~3 cm。总状花序腋生，长7~14 cm，变无毛，花两性，无花瓣，常成对并生，萼片4，花瓣状，白色，长约1.5 cm，开放后向外卷，雄蕊4，子房无毛，花柱细长，顶端膨大，花盘4裂，裂片钝。坚果椭圆状球形，长1.8 cm，直径1.5 cm，顶端具短尖。

【生境】分布于云南、贵州、湖南、广东、广西、海南、福建、江西等地。生山地林中。

【功用及推广价值】种子可提取淀粉或酿酒。枝叶治跌打、刀伤、止血。

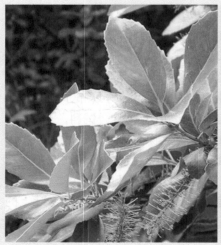 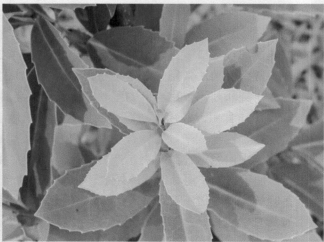

93.02 假山龙眼 *Heliciopsis henryi*（Diels） W. T. Wang

【别名】无

【植物特征】乔木，高 6~10 m。叶薄革质，倒披针形，长 13~31 cm，宽 4~9 cm，顶端钝或渐尖，基部楔形，全缘，中脉在两面隆起，叶柄长 1~3 cm。花单性，雌雄异株，排列成总状花序，生于老枝上，雄花序下垂，长 20 余 cm，被锈色短茸毛，苞片钻状雄花常成对并生，萼片 4，花瓣状，白色，外被极疏的短柔毛，长约 1.5 cm，雄蕊 4，花盘 4 裂。核果椭圆状球形，长约 3.5 cm，直径 2.5 cm，无毛，外果皮革质，中果皮纤维状海绵质，成熟时消失，内果皮木质。

【生境】分布于两广、海南和云南。

【功用及推广价值】果可食。茎皮可治疗神经衰弱。

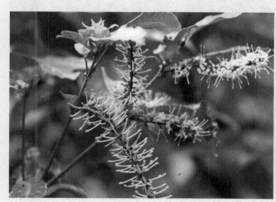 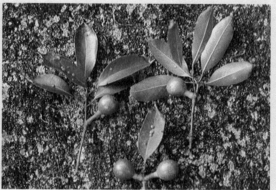

94. **檀香科** Santalaceae

94.01 秦岭米面蓊 *Buckleya graebneriana* Diels

【别名】线包米面蓊、面瓮、痒痒树、面牛

【植物特征】落叶半寄生灌木。高达 2 m，幼枝被短柔毛，叶对生，矩圆形，至倒卵状矩圆形，长 2~8 cm，宽 1~3 cm，顶端尖，或具蜡黄色的、鳞片状的骤凸尖，两面脉上具柔毛，近无毛。花雌雄异株，雄花序为顶生伞状聚伞花序，花被片 4，雄蕊 4，生于花被裂片基部，雌花单生于枝顶，叶状苞片 4，位于子房上端，与花被裂片互生，宿存。花被裂片 4，小，脱落；子房下位，被短柔毛。核果椭圆形或到卵状球形，长 1.5 cm，橘黄色，被微柔毛，顶端叶状苞片长达 1 cm。

【生境】产于甘肃、陕西、河南。生于海拔 1 000~1 400 m 的山林之中。

【功用及推广价值】嫩叶可作蔬菜；果含淀粉，可煮食，果实也供酿酒或榨油。根皮入药，治疮痈肿毒。

　　［注］相似植物米面蓊功用与本品同。

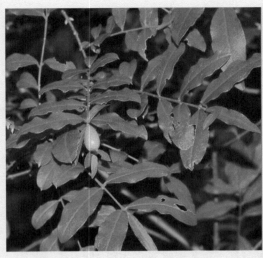 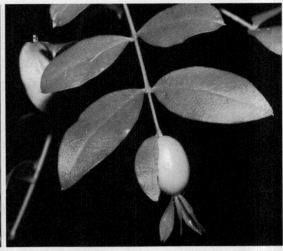

94.02　檀梨 *Pyrularia edulis* A. DC.

【别名】油葫芦

【植物特征】落叶乔木或灌木，高 3~10 m，幼枝被长柔毛，后脱落。叶互生，纸质，卵状矩圆形，长 5~13 cm，宽 3~6 cm，下面幼时被长柔毛，后无毛，具短柄。花杂性，雄花组成聚伞花序，总状排列于侧枝顶端，花被裂片 5，稀为 6，外被长柔毛，雄蕊与花被片同数。药室 2，并行。花盘在雄蕊之间有 5 或 6 鳞片状体，与雄蕊互生；雌花单生于枝顶，常数朵成总状花序，子房下位。核果梨形，连柄长达 4.5cm，宽约 2.5 cm，顶端有宿存花被，基部变狭成长约 2.5 cm 的柄，种子球形。

【生境】分布在云南、广东、广西、海南、福建、四川和湖北。生于疏林之中。

【功用及推广价值】种子可榨油食用。茎皮治疗跌打损伤。

　　［注］另一近似植物华檀黎的果与种子都可食用。

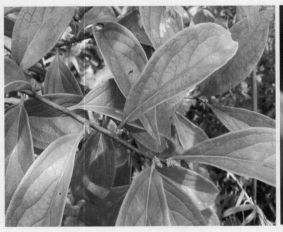 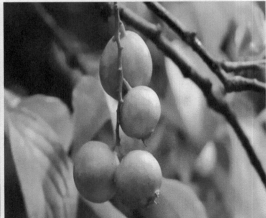

95. 商陆科 Phytolaccaceae

95.01　商陆 *Phytolacca acinosa* Roxb.

【别名】当陆、章柳、山萝卜、牛萝卜、见肿消、倒水莲、金七娘

【植物特征】多年生草本，高 1~1.5 m。无毛。根肥大，肉质，圆锥形，外皮淡黄色。茎绿色或紫红色。叶卵状椭圆形或长椭圆形，长 12~25 cm，宽 5~10 cm，叶柄长 3 cm，总状花序顶生或侧生，长达 20 cm，花直径约 8 mm，花被片 5，白色，后变淡红色。分果浆果状，扁球形，紫黑色。

【生境】分布遍全国。多野生，亦有栽培。普遍野生于沟谷、山坡林下、林缘路旁。也栽植于房前屋后及园地中，多生于湿润肥沃地，喜生垃圾堆上。新疆有人曾当土人参引进，在乌鲁木齐和昌吉地区长势颇好。

【功用及推广价值】嫩茎叶可食，用沸水先焯，再用净水浸泡去异味后炒食。根有毒不可食，只作药用，以白色肥大者为佳，红根有剧毒，仅供外用。根入药，通二便，逐水、散结，治水肿、胀满、脚气、喉痹，外敷治痈肿疮毒。也可作兽药及农药。果实含鞣质，可提制栲胶。据研究，商陆对锰元素具超积累特性，对锰污染土壤和水体实施植物修复具有很广阔的应用前景。

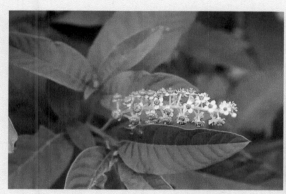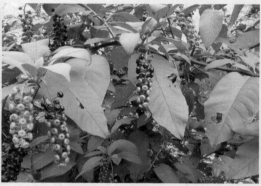

96. 苋科 Amaranthaceae

96.01　青葙 *Celosia argentea* L.

【别名】野鸡冠花

【植物特征】一年生草本植物，高 30~100 cm，全株无毛，茎直立，粗壮。叶卵形、卵状披针形、披针形，长 5~8 cm，宽 1~3 cm。穗状花序长 3~10 cm，苞片、小苞片和花被片干膜质，光亮，淡红色，雄蕊花丝下部合生为杯状。胞果卵形，长 3~3.5 mm，盖裂，种子肾状圆形，黑色，光亮。

【生境】分布几遍全国，野生或栽培。为旱田杂草。

【功用及推广价值】嫩茎叶作菜食用。种子药用可清肝明目。全草也作饲草。

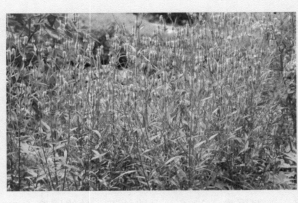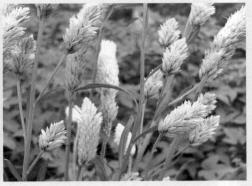

96.02 鸡冠花 *Celosia cristata* L.

【别名】鸡冠子花、老来红、芦花鸡冠、笔鸡冠、小头鸡冠

【植物特征】一年生草本植物，高 60~90 cm，全株无毛。茎直立，粗壮。叶卵形、卵状披针形，披针形，长 5~13 cm，宽 2~6 cm，顶端渐尖，基部渐狭，全缘。花序顶生，扁平，鸡冠状，中部以下多花，苞片、小苞片和花被片紫色、黄色或淡红色，干膜质，宿存；雄蕊花丝下部合生成杯状。胞果卵形，长 3 mm，盖裂，包裹在宿存的花被内。

【生境】全国各地栽培。

【功用及推广价值】幼嫩茎叶作菜用。花与种子药用，清热止血，治痢疾痔疮出血。花可观赏。

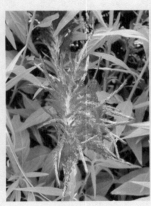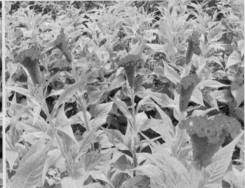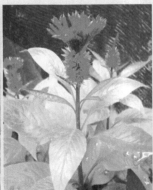

96.03 反枝苋 *Amaranthus retroflexus* L.

【别名】西风谷

【植物特征】一年生草本植物，高 20~80 cm，茎直立，稍具钝棱，密生短柔毛。叶菱状卵形，椭圆卵形，长 5~12 cm，宽 2~5 cm，顶端微凸，具小芒尖，两面和边缘有柔毛，叶柄长 1.5~5.5 cm。花单性，或杂性，集成顶生和腋生的圆锥花序，苞片和小苞片干膜质，钻形，花被片白色，具一条淡绿色中脉，雄花的雄蕊比花被片稍长，雌花花柱 3，内侧有小齿。胞果扁球形，小，淡绿色，盖裂，包裹在宿存花被内。

【生境】分布于东北、华北、西北，为田间杂草。

【功用及推广价值】嫩茎叶为野菜，可食。嫩茎叶通便、健胃。全草可作家畜饲料。

　　[注] 近属种还有尾穗苋、伏地苋（产新疆）、繁穗苋、刺苋、皱果苋、凹头苋等其种子和嫩茎叶都可食用。

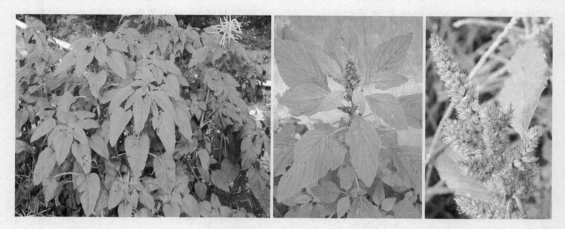

96.04　籽粒苋 *Amaranthus hypochondriacus* L.

【别名】千穗谷

【植物特征】一年生草本植物，主根圆锥形，不发达，侧根发达。株高 300~350 cm，有钝纵棱。多分枝，多时可达 30 枝。粗 4~5 cm。叶倒卵形，或卵状椭圆形。单叶互生，绿色或红色，边缘有粗锯齿，先端渐尖基部圆形，长 5~15 cm，宽 5~8 cm。穗状花序。种子细小，黑色、黄色，千粒重 0.54 g。

【生境】原产美洲，现我国南北各地均有栽培。

【功用及推广价值】嫩茎叶可作菜食用，热炒、凉拌、烧汤均可。嫩叶通便健胃。种子可磨粉食用，做杂粮，粗蛋白含量 23.30.8%，赖氨酸 0.74%。老枝叶喂畜，并可晒成干草，制成叶粉冬饲。

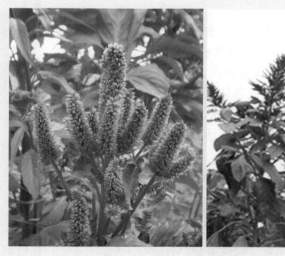
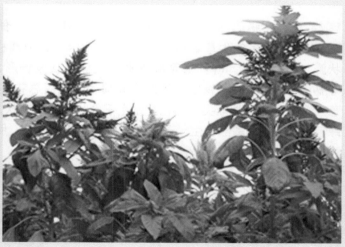

96.05　川牛膝 *Cyathula officinalis* Kuan（Roth）Moq

【别名】白牛膝、拐牛膝、肉牛膝

【植物特征】多年生草本植物，高达 1 m，根圆柱形，茎疏生长糙毛。叶椭圆形或狭椭圆形，长 3~12 cm，宽 1.5~5.5 cm，两面有毛。花簇集合成顶生和腋生头状花序，头状花序单生或数个生于一节，苞片顶端成刺或钩，基部有柔毛，在苞腋有花数朵，能育花居中央，不育花居两侧，不育花的花被片成钩状芒刺，能育花具 5 枚大小不等的花被片，雄蕊 5，花丝基部合生成杯状，有丛生长柔毛，退化雄蕊长方形，顶端齿状浅裂。胞果长椭圆形。

【生境】分布于云南、四川、贵州，栽培或野生。

【功用及推广价值】幼苗可食。根供药用，祛风去湿、活血通络。

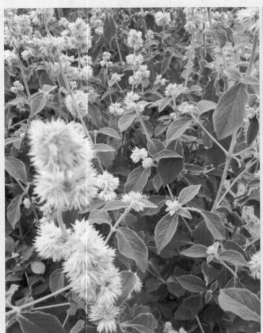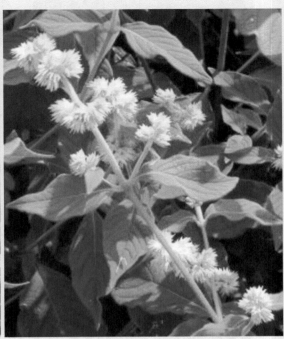

96.06 牛膝 *Achyranthes bidentata* Bl.

【别名】怀牛膝、百倍、鸡胶骨、铁牛膝、土牛膝、淮牛膝、红牛膝、牛磕膝

【植物特征】多年生草本植物，高 70~120 cm，根圆柱形，茎有棱，几无毛，节部膝状膨大，有分枝。叶卵形至椭圆形，或椭圆状披针形，长 4.5~12 cm，两面有柔毛，叶柄长 0.5~3 cm。穗状花序腋生和顶生，花后总花梗伸长，花向下折而贴近总花梗，苞片宽卵形，顶端渐尖，小苞片贴生于萼片基部，刺状，基部有卵形小裂片，花被片 5，绿色，雄蕊 5，基部合生，退化雄蕊顶端平圆，波状。胞果矩圆形，长 2~2.5 mm。

【生境】全国各地均产，生山坡林下。

【功用及推广价值】嫩茎叶可当菜食用。全草药用，活血去瘀、通利关节。

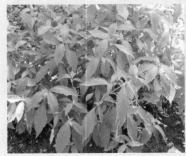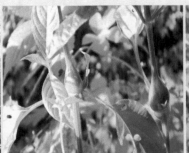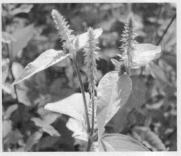

96.07　莲子草 *Alternanthera sessilis*（L.）DC.

【别名】虾钳菜、水蓊菜、革命草（江苏）、水花生（北京）

【植物特征】一年生草本植物，高 10~45 cm，茎上升或匍匐，多分枝，具纵沟，沟内有柔毛。在节处有一行横生柔毛。叶对生，条状披针形，或到卵状矩圆形，长 1~8 cm，宽 2~20 mm，全缘或具不明显锯齿。头状花序 1~4 个，腋生，无总梗，苞片、小苞片和花被片白色，宿存，雄蕊 3，花丝基部合生成杯状。花药 1 室，退化雄蕊三角状钻形，全缘。胞果倒心形，边缘常具翅，包于花被内。

【生境】分布于华东、华中、华南和西南。生在水边、田边、潮湿处。

【功用及推广价值】嫩茎叶作菜。全草药用，能清热、拔毒、凉血、治痢、治癣疥。茎叶也饲用。

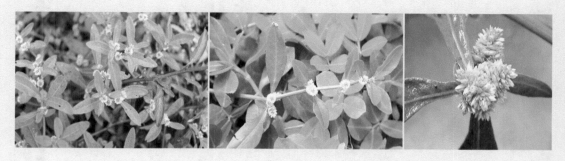

96.08　空心莲子草 *Alternananthera philoxeroides*（Mart.）Grised.

【别名】水花生、革命草

【植物特征】多年生草本植物，茎基部匍匐，上部上升，中空，具分枝。叶对生，矩圆形、矩圆状卵形或倒卵状披针形。长 2.5~5 cm，宽 7~20 mm，顶端圆钝，具芒尖，基部渐狭，上面有贴生毛，边有睫毛。头状花序单生于叶腋，具总花梗，总花梗长 1~4 cm，苞片和小苞片干膜质，宿存，花被片白色，矩圆形，雄蕊 5，花丝基部合生成杯状。花药 1 室，退化雄蕊顶端分裂成窄条。

【生境】原产巴西，我国引进，现北京、江苏、浙江、江西有栽培，也多逸为野生。多生池沼、水沟旁。

【功用及推广价值】嫩茎叶可食。全草入药，能清热解毒。治感冒发烧、荨麻疹和脑炎。茎叶也饲用。也可用作绿肥。

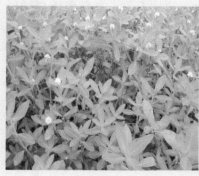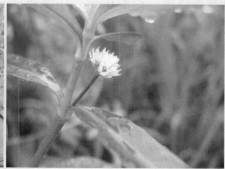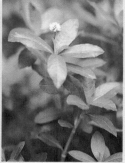

96.09　千日红 *Gomphrena gobosa* L.

【别名】火球花、圆仔花

【植物特征】一年生草本植物，高 20~60 cm，茎具分枝，有灰色长毛。叶纸质，长椭圆形或矩圆状倒卵形，长 3.5~13 cm，宽 1.5~5 cm，两面皆有白色长柔毛，边有睫毛，叶柄长 1~1.5 cm。头状花序顶生，1 或 2~3 个，直径 2~2.5 cm，茎部有 2 片叶状总苞，每花有 1 干膜质卵形苞片，小苞片 2，三角状披针形，背棱有明显细锯齿，紫红色，花被片披针形，外面密生白色绵毛。花丝合生成管状，顶端 5 裂，胞果近球形。

【生境】我国各地栽培。

【功用及推广价值】花序能泡茶喝。花入药，平咳止喘、平肝明目。多地当花卉盆栽。

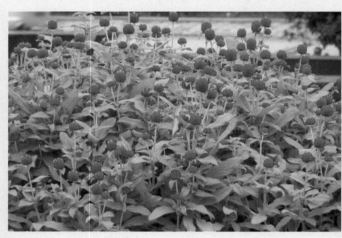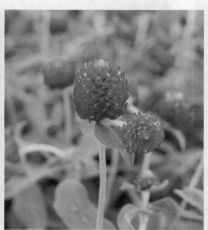

97. 紫茉莉科 Nyctaginaceae

97.01　紫茉莉 *Mirabilis jalapa* L.

【别名】胭脂花、地雷花

【植物特征】一年生草本植物，高 20~80 cm，无毛，或近无毛，茎直立，多分枝。叶纸质，卵形或卵状三角形，长 3~12 cm，宽 3~8 cm，顶端渐尖基部截形或心形，叶柄长 1~4 cm。花单生于枝顶，苞片 5，萼片状，长约 1 cm，花被呈花冠状，白、黄、粉、红色。漏斗状，花被管圆柱形，长 4~6 cm，上部稍扩大，顶端 5 裂，基部膨大成球形而包裹子房。果实卵形像地雷，黑色，具棱。内含白粉。

【生境】全国各地栽培。

【功用及推广价值】鲜花可与茶同冲泡而增趣。种子胚乳干后与香料同研粉制香粉可敷脸面作美容香粉。红花汁可涂脸颊作胭脂。叶可治毒疮。根祛湿利尿，活血解毒。盆栽或园栽观赏。

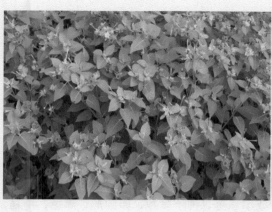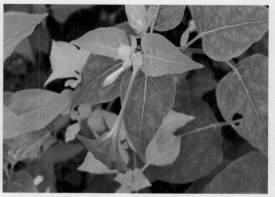

98．毛茛科 Ranunculaceae

98.01　贝加尔唐松草 *Thalictrum baicalense* Turcz.

【别名】马黄连

【植物特征】多年生草本植物，无毛。茎高 50~120 cm。须根发达。茎下部叶为三回三出复叶，小叶宽倒卵形、宽菱形，有时宽心形，长 1.8~4 cm，宽 1.2~5 cm，3 浅裂，裂片具粗锯齿，脉下面隆起。复单歧聚伞花序近圆锥状，长 5~10 cm，花直径 5 mm，萼片椭圆形或卵形，长 2~3 mm，无花瓣。雄蕊 10~20，长 2.5~5 mm，花丝倒披针状条形，心皮 3~5，子房具短柄，花柱短，柱头椭圆形。瘦果具短柄，宽椭圆球形，稍扁，长 2.5~3 mm，纵肋 8，稍隆起。

【生境】分布在甘肃、青海、新疆、陕西、河南、山西和东北。生于山地，林下湿润处。

【功用及推广价值】初春发出未展叶的拳状嫩茎，宜水焯凉拌食用，清香可口。根含小檗碱，笔者亲手以石灰法提取过粗碱，药效同黄连素。新疆昌吉州各县市靠天山山区均产。

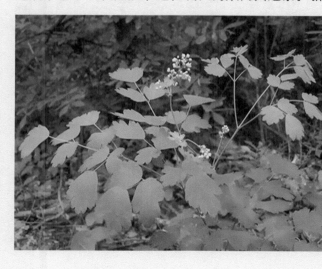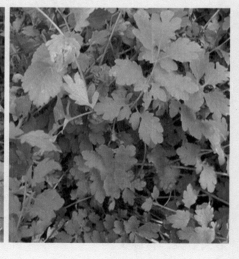

99．木通科 Lardizabalaceae

99.01　串果藤 _Sinofranchetia chinensis_ （Franch.） Hemsl.

【别名】鹰串果藤

【植物特征】落叶木质藤本，长可达 10 m，茎枝部都无毛。叶为三出复叶。中央小叶菱状倒卵形，长 7~14 cm，顶端渐尖，基部楔形，侧生小叶较小，叶上面暗绿色，叶柄短。总状花序腋生，下垂。总花梗长，花单性，雌雄同株或异株，萼片 6，白色，有紫色条纹，蜜腺 6 个与萼片对生。雄花具 6 个分离雄蕊，有退化心皮，雌花具不育雄蕊，心皮 3，胚珠多数。浆果矩圆形，蓝色，长 1~2 cm，成串悬垂，种子多数，卵圆形，黑色，稍扁，长 5~6 mm。

【生境】我国特产。分布于云南、四川、湖北、甘肃及陕西南部。生山谷阔叶林中。

【功用及推广价值】果可食，种子可酿酒。藤茎，利水通淋，通经下乳。有小毒。

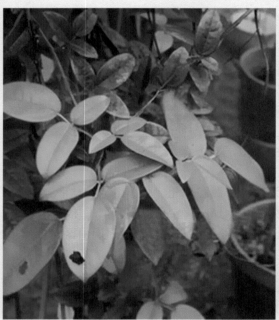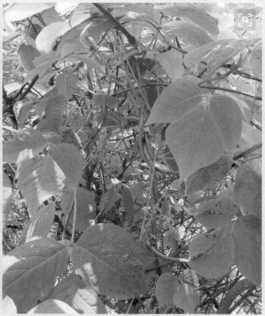

99.02　白木通 _Akebia trifoliata_ （Thunb.） Koidz. var. _australis_ （Diels） Rehd.

【别名】三叶木通、八月瓜藤、八月枦

【植物特征】根据《中国药用植物志》第一册第 25 页载，白木通利小便有特效，故白木通在药用上与木通具同功效。本种是三叶木通变种，但小叶全缘，质地较厚。

【生境】在长工流域广布，云南、河南、陕西和山西也有分布。生山谷疏林或半阴湿处。

【功用及推广价值】果实肉质，成熟后可食。根藤药用，效同木通，利尿消炎、除湿镇痛，治关节炎、骨髓炎。

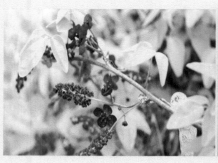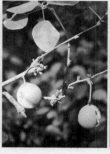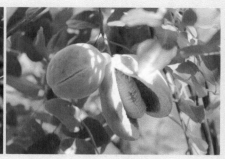

99.03 木通 *Akebia quinata*（Thunb.）Decne.

【别名】八月瓜、羊开口

【植物特征】落叶木质灌木，叶为掌状复叶。小叶5，倒卵形或长倒卵形，全缘。

【生境】广布于长江流域各省。四川、广东、广西、海南、陕西南部也有分布，生于山地疏林。

【功用及推广价值】果实味甜可食，也可酿酒。种子可榨油。为传统中药，果与藤解毒利尿、通经除湿。茎蔓可编制用具，也可做绳。

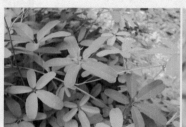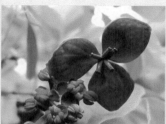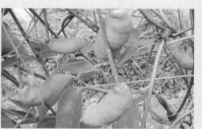

99.04 野木瓜 *Stauntonia chinensis* DC.

【别名】假荔子

【植物特征】常绿木质藤本，茎枝无毛。叶为掌状复叶，小叶3~7，近革质，大小和形状变易很大，顶端渐尖，具长1.5~3 cm小叶柄。复总状花序，每个总状花序上具花3~4朵，花雌雄异株，同型，具异臭；萼片6个，长可达1.6 cm，二轮，内轮3个较小，绿色带紫，雄花的雄蕊短于萼片，花丝全部合生，无蜜腺；雌花心皮3，胚珠多数，具蜜腺6个，不孕雄蕊极小。果实浆果状，近球形。

【生境】分布于广东、海南、福建、浙江、湖南等地。生于林沿和灌丛之中。

【功用及推广价值】果实味甜，可生食、制酱和酿酒。种子含油35%，可榨油。根入药，舒经活络，解热利尿。

[注] 近种小叶木瓜，海南特产。

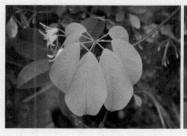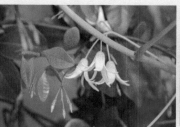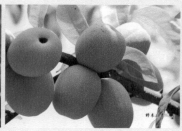

【别名】猫儿子、鬼指头

【植物特征】直立灌木，高 5 m，茎有圆形或椭圆形的皮孔。枝粗而脆，有粗大的髓部，冬芽卵形、顶端尖，羽状复叶，长 50~80 cm，有小叶 13~25 片。叶柄长 10~20 cm，小叶膜质，卵形至卵状长圆形，长 6~14 cm，宽 3~7 cm，先端尖或尾状渐尖，基部圆或阔楔形，上面无毛，下面青白色。总状花序腋生，花梗长 1~2 cm，小苞片线形，长约 6 mm，萼片卵状披针形。果下垂，圆柱形，蓝色，长 5~10 cm，直径约 2 cm，具小疣凸，果皮表面有环状缢纹或无。种子倒卵形，黑色，扁平，长约 1 cm。

【生境】分布于中国东南部和中部，多生于山坡灌丛。已有人工栽培。多用种子繁殖。

【功用及推广价值】果肉可食，亦可酿酒。种子榨油，油可食、富营养。根与果药用，有清热解毒之效，并可治疝气。果皮含橡胶，可制橡胶制品。

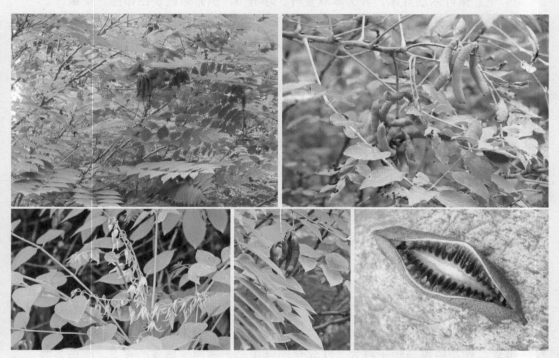

100．小檗科 Berberidaceae

100.01 黑果小檗 *Berberis heteropoda* Sohrenk

【别名】黄卢刺、酸揪片

【植物特征】落叶灌木，高 1~2 m，茎杆直立，基部多分枝，当年枝褐色，老枝灰色，有纵条纹。具硬刺，多三叉，稀 l 叉；刺长 3 cm。叶簇生，卵形或倒卵形，长 4~5 cm，先端圆形，具尖。基部渐狭，全缘，下面网脉明显，革质。上面光滑亮绿。总状花序稀疏，具 3~9 朵花。花梗长 5 mm，花瓣 6，黄色。浆果球形，紫黑色，外被白粉。内浆紫红色。种子硬而皱。

【生境】多见于新疆天山北坡山谷。

【功用及推广价值】叶富含果酸和叶酸，可提取。浆果可挂树越冬，可对酒类染色。根皮和茎皮富含小檗碱，达 3.85%，可以提取精制。

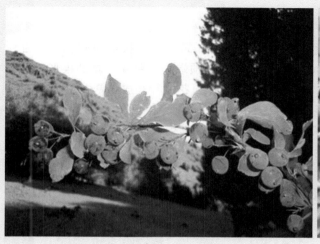
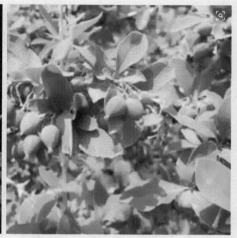

101．防己科 Mcnispermaceae

101.01　木防己 *Cocculus trilobus*（Thunb.）DC.

【别名】土木香、牛木香、青藤

【植物特征】缠绕性藤本，茎木质化，小枝密生柔毛，有条纹。叶纸质，宽卵形，或卵状椭圆形，有时 3 浅裂，长 3~14 cm，宽 2~9 cm，顶端急尖、圆钝或微缺，有小短尖头。基部略为心形或近于截形，全缘或呈微波状，两面有毛，叶柄长 1~3 cm。花单性，雌雄异株，聚伞状圆锥花序生叶腋，雄花淡黄色，萼片 6，呈二轮排列，外轮 3 萼片较小，长 1~1.5 mm，内轮 3 萼片较大，花瓣 6，卵状披针形，长 1~2 mm，顶端 2 裂，雄蕊 6，分离；雌花序较短，花数较少，萼片和花瓣与雄花相似，有退化雄蕊 6，心皮 6，离生。核果近球形，直径 6~8 mm，蓝黑色。

【生境】分布于除西北以外的南北各省区。生山地。

【功用及推广价值】根含淀粉，可制酒饮用。根供药用，祛风通络、解毒止痛。

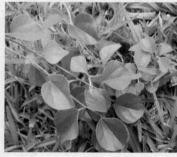
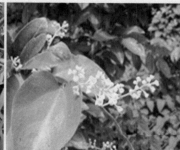
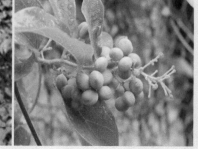

102．木兰科 Magnoliaceae

102.01　玉兰 *Magnolia denudata* Desr.

【别名】木兰

【植物特征】落叶乔木，高 15 m。冬芽密生灰绿黄色长茸毛，小枝淡灰褐色，叶互生倒卵形或倒卵状矩圆形，长 10~18 cm，宽 6~10 cm，顶端短，突尖，基部楔形或宽楔形，全缘，上面有光泽，下面生柔毛，叶柄长 2~2.5 cm。花先叶开放，单生枝顶，白色，有芳香，呈钟状。大型，直径 12~15 cm，花被片 9，椭圆状倒卵形，每 3 片排成一轮，雄蕊多数，在伸长的花托下部螺旋状排列，雌蕊多数，排列在花托上部，聚合果圆筒形，长 8~12 cm，淡褐色，果梗有毛。蓇葖顶端圆形。

【生境】各地栽培，稀野生。

【功用及推广价值】花瓣可以食用。花可提制浸膏。种子可榨油。花蕾供药用。

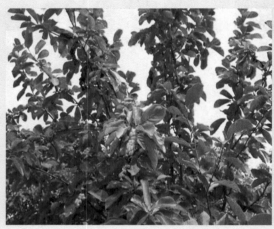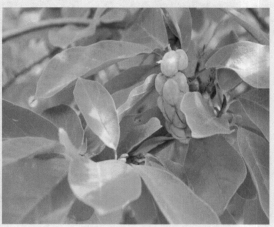

102.02　厚朴 *Maguolia officinalis* Rehd. et Wils.

【别名】川朴、川厚朴、庐山厚朴、庐山朴、姜厚朴、姜朴、厚皮、重皮、紫油厚朴、温厚扑、温朴、凹叶厚朴、紫朴、紫油朴、毛根朴、根朴、靴朴、筒朴、枝朴、鸡肠朴、脑朴、兜朴、蔸朴、如意朴、如意厚朴、靴角朴、赤朴、烈朴、淡柏、淡伯

【植物特征】落叶乔木，高达 15 m，树皮厚，紫褐色，油润而带辛辣味，小枝粗壮，开展，幼枝淡黄色，有绢状毛。顶芽大，窄卵状圆锥形，长 4~5 cm。叶革质，倒卵形或倒卵状椭圆形，长 20~45 cm，宽 10~24 cm，顶端圆形，钝尖或短突尖，基部楔形或圆形，全缘或微波状。下面有白色粉状物，叶柄长 2.5~4.5 cm。花与叶同时开放，单生于幼枝顶端，白色，有芳香，直径约 15 cm，花被片 9~12 或更多。聚合果长椭圆状卵形，长约 12 cm，蓇葖木质。

【生境】分布于长江流域和陕西、甘肃南部。也有栽培。

【功用及推广价值】花可提取芳香油。种子可榨油。树皮及花果入药，温中理气、燥湿散满治腹胀。

药食同源植物的鉴别与利用

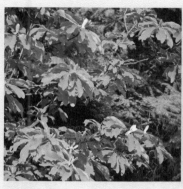
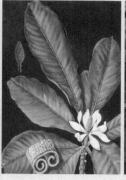
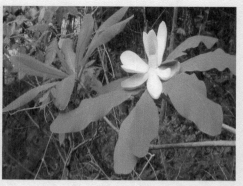

102.03　辛夷 *Maguolia liliflora* Desr.

【别名】紫玉兰

【植物特征】落叶灌木，高达 5 m，常丛生。小枝紫褐色，芽有细毛。叶倒卵形或椭圆状卵形，长 8~18 cm，宽 3~10 cm，先端急尖或渐尖，茎部楔形，全缘，上面疏生柔毛，下面沿脉有柔毛，叶柄粗短。花先叶开放或与叶同时开放。单生于枝顶，钟状，大型，花被片 9，每 3 片排成一轮，最外一轮披针形，黄绿色，长 2.3~3.3 cm，其余的矩圆状倒卵形，长 8~10 cm，外面紫色或紫红色，内面白色，心皮多数，花柱 1，顶端尖，微弯。聚合果矩圆形，长 7~10 cm，淡褐色。

【生境】原产湖北，野生。现各地栽培。

【功用及推广价值】花用于制芳香浸膏。花蕾入药，辛温解表，治鼻炎。

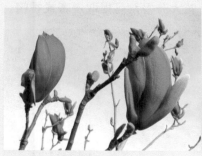
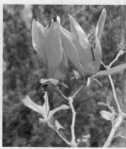
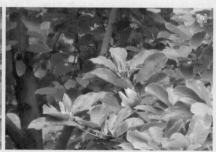

102.04　天女花 *Magnolia sieboldii* Koch

【别名】天女木兰

【植物特征】为濒危物种。落叶小乔木，高达 10 m，小枝及芽生茸毛。叶膜质，宽倒卵形，或倒卵状圆形，长 6~15 cm，宽 4~10 cm，顶端突尖，基部圆形或宽楔形，全缘，侧脉 6~8 对，具有白粉和短柔毛，叶柄长 1~4 cm，花叶后开放，单生于枝顶，大型，杯状，有芳香，直径 7~10 cm，花梗长 4~6.5 cm，花被片 9，外轮 3，淡粉红色，长椭圆形，其余 6 个倒卵形，白色；雄蕊多数，向内弯曲，花药和花丝长，紫红色，顶端钝，心皮少数，披针形。聚合果窄椭圆形，长 5~7 cm，蓇葖卵形，先端尖。

【生境】分布于安徽、辽宁等地。江西庐山有栽培。喜生于山地阴坡。

【功用及推广价值】花和叶皆可提取芳香油，用于食品化工。花蕾可治感冒。树姿花容双美，为珍贵的观赏植物。

　　[注] 同属植物广玉兰、洋玉兰、夜合花、含笑花、白兰花、深山含笑花，均为观赏植物，其花芳香，均可提取香精。或可以其花熏制茶叶。

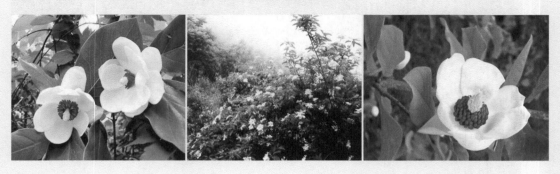

102.05　皮袋香 *Michelia yunnanensis* Franch.

【别名】羊皮袋、云南含笑

【植物特征】常绿灌木，高 2~4 m，幼枝密生锈色茸毛。叶互生，革质，卵形，至倒卵状椭圆形，长 4~8 cm，宽 1.5~3 cm，顶端急尖或圆钝，基部楔形，全缘，上面黄绿色，无毛，下面有棕色茸毛，后渐脱落。中脉在下面隆起，叶柄长 4~5 mm。花单生于叶腋，花芽生棕色茸毛，花梗短，花白色，芳香。花被片 6，倒卵形，排成二轮，雄蕊多数，长 1 cm。聚合果短，蓇葖，褐色，种子 1~2，有假种皮，成熟时悬挂于丝状的种柄上，不脱落。

【生境】分布在云南。常在松林之下以及酸性红壤地带的灌木丛中。

【功用及推广价值】叶有浓香，可磨粉作香面用于调味。花大芳香，可提取浸膏或香精。

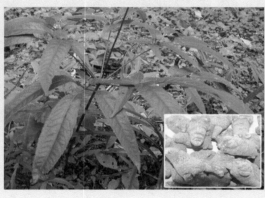
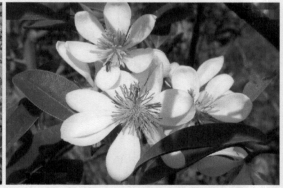

102.06　八角 *Illicinm verum* Hook. f.

【别名】八角茴香、大茴香

【植物特征】常绿乔木高达 20 m，树皮灰色至红褐色，有不规则裂纹，枝密集，呈水平伸展。叶互生，革质，椭圆形、椭圆状倒卵形，或椭圆状披针形，长 5~11 cm，宽 1.5~4 cm，顶端急尖或短渐尖，基部狭楔形，全缘，上面有光泽，和透明油点，下面生疏柔毛，叶柄粗壮。长约 1 cm。花单生于叶腋，花被片 7~12，数轮，覆瓦状排列。内轮粉红色，至深红色，雄蕊 11~20，排成 1~2 轮，心皮 8~9，离生，轮状排列。聚合果八角形，直径 3.5 cm，红褐色，蓇葖顶端钝或钝尖，稍反曲。

【生境】分布于福建、广东、广西、贵州、云南，多生于温暖湿润的山谷中。也有栽培。

【功用及推广价值】叶和果均可提芳香油。果实是调味大料。种子榨油。果实入药，健胃助消化。

　　[注] 有一种近似种称厚皮香八角，果极似八角，却有毒，防误食。另一种生于河南和陕西南部的红茴香，可作香料使用。还有一种称莽草的近似种，种子有巨毒，切勿代八角食用。

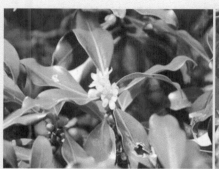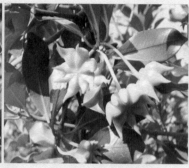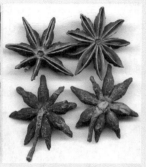

102.07　五味子 *Schisandra chinensis*（Turcz.）Baill

【别名】北五味子

【植物特征】落叶木质藤本。长达 8 m，全株近无毛。小枝灰褐色，稍有棱。叶互生，纸质成近膜质，宽卵形、倒卵形或卵形，长 5~10 cm，宽 2~5 cm，顶端急尖或渐尖，基部楔形，边缘疏生有腺的细齿，上面有光泽，无毛，下面脉上嫩时有短柔毛，叶柄长 1.5~4.5 cm。花单性，雌雄异株，单生或簇生于叶腋，花梗细长而柔弱。花被片 6~9，乳白色或粉红色，芳香，雄花有 5 个雄蕊，雌蕊群椭圆形，心皮 17~40，覆瓦状排列于花托上。在花后，花托逐渐伸长，果熟时成穗状聚合果，浆果，肉质，球形，深红色。

【生境】分布于东北、华北、湖北、湖南、江西、四川。生于山林之中。

【功用及推广价值】茎、叶、果可提取芳香油。种子榨油。果实入药，治肺虚咳嗽、泄泻、盗汗。藤可代绳索使用。

　　[注] 近属植物铁箍散、南五味子，其提香食用功能相同。药用功能小异。

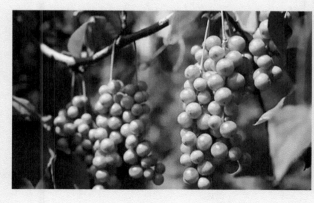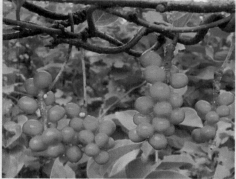

102.08 冷饭团 *Kadsura coccinea*（Lem.）A. C. Smith

【别名】臭饭团、过山龙藤、大血藤、黑老虎、大叶南五味

【植物特征】常绿木质藤本。叶互生，革质，长椭圆形至卵状披针形，长 8~17 cm，宽 3~8 cm，顶端急尖或短渐尖，基部宽楔形，全缘，干时暗褐色，近无毛。侧脉 6~7 对，叶柄长 1~2 cm。花单性，雌雄同株，单生于叶腋，红色或黄色；花被片 10~16，雄蕊 14~48，2~5 轮排列，雄蕊柱圆球状，顶端有多数长 3~8 mm 的线状钻形附属物，雌蕊群卵形至近球形，心皮 50~80，5~7 轮排列。聚合果近球形，成熟时红色或黑紫色，直径 6~12 cm，浆果 50~60。

【生境】分布在长江以南各省区。多生于林中。

【功用及推广价值】果甜可食。根有行气止痛、活血散瘀之效，也治肠胃炎。枝条可代绳索或编织之用。也植园林观赏。

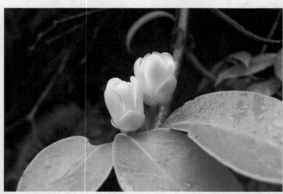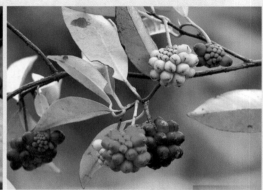

102.09 鹅掌楸 *Liriodendron chinense*（Hemsl.）Sarg.

【别名】马褂木

【植物特征】落叶大乔木，高达 40 m，胸径可达 1m 以上。小枝灰色。叶片形如马褂，长 4~16 cm，宽 5~19 cm，（幼树的叶片长达 25 cm，宽 23 cm）中部每边有一宽裂片，基部每边也常具有一裂片。叶下面密生白粉状的乳头状突起，叶柄长 4~8 cm，幼树叶柄长达 16 cm 以上。花单生于枝顶，杯状，直径 5~6 cm，花被片外面的绿色，内面的黄色。长 3~4 cm，雄蕊和心皮多数，覆瓦状排列，聚合果纺锤形，长 7~9 cm，由具齿的小坚果组成，每一坚果内有种子 1~2 粒。

【生境】分布于长江以南各地。生常绿或落叶阔叶林中。

【功用及推广价值】花美丽如郁金香，称树郁金香，可食。树皮和根药用，祛风去湿，去痹痛，治寒咳。为重要的行道树。有吸收大气中硫化物的环保功能。重要的观赏植物。

　　[注]：本种与北美鹅掌楸的杂交种，繁殖力增强，性能优异，已大面积推广中。

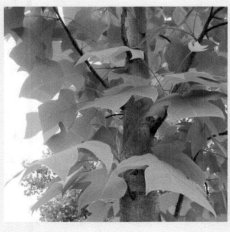
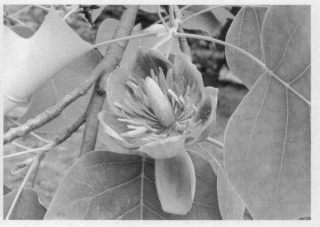

103. 腊梅科 Calycanthaceae

103.01 腊梅 *Chimonanthus praecox* (L.) Link

【别名】金梅、腊花

【植物特征】落叶灌木。高达 3 m，芽具多数覆瓦状的鳞片。叶对生，近革质，椭圆状卵形至卵状披针形，长 7~15 cm，先端渐尖，基部圆形或宽楔形。花芳香，直径 2.5 cm，外部花被片卵状椭圆形，黄色。内部的较短，有紫色条纹。雄蕊 5~6，心皮多数，分离，着生于一空壶形的花托内，花托随果实的发育而增大，成熟时椭圆形，呈蒴果状，半木质化，长 4 cm，上部有棱角，口部收缩。瘦果具一种子。

【生境】分布于浙江、江苏、湖北、湖南、四川和陕西。其他各地也有栽培。

【功用及推广价值】花可食用，可解暑生津。花可提取芳香油，花蕾油治烫伤。根与叶理气止痛、散寒解毒，治跌打刀伤、风寒感冒。众花卉中，独它在冬季开花，故显可贵；做成盆景栽培，尤显可爱。

[注] 种子有毒。

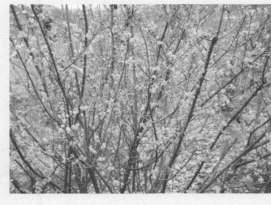
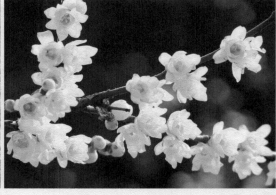

104. 樟科 Lauraceae

104.01　樟 *Cinnamomum camphora* (L.) Presl

【别名】香樟、芳樟、樟木子

【植物特征】乔木，高达 30 m，枝和叶都有樟脑味。叶互生，薄革质，卵形，长 6~12 cm，宽 3~6 cm，下面灰绿色，两面无毛，有离基三出脉，脉腋有明显的腺体。圆锥花序腋生，长 5~7.5 cm，花小，淡黄绿色。花被片 6，椭圆形，长约 2 mm，内面密生短柔毛，能育雄蕊 9，花药 4 室，第三轮雄蕊花药外向瓣裂，子房球形，无毛。果球形，直径 6~8 mm，紫黑色，果托杯状。

【生境】分布于长江以南及西南、海南。

【功用及推广价值】种子榨油，工业用。根、果、枝、叶入药，有祛风散寒、强心镇痉、杀虫去污之效。木材、根、枝、叶，是提取樟脑和樟油的原料，供医药、香料业及工业用。

[注] 近种属植物臭樟、猴樟、油樟、黄樟都可提取芳香樟油，也各有药用。

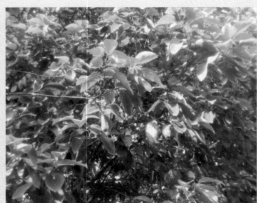 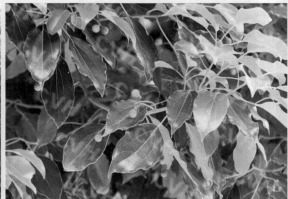

104.02　肉桂 *Cinnamomum cassia* Presl

【别名】玉桂、牡桂

【植物特征】乔木。树皮灰褐色，老树树皮厚约 1.3 cm，幼枝多有四棱，被褐色茸毛。叶互生，或近对生，革质，矩圆形，至近披针形，长 8~20 cm，宽 4~5.5 cm，上面绿色、无毛，中脉及侧脉明显凹下，下面有疏柔毛，具离基三出脉，叶柄长 1.5~2 cm。圆锥花序腋生或近顶生，长 8~16 cm，花小，白色，花被片 6，与花被管均长 2 mm，能育雄蕊 9，花药 4 室，第三轮雄蕊花药外向瓣裂。果实椭圆形，长 1 cm，直径 9 mm，黑紫色；花被片脱落，边缘截形或略齿裂，果托浅杯状。

【生境】分布于广东、广西、海南、福建等地，多栽培。

【功用及推广价值】桂皮是著名的肉类调香料。叶、小枝、碎皮或果，是提取芳香桂油的原料。桂枝为传统中药，通经脉，药用有发汗祛风、健胃、活血祛瘀、散寒止痛之效。

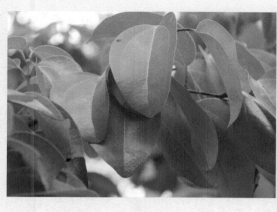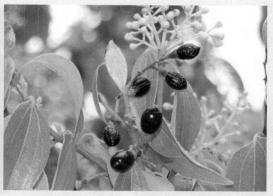

104.03　细叶香桂 *Cinnamomumc hingii* Metcalt

【别名】细叶月桂、香皮树、月桂

【植物特征】乔木，高达 20 m，树皮灰色，小枝细长，密生绢状毛。叶在新枝对生，在老枝互生，革质，椭圆形、卵状椭圆形至披针形，长 4~23.5 cm，宽 1~6 cm，上面绿色有光泽，下面密生绢状短柔毛，具三出脉，在下面显著隆起，网脉不明显，叶柄长 5~15 mm。圆锥花序顶生，总花梗和花梗密生白色短柔毛，花淡黄色，花被片 6，椭圆形，长 3 mm，能育雄蕊 9，花药 4 室，第三轮雄花花药向外瓣裂。果实椭圆形，长约 1.5 cm，直径 0.5~1 cm，蓝黑色，果托杯状，全缘。

【生境】分布于浙江、安徽、江西和福建。

【功用及推广价值】叶和树皮可提芳香油，作香料和药剂。叶片可作炖肉调料。

　　[注]：近种属植物川桂、川桂皮、锡兰肉桂、阴香等均含芳香油，均有提取价值。

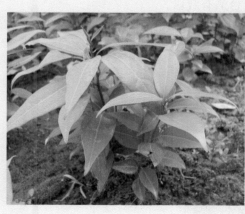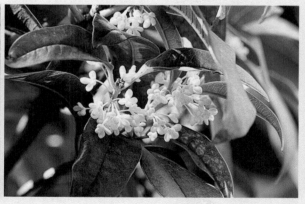

104.04　月桂 *Laurus nobilia* L.

【别名】香叶

【植物特征】常绿小乔木，高达 12 m，小枝绿色。叶互生革质，矩圆形长 5~11 cm，宽 1.3~3.5 cm，边缘波状，两面无毛，具羽状脉，侧脉 10~13 对，叶柄长 5~8 mm，紫色。雌雄异株，伞形花序腋生，总花梗长 5 mm，无毛，花梗长 2 mm，被疏柔毛，花黄色，花被片 4，倒卵形。雄蕊通常 12，花药 2 室，内向瓣裂。果实椭圆状球形，熟时暗紫色。

【生境】原产地中海地区，现浙江、江苏、福建、台湾都有栽培。

【功用及推广价值】叶和果可提取芳香油用于食品，叶片作肉类矫味剂。叶片药用，开胃健食。

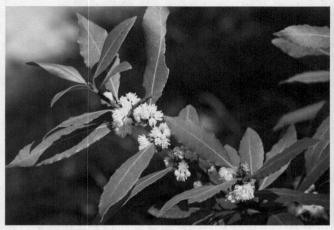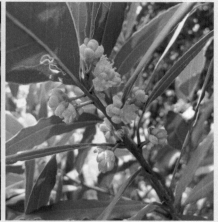

104.05　鳄梨 *Persea americana* Mill.

【别名】油梨、牛油果

【植物特征】乔木，高约 10 m，叶互生，革质，矩圆形、椭圆形至卵形或倒卵形，长 8~20 cm，先端急尖，下面稍苍白色，有羽状脉，叶柄长约 4 cm。圆锥花序顶生，花有短梗，多数密集，小，淡绿色，花被片 6，长 4~5 mm，外轮 3 片略小，微被毛或近无毛，能育雄蕊 9，花药 4 室，排成一排，第三轮雄蕊花药外向瓣裂并有二腺体；子房顶端渐狭，柱头盘状。果实大，肉质，通常梨形，有时卵形或球形，长 8~18 cm，黄绿色或红棕色。

【生境】原产热带美洲，现在广东、海南、福建、台湾有栽培。

【功用及推广价值】果实是一种营养很高的水果，也可做罐头。果肉含油 8%~30%，为不干性油，供食用和医用。

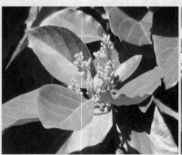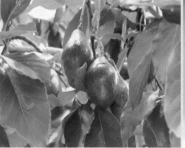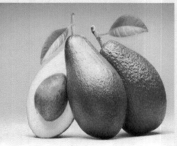

104.06　山鸡椒 *Litsea cubeba* (Lour.) Pers.

【别名】山苍树、山姜子、木姜子（种子中药名荜澄茄）、山苍子

【植物特征】落叶灌木或小乔木，高 8~10 m，树皮幼时黄绿色，光滑，老时灰褐色。小枝细瘦，无毛。叶互生，纸质，有香气，矩圆形或披针形，长 7~11 cm，宽 1.4~2.4 cm，上面深绿色，下面带绿苍白色，两面无毛，具羽状脉，侧脉 6~7 对。叶柄长 6~12 mm。雌雄异株，伞形花序先叶而出，总花梗线细，有花 4~6 朵，花小，花被片 6，

药食同源植物的鉴别与利用

椭圆形，长约 2 mm，能育雄蕊 9，花药 40，略向内瓣裂。果实近球形，具不明显小尖头，直径 4~5 mm，无毛，幼时绿色，熟时黑色。果梗长约 4 mm。

【生境】广布我国长江以南各省区，生于向阳山地或疏林之中。福建、湖南等省人工栽培已出现大片山鸡椒山林。

【功用及推广价值】花、叶、果都可提取精油，作调料，山苍子油是食用天然香料，具新鲜的柠檬果香味，用于食品。作药用，果实荜澄茄，性味辛温，具有温暖脾胃、健胃消食的功效。近年用山苍子精油制成治疗冠心病的新药，临床应用有效率达 80% 以上。其他用途，山苍子油用以合成紫罗兰酮和维生素，也大量用于制备日化产品。

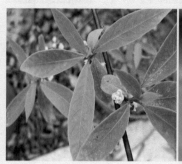 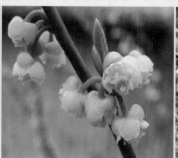 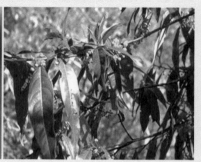

104.07 香叶树 *Lindera communis* Hemsl.

【别名】红油果、臭油果

【植物特征】常绿灌木或小乔木。高 4~10 m，叶互生，厚革质，具短柄，通常椭圆形，有时卵形或宽卵形，长 5~8 cm，宽 3~5 cm，先端渐尖或短尾尖，上面无毛，有光泽，下面有疏柔毛，具羽状脉。侧脉 6~8 对，弯曲上行，上面凹下，下面隆起。雌雄异株。伞形花序腋生，单生，或 2 个同生，有 5~8 朵花，具短梗，苞片早落，有毛，花被片 6，卵形，长 2.5 mm，能育雄蕊 9，花药 2 室，皆内向瓣裂。果实卵形，长约 1 cm，基部具杯状果萼。

【生境】分布于云南、四川、贵州、湖北、湖南、广西、广东、海南、福建、台湾。生丘陵和低山疏林中。

【功用及推广价值】可作可可豆脂代用品。种仁含油 50% 以上，油供食用和工业用。果皮提取芳香油。枝叶作熏香料。药用可治跌打刀伤。木材坚重耐腐，为家具良材。为耐阴树种，也是水土保持树种，也可作风景树。

　　[注] 近种属植物牛筋树、大叶钓樟、团香果、鸡婆子、江浙钓樟、柳橘（猪母楠）、黑壳楠、红脉钓樟、绿叶甘檀（官桂）、香面叶、白叶子、香叶子、三股筋香、三桠乌药等均含芳香油可供提取。其叶、枝、花或果也各有药用。

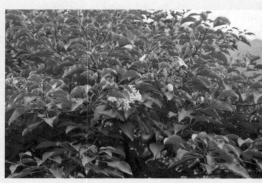 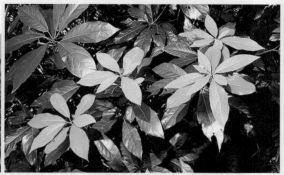

105. 山榄科 Sapotaceae

105.01　金叶树 *Chrysophyllum lanceolatum*（Bl.）DC. var. *stellatocarpon* v. Royen

【别名】大横纹

【植物特征】常绿乔木，高 10~20 m，有乳汁。叶互生，稍疏散，薄革质，通常矩圆形至矩圆状披针形，两侧稍不对称，长 7~12 cm，宽 1.8~4 cm，顶端呈尾状，钝头，侧脉极多数，密而近平行，靠叶缘汇成清晰的边脉，两面无毛。花小，数至多朵簇生叶腋，通常 5 数，花冠白色，宽钟状，长不及 3 mm。果肉质，近球状，高 1.5~2 cm，有 5 条纵棱，横切面呈星状，成熟时褐黄色。种子 5 颗近倒卵状，栗黑色，光亮。

【生境】分布于我国南部，生杂林木中。

【功用及推广价值】果可食。根叶药用，活血祛瘀，消肿止痛。

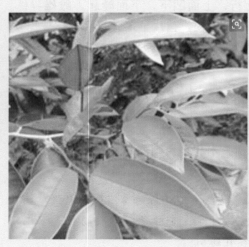 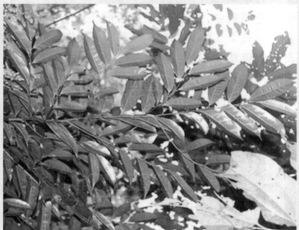

105.02　血胶树 *Eberhardtia aurata*（Pierre）H. Lecomte

【别名】山枇杷、梭子果、公鸡果、锈毛梭子果

【植物特征】常绿乔木，高 6~8 m，有乳汁。小枝粗壮，嫩枝、嫩叶、老叶下面及花序和果均被锈色绢质茸毛。叶互生，稍疏散，革质，倒卵状矩圆形至倒卵形，长 10~25 cm，顶端骤然渐尖，侧脉 16~19 对或更多，在下面隆起。叶柄粗壮，有棱角。花数朵簇生叶腋，萼片圆卵形，花冠白色，5 裂，裂片 3 裂，雄蕊和退化雄蕊各 5 枚。

果近球状，通常稍扁，高 3~4.5 cm，褐色，干时现 5 棱，种子倒卵椭圆状，褐色，疤痕侧生，条状矩圆形，几于种子等长。

【生境】产广西南部。

【功用及推广价值】油用植物，种子含油 55.7%，可食用和工业用。油脂也药用。木材为优良的建筑用材。

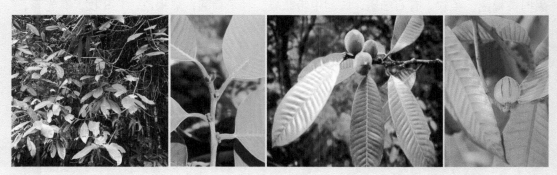

105.03 神秘果 *Synsepalum dulcificum*

【别名】变味果

【植物特征】为热带灌木，树高 1.5~4.5 m，树冠呈馒头形。侧枝萌发力强，茎枝褐色，嫩梢微红，叶较小，互生；花小、白色，腋生。果实小，椭圆形，长 2 cm，宽 1.2 cm，成熟时鲜红色，果肉色白多汁。味涩酸（吃本果后再吃别的酸味果时，就觉酸果竟变甜果），果里种子一枚，橄榄形。

【生境】原产西非刚果等地，喜热带气候和酸性土壤。环境温度低于 5℃ 时会受冷害。

【功用及推广价值】熟果可生食，也可制成无糖柠檬冰棒；食其果实后，再食不堪入口的其他酸果时，即有香甜感。叶子可泡茶。种子生食，也可制成浓缩锭剂。叶子含特殊糖蛋白，是天然的植物"味精"，可作火锅、面食的汤汁底料。种子可治心绞痛，保护心脏、美颜瘦身、排毒通便、减轻痛风，还可解酒。可孤植，也可丛植作景观植物。

[注] 本植物比较稀贵，各地在争相引入保护地栽培。

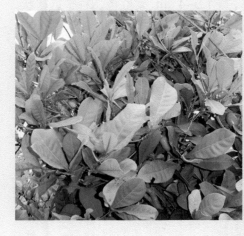 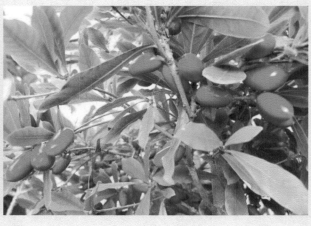

105.04 人心果 *Manilgara zapata*

【别名】牛心梨、仁心果

【植物特征】热带常绿灌木，高 15~20 m，小枝茶褐色，具明显的叶痕，树干黑褐色。果为浆果，卵形或球形，果皮薄，未熟时青绿色或褐色，成熟后锈褐色。单果重 40~120 g，果肉黄褐色，柔软，有石细胞。味甜中带微酸。种子扁圆，黑褐色，1~9 枚，有光泽。

【生境】原产美洲，我国广东、海南、广西、福建、台湾等地有栽培。

【功用及推广价值】为热带水果之一。可鲜食，也可制干做汤料，可作为蔬菜炒食或凉拌，也可制酱、做饮料。食其果可补充人体能量。也能健脾胃、助消化。也具清心润肺之功。树干可产出胶质，作口香糖的胶料。

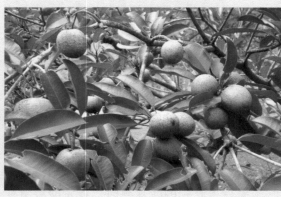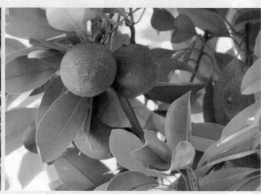

105.05 桃榄 *Pouteria annamensis*（Pierre）Baehni

【别名】大核果树、敏果

【植物特征】常绿大乔木，高达 20 余米，有乳汁，老枝常有似疣状之花束总梗残迹。叶互生，稍疏散，薄革质，通常椭圆形或倒卵形，长 6~14 cm 或更长，宽 2~5.5 cm，顶端圆至急尖状，钝头，或有时凹头，侧脉纤细，5~9 对，末端汇成不明显的边脉。花小，常数朵簇生于一腋生极短的总花梗上，很少单生，5 数，花萼被毛，花冠白色长约 3 mm，雄蕊和退化雄蕊各 5 枚，生喉部。浆果多汁，近球形，高 1.8~4 cm，紫红色。种子近卵状，淡黄色，一侧有矩圆形、约与种子等长的疤痕。

【生境】产广东、海南和云南。生林中。

【功用及推广价值】果实肉质，味甜、气香，可食。树皮入药，治蛇伤。木材可制小型家具、农具。

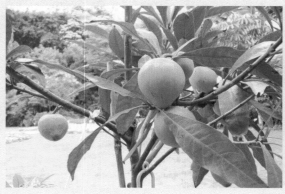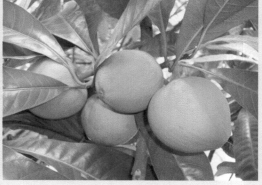

106. 柿树科 Ebenaceae

106.01 柿 *Diospyros kaki* L. f.

【别名】柿子树

【植物特征】落叶乔木,高达 15 m,树皮鳞片状开裂,叶椭圆状卵形、矩圆状卵形或倒卵形,长 6~18 cm,宽 3~9 cm,基部宽楔形,或近圆形,下面淡绿色,有褐色柔毛,叶柄长 1~1.5 cm,有毛。花雌雄同株或异株。雄花成短聚伞花序,雌花单生叶腋,花萼 4 深裂,果熟时增大,花冠白色,4 裂,有毛,雌花中有 8 个退化雌蕊,子房上位。浆果卵圆形或扁球形,直径 3.5~8 cm,橙色或鲜黄色,花萼宿存。

【生境】全国各地普遍栽培。

【功用及推广价值】果可食,可酿酒也可制成柿饼。柿漆可制雨伞。柿霜、柿蒂入药。

[注] 有一种分布在江西鄱阳地带的野柿,其叶味甜可食,在采食其果的同时可开发利用其叶。

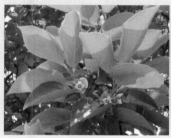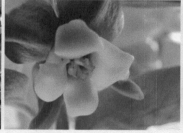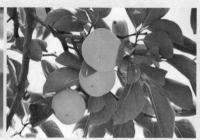

106.02 黑枣 *Diospyros lotus* L.

【别名】软枣、君迁子

【植物特征】落叶乔木,高达 14 m,不开裂,树皮光滑,幼枝灰绿色,不开裂,有短柔毛。叶椭圆形至矩圆形,长 6~12 cm,宽 4~6 cm,上面密生柔毛,下面近白色,叶柄长 0.5~2 cm,花单性,雌雄异株,簇生叶腋,花萼密生柔毛,3 裂,雌蕊由 2~3 个心皮合成,花柱分裂至基部。浆果球形,直径 1~1.5 cm,蓝黑色,表面有白蜡层。

【生境】分布在辽宁、河北、山东、陕西、甘肃及中南西南各地。生山谷或栽培。

【功用及推广价值】果可鲜食,也可制干保存。可酿酒,也能制醋。可作柿树嫁接的砧木。果实中所含维生素 C 可提取成制剂用于医疗。

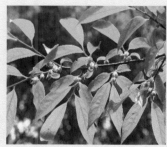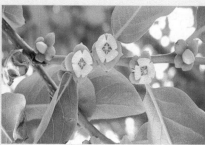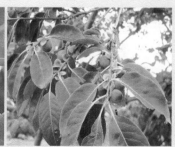

【别名】黑柿、圆萼柿

【植物特征】高大乔木，树干端直。树皮灰色至黑色，平滑；小枝灰带带黄绿色，稍粗糙。叶膜质，圆形或倒卵形，长 10~13 cm，宽 4~8 cm，先端急尖，基部楔形至宽楔形。有光泽，深绿色。所产柿果味甘涩、性寒，6 cm 大小。

【生境】分布在广东、海南岛。多生于低山密林之中。

【功用及推广价值】果可食，但须熟透。有保肺、去虚咳的医疗效果。

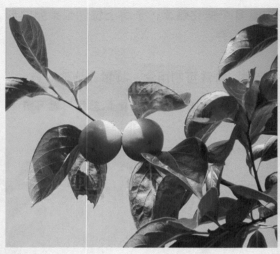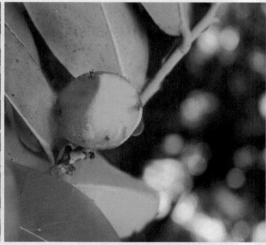

107. 木樨科 Oleaceae

107.01　暴马丁香 *Syringa reticulata*（Bl.）Hara var. *mandshurica*（Maxim.）Hara

【别名】暴马子、白丁香

【植物特征】落叶灌木，高可达 8 m，叶卵形至宽卵形，膜质或薄纸质，顶端突然渐尖，茎部通常圆形或截形，无毛，或有疏生短柔毛，下面侧脉隆起，网状。圆锥花序，大，长 10~15 cm，花冠白色，辐状。直径 4~5 mm，筒短，略比萼长，花丝细长，雄蕊几乎为花冠裂片 2 倍长。蒴果长 1~2 cm，平滑，或有疣状突起。

【生境】分布于东北、华北、陕西、甘肃、新疆。有野生也有栽培。

【功用及推广价值】其嫩枝、嫩叶、花蕾可制保健茶，用以清热解毒。花可提取芳香油。根可制熏香。为园林观赏植物，也是蜜源植物。

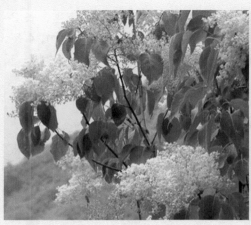
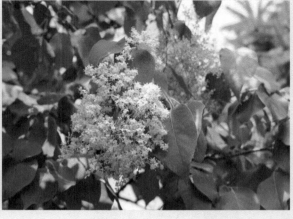

107.02 桂花 *Oamanthus fragrans* Lour.

【别名】木犀

【植物特征】常绿灌木或小乔木。高达 12 m，叶革质，光滑，椭圆形至椭圆状披针形，长 4~12 cm，宽 2~4 cm，顶端急尖或渐尖，基部楔形，全缘，或上半部疏生细锯齿，侧脉每边 6~11 条，网脉不甚明显，上面下凹，下面隆起，叶柄长约 2 cm，花序簇生于叶腋，花梗纤细长 3~10 mm，基部苞片长 3~4 mm，花萼长 1 mm，4 裂，边缘啮蚀状，花冠白色，极芳香，长 3~4.5 mm，4 裂，花冠筒长 1~1.5 mm，雄蕊 2，花丝极短，着生于花冠筒近顶部。核果椭圆形，长 1~1.5 cm，熟时紫黑色。花期秋季。在海南花期冬季或元月至二月。花橙黄的称丹桂，白色的称银桂。

【生境】长江以南各地普遍栽培。

【功用及推广价值】桂花可制香糖浆，也制茶，冬季喝桂花茶可缓解胃部不适。果实可化痰生津，花散寒破瘀。枝、叶煎敷患处，可活络止疼。

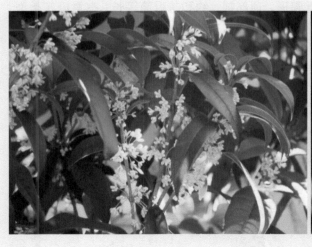
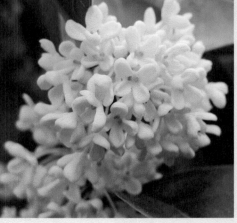

107.03 油橄榄 *Olea europaea* L.

【别名】洋橄榄、木犀榄

【植物特征】常绿小乔木，高可达 6.5 m，小枝四角形，叶对生，近革质，披针形至矩圆形，长 1.5~5 cm，顶端稍钝，有小凸尖，上面深绿色，稍有银色皮屑状鳞毛，下面密布银色皮屑状鳞毛。全缘，内卷。中脉两面隆起，侧脉不甚明显。圆锥花序腋生，长 2~6 cm，花两性，白色，芳香，花萼钟状，长 1.5 cm，4 裂，裂片短，花冠长约 4 mm，4 裂，裂片卵形，长 3 mm，雄蕊 2，花丝短，子房近圆形，无毛。核果椭圆状至近球状，长 20~30 mm，黑色，光亮。

【生境】原产地中海沿岸，我国多栽培，以长江以南较多。

【功用及推广价值】为世界著名产油植物。所产油质量最好，食用最宜。

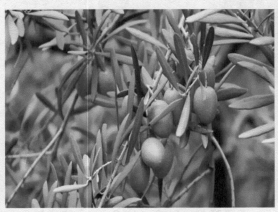 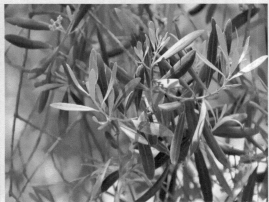

107.04 茉莉花 *Jasminum sambac* (L.) Aiton

【别名】奈子花

【植物特征】木质藤本或直立灌木。高 0.5~3 m，幼枝有柔毛或无毛。单叶对生。膜质或薄纸质，宽卵形或椭圆形，有时近倒卵形，长 3~9 cm，顶端骤凸或钝，基部圆形或微心形，两面无毛，只在下面脉腋内有簇毛，叶柄有柔毛。聚伞花序通常有三朵花，有时多花，花梗有柔毛，花白色，芳香。花萼有柔毛或无毛，裂片 8~9，条形，长约 5 mm，比萼筒长。花冠筒长 5~12 mm，裂片矩圆形，至近圆形，顶部钝，约和花冠筒等长，有重瓣花类型。

【生境】分布于云南、贵州和长江以南各地。生林中。现全国作为盆景普遍栽培。

【功用及推广价值】香料调料、观赏植物。花煮粥或煮豆浆饮用，可美容养颜。花可提取香精或熏茶。用于观赏栽培。盆栽茉莉置室内供观赏和净化室内空气。

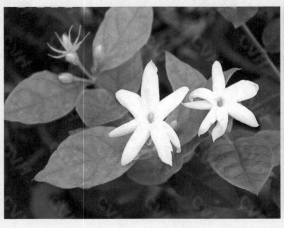 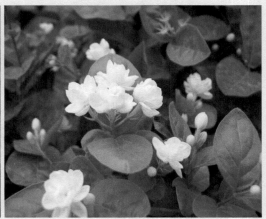

108. 夹竹桃科 Apocynacceae

108.01　鸡蛋花 *Plumeria rudra* L. cv. Acutifolia

【别名】缅栀子、蛋黄花、大季花

【植物特征】小乔木高达 5 m，枝条肥厚肉质，全株有乳汁。叶互生，厚纸质，矩圆状椭圆形，或矩圆状倒卵形，长 20~40 cm，宽 7~11 cm，常聚集于枝上部。聚伞花序顶生，花萼 5 裂，花冠白色黄心，裂片狭倒卵形，向左覆盖，比花冠筒长一倍，雄蕊 5 枚，生花筒内基部，蓇葖果双生，广歧，条状披针形，长 10~20 cm，直径 1.5 cm，种子矩圆形，扁平，顶端具矩圆形膜质翅。

【生境】原产美洲南部，现我国南部地区普栽。

【功用及推广价值】花可菜用，可炒作，也用于羹汤。花、树皮药用，有清热解毒、止咳定喘之效。花含芳香油，为调制高级化妆品的原料。

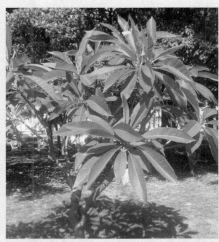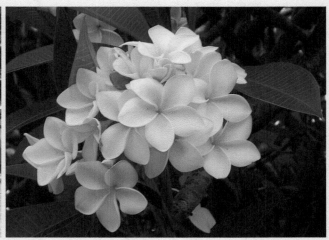

108.02　糖胶树 *Alstonia scholaris*（L.）R. Br.

【别名】灯台树、面条树、鸭脚树

【植物特征】乔木，高约 10 m，有白色乳汁。树皮灰白色，条状，纵裂，叶 3~8 枚轮生，革质，倒卵状矩圆形、倒披针形或匙形。长 7~28 cm，宽 2~11 cm，无毛，侧脉每边 40~50 条，近平行。聚伞花序顶生，被柔毛，花白色，花冠高脚碟状，筒中部以上膨大，内面被柔毛，花盘环状，子房为 2 枚离生心皮组成，被柔毛。蓇葖果 2 枚，离生，细长如豆角，下垂，长 25 cm，种子两端被红棕色柔毛。

【生境】分布于云南、广东、广西、海南、台湾等地。生海拔 650 m 以下的低山疏林中。也有栽培。

【功用及推广价值】之所以称面条树，是因其长果含淀粉像面条，煮熟可食。乳汁丰富，可提制口香糖的原料，但乳汁有毒，不可直接食用。全株药用，为发汗、疟疾、健胃用药。根和树皮可治慢性支气管炎，外用止血。

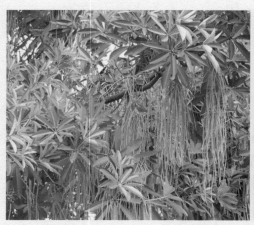
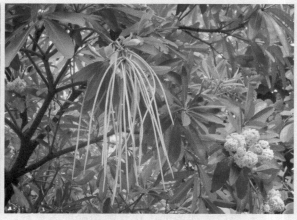

108.03 刺黄果 *Carissa carandas* L.

【别名】林那果、瓜子金

【植物特征】常绿灌木，干枝上有分叉的刺，刺长 2.5 cm，枝条灰色，无毛。叶对生，革质，宽卵形至近圆形，长 3~4 cm，宽 2~2.5 cm，顶端具短尖头，基部圆形或钝，两面无毛。叶脉两面扁平。花白色，或稍带玫瑰红色。花萼 5 裂，内面基部有腺体。花冠筒长 2 cm，内面被柔毛，花冠裂片 5，向右覆盖，比花冠筒短，雄蕊 5 枚，着生在花冠筒上，子房 2 室，每室胚珠多颗。浆果球形或椭圆形，长 1.5~2.5 cm，直径 1~2 cm，红后变黑色。

【生境】原产印度，现我国台湾、福建、广东、广西、海南有栽培。

【功用及推广价值】为叶、花、果并美的观赏植物。果可食。也可加工果酱、糕饼、果馅等。果有镇痛、消炎、抗氧化和抗肿瘤的功能。

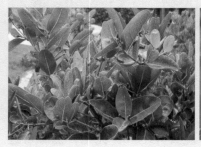
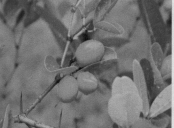
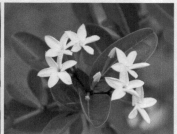

108.04 罗布麻 *Apocynum venetum* L.

【别名】茶叶花

【植物特征】直立半灌木，高 1.5~4 m，具乳汁，枝条通常对生，无毛，紫红或淡红。叶对生，在分枝处为近对生。叶片椭圆状披针形至卵圆状矩圆形，长 1~8 cm，宽 0.5~2 cm，两面无毛，叶缘具细齿。花萼 5 深裂，花冠紫红或粉红，圆筒形钟状，两面具颗粒突起，雄蕊 5 枚，子房由 2 离生心皮组成。蓇葖果叉生，下垂。种子细小，顶端具一簇白色种毛。

【生境】生盐碱荒地或沙漠边缘，分布于西北、华北、东北等地。

【功用及推广价值】嫩叶医用，泡茶饮可治高血压和神经衰弱。乳汁能愈合伤口。为固沙植物。茎枝纤维用于搓绳纺织。花可作切花，也可盆栽观赏。

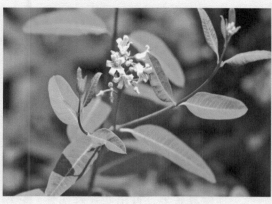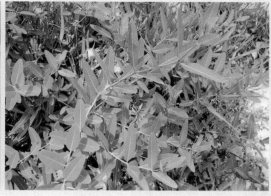

108.05　酸叶胶藤 *Ecdysanthera rosea* Hook. et Arn.

【别名】石酸藤、乳藤、头林心、斑鸠藤、厚皮藤、藤风、十八症、三酸藤、红背酸藤、牛卷藤、伞风藤、黑风藤、酸叶藤、细叶榕藤

【植物特征】花皮胶藤属的一种木质藤本植物，长达 10 m，具乳汁；茎皮深褐色，无明显皮孔，枝条上部淡绿色，下部灰褐色。叶对生，纸质，阔椭圆形，无毛，下面有白粉，长 3~7 cm，宽 1~4 cm。聚伞花序圆锥状广展，多歧，顶生；总花梗略具白粉和被短柔毛；花小，粉红色；蓇葖果 2 枚双生，叉开成近一直线，圆筒状披针形，长达 15 cm，外果皮有明显斑点；种子顶端具种毛。

【生境】分布在我国长江以南各省区，广东、广西至台湾等地。越南、印度尼西亚也有分布。生长在山地、杂木林、山谷中、水沟旁等较湿润的地方。

【功用及推广价值】取食幼嫩茎叶。幼嫩茎叶与肉类（鱼肉、鸡肉）煮食，或做汤食用，酸香可口，香而不腥。也食用幼嫩果实，有多种食用方法，可直接蘸着椒盐生食，也可经腌制后食用，味道都比较酸。以全株入药，酸、微涩，凉。主治咽喉肿痛、慢性肾炎、肠炎、风湿骨痛、跌打瘀肿、胃寒疼痛；毒蛇、蜈蚣咬伤；还可以治痛经、闭经、伤风感冒。植株含胶，质地良好，是一种野生橡胶植物。酸叶胶藤还可以作为攀爬植物美化环境。

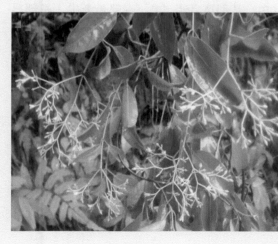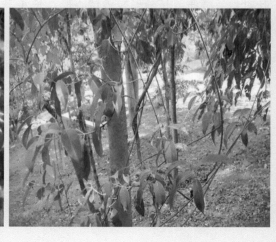

109．萝藦科 Asclepiadaceae

109.01　须药藤 *Stelmatocrypton Khasisnum*（Benth.）H. Baill.

【别名】生藤、香根藤、水逼药、生藤、冷水发汗、香根藤、羊角藤、大花藤

【植物特征】缠绕木质藤本，具乳汁，茎浅棕色，具有突起的皮孔，嫩枝有短柔毛，茎与根有香气。叶对生，椭圆形或长椭圆形，长 7~17 cm，宽 3~8 cm，鲜时绿色，干后淡棕红色，无毛。花小，黄绿色，4~5 朵排列成具短梗的腋生聚伞花序，花萼 5 裂，内面基部有腺体。花冠近钟状，花冠筒短，裂片 5 枚，卵圆形，向右覆盖，副花冠片卵形，5 枚，与花丝同时着生于花冠基部。花药长卵形，顶端具长毛，伸出花冠喉部外，载粉器每室 2 个，具长柄，蓇葖果叉生成直线，长 5~9 cm，直径 2 cm，成熟后开裂，种子顶端具白绢质种毛。

【生境】分布于云南、广西生，生于杂木林中或灌丛。

【功用及推广价值】可制成猪脚等菜食用。根可提取芳香油。全株药用解表温中，祛风通络。治感冒、头痛、咳嗽、支气管炎、胃痛、食积气胀等。

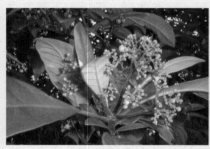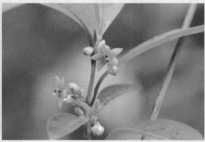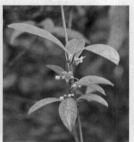

109.02　戟叶鹅绒藤 *Cynanchum sibiricum* Willd

【别名】羊奶角儿

【植物特征】多年生缠绕草本植物，根粗壮，圆柱状。土灰色，直径约 2 cm，茎被柔毛。叶对生，纸质，长戟形或戟状心形，长 4~6 cm，基部宽 3~5 cm，端部长渐尖，基部具 2 个平行或略叉开的垂片，两面均被柔毛，脉上与叶缘略密。伞房状聚伞花序腋生，花序梗长 3~5 cm，花萼外面被柔毛，内部腺体极小，花冠外面白色，裂片矩圆形，副花冠双轮，外轮筒状，顶端具 5 条不同长短的丝状舌片，内轮 5 裂条较短，花粉块矩圆形，下垂，子房平滑，柱头隆起，顶端微 2 裂。蓇葖果单生，狭刺刀形，长约 10 cm，直径 1 cm，种子长圆形，长约 5 mm，顶端具白绢质长 2 cm 的种毛。

【生境】分布于新疆、甘肃、内蒙古。生于荒漠灰钙土洼地。

【功用及推广价值】荚果状蓇葖、嫩时味甜，可生食（不可多食）。可沸焯凉拌。全株捣浆可治痈肿。种毛可作枕头填充物。

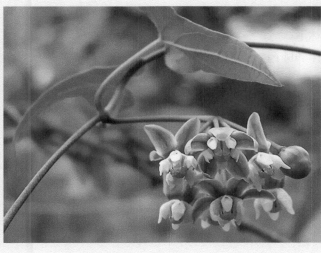
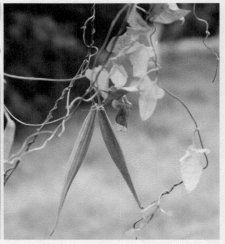

109.03 地梢瓜 *Cynanchum thesioides*（Freyn）K. Schum.

【别名】地梢花、女青

【植物特征】直立半灌木，地下茎单轴横生，叶对生或近对生，条形，长 3~5 cm，宽 2~5 mm，下面中脉突起，伞形聚伞花序腋生，花萼 5 深裂，外面被柔毛，花冠绿白色，辐状，裂片 5 枚，副花冠杯状，裂片三角状披针形，渐尖，长过药隔的膜片，花粉块矩圆形，下垂。蓇葖果纺锤形，长 5~6 cm，直径 2 cm，种子扁平，暗褐色，长 8 mm，顶端具白绢质长 2 cm 的种毛。

【生境】分布于东北、内蒙古、华北、江苏、陕西、甘肃、新疆。

【功用及推广价值】幼果可食。全株清热降火、生津止渴。全株含橡胶 1.5%，作工业原料。

［注］：本种变种植物雀瓢茎蔓生，节间较长，用途全同本品。

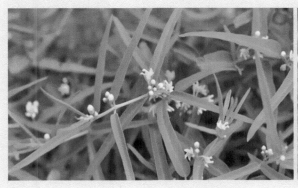
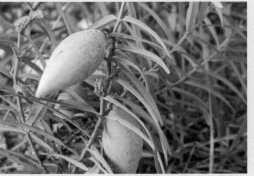

109.04 润肺草 *Brachystelma cdule* Coll. et Hemsl.

【别名】地饼、短梗藤

【植物特征】多年生草本植物，高 5~15 cm，茎柔弱不分枝，无毛或有微毛，绿色，节间短，块根圆球形至卵圆形，直径 1.5~2 cm，叶对生，稀在下部互生，条状披针形，长 2~4 cm，宽 2~3 mm，无柄，绿色，无毛，叶腋内具有针状腺体，总状花序顶生，花梗柔弱，极短，花萼 5 裂，裂片卵状披针形，被短柔毛，花冠近辐状，花冠裂片 5 枚，镊合状排列，副花冠生于花丝筒上，环状，顶端 5~10 裂或齿裂，花药顶端无附属物，花

383

粉块每室一个，卵圆形，直立。蓇葖果双生，纤细，种子顶端具白绢质种毛。

【生境】分布于云南和广西。生山地林下。

【功用及推广价值】块根可食。也用作润肺药。

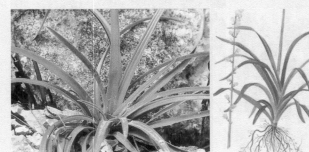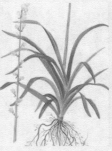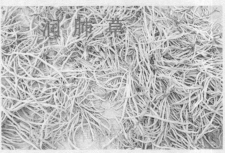

109.05　夜来香 *Telosma cordata*（Burm. f.）Merr.

【别名】夜兰香、夜香花

【植物特征】藤状灌木，叶对生，卵圆形至矩圆状卵形，长6~9 cm，宽4~8 cm，顶端短，渐尖，基部深心形，仅脉上具微毛，伞形状聚伞花序腋生，有花多至30朵，花冠黄绿色，有清香味。夜间更香。副花冠5裂，肉质，着生于合蕊冠上，顶端渐尖，花粉块每室一个，椭圆形，直立。蓇葖果披针形，长7.5 cm，外果皮厚，无毛，种子宽卵形，长约8 mm，顶端具白绢质种毛。

【生境】我国江南多地栽培。

【功用及推广价值】花药用，治急慢性结膜炎。庭院栽培观赏。

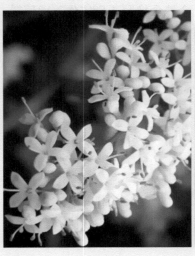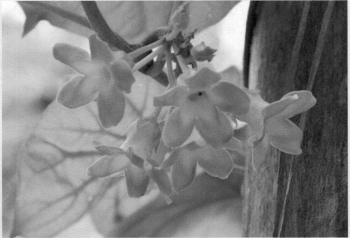

110．马鞭草科 Verbenaceae

110.01　豆腐柴 *Premna microphylla* Turcz.

【别名】臭黄荆、豆腐木、腐婢

【植物特征】灌木。幼枝有柔毛，老枝无毛，叶有臭味，卵状披针形、倒卵形或椭圆形，长 3~13 cm，宽 2~6 cm，顶端尖至长渐尖，茎部渐狭下延，全缘以至不规则的粗齿。无毛，或有短柔毛。叶柄长 0.5~2 cm，聚伞圆锥花序顶生，花萼绿色，有时带紫色，杯状，有腺点，几无毛，边缘有睫毛，5 浅裂，近二唇形，花冠淡黄色，外有柔毛和腺点。核果紫色，球形至倒卵形。

【生境】分布于华东、中南、西南各省区，生山坡林下。

【功用及推广价值】叶可制豆腐食用。根茎叶入药，清热解毒、消肿止血、治蛇伤和无名肿毒、创伤出血。

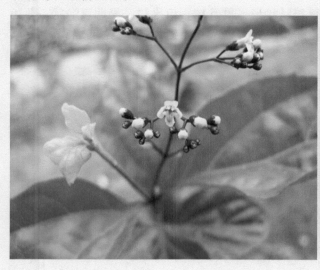
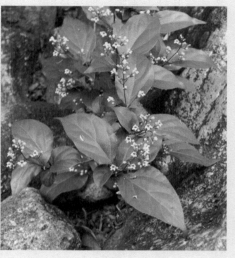

110.02 蒙古莸 *Caryopteris mongholica* Bunge

【别名】白沙蒿、山狼毒、兰花茶

【植物特征】落叶灌木，嫩枝带紫褐色。叶条形或条状披针形，长 1~4 cm，宽 2~7 mm，全缘，两面都有短茸毛，上面深绿色，下面灰白色，叶柄长约 3 mm。聚伞花序腋生，花萼钟状，外面有灰白色茸毛，顶端 5 裂，裂片长约 1.5 mm，花冠蓝紫色，顶端 5 裂，其中一个较大的裂片上部分裂成纤细的条状，花冠筒内喉部有毛，雄蕊 4，伸出花冠筒外，子房无毛，柱头 2 裂。

【生境】分布于内蒙古、山西、陕西、甘肃，生于沙丘等咸质土上。

【功用及推广价值】叶和花可提取芳香油。可栽于庭院观赏。

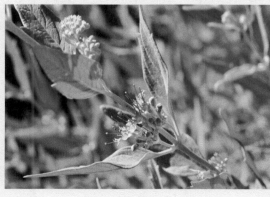
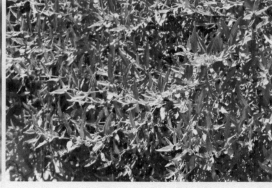

111. 玄参科 Scrophulariaceae

111.01　沟酸浆 *Mimulus tenellus* Bunge

【别名】水芥辣子

【植物特征】一年生披散草本植物，全体无毛，茎下部匍匐生根，长可达 40 cm，四方形，角处有窄翅。叶柄与叶片等长或略短，叶片三角状卵形至卵形，长 1~3 cm，花单朵腋生，花梗与叶柄近等长，明显比叶短，花萼筒状钟形，具 5 棱，口平截，果期囊泡状，萼齿 5 枚，细小而尖，花冠黄色，长为萼的一倍半，略呈二唇形，裂片全缘，雄蕊 4 枚，2 强，蒴果椭圆形，长为萼的一半。种子平滑。

【生境】分布于秦岭、淮河以北，陕西以东各省区，生水边。

【功用及推广价值】嫩时可食，作酸菜。药用，清热解毒、利湿消肿、止血。

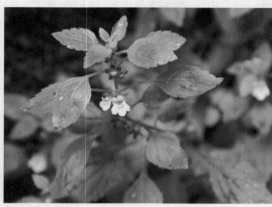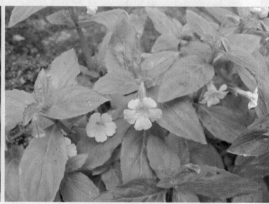

111.02　地黄 *Rehnannia glutinosa* Libosch.

【别名】婆婆奶、牛奶子、米罐棵

【植物特征】多年生直立草本植物，高 10~30 cm，全身密被白色长腺毛。根肉质，叶多基生，莲座状，柄长 1~2 cm，叶片倒卵状披针形，至长椭圆形，长 3~10 cm，边缘齿钝或尖，茎生叶无或有而远比基生叶小，总状花序顶生，有时自茎基部生花。苞片下部的大，比花梗长，有时叶状，上部的小，花多少下垂，花萼筒部坛状，萼齿 5 枚，反折，后面一枚略长。花冠紫红色，长约 4 cm，中端略向下面，上唇裂片反折，下唇 3 裂片伸直，长方形，顶端微凹，长 0.8~1 cm，子房 2 室，花后渐变一室。蒴果卵形。

【生境】分布于辽宁、华北、陕西、甘肃、山东、河南、江苏、安徽、湖北等地。生山坡及路边。

【功用及推广价值】肉质根可食，可与牛羊肉同煮同食。肉质根经炮制可作熟地黄药用，生用为生地。熟可滋养，生能凉血。生地、熟地均为传统中药。

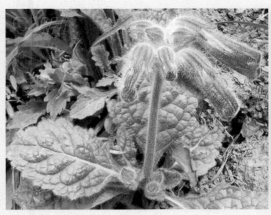
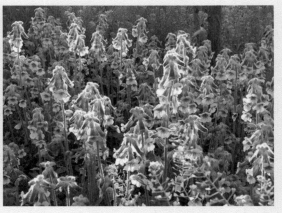

111.03 假马齿苋 *Bacopa monnieri*（L.）Weltst.

【别名】蛇鳞菜、白线草、白花猪母菜、过长沙

【植物特征】玄参科假马齿苋属匍匐草本植物，与马齿苋颇为相似，但亲缘关系相差甚远。叶无柄，绿色肉质小叶倒披针形，长 8~20 mm，宽 3~6 mm。花单生于叶腋，花梗长短不一，一般在 0.5~3.5 cm，花萼之下有一对条形小苞片；萼片 5 枚，前后两枚卵状披针形，另 3 枚披针形至条形，长约 5 mm；合生花冠白色，少量蓝紫色，长约 9 mm，具不明显的 2 唇形，上唇 2 裂；头状柱头，雄蕊 4 枚。花期长，较少结实；蒴果，长卵形，顶端锐尖，宿存于花萼内，4 边裂。种子椭圆形，黄棕色，表面具纵条棱，一端平截。

【生境】原产于中国、印度及越南等地，广布于全球热带。生于水边、潮湿地及沙滩上。中国分布于台湾、福建、广东、云南等。假马齿苋耐寒，但不耐霜冻，整个生长期喜温湿气候，能在水中生长，甚至能适应淡盐水环境，但在土壤湿润且富含腐殖质的沙壤土条件下生长最佳。新疆北疆引种栽培，表现很强的耐旱性。

【功用及推广价值】假马齿苋可清炒、凉拌、炖汤以及作为蛋、鱼及肉类等配料荤炒，其色泽及口感俱佳，无特殊气味。在越南传统食品中作为煮粥的添加物。假马齿苋全株皆可入药，味微甘、淡、性寒，无毒，具有清热凉血、解毒消肿等功效。研究发现假马齿苋药用具有多种生物活性，能改善神经系统，益智提高人的认知记忆能力，镇静止痛，抗压力，抗焦虑，抗抑郁，抗癫痫，抗炎，抗肿瘤、护肝等，对甲状腺有刺激作用，可用于治疗甲状腺机能减退等。传统用于治疗痢疾，目赤肿痛，丹毒，痔疮肿痛等。在印度传统中作治疗癫痫和哮喘的草药。假马齿苋可以作为水族箱中的水草。

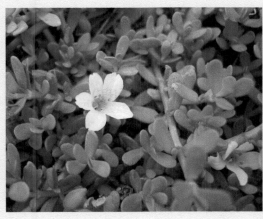
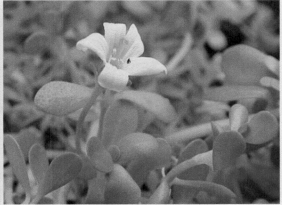

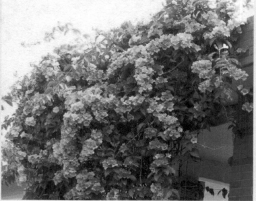

112. 紫葳科 Bignoniaceae

112.01　楸树 *Catalpa bungei* C. A. Mey.

【别名】豇豆树

【植物特征】落叶乔木，树干耸直，高达 15 m，叶对生，三角状卵形，至宽卵状椭圆形，长 6~12 cm，顶端渐尖，基部截形至宽楔形，全缘，有时基部边缘有 1~4 对尖齿或裂片，两面无毛，柄长 2~8 cm。总状花序呈伞房状，有花 3~12 朵，萼片顶端有二尖裂，花冠白色，内有紫色斑点，长约 4 cm。蒴果长 25~50 cm，宽约 5 mm，种子狭长椭圆形，长约 1 cm，宽约 2 mm，两端生长毛。

【生境】分布于长江流域及河南、河北、陕西等地。生肥沃山地。

【功用及推广价值】花可提取芳香油。种子入药，治热毒并利尿。

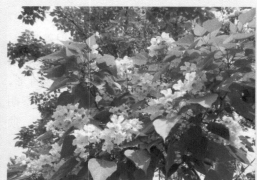
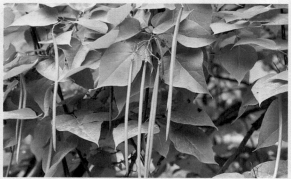

112.02　张氏紫葳 *Mansoa alliacea*

【别名】蒜香藤、紫铃藤

【植物特征】常绿藤状灌木。植株蔓性，具卷须，叶为三出复叶，对生。深绿色，具光泽。小叶椭圆形，顶小叶常呈卷须状或脱落，小叶 7~10 cm 长，3~5 cm 宽。花腋生，聚伞花序。花冠筒状，开口五裂，花期很长，有时年开 2 次。花在揉搓时，有强烈的大蒜气味。

【生境】原产南美洲的圭亚那和巴西，为知名观赏植物。我国多植于园林。

【功用及推广价值】花与叶有蒜味，可代替大蒜入菜。根茎叶都可药用，可治疗伤风发热、咽喉肿痛等症。可在防寒条件下盆栽观赏，无霜区可露天栽培。

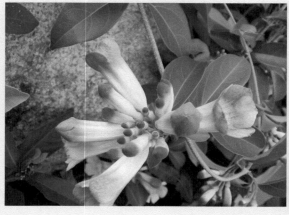
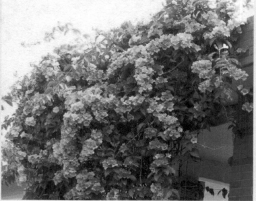

113. 胡麻科 Pedaliaceae

113.01 芝麻 *Sesamum indicum* L.

【别名】胡麻、脂麻

【植物特征】一年生草本植物，高达 1 m，茎直立，四棱形，不分枝，有短柔毛。叶对生，或上部者互生，卵形矩圆形或披针形，长 5~15 cm，宽 1~8 cm，顶端急尖，或渐尖，茎部楔形，全缘，有锯齿，或下部叶三浅裂。两面无毛或稍有柔毛。叶柄长 1~6 cm，花单生，或 2~3 朵生于叶腋，直径 1~1.5 cm，花萼稍合生，裂片披针形，长 5~10 mm，有柔毛，花冠筒状，长 1.5~2.5 cm，白色有紫色或黄色彩晕，裂片圆形。蒴果椭圆形，长 2~2.5 cm，多四棱或 6~8 棱，纵裂，有短柔毛，种子多数，黑色、白色或淡黄色。

【生境】我国温带、热带普遍栽培。

【功用及推广价值】嫩叶可作菜食，常做汤。种子香味特浓，为元宵、糕点、糖果的著名辅料。种子为滋养强壮药。茎皮可作麻纤维使用。

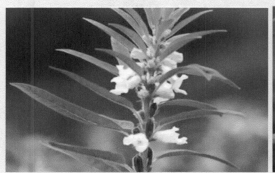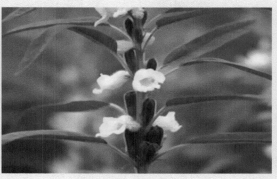

114. 列当科 Orobanchaceae

114.01 肉苁蓉 *Cistanche deserticola* Ma

【别名】大芸、寸芸、苁蓉、松蓉、甜苁蓉、淡大芸

【植物特征】多年生寄生草本，茎肉质，黄色高 10~45 cm，（在沙漠中，若寄生于梭梭根部深度在地表以下 2 m 深处时，茎高可超过 2 m，笔者曾亲见 2.4 m 长，直径 7 cm 的长茎。）叶鳞片状，黄褐色，覆瓦状排列，卵形或卵状披针形，在下部排列较紧密。穗状花序长 5~20 cm，宽达 5 cm，密生多花，苞片卵状披针形，长 1.5 cm，小苞片 2，狭披针形，与萼近等长，花萼钟状，5 浅裂，裂片近圆形，花冠近唇形，顶端 5 裂，裂片蓝紫色，筒部白色，筒内面离轴方向具 2 条凸起的黄色纵纹，雄蕊 4，花丝基部和花药上被毛，丁字型侧膜胎座。4 室，蒴果椭圆形，2 裂，花柱宿存。

【生境】分布于甘肃、内蒙古、新疆、宁夏。多寄生于藜科、柽柳科等植物的根部。

【功用及推广价值】每年春季刨挖未出土的嫩茎可与牛羊肉同煮而食。药用部分为肉质茎。药用补肾、健筋，为著名壮阳药，壮阳效果翻倍。近年有人做成了肉苁蓉保健酒，销路不错。药用补肾助阳，润肠通便，软坚散结。治月经不调、闭经、不孕、阳痿、遗精、小便淋漓、声哑失音、便秘、虚寒泄泻等。

藻类植物　蕨类植物　裸子植物　被子植物　双子叶植物　被子植物　单子叶植物

[注] 肉苁蓉已经可以人工栽培，但要能采到种子则有一定困难。因为有一种称为种蝇的害虫幼虫，每年春季就会把种茎吃光。故必须杀虫，还要筑起篱笆以防鹅喉羚、野兔、子午鼠的危害。采挖肉苁蓉的技术有严格要求，要保护寄主植物的寄定盘上的预备珠胚，以利来年再采。

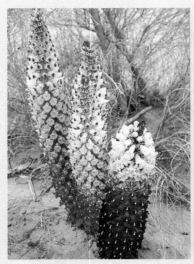
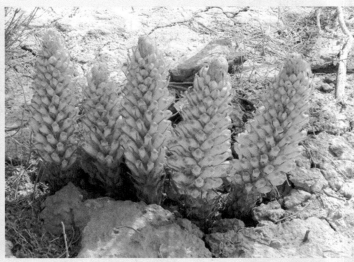

114.02　分枝列当 *Orobanchea egyptiaca* Pers.

【别名】瓜列当、埃及列当、多枝列当

【植物特征】寄生草本，高 15~50 cm，丛生。全株被腺毛，茎直立，中部以上分枝，黄褐色。叶鳞片状，黄褐色，卵状披针形，长 5~10 mm，顶端尖。穗状花序顶生枝端，圆柱形，疏松，长 8~15 cm，苞片卵状披针形，长 8 mm，被腺毛，小苞片条状钻形，短于花萼，花萼钟状，近膜质，淡黄色，长 1 cm，先端 4 裂，裂片钻状披针形，花冠唇形，蓝紫色。长 2~2.5 cm，近直立，筒部漏斗状，上唇二浅裂，下唇短于上唇 3 裂，裂片椭圆形，雄蕊二强，花药被绵毛，子房上位，侧膜胎座，花柱内藏。蒴果 2 裂，种子多数。

【生境】产新疆、地中海东部、阿拉伯半岛、非洲北部、伊朗、巴基斯坦，喜马拉雅及克里米亚、高加索和中亚等地区也有分布。生于田间或庭园里，多寄生于瓜类植物的根上。通过埋压法促使肉质茎短肥化，可获得肥大的能替代肉苁蓉的茎。

【功用及推广价值】野菜。同肉苁蓉。为田间杂草，对农作物生长有危害。

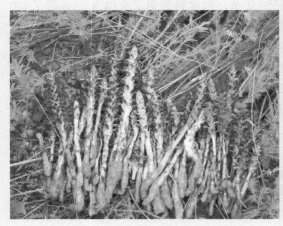
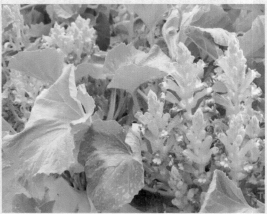

114.03　草苁蓉 *Boschniakia rossica*（Cham.etSchltdl.）Fedtsch. et Flerov.

【别名】从容、不老草

【植物特征】稀有濒危植物。一年生寄生植物，根状茎瘤状膨大，全株近无毛。茎直立，肉质，紫褐色，高 15~30 cm，粗 1.5~2 cm，叶鳞片状，通常密集于茎基部，三角形或卵状三角形。穗状花序长 7~14 cm，直径 2~2.5 cm，花多数，暗紫色，苞片卵形，锐尖，花萼杯状，有不整齐的 5 齿裂，花冠唇形，筒的基部扩大成囊状，上唇直立，头盔状，近全缘，下唇极短，3 裂，雄蕊 2 强，伸出花冠外，心皮 2，胎座 4，花柱略显，柱头 2 浅裂，蒴果近球形，二瓣开裂，种子小，多数。

【生境】分布于黑龙江、吉林。通常寄生于桤木属植物的根部。

【功用及推广价值】野菜。为肉苁蓉的代用品。

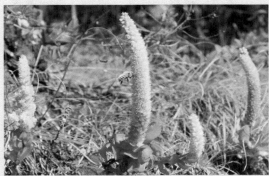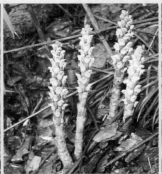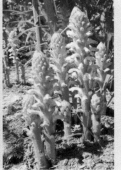

115．爵床科 Acanthaceae

115.01　扭序花 *Clinacanthus nutans*（Burm.）Lindau

【别名】鳄嘴花、忧遁草（海南五指山）、竹节黄

【植物特征】大型草本植物，叶披针形，长 3~6 cm，顶端渐尖。花序紧缩成头状，多少扭转，生分枝顶端，苞片条形，稍短，或等长于萼裂片。花萼裂片 5，条形，长约 12 mm，与苞片均生腺毛，花冠红色，长约 3.5 cm，外生短柔毛。花冠筒基部较狭而稍弯曲，向上渐扩张长约 2 cm，2 唇形，上唇披针形，2 浅裂，下唇矩圆状三角形，3 浅裂，雄蕊 2，着生近花冠筒喉部，稍短于花冠，花药 1 室，子房无毛，花柱基部疏生微柔毛。

【生境】分布于云南、广西、广东、海南，海南五指山大量栽培。

【功用及推广价值】嫩叶当菜食用，能防癌抗癌。

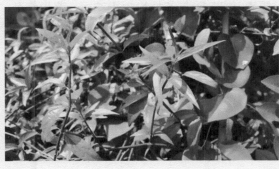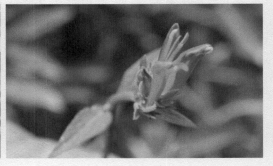

【别名】路边青、绿豆青、竹叶青、肝火草、九头狮子草、猪肝菜、羊肝菜、野青仔、青蛇仔、羊肝菜、金龙棒、九节篱、六角英、化痰青、野辣椒

【植物特征】一、二年生草本植物。根须状，淡黄色。茎多分枝，折曲状，具 6 条钝棱，节膨大呈膝状。叶对生，暗绿色或灰绿色，卵形或阔卵形，多皱缩或破碎。由数个头状花序组成的聚伞花序生于叶腋，叶状苞片一大一小，倒卵状椭圆形，花二唇形。蒴果卵形，开裂时胎座自蒴果底弹起。种子有小疣点。

【生境】分布于广东、广西、福建、云南、江西、安徽、台湾等地，常见野菜。

【功用及推广价值】嫩尖和叶片菜用，炒、煮、拌食、做汤，煲汤较多，味道鲜美。夏、秋季采收嫩尖，洗净，鲜用或晒干备用。全草可入药，味甘、微苦，性寒，归心、肝、肺经，具有清热凉血、生津、利湿解毒之功效，适于治疗流行性感冒发热、咯血、咽喉肿痛、肺热咳嗽、目赤肿痛、白带、崩漏等病症。

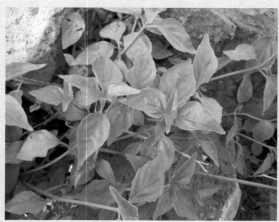 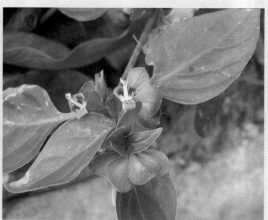

116．忍冬科 Caprifoliaceae

116.01　金银忍冬 *Lonicera maackii*（Rupr.）Maxim.

【别名】金银木、鸡骨头

【植物特征】灌木，高达 5 m，幼枝具微毛，小枝中空，叶卵状椭圆形至卵状披针形，长 5~8 cm，顶端渐尖，两面脉上有毛，叶柄长 3~5 mm，总花梗短于叶柄，具腺毛，相邻两花的萼筒分离，萼檐长 2~3 mm，具裂达中部之齿。花冠先白后黄，长达 2 cm，芳香，外面下部疏生微毛，唇形，花冠筒 2~3 倍短于唇瓣，雄花 5，与花柱均短于花冠。浆果红色，直径 5~6 mm，种子具小浅凹点。

【生境】产东北、华北、华东、华中及陕西、甘肃，近年已引至新疆栽培。

【功用及推广价值】干花可泡茶，有清热降火之效。种子油可制肥皂。作园林观赏树栽培。

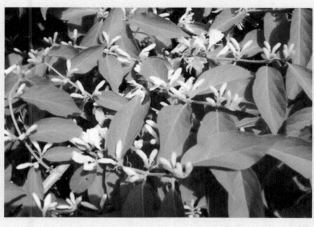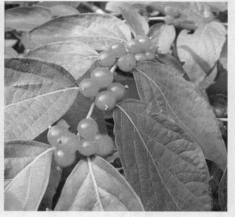

116.02　金银花 *Lonicera japonica* Thunb.

【别名】忍冬、二花、双花、二苞花、通灵草、密二花、金藤花、苏花、鹭鸶花

【植物特征】灌木，幼枝密生柔毛和腺毛。叶宽披针形，至卵状椭圆形，长 3~8 cm，顶端短渐尖至钝，基部圆形至近心形，幼时两面有毛。最明显的特征是有大型的叶状苞片。总花梗单生上部叶腋，苞片叶状，长达 2 cm，萼筒无毛，花冠长 3~4 cm，先白色略带紫色，后转黄色，芳香，外面有柔毛和腺毛，唇形，上唇具 4 裂片而直立，下唇反转，约等长于花冠筒。雄蕊 5，和花柱均稍超过花冠。浆果球形，黑色。

【生境】全国除广东、广西、海南外普遍栽培。

【功用及推广价值】干花可泡茶或配制凉茶。花为著名中药，自古被誉为清热解毒的良药，能抗菌消炎、保肝利胆的功能。金银花全身都可入药，甘寒清热而不伤胃，芳香透达又可祛邪。金银花既能宣散风热，还善清解血毒，用于各种热性病，如身热、发疹、发斑、热毒疮痈、咽喉肿痛等症，均效果显著。

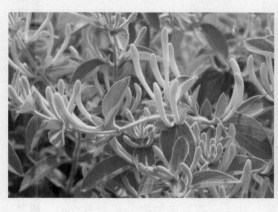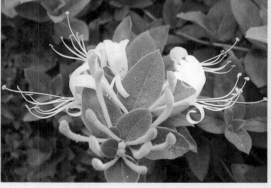

116.03　杈杷果 *Lonicera stanishii* Carr

【别名】苦糖果、郁香忍冬、羊奶子、杈八果、裤裆果、健身果、大金银花、杈杈果、狗蛋子、鸡骨头、苦竹泡、裤裆泡、驴奶果、驴驮布袋、骆驼布袋、山铜盆、神仙豆腐、史氏忍冬、腾杷树、羊奶奶、羊尿泡

【植物特征】多年生灌木，野生果树。为新发现新开发的著名新型水果。树高可达 2 m，冠径 1.5 m。叶片长披针形，叶背叶脉明显突起；花特香，茎枝婀娜。果型八字型分叉，

果色红艳透亮，晶莹剔透，红润如玉。果重 2.5~5 g，最大单果重 3.15 g。

【生境】广泛分布于陕西省秦岭沿线，甘肃、山东、安徽、浙江、河南、湖北、湖南、江西、四川、贵州等省山地。生于向阳山坡林、灌丛中或溪涧旁。耐干旱、水雨、耐寒、耐瘠薄、萌蘖力强、繁殖容易。上海、杭州、武汉、旅大等地有栽培。

【功用及推广价值】为新型水果，果味浓甜芳香，有延缓衰老、健体美容、开胃健食的功效。浆果富含糖，色红汁甜，糖酸比 39∶1，含矿物质极高，钙、铁、磷、氨基酸含量很高，尤其磷含量高于任何水果。历来是当地人们解渴充饥的野果，可加工成果汁、果浆、果酒、饮料等。以嫩枝叶入药。性甘，寒。祛风除湿，清热止痛，主治风湿关节痛；外用治疗疮。花期早，气味芳香，是很好的庭院美化观赏树种和蜜源植物。其枝干不但可作薪柴，而且还可作编织材料。其叶在幼嫩时是牲畜的好饲料。还可用叶沤制肥料，养分含量全而高。是优良的水土保持树种。美化环境，宜于盆栽。

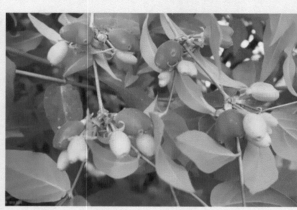
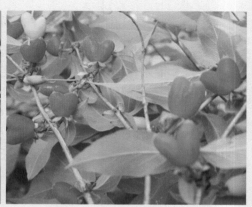

117. 败酱科 Valerianaceae

117.01　白花败酱 *Patrinia sinensis*（Levl.）

【别名】白花苦麻菜、苦菜、叶菜、苦叶菜、野苦菜、萌菜、癞头婆

【植物特征】多年生草本植物，高 50~100 cm，茎枝被倒生粗白毛，毛渐脱落，地下有细长走茎，生长新株。基生叶丛生，宽卵形或近圆形，边缘有锯齿，叶柄较叶片稍长，茎生叶对生，卵形，菱状卵形或窄椭圆形，长 4~11 cm，宽 2~5 cm，顶端渐尖至窄长渐尖，茎部楔形下延，1~2 对羽状分裂，上部叶不分裂，或有 1~2 对窄裂片，两面疏生长毛，脉上尤密，叶柄长 1~3 cm，上部叶渐近无柄。花序顶生者宽大，成伞房状圆锥花序，花白色，直径 5~6 mm，花萼小，花冠筒短，5 裂，雄蕊 4，伸出，子房下位，花柱较雄蕊稍短。瘦果倒卵形，与宿存增大苞片贴生，苞片近圆形，径约 5 mm，膜质，脉网明显。

【生境】分布于东北、华北、华东、华南、西南。生草丛之中。

【功用及推广价值】嫩芽可作野菜食用。胃寒者不宜。全草药用，清热解毒、保肝利胆。

　　［注］近缘植物黄花败酱，功用与本种同。

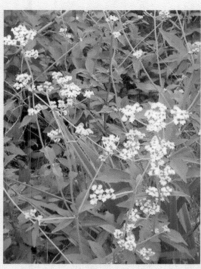
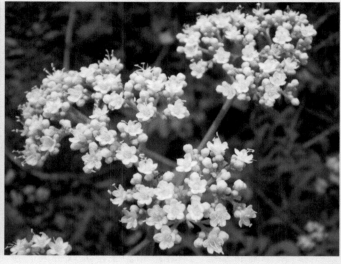

117.02 缬草 *Valeria officinalis* L.

【别名】欧缬草、拔地麻、媳妇菜、香草、珍珠香、满山香、满坡香、五里香、大救驾、小救驾

【植物特征】多年生耐寒草本植物。根状茎粗短，呈头状。茎高 30~120 cm，钝，四棱形。自基部分枝。绿紫色。茎中空，茎生叶卵形至宽卵形，伞房圆锥花序顶生，花冠淡紫红色，有时近蓝色，花有浓烈香味。小坚果球形，直径 1 mm，黑色，具瘤。

【生境】中国东北至西南都有零星分布。

【功用及推广价值】可作膳食补充剂。根及根茎药用，祛风镇静，治跌打损伤。缬草经浸软、研磨、脱水，装入胶囊服用，有镇痉抗焦虑的作用。

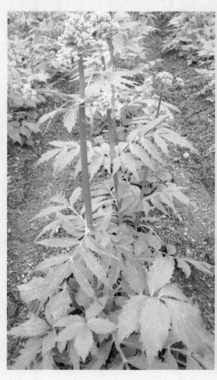
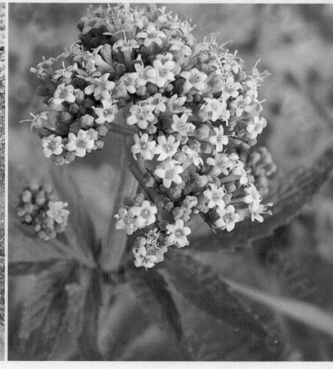

118. 桔梗科 Campanulaceae

118.01　桔梗 *Platycodon grandiflorus*（Jacq.）A. DC.

【别名】铃铛花、包袱花、道拉基

【植物特征】多年生草本植物，有白色乳汁，根胡萝卜形，长达 20 cm，皮黄褐色。茎高 45~120 cm，无毛，通常不分枝，或有时分枝，叶三枚轮生，对生或互生，有柄或有极短柄，无毛，叶片卵形至披针形，长 2~7 cm，宽 0.5~3.2 cm，顶端尖锐，基部宽楔形，边缘有尖锯齿，下面被白粉。花 1 至数朵生于茎或分枝顶端，花萼无毛有白粉，裂片 5，三角形至狭三角形，长 2~8 mm。花冠蓝紫色，宽钟状，直径 4~6.5 cm，长 2.5~4.5 cm，无毛，5 浅裂；雄蕊 5，花丝基部变宽，内有短柔毛，子房下位，5 室，胚珠多数，花柱 5 裂。蒴果倒卵形，顶部 5 瓣裂。

【生境】自华南到云南、东北广布。生草坡或林间。多地有人工栽培。新疆也可栽培。

【功用及推广价值】春苗嫩茎叶可作蔬食。肉质根心脆嫩，可腌制高级酱菜。根为重要的祛痰药，传统中药。花色花姿奇特，可植作花卉，也可作切花。成片种植时，秋季老茎叶可作冬季饲草。

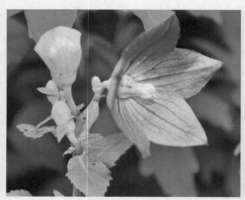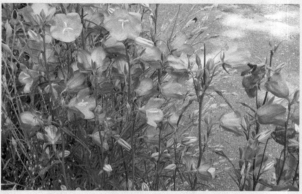

118.02　兰花参 *Wahlenbergia marginata*（Thunb.）A. DC.

【别名】娃儿菜、拐棒参、毛鸡腿、土参、细叶沙参

【植物特征】多年生草本植物，根细长，茎常自茎部分枝，近直立，通常渐升。长 8~35 cm，有长分枝，无毛，或下部疏生短毛。叶互生，无柄，条形、披针形、狭倒披针形、或匙形，长 0.8~2.4 cm，宽 2~6 mm，顶端钝或尖锐，茎部楔形至圆形，边全缘或呈浅波状，上面有稀疏短毛，或近无毛，下面有疏柔毛。侧脉不明显。花 1 至数朵生茎或分枝顶端，有细长梗，花萼无毛，裂片 5，狭三角形，花冠蓝色，宽钟状，长达 5 mm，无毛，5 裂至中部或稍过，裂片卵形，雄蕊 5，花丝上部丝形，下部变宽，边缘有柔毛，子房下位，3 室，胚珠多数，花柱 3 裂，蒴果倒圆锥形，顶部 3 瓣裂开。

【生境】自华南、云南至陕西南部广布。生平原或丘陵草地。

【功用及推广价值】作为野菜，各地吃法多样。根药用，治小儿疳积、痰积，也治高血压等症。

药食同源植物的鉴别与利用

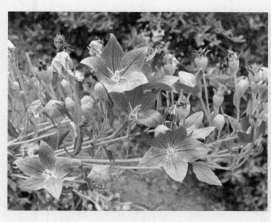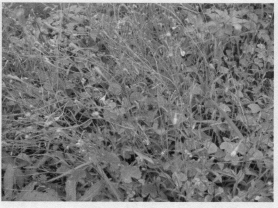

118.03　鸡蛋参 *Codonopsis convolvulacea* Kurz

【别名】牛尾参、补血草

【植物特征】草质缠绕藤本，有白色乳汁。根近球形，直径约 2 cm，茎无毛，常有分枝。叶互生，无毛，叶片披针形、狭披针形或披针状条形，长 2~6.8 cm，宽 0.4~1.6 cm，边全缘，干时常稍反卷，侧脉在上面不明显，在下面稍隆起，叶柄短，长 1~7 mm。花顶生与腋生，花梗下部有 2 叶状苞片，花萼半上位，无毛，裂片 5，狭三角形，长 0.6~1.5 cm，花冠蓝色，宽钟状，无毛，5 裂达基部，裂片矩圆状卵形，长 1.2~3 cm，雄蕊 5，花丝下部正三角形，边缘密生柔毛，子房半下位，柱头大，3 裂。

【生境】分布于西藏南部、云南、四川西部，海拔 1 200~3 100 m 的山坡或灌丛。

【功用及推广价值】根与鸡肉或猪肉同煮食饮，润肺生津、强筋壮骨。根可治肺虚咳嗽、疝气等症。

[注] 近本种的金线吊葫芦，功效与本种同。

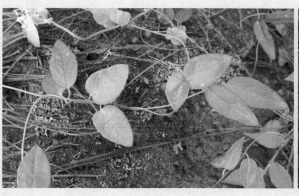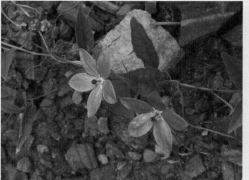

118.04　川党参 *Codonopsis tangshen* Oliv

【别名】巫山党参、单枝党参

【植物特征】草质缠绕藤本。有白色乳汁。根胡萝卜形，粗约 1.5 cm。茎长达 3 m，淡绿色，基部带紫色，有白粉，无毛或近无毛，叶互生，叶片狭卵形，或卵形，长 2~6.5 cm，宽 0.8~3.4 cm，基部宽楔形，圆截形，稀浅心形。边缘有不明显的钝齿，两面初有短柔毛，后变无毛。脉在下面隆起，叶柄长 0.7~2.4 cm。花单朵与叶对生，无毛，花梗长 1.5~6.5 cm，无苞片，花萼下位，5 裂近基部，裂片矩圆状披针形，顶端尖，花冠淡黄绿色，钟状，半上位，游离部分长约 3 cm，5 浅裂，裂片三角形，雄蕊 5，无毛，子房对萼而言是上位，但对花冠而言，则是半下位，5 室，每室有多数胚珠，花柱 5 裂。

【生境】分布于四川、湖北、湖南和陕西南部。生高山灌丛或林中。

【功用及推广价值】根可洗切后与粥同煮而食。根药用，有健胃、补血、生津、除痰之效。

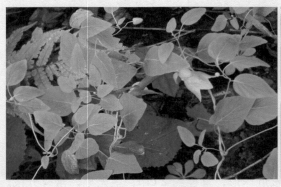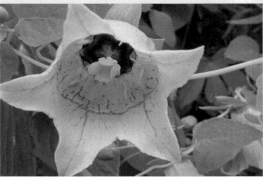

118.05　党参 *Codonopsis pilosula*（Franch.）Nannf.

【别名】台参、仙草根、叶子菜

【植物特征】草质缠绕藤本。有白色乳汁。根胡萝卜状，圆柱形，长约 30 cm，常在中部分枝。茎长约 1.5 m，分枝多，无毛。叶互生，叶片卵形或狭卵形，长 1.2~6.5 cm，宽 0.6~5 cm，边缘有波状钝齿，两面有密或疏的短伏毛，叶柄长 06~2.5 cm，带疏生开展的短毛。花 1~3 朵生分枝顶端，花萼无毛，裂片 5，狭矩圆形或矩圆状披针形，长 1.6~1.8 cm，花冠淡黄绿色，宽钟状，长 1.8~2.4 cm，无毛，5 浅裂，裂片正三角形，急尖，雄蕊 5，子房半下位，3 室。蒴果 3 瓣裂，有宿存花萼。

【生境】分布于四川西部、甘肃、陕西、河南、山西、河北、内蒙古、东北，生林边或灌丛之中。东北和西北华北多地，也多人工栽培。

【功用及推广价值】嫩茎叶水焯后可食。嫩的肉质根常与肉、鱼同配火锅食用。根也用于泡制茶饮或泡药酒。根入药，有强壮、补气血作用。

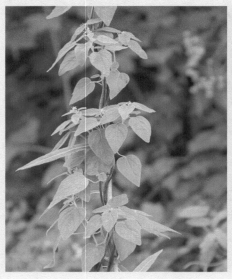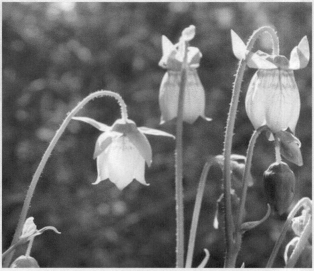

118.06　羊乳 *Codonopsis lanceolata*（Sied. et Zucc.）Trautv.

【别名】奶参、山海螺

【植物特征】多年生草质缠绕藤本。有白色乳汁。根圆锥形或纺锤形，长达 15 cm，有少数须根。茎无毛，有多数短分枝。在主茎上的叶互生，小，菱状狭卵形，长达 2.4 cm，宽 5 mm，无毛，在分枝顶端的叶 3~4 片近轮生，有短柄，菱状卵形，或狭卵形，长 3~9 cm，宽 1.3~4.4 cm，无毛，花通常 1 朵生分枝顶端，无毛，萼筒长约 5 mm，裂片 5，卵状三角形，长 1.3~1.6 cm，花冠黄绿色，带紫色，或紫色。宽钟状，长 2~3 cm，5 浅裂，雄蕊 5，长约 1 cm，子房半下位，柱头 3 裂。蒴果有宿存花萼，上部 3 瓣裂，种子有翅。

【生境】自华南、西南至东北广布。生山地沟边或林中。也有栽培。

【功用及推广价值】可配合各种肉类烹食。根药用，治痈疽肿毒，补中益气、健脾生津。

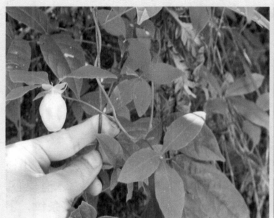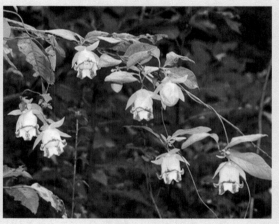

118.07　轮叶沙参 *Adenophora tetraphylla*（Thunb.）Fisoh.

【别名】四叶沙参、泡参、南沙参

【植物特征】多年生草本植物，有白色乳汁。根胡萝卜形，黄褐色，有横纹，茎高 60~90 cm，无毛或近无毛，在花序之下不分枝。茎生叶 4~6 个轮生，无柄，或有不明显的柄。叶片卵形、椭圆状卵形、狭倒卵形，或披针形，长达 6 cm，宽达 2.5 cm，边缘有锯齿，两面有疏短柔毛，花序圆锥状，长达 35 cm，无毛，分枝轮生，花下垂，花萼无毛，裂片 5，钻形，花冠蓝色，口部微缩成坛状。雄蕊 5，常稍伸出，花丝下部变宽，边沿有密柔毛，花盘圆筒状，子房下位，花柱伸出。蒴果倒卵球形，长约 5 mm。

【生境】分布于华南、长江中下游各地，陕西、山西、河南、山东、河北、东北也有分布。生草坡或林间。

【功用及推广价值】根作蔬菜食用，也晾干做药膳食材。根药用有清肺化痰功效。

　　[注] 近缘种有石沙参、杏叶沙参、云南沙参、泡沙参，都有化痰润肺的功能。产于新疆西天山的沙参除药用外，其嫩茎叶和嫩根还可作蔬食。

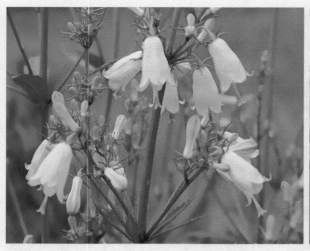
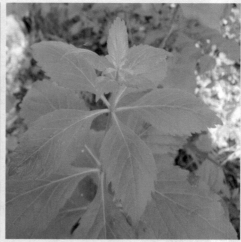

119. 苏木科 Caesalpiniaceae

119.01　酸角 *Tamarindus indica* Linn

【别名】罗望子、酸豆、通血图、通血香、木罕、曼姆

【植物特征】常绿乔木，高 6~25 m，胸径可达 160 cm，树皮暗灰色，片状开裂。小枝具短茸毛，皮多孔，褐色。羽状复叶，互生。圆锥花序顶生或总状花序腋生。木有硬心。花两性，萼筒状螺形，先端 4 裂，花瓣 5，上面 3 片发达，花冠黄色，有紫红条纹，下面 3 片退化成鳞片状。雄蕊 3，花丝中部以下合生，其余的 3~5 枚退化成刺毛状，雌蕊子房有柄。荚果肥厚，长直或弯，圆筒形，长 7~20 cm，宽 2~3 cm，果皮褐色薄而脆，硬壳质，中果皮厚，肉质，可食。果熟时红色，味酸，故名酸角。种子 3~10 粒，深红色，光亮。

【生境】分布于广东、广西、海南及云南。云南有大面积栽培。

【功用及推广价值】果可食，又可加工成糕或果脯。果医用，可止孕妇呕吐，并生津健胃、去暑止渴。

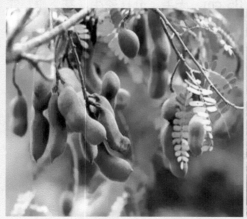
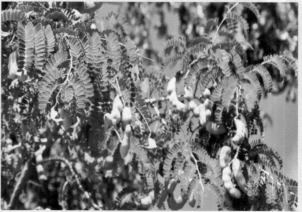

120．冬青科 Aquitoliaceae

120.01　大叶冬青 Ilex latifolia Thunb.

【别名】红冬青

【植物特征】常绿高大乔木。高达 20 m，胸径 60 cm，小枝有纵裂纹，叶厚革质，矩圆形，或卵状矩圆形，长 8~17 cm，宽 4.5~7.5 cm，两面无毛，上面有光泽，叶柄短粗，长 15~20 mm，雌雄异株，花多数排列成假圆锥花序，4 数，雄花序每一分枝有 3~9 朵花，成聚伞状，花萼壳斗状，直径 3~5 mm，花瓣卵状长圆形，长约 3.5 mm，雌花序每一分枝有 1~3 朵花，花萼直径 3 mm。果球形，直径 7 mm，红或褐色。外果皮厚，分核 4 颗。

【生境】分布于华东。生山地林中。

【功用及推广价值】叶做茶，称苦丁茶。能清头目、除烦渴和健脾肾。树皮及果为强壮剂。春叶红、夏叶绿，秋果红、冬叶翠，作风景树，可供整年观赏。

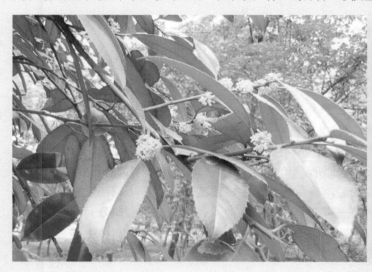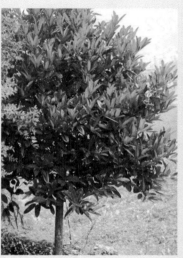

121．交让木科 Daphniphyllaceae

121.01　交让木 Daphniphyllum macropodum Miq

【别名】豆腐树、山黄树（湖北）、豆腐头（广东）、枸血子、枸色

【植物特征】常绿乔木，高 4~10 m 或更高。单叶互生而丛生于枝端。常于新叶开放时，老叶全落，故有交让之名。叶矩圆形，厚革质，长 15~20 cm，顶端渐尖，基部圆楔形，全缘，上面有光泽，下面蓝白色，叶柄粗壮，长 3~4 cm，平滑，红色。花小，淡绿色，成短总状花序，雌雄异株，雄蕊 8~10，花丝短，雌花有花被片 8~10，子房 2 室，柱头上密生红色茸毛，花后变黑色。核果长椭圆形，黑色，外果皮肉质，内果皮坚硬。

【生境】分布在长江流域，贵州也有分布。生酸性土壤中。

【功用及推广价值】树叶搅碎取汁，加入碱，凝块，成豆腐状，加入糖或蜂蜜为消暑知名食品，故有豆腐树之称。树叶与种子药用，治疖毒红肿。能使水土保持稳定，是环保树种。树叶含丰富果胶，有工业价值。老叶有饲用价值。

[注] 有人称树皮有小毒。

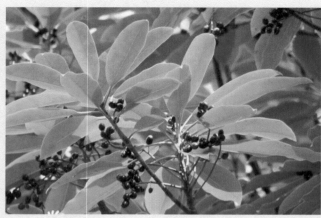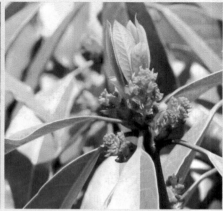

122. 文定果科 Muntingia

122.01　文定果 *Muntingia calabura*

【别名】冬瓜茶果

【植物特征】（1981 年克朗奎斯特分类法，将本品分入椴树科中，1998 年根据基因亲缘关系分类的 ABG 分类法，认为应单分一科为文定果科。）常绿小乔木。高 6~12 m，树皮光滑较薄。单叶互生，叶长圆状卵形，长 5~9 cm，先端渐尖，基部心形，3~5 主脉，叶缘中上部有疏齿，两面有星状毛，前两性，单生，或成对着生于上部小枝的叶腋，花萼合生，花瓣白色，花盘杯状，一边开花结果，一边月月有果成熟。6~8 月，为多果集中成熟期。浆果多汁，圆形，成熟时红色。种子细小。抗风能力强，耐寒力较差。对土壤要求不严。喜温暖湿润的气候。

【生境】分布于广东、广西、海南。

【功用及推广价值】为有潜力的热带水果。宿存花萼药用可清热解毒、治咳喘。有观赏价值。

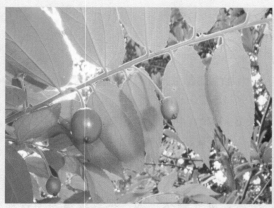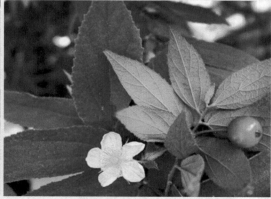

123．玉蕊科 Lecythidaceae

123.01　炮弹树 *Couroupita guianensis* Aubl.

【别名】铁西瓜、炮弹果、炮弹花

【植物特征】落叶大乔木，果球形，直径 20 cm，木质，形似生锈的炮弹，果肉厚，含种子多数。花艳丽，花瓣如浅碟，叶卵形或宽披针形，边缘平滑或具细齿。花簇发于茎干，长 60~90 cm，花外侧黄色或紫红，内侧深红或淡紫色，气味香醇。树冠圆伞形，春夏开花，边开花边结果，花与果同时挂树，果悬于树上经久不落。枝条柔韧。奇数羽状复叶，长 7~15 cm，宽 3~5 cm，厚革质。幼叶紫红色。

【生境】分布于美洲，我国广东、海南有栽培。喜高温、湿润环境，对土壤要求不严。

【功用及推广价值】干花作茶饮有利尿功能。果药用，功能祛风湿，散瘀活血，治骨折和腰肌劳损。用其根 3~5 钱煎服或泡酒饮，鲜叶捣泥包敷。特有的观赏树种，可孤植或列植，作风景树或行道树。

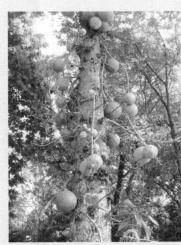 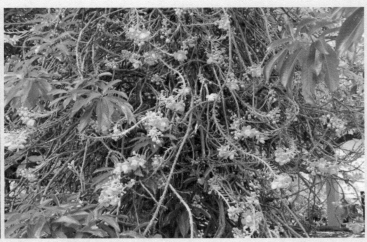

124．蒺藜科 Zygophyllaceae

124.01　唐古特白刺 *Nitraria tangutorum* Bobr

【别名】白刺、地椹子、沙樱桃、酸胖、酸溜溜、白茨、地枣、哈尔马格、沙漠樱桃

【植物特征】直立小灌木，株高 100~200 cm，叶较宽大，长圆状披针形，小枝尖端刺状，枝条无刺或少刺。果不大，核果多汁，果汁暗蓝黑色，核小，卵形。

【生境】分布于我国的西北沙漠地区及华北、东北沿海地区，张家口坝上、天津、沧州、寿光、东营等地，都有野生。白刺的适应性极强，耐旱、喜盐碱、抗寒、抗风、耐高温、耐瘠薄，为荒漠地区及荒漠平原典型植物，是我国寒温、温和气候区的盐渍土指示植物。

【功用及推广价值】我国有六种白刺，有唐古特白刺、齿叶白刺、泡果白刺、大果白刺和西伯利亚白刺、白刺、帕米尔白刺等。其中唐古特白刺和西伯利亚白刺的果实均可入药。白刺是医疗保健和食品饮料工业的宝贵原料。果可鲜食，还可酿酒、做醋、制果酱。果核可榨油，含脂肪 17%。白刺的叶、果、枝含丰富的蛋白质和对人体有益的维生素、氨基酸和微量元素，不仅是畜牧业的可贵饲料，而且同时白刺本身又具极强的抗逆性，有很强的防风固沙能力，故应开发利用白刺资源进行造林。唐古特白刺果实入药，可健脾胃、助消化、安神解表、下乳等，主治脾胃虚弱、消化不良、神经衰弱等。

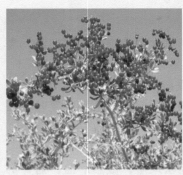 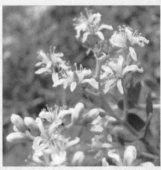 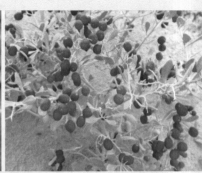

124.02　西伯利亚白刺 *Nitraria sibirica* Pall

【别名】小果白刺、盐生白刺、东广嵩、东墙、酸胖、西伯利亚泡泡刺

【植物特征】西伯利亚白刺为落叶小灌木，株高 0.5~2.0 m，在重盐碱地上甚至呈匍匐状态生长。它枝条灰白色，先端针刺状，老枝单叶互生，嫩枝上的叶 4~6 枚簇生，叶线形、倒披针形或匙形，全缘；花 5 片，白色或淡黄色；浆果状核果，成熟时果实为暗蓝色，外果皮薄，中果皮肉质多浆，内果皮坚硬核状，果枝上有稀疏且浅的孔穴。

【生境】西伯利亚白刺分布于蒙古、俄罗斯及中国的西北、华北、东北各省区，生于盐碱化低地及干旱山坡。西伯利亚白刺有极强的耐盐碱能力，可在含盐量高达 1% 的重盐碱地正常生长，它耐水湿又耐干旱，耐高温又耐严寒，对恶劣生境有极强的适应能力。

【功用及推广价值】医疗保健和食品饮料工业的宝贵原料。功效同白刺。西伯利亚白刺入药有调经活血、消食健脾等功能，主治月经不调、胃弱、消化不良等。

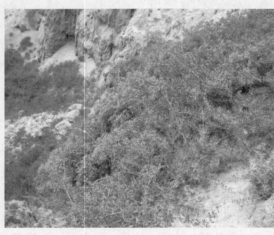 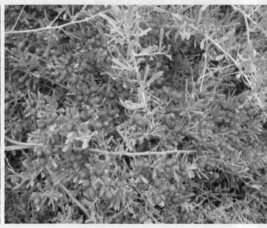

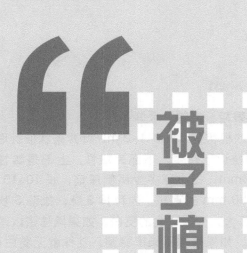

被子植物 单子叶植物

125. 禾本科 Grameneae

125.01 菱白 *Zizania latifolia*（Griseb.）Stapf

【别名】茭笋、菰、茭儿菜、茭瓜、菰手、雕胡、高笋、水笋

【植物特征】多年生挺水草本植物，具肥厚的根状茎，秆高 1~2 m，叶片条状披针形，宽 10~25 mm。圆锥花序，长 30~60 cm，分枝近于轮生，下部为雄性，上部是雌性，小穗含一小花，雌性小穗圆柱形，长 15~20 mm，雄小穗多少两侧压扁，长 10~15 mm，颖缺，外稃具 5 脉，在雌小穗中有长 15~30 mm 的直芒。内稃具 3 脉，雄蕊 6 枚。本植物嫩茎受黑穗菌侵染寄生后，顶茎就会膨大，变成可食的茭白。如果黑穗菌以厚垣孢子状态存在，嫩茎就会变成灰包不能食用。如果植株不染黑穗菌，茭株就无茭白可收，就会开花结籽，这样的植株称雄茭。

【生境】北起黑龙江，南至海南岛均有栽培，江浙一带可年产两茬，属高产区。西北地区近年已行试产。因为茭苗的嫩茎在未染黑穗菌时亦可当菜食用，种不产茭白的茭苗，在西北地区应是比较容易的。

【功用及推广价值】主要采膨大的嫩茎食用，能炒食、凉拌、蒸炖、做汤；茭苗可食用；籽粒也可食。医用可催乳通乳，通便、生津止渴。秆和叶是良好的家禽家畜饲料。可绿化园林水塘。

　　[注]禾本科还有两种植物即高粱和糜子，都能感染黑穗菌，也能生出香嫩可食的菌棒。

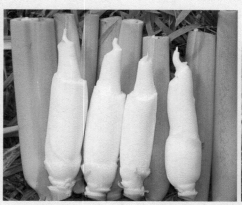 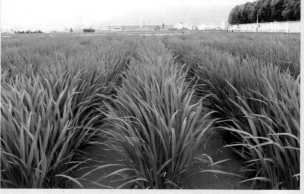

125.02 淡竹叶 *Lophatherum gracile* Brongn

【别名】山鸡米

【植物特征】多年生，具木质缩短的根状茎。须根中部可膨大成纺锤形。秆高 40~100 cm。叶片披针形，宽 2~3 cm，基部狭缩呈柄状，有明显的小横脉。圆锥花序，小穗条状披针形，具极短的柄，排列稍偏于穗轴的一侧，连同芒长 7~12 mm，宽 1.5~2.5 mm，不育外稃互相紧包并渐狭小，其顶端具长 1~2 mm 的短芒成束而似羽冠。

【生境】分布于长江流域以南各地。生山坡林下或荫蔽处。

【功用及推广价值】块根作药膳有抗宫颈癌和抗衰老的作用。块根医用，有清凉、解热、利尿、通乳和催产之效。竹叶具有较高的利用和开发价值。淡竹叶中所含的功能因子主要是黄酮糖苷和香豆素类内酯，具有优良的抗自由基、抗氧化、抗衰老的作用，被用于

丰胸美体；并具有显著的增强免疫力作用，增强机体的抗应激和抗疲劳能力，提高记忆能力，延缓衰老，提高人体对不良环境和疾病的抵抗力，降血脂和血胆固醇，可用于老年功能性食品和抗氧化食品。以新鲜竹叶为原料制成的防腐剂，可在杀菌食品中添加。竹叶特有的清香味，可用于香水、除臭剂和空气清新剂等产品领域。地上部分是优良牧草。

[注] 本植物为重要的中药，东北、华北、西北都可试引种。

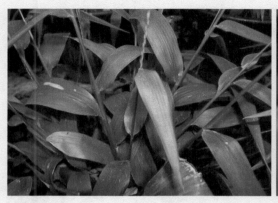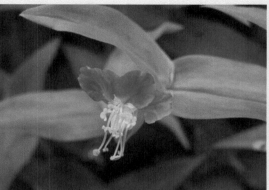

125.03　竹笋 *Phyllostachy pubescens*

【别名】竹萌、竹芽、春笋、冬笋、生笋

【植物特征】包括苦竹、淡竹、毛竹等。株高数米，圆柱形，直立。茎有节，节间中空，节内有中隔，节上有芽，萌发成枝，下部各节无枝。地下根茎自根部发出为竹鞭，横向蔓延，有节，节下生根，节上生侧芽，萌发成笋。笋锥形，笋外有苞壳称箨，为叶的变态。笋肉、横隔、笋箨的鲜嫩部分供食用，有特殊香味。笋出土后生长迅速，日生长量可达 1 m，长至 3~4 m 后，基部箨叶自行脱落成竹。

【生境】高度抗寒。泛指产于湖南的毛竹笋；江西、浙江、皖南竹笋；广西甜笋；广州吊丝丹等可产笋的竹子所长出的可食幼苗。这些产笋竹分布如上述。竹耐瘠、耐旱，但不耐涝。

【功用及推广价值】苦竹、淡竹、毛竹等的嫩苗，为中国传统佳肴，味香质脆。可荤作素炒，也可制干菜贮存。医用，可开胃健脾，顺肠通便、化痰止咳，增强免疫力。又因其富含酪氨酸而能辅助治疗抑郁症。

[注] 现今东北、西北各地都建有保护地，如果加厚设施内酸性土壤的土层，就可在保护地种竹产笋，且可美化保护地环境。

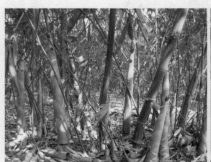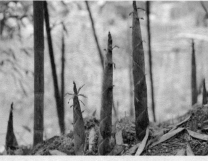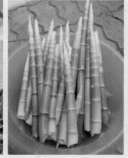

125.04　薏苡 *Coix chinensis* Tod.

【别名】薏米、川谷

【植物特征】一年生或多年生草本植物，秆高 1~1.5 m。叶条状披针形，宽 1.5~3 cm，总状花序成束腋生，小穗单性，雄小穗覆瓦状排列于总状花序上部，自珐琅质呈球形或卵形的总苞中抽出，2~3 枚生于各节，一无柄，其余有柄，无柄小穗长 6~7 mm；雌小穗位于总状花序的基部，包藏于总苞中，2~3 枚生于一节，只一枚结实。

【生境】我国各地野生栽培均有，但都在温暖省区。

【功用及推广价值】颖果含淀粉和油脂，为兴时的保健食材。为传统中药，有利尿和强壮功能。

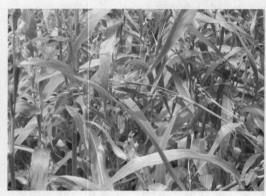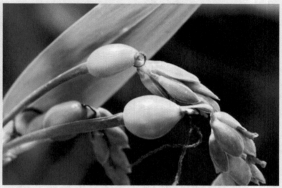

125.05　糖高粱 *Sorghum bicolor*（L.）Moench

【别名】甜秆、芦粟、芦穄、芦黍、芦稷，甜秫秸、甜高粱、高粱甘蔗

【植物特征】一年生高大草本植物。秆高 2~3 m，根系发达，茎基部有气生根，分蘖力较强，但蘖苗成穗力很小。茎直立，茎皮坚硬，茎心脆嫩含糖如甘蔗。叶条状披针形，长 40~60 cm，宽 4~6 cm，中脉背突出而强韧，先端尖，基部楔形。穗状花序，颖壳较硬，红棕色。子实如高粱，富含淀粉等营养物质。

【生境】仅见人工栽培。多见于东北、西北和黄河流域。

【功用及推广价值】籽实能作高粱米面作保健品食用。或酿制酒和醋。茎心可制饴糖和砂糖。去皮可当甘蔗食用。去籽的空穗可作锅刷。

　　［注］新疆吉木萨尔县曾大面积栽培，并制出了名酒和砂糖。

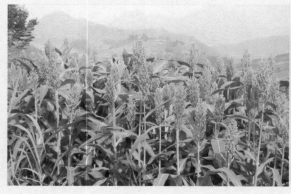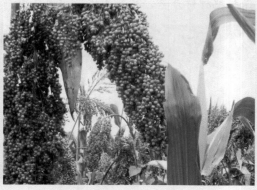

125.06　小麦 *Triticum aestivum* L.

【别名】麦子、麦麸、淮小麦、麸麦、浮麦、浮小麦、空空麦、麦子软粒、麦

【植物特征】人皆熟知，略。

【生境】为我国长江以北主要农产品。栽培面积最大。

【功用及推广价值】分冬小麦和春小麦。其籽粒是面粉原料，现代人类食用的面粉是本品的主要产物，是人类生活的必需主食，可加工成面包、面条、馒头、挂面、方便面、糕点以及其他面食食品和面酱食用。所含蛋白可制成面筋食用；麦麸可生产格瓦斯，也可制味精，作饲料；淀粉可制成饴糖和葡萄糖用于医药和食品。秕粒称浮麦，中医用以止汗、利尿。本品青苗打浆榨汁服用可清血去火、祛热解毒。

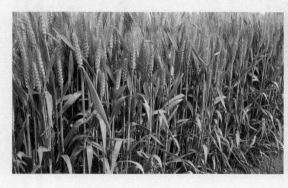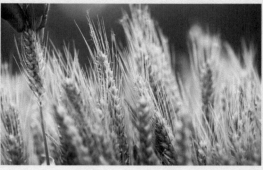

125.07　大麦 *Hordeum vulgare* L.

【别名】麰、倮麦、麰麦、牟麦、饭麦、赤膊麦、元麦、裸大麦、稞麦

【植物特征】越年生，秆高 50~100 cm。光滑。叶鞘两侧有叶耳，叶片宽 6~20 mm。穗状花序直立。颖线形，无脉。顶端延伸成 8~14 mm 的芒。外稃无毛，5 脉，芒粗糙长 8~13 cm。颖果成熟后与稃体黏着不易脱离。

【功用及推广价值】全世界都用大麦籽粒麦芽制造啤酒。另一种无包衣的大麦粒称青稞，是我国藏族人民的主粮。麦芽中医用于治疗消化不良。

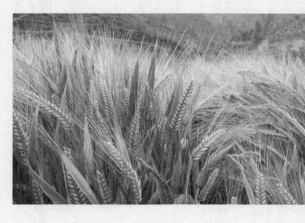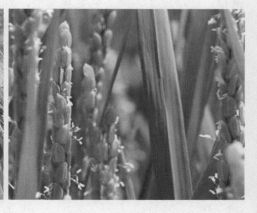

125.08　水稻 *Oryza sativa* L.

【别名】稻谷、大米、稻、糯、粳

【植物特征】一年生草本植物。高 30~100 cm。叶舌膜质，披针形，长 8~25 mm，幼时

有明显的的叶耳，叶片披针形至条形，宽6~15 mm，圆锥花序疏松，小穗矩圆形，两侧压扁，长6~8 mm，含3小花，下方2小花退化，仅存极小的外稃而位于一两性小花之下，颖强烈退化，在小穗柄的顶端呈半月状的痕迹，退化的外稃长3~4 mm，两性小花外稃常具细毛，有芒或无芒。内稃3脉，雄蕊6枚。广泛栽培，品种极多。

【生境】全国各地多水地区大面积栽培。

【功用及推广价值】为国人主粮，常作米饭和粥食用。也用制酒、糖、醋，并提取淀粉。茎秆供搓绳、编织和栽培食用菌。

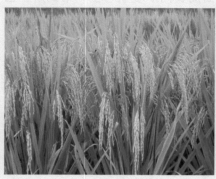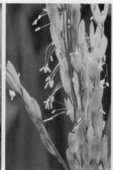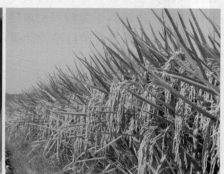

125.09　芦苇 *Phragmites communis* Trin

【别名】苇、芦、芦笋、蒹葭

【植物特征】多年生大型草本，具粗壮的根状茎，高秆1~3 m。叶片宽1~4 cm，圆锥花序长10~40 cm，小穗长16~22 mm，通常含4~7小花，第一小花常为雄性，颖及外稃均有3条脉，外稃无毛，孕性外稃的基盘具长柔毛。

【生境】分布遍全国。常生于河流、池沼、岸边浅水之中，或生于河边、湖旁。

【功用及推广价值】嫩茎名苇笋，可凉拌，也可炒食。芦苇的地下茎为芦根，或称苇鞭，可制作饮料和药膳，煎汤代茶饮服，夏季可以清暑热，解口渴，秋天用以润燥。芦根汤液带有甜味而滋润，可放茶叶同泡，当作饮料。芦根无臭，味甘，春末夏初及秋季均可采挖，洗净泥土，剪去残茎及须根，剥去皮膜，切段晒干，或鲜用，或捣汁服，用于清热利水。现代医学证明，鲜芦根具有生津、润燥、解热、利尿、止呕、镇痛、提高免疫力、降压、镇静、抗肿瘤等作用，可用于热病烦渴、肺炎、肺脓疡、气管炎等疾病。芦苇是环保植物，可吸污净化水质。根互串横生而能加固堤坝。叶嫩时可做饲草，老茎叶可造纸。茎秆可编苇席。

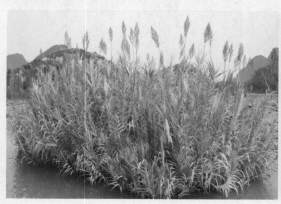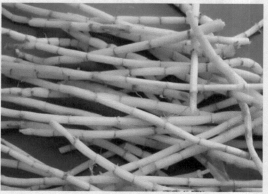

125.10　燕麦 *Avena sativa* L.

【别名】铃铛麦

【植物特征】一年生，秆高 1 m 左右。有 2~4 节。叶鞘松弛光滑。叶舌透明膜质，叶片长 20~30 cm，宽约 1 cm，顶生圆锥花序大，开展，小穗含 2 花，两颖长 2 cm，近等长。芒自第一外稃伸出，第二外稃无毛。

【生境】东北、华北、西北多有栽培。

【功用及推广价值】籽粒可加工成燕麦皮食用。为近年风行全国的营养保健食品。

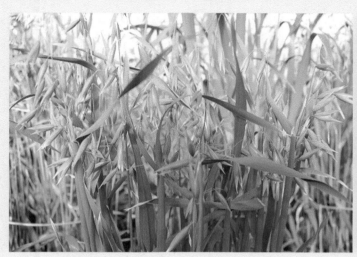 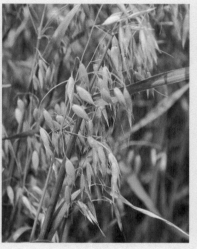

125.11　光稃茅香 *Hierochloe glabra* Trin.

【别名】香茅、光稃香草、黄香草

【植物特征】多年生草本，根状茎细长，白色斜上，全株稍有香味。茎直立，高 15~25 cm。叶片条形或条状披针形，叶鞘长于节间，密生微毛，叶舌膜质。圆锥花序顶生，开展、长约 5 cm，小穗长 2~3 mm，雄花外稃长于颖片。两性花外稃长 2.5 mm。

【生境】分布于辽宁、青海、河北、新疆。多生于山坡湿处。

【功用及推广价值】可作香料浸剂。有饲用价值。

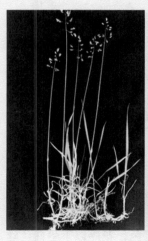 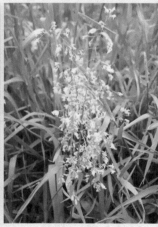 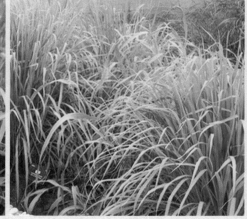

125.12　糜子 *Panicum miliaceum* L.

【别名】稷、黍、小黄米

【植物特征】一年生，秆直立，单生或丛生。高 60~120 cm，叶片条状披针形，宽达 1.5 cm，圆锥花序开展或较紧密。成熟后下垂。仅第二小花结实。第一外稃大，都具 13 脉，第二外稃革质，成熟后呈乳白色或褐色，边缘卷抱内稃。

【生境】我国北方栽培甚广。

【功用及推广价值】籽粒为黄米原料。也是饴糖、北方黄酒的原料，黄米为近来兴起保健品。

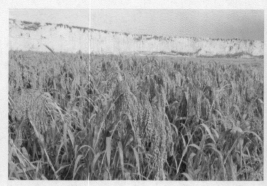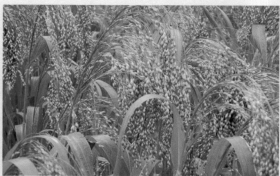

125.13　小米 *Setaria italica*

【别名】粟粱、谷子

【植物特征】一年生，秆高 1~1.5 m，叶条状披针形，上面粗糙。柱状圆锥花序，长 10~40 cm，小穗长约 3 mm，簇生于短缩的分枝上，茎部有刚毛状小枝 1~3 条。有第一颖和第二颖，也有第二外稃。

【生境】我国多栽培于北方。

【功用及推广价值】所产小米主供食用，小米为传统保健食品。茎秆为谷草，是家畜的重要饲草。

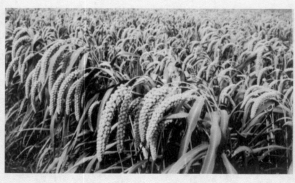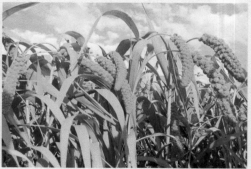

125.14　甘蔗 *Saccharum sinensis* Roxb

【别名】竿蔗、甜棒、薯、薯蔗、糖蔗，黄皮果蔗、糖杆、干蔗、接肠草、甘枝、糖梗、菅蔗、竹蔗、补血果

【植物特征】多年生，秆粗壮，高 2~4 m，粗 2~5 cm，绿色至棕红色，花序以下生白色丝状毛，叶片宽而长，两面无毛。总状花序多节，节间疏生长柔毛，小穗成对，生于穗梗各节。

【生境】生于我国江南温热地带。

【功用及推广价值】茎秆为制蔗糖主要原料。叶片为牛的喜食饲草。

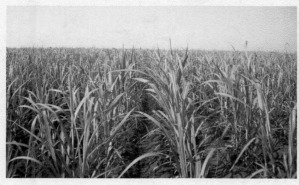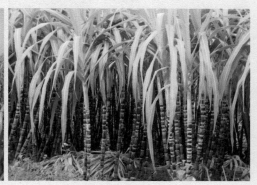

125.15　高粱黑穗 *Sorghum vulgare* Pers.

【别名】乌米，刃头、苞米诬鸣、乌霉、韧头、棒子包

【植物特征】高粱为一年生高大草本。它在幼苗期及易感染黑穗菌。染上该菌的高粱不能正常抽穗开花结实，而只能在茎端长出 2 cm 粗，15~20 cm 长的白色菌棒。黑穗菌是一种病害，农民唯恐防不胜防。

【生境】分布于东北、华北及甘肃、新疆、山东、安徽、河南、湖北、台湾、四川、云南等地。

【功用及推广价值】寄生于高粱茎及穗上的菌棒供食，可以采下即食，也可荤素炒食。吃味特殊、十分可口，还有开胃止痢的医疗功能。

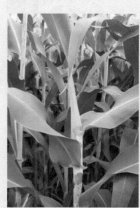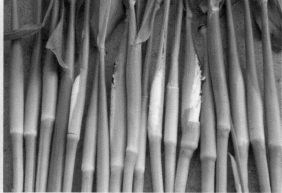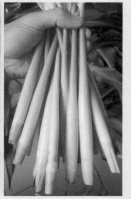

125.16　玉米 *Zea mays* L.

【别名】包谷、玉茭、玉麦、棒子

【植物特征】一年生高大草本，高 1~4 m，通常不分枝，基部各节生气生根，叶宽长，条状披针形，基部有长叶鞘。雄花顶生，雄小穗成对生于各节。雌花序腋生，成对分布在穗轴之上，形成整齐的排行。穗轴为多数苞片包藏。花柱紫红成丝状，称玉米须，伸出总苞。籽实整齐地排列于穗轴之上，成熟后呈黄、白、紫、黑等色。

【生境】长江以北广泛栽培。

【功用及推广价值】是我国主要的粮食作物。用于口粮和饲料。也是油、糖、酒、醋的重要原料。种类很多，有黏玉米、水果玉米、穗轴菜玉米等，用途各异。

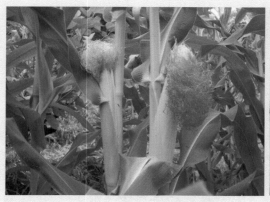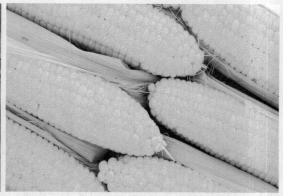

125.17 香茅草 *Cymdopogon citratns*（DC.）Stapf

【别名】柠檬茅

【植物特征】多年生，成大丛，有柠檬香气。秆粗壮，高达 2 m。叶条形，两面呈灰白色。伪圆锥花序疏散，由成对的总状花序托以佛焰苞状总苞所形成。小穗成对，基盘钝，第一颖两侧有脊，无芒。

【生境】我国华南与云南地区有栽培。

【功用及推广价值】提香茅油作香水，叶煎水外擦能消肿止血。

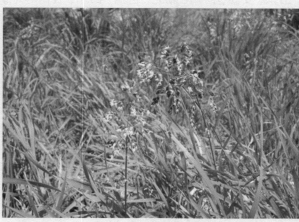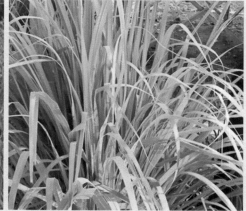

126. 百合科 Liliaceae

126.01 金针菜 *Hemerocallis* citrina

【别名】黄花菜、健脑菜、萱草、忘忧草、无忧草、安神菜

【植物特征】多年生草本植物。具短缩茎和粗状的肉质块根。块根十分耐寒，能在雪中露地越冬。叶基生，排成两列，条形，长 70~90 cm，宽 1.5~2.5 cm，背脉呈龙骨状隆起。花葶高 80~110 cm，蜗壳状聚伞花序，复组成圆锥形，多花，有时可多达 30 朵花。花序下部的苞片狭三角形，长渐尖，长达 4 cm 或更长。花柠檬黄色，具淡清香味。花梗短，花被长 13~16 cm，下部 3~5 cm 合成花被筒，裂片 6，具平行脉，盛开时裂片外弯，花

蕊伸出上弯。花柱伸出，上弯。对光照土壤要求不严。

【生境】黄河流域和川、鄂有栽培，全国各地有零星栽培。品种繁多，有 50 多种。

【功用及推广价值】为我国传统名菜，干花蕾也出口创汇。春季刚发的嫩芽和干花蕾均可食用。鲜花蕾含秋水仙碱，不宜鲜食，焯水后晾干食用。可荤炒素做。黄花菜具有较佳的健脑抗衰功能，有"健脑菜"之称，精神过度疲劳的现代人应经常食用。黄花菜具有显著降低血清胆固醇的作用，能预防中老年疾病和延缓机体衰老。它所含的冬碱等成分有止血消炎、利尿安神、健胃等功效。食疗有造血补血、止血、清热消炎、利湿、消食、明目、安神、强壮脏器等功效。黄花菜性味甘凉，对吐血、大便带血、小便不通、失眠、乳汁不下等有疗效，可作为病后或产后的调补品。可用于园林花卉。新疆已有大面积栽培。

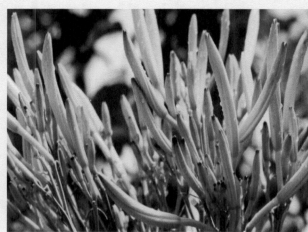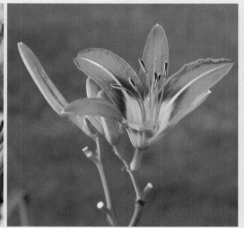

126.02 兰州百合 *Lilium davidi* var. *unicdor* Cotton

【别名】川变百合

【植物特征】多年生草本植物，具球茎。根弦状、地下鳞茎扁圆形，直径 4~8 cm。茎高40~70 cm，略呈青紫。叶绕茎不规则轮生，纤形，长约 15 cm，宽约 0.5 cm。花序初簇状，开花时呈分散的总状，花橘黄色，瓣 6，瓣片宽披针形，先端尖，尖部略外卷，雄蕊较长，伸花冠之外，花药紫红色。花多败育，稀能发育成种子。喜温暖但怕高温，喜光照也耐半阴，延长光照可提前开花。适于略冷凉湿润和昼夜温差大的环境。

【生境】多栽培，无野生。多产于甘肃兰州及其附近。

【功用及推广价值】地下鳞茎为当下驰名的养生食材，能作多种菜肴和食品。并发现花蕾也有良好的食用价值，炒食可荤可素。鳞茎为传统中药，补肺滋阴、清热解毒、润肤美容、止咳化痰、清心安神、止血止痛、防癌抗癌。

[注] 我国百合近百种，多为花用和药用。食用百合以本种为佳。本种富含锌和蛋白质，蛋白含量高达 3.36%。远高于普通蔬菜。新疆已在乌鲁木齐和昌吉地区大面积栽培成功。最宜在天山北坡逆温带种植。乌鲁木齐和昌吉地区的栽培前途不逊兰州，奇台县和新疆吉木萨尔县的老菜园，已有百多年的栽培史。

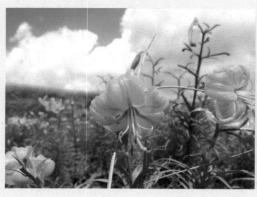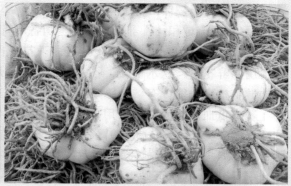

126.03　百合 *Lilium brownii* F. E. Brown var. *viridulum* Baker

【别名】夜合、强瞿、番韭、山丹、倒仙

【植物特征】多年生球茎草本植物,鳞茎球形,直径约5 cm,鳞茎瓣广展,白色。茎高0.7~1.5 m,有紫色条纹,无毛。叶散生,上部叶比中部小,倒披针形,长7~10 cm,宽2~2.7 cm,基部斜窄,全缘,无毛,有3~5条脉,具短柄。花1~4朵,喇叭形,有香味。花被片6,倒卵形,长15~20 cm,宽3~4 cm,多为白色,背面带紫色,无斑点,顶端弯曲不卷,蜜腺两边具小乳头状突起,雄蕊前弯,花丝长9~11 cm,花药椭圆形,丁字形着生。花粉粒红紫色。花柱长11 cm,柱头3裂,蒴果矩圆形,长5 cm,宽3 cm,内聚多数种子。

【生境】分布于东南、西南、河南、河北、陕西、甘肃,多野生山坡,也有栽培。

【功用及推广价值】花去蕊后可炒食,鳞茎入药,可润肺、滋阴、定心、安神。近年来由于育种科学的发展,我国药食两用百合的发展极快,江苏宜兴、湖南隆回、浙江三门、山西东山,特别是山东沂水,都有许多传统优势品种和新的优秀品种大面积栽培。可盆栽观赏。

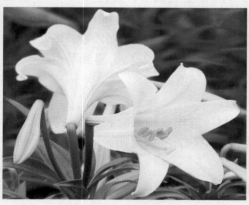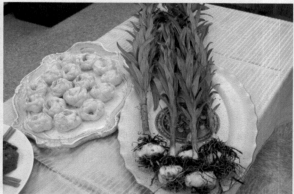

126.04　毛百合 *Lilium daurieum* ker-Gawl.

【别名】野百合、卷帘百合

【植物特征】鳞茎扁球形,直径2~3 cm,鳞茎瓣宽,披针形至倒披针形,长1~1.5 cm,宽0.5~1 cm,白色,茎直立,高50~70 cm,叶散生,披针状条形,长7~14 cm,宽4~8 mm,具3~5条脉,近无柄。花多为单生,钟形,橙红色,外轮花被片3,倒披针形,长 5~9 cm，内轮花被片 3，狭窄。蒴果椭圆形，长 4 cm，宽 2~3 cm，3 瓣裂。

【生境】分布于东北、河北。生于肥沃的山野地带。

【功用及推广价值】鳞茎药用与百合同。鳞茎瓣食用，味不如百合好吃。

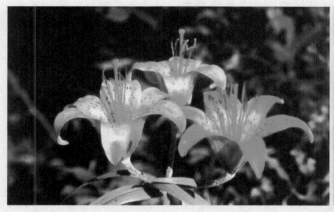 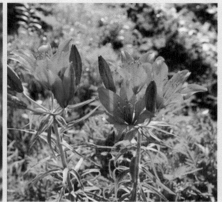

126.05　新疆百合 *Lilium martagon* Linn. var. *pilosiusculun* Freyn

【别名】欧变百合、新疆野百合

【植物特征】多年生球茎草本植物，茎高 45~90 cm。鳞茎球宽卵形，鳞片矩圆形，先端急尖，无节，叶轮生，少有散生，条状。花 2~7 朵，排列成总状花序，苞片披针形，先端渐尖，花梗先端弯曲，花下垂，紫红色，花瓣上散生深紫色斑点，外面被长而卷的白毛。蒴果倒卵状矩圆形，淡褐色。

【生境】在我国分布在新疆阿尔泰山和萨吾尔山区，吉木乃县有大片分布。

【功用及推广价值】药用食用与百合同。当地草原牧民把鳞茎洗净用针线串成长串，在太阳下晒干，冬季以牛羊肉合煮而食，作药膳。可观赏。

　　[注] 可组织在阿尔泰地区当经济作物开发发展。也可试与兰州百合杂交以求高质高产。

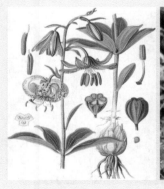 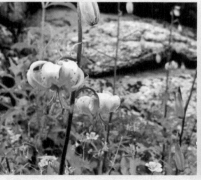 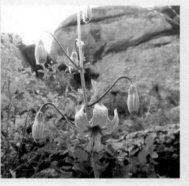

126.06　小黄花菜 *Hemerocallis minor* Mill

【别名】小金针菜、黄花菜、金针菜

【植物特征】多年生草本植物，高 30 cm，叶基生，长带状，长 20~30 cm，宽 1.5~2 cm，光滑无毛，背面叶脉隆起，丛生状。花 4~6 朵组成不规则的总状花序。花 6 瓣，深黄色，花被长 5~6 cm，矩圆状披针形。花葶高 20~30 cm，空心而光滑，碧绿，粗 1~1.5 cm。

【生境】仅见栽培。

【功用及推广价值】食用嫩花蕾，花谢前花刚发蔫时应行采集花朵，入沸水焯后令干燥，复水后与金针同样食用。味稍逊但不至浪费。也有药膳功力。可作为花境材料用于观赏。

[注] 大面积营造花境时，干花的产量可观，应予重视采收，也是废物利用。

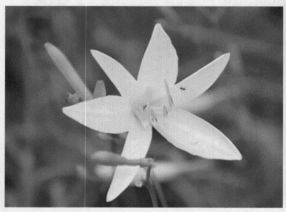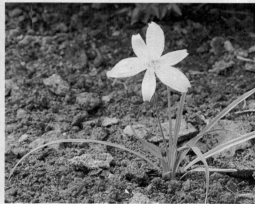

126.07　鹿葱 *Hemerocallis lilioasphodelus* L.

【别名】北黄花菜

【植物特征】多年生草本植物，具短的根状茎和肥大的肉质根及须根。叶基生，排成两列，条形，长 60~80 cm，宽 5~15 mm。花葶高 80~100 cm，蝎壳状聚伞花序，具少数分枝，有花数朵，花黄色，芳香，具长短不一的花梗，花被长 8~10 cm，下面 2~3 cm 合生成花被筒，裂片 6，具平行脉，外轮的倒披针形，内轮的矩圆状椭圆形，盛开时裂片反曲。蒴果宽椭圆形。

【生境】分布在长江以北各地。生于山坡草地。也多栽培。

【功用及推广价值】同黄花菜。

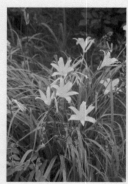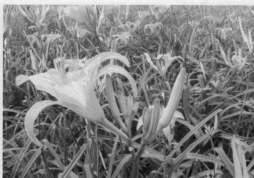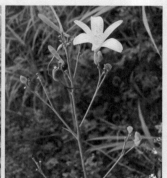

126.08　知母 *Anemarrhena asphodeloides* Bunge

【别名】水参、连母

【植物特征】多年生草本。根状茎横生，粗壮，被黄褐色纤维。叶基生，条形，长 30~50 cm，宽 3~6 mm。花葶圆柱形，连同花序长 50~100 cm 或更长；苞片状退化叶从花葶下部向上部很稀疏地散生，下部的卵状三角形，顶端长狭尖，上部的逐渐变短。总状花序长 20~40 cm，2~6 朵花成一簇，散生在花序轴上，花淡紫红色具短梗，花被片 6，矩圆状条形，长 7~8 mm，宽 1.5 mm，具 3~5 脉，内轮 3 片略宽。蒴果长卵形，具 6 纵棱。耐旱，特耐寒，根状茎雪地露天越冬不死，翌年又萌发。

【生境】分布于东北、华北、陕西、甘肃，生长于干旱草地。

【功用及推广价值】食疗药膳。知母炖牛肉：牛肉 200 g 切成 1 cm 宽，2 cm 长的条，鲜知母 30 g、盐、姜、料酒适量混合在火上隔水炖熟而食，治消化不良和消瘦。医用传统中药，治疗脾胃虚弱、消化不良、四肢无力、消瘦、缺血性贫血和清热利水。

[注] 已引入新疆栽培。由于疗效显著，又为传统中药，不愁销路，应鼓励发展。

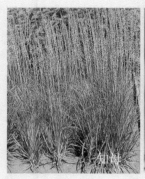 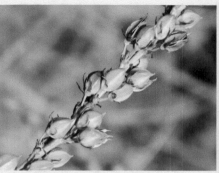 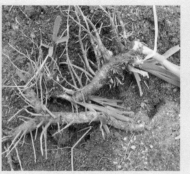

126.09　玉簪 *Hosta plantaginea*（Lam.）

【别名】棒玉簪

【植物特征】多年生草本植物，具粗的根状茎。叶基生卵形至心脏卵形，长 15~35 cm，宽 9~15 cm。花葶于夏秋两季从叶丛中抽出，具一枚膜质的苞片状叶，长 4~6 cm，宽 1.5~2 cm，总状花序，花梗长 1.2~2 cm，基部具苞片，苞片长 2~3 cm，宽 1~1.2 cm，花白色，芳香，花被筒下部细小，长 5~6 cm，直径 2.5~3.5 cm，花被片 6，长椭圆形，长约 4 cm，花柱长，常伸出花被之外。蒴果圆柱形，长 6 cm。喜阴凉，怕太阳强光直射，也耐散光盆栽。花常在夜间开放，为夜间园林的夜景植物。

【生境】全国多地栽培。

【功用及推广价值】嫩芽可炒食。花入药，有利湿、调经止带之功。玉簪干花，沸水冲泡当茶饮，治咽炎。叶、根清热消肿、解毒止痛。用于园林观赏，也用于家庭背阳阳台盆栽观赏。

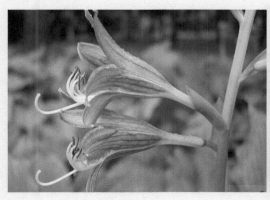 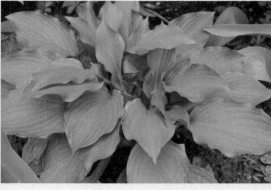

126.10　芦荟 *Aloevera* L. var. *chinensis*（Haw.）Berger.

【别名】罗帷花、龙角

【植物特征】多年生草本植物，具短茎。叶在幼苗期呈二列状排列，植株长大后呈莲座状，肥厚多汁，披针形，长渐尖，长 15~36 cm，基部宽 3~6 cm，厚约 1.5 cm，粉绿色，两面具长矩圆形的白色斑纹，边缘疏生三角形的齿状刺，刺黄色，下部的半伸，上部的半弯。花葶单一，连同花序高 60~90 cm，具少数疏离的三角形苞片，总状花序长 9~20 cm，具疏离的花，花黄色或具红色斑点，花被片 6，长约 2.5 cm，下部合生成筒。

【生境】全国各地均有栽培。不耐寒，北方须在保地栽培。

【功用及推广价值】常将鲜品用于药膳和药茶。常食用对慢性肠胃病、便秘、糖尿病、肝脏病具有好功效。能全面调节人体免疫力，还有抑菌、杀菌、抗癌、治老年便秘、解毒等作用。鲜用或配制化妆品，可润肤美容，滋养毛发，对痤疮、青春痘、皮肤炎症等具有良好效果。可盆栽观赏。

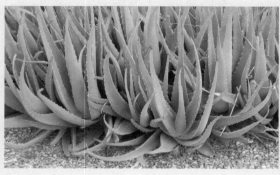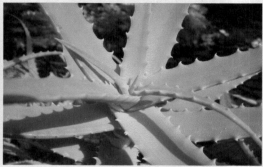

126.11　猪牙花 *Erythronium japonieum* Decne.

【别名】母猪牙

【植物特征】多年生具鳞茎草本植物，鳞茎圆柱状，长 5~6 cm，直径 1 cm，外层鳞茎皮膜质，淡褐黄色。花葶高 20~25 cm，在中部以下具一对叶。叶椭圆形至披针状矩圆形，长 8~12 cm，宽 3~6 cm，具 3~5 cm 长的叶柄。花一朵，俯垂，较大，花被片 6，矩圆状披针形，长 3~5 cm，紫红色，基部有三裂的黑紫色斑纹，开花时反卷，花柱长 1.5~2 cm，柱头 3 裂。

【生境】仅分布于东北和新疆的阿尔泰地区。新疆人称其为"鸡腿参"。

【功用及推广价值】用于保健食品，地下鳞茎富含淀粉和其他营养，将其制成粉剂，用于食品，作黏稠剂使用。为园艺新的花卉品种。

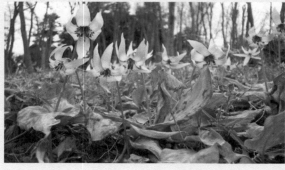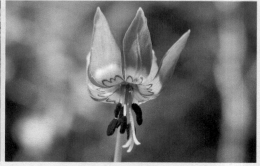

药食同源植物的鉴别与利用

126.12 伊犁郁金香 _Tulipa iliensis Regel_

【别名】老鸹蒜（新疆俗名）

【植物特征】多年生具鳞茎草本植物，也是早春短命植物。鳞茎卵形，直径 1~2 cm，外层皮黑褐色，革质，里面近顶端和基部有贴生细毛，花葶高 10~20 cm，叶子 3~4 枚，近轮生，条形，不等宽，宽 2~12 mm，花一朵，花被片 6，黄色，或上部边缘略带紫红色，长 2~3.5 cm，雄蕊 6，近无花柱。蒴果短椭圆形至椭圆形，长 1.8~2.5 cm，顶端有小尖头，室背开裂。种子近三角形，两侧扁。

【生境】今分布于天山北坡低山带和冲积扇地带。

【功用及推广价值】医书载有清热解毒、散结化瘀的功效。

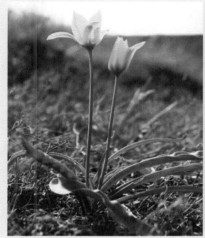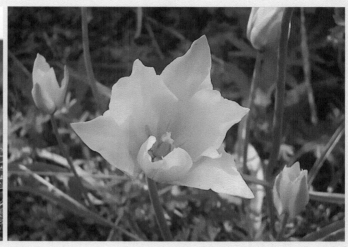

126.13 老鸦瓣 _Tulipa edulis_（Miq.）Baker

【别名】山慈姑、光菇、双鸭子、毛地梨、毛姑、朱姑

【植物特征】多年生具鳞茎草本植物，鳞茎卵形，横径 1.5~2.5 cm，外鳞茎皮黑棕色，纸质，里面生茸毛。叶一对，条形，长 15~25 cm，宽 3~13 mm，花葶单一或分化成二，从一对叶中生出，高 10~20 cm，有 2 枚对生或 3 枚轮生的苞片，苞片条形，长 2~3 cm。花 1 朵，花被片 6，长 1.8~2.5 cm，白色，有紫脉纹。蒴果近球形，直径约 2 cm。

【生境】分布于辽宁、陕西、河南、山东、江苏、浙江、安徽、湖北、湖南、江西等地。生山坡草地或路边。

【功用及推广价值】鳞茎含淀粉提出可食用。医用，鳞茎烫后晒干入药，能清热解毒、散结化瘀，对急性风湿性关节炎有特效。也用于治疗癌症。

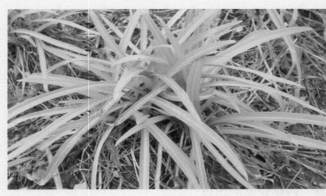
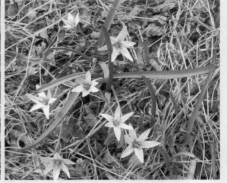

126.14　薤头 *Allium chinense* G. Don

【别名】荞头；古名薤、荞头、荞子

【植物特征】多年生草本植物，具很短的根状茎，鳞茎长卵形，粗1~1.5 cm，簇生，外皮白色或带紫红色，膜质，全缘。花葶圆柱形，高20~40 cm，侧生。叶基生，2~5枚，具5棱的条状柱形，中空，与花葶近等长，宽1~3 mm。总苞膜质，2列，宿存，伞形花序半球形，松散，花梗为花被的2~4倍长，具苞片，花蓝紫色，花被片6，长4~6 mm，宽椭圆形至近圆形，钝头。花柱伸出花被。喜清凉、湿润的气候，气温超过25℃将会休眠。忌连作，宜地力肥沃、排水良好的土壤。

【生境】长江流域和华南普遍栽培。

【功用及推广价值】鳞茎为出口创汇产品，为高级蔬菜。味辣、甜、质脆嫩。叶亦可蔬食。中医用以止盗汗、止带、安胎。能促食欲，助消化、解油腻、舒经益气、通神安魂、散瘀止痛。

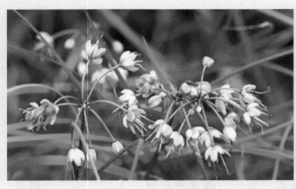
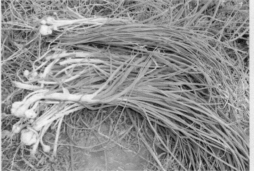

126.15　芦笋 *Asparagus officinalis*

【别名】石刁柏、芦荀、龙须菜

【植物特征】多年生直立草本植物，高达1 m，根略肉质，茎平滑，上部后期常俯垂。分枝柔弱，叶状枝每3~6枚成簇，近圆柱形，稍压扁，纤细，多少弧曲，长5~30 mm，粗0.3~0.5 mm，叶鳞片状，基部具刺状短距或近无距，花每1~4朵腋生，单性，雌雄异株，绿黄色，花梗长7~14 mm，关节位于上部或近中部。雄花，花被片6，长5~6 mm，雌花较小，花被片长约3 mm。浆果球形直径8~10 mm，鲜红色。种子3~4粒，黑色。耐旱耐寒，全国从北到南都可栽培，为世界十大名菜之一。种一次收十年以上。

【生境】野生种在新疆荒漠草原有零星分布，木垒县东天山段发现有小片分布。现全国各地栽培的是欧洲种。

【功用及推广价值】菜用未分枝的嫩茎称芦笋，为世界名菜，在国际市场上享有"蔬菜之王"的美称。可荤作素炒，还能做成罐头和干菜。嫩的叶状枝，称龙须菜，凉拌用，有特殊风味。芦笋因富含天冬氨酸等多种成分，可提高身体免疫力，败毒抗癌，调节机体代谢，在食疗保健中有特殊地位。在对高血压、心脏病、白血病、血癌、水肿、肾炎、膀胱炎、肝硬化等的预防和治疗中，具有很强的抑制作用和药理效应。雌株的叶状枝和红浆果十分美观，可作切花。

[注] 大田与保护地结合，可以做到常年上市；尤其是实生苗形成的龙须菜，可向高档饭店常年供应。故前途看好。建议在天山中的牧民打草草场间套本品，达到收菜、收草双丰收的经济效益。

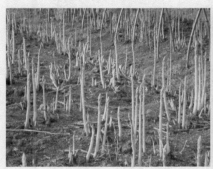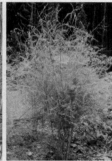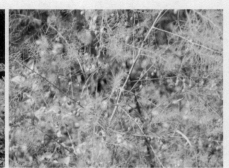

126.16　韭葱 *Allium porrum*

【别名】洋蒜、洋蒜苗

【植物特征】百合科葱属二年生草本植物，原产欧洲中部，20世纪30年代才引入我国。韭葱以假茎、花葶、嫩叶和地下茎供食用。本植物叶像大蒜叶，假茎像蒜苗，地下茎像小的蒜头，花葶像蒜薹，且食用都十分可口。本植物适应性强，我国南北各地都可栽培，产品供应期长，可作为调剂补淡的蔬菜。本品春播，10月份可收获，收获后也可冬贮视机上市，秋播的在第二年4~5月份陆续采收上市，也可在5~6月份采收花葶当蒜薹上市。

【生境】仅见人工栽培。

【功用及推广价值】种一次即可收获嫩叶、假茎（蒜苗）、花葶（蒜苔）和地下鳞茎4种蔬菜，可谓省事、省心的理想保健食品，可开胃健食、顺气安神。

[注] 本品下种出苗60 d后就可采食嫩叶。分批播种结合冬贮，其假茎和花葶就能接续供应。

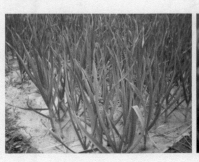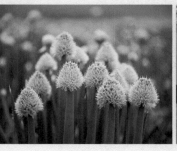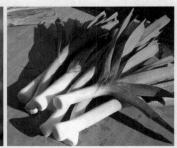

【别名】宽叶韭

【植物特征】百合科葱属多年生草本植物。本品形似韭菜但叶片比较宽大，具有葱蒜的香味、大叶韭喜冷凉湿润的环境，怕－3℃以下的持续低温，也怕强光照射，强光照可使其植株矮小、叶片变黄。宜通透性较好的微酸性土壤。

【生境】分布于云南、贵州和广东、广西，生于海拔1 000 m以上的山区。现多地已人工栽培。

【功用及推广价值】食用嫩叶和花苔，可以炒食或做馅。富含铁、蛋白和粗纤维，具有清洁肠胃、强腰健肾的功能。韭籽入药可固精助阳、暖腰膝、治阳痿遗精和多尿。

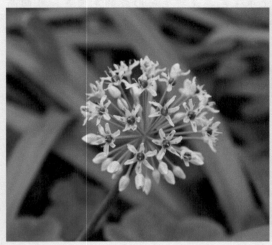 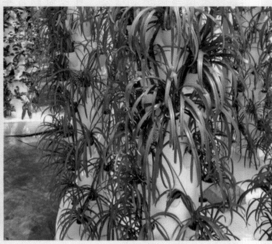

韭黄 *Allium tuberosum*

【植物特征】为韭菜经过软化栽培的产品，其色嫩黄，风味独特，是蔬菜中的佳品。是精选健壮的粗茎梗且全根无病害韭株，在无光环境中软化栽培的菜品。

【功用及推广价值】食用，为高档食材，可作荤素炒菜，也宜作馅料。医用，根与叶捣汁可治便秘，也能散瘀和血。增强消化，加强食欲，治噎膈反胃、肠炎和吐泻。如果进行还原在阳光中栽培使其开花结籽，韭籽可固精助阳、暖腰膝，治阳痿、遗精和多尿。

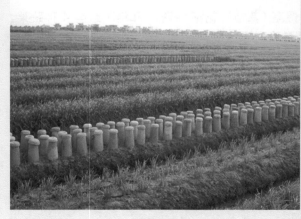 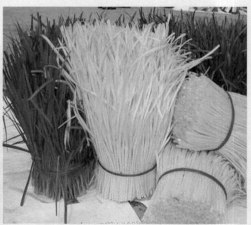

126.18 山韭 *Allium senescens* L.

【别名】野韭菜

【植物特征】多年生草本植物，具平伸的粗壮根茎，鳞茎圆锥形，粗 0.8~1.5 cm，数枚聚生，鳞茎外皮黑色或灰白色，膜质。花葶高 20~65 cm，圆柱形，有时具有两个很窄的纵翅而成棱形。基生叶条形，宽 2~10 mm，短于或稍长于花葶。总苞宿存，伞形花序半球形，多花 ；花被半球状，淡红色至紫红色。花被片 6，长 4~6 mm。

【生境】分布于华北和新疆，生于 2 000 m 以下的山坡。

【功用及推广价值】食用药用与市售韭菜相同。

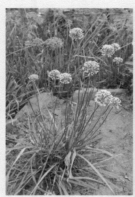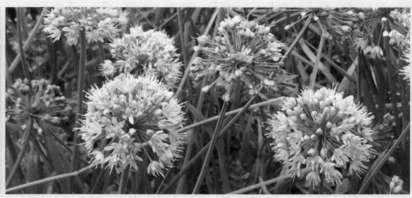

126.19 沙葱 *Allium polyrhizum* Turcz

【别名】碱韭、蒙古韭

【植物特征】多年生草本，具根状茎，鳞茎细柱形，簇生，鳞茎外皮黄褐色，纤维质，近网状。花葶圆柱形，具细纵棱，高 7~28 cm，叶基生，狭半圆柱形，短于花葶。伞形花序近球形，花较多，花梗比花被长，花紫色，花被片 6，长 3~5 mm，子房卵形，外壁具细的疣状突起 ；花柱长于子房。

【生境】分布于黄河流域以北各省区，新疆和甘肃较普遍。生于山前坡地。

【功用及推广价值】时兴野菜，宜凉拌和作馅。葶与花其味最佳。花晒干后可作调料，解牛羊肉的腥膻味。医用开胃健食。作为野菜，本品风味特殊，市场需求大，应扩大人工栽培面积，错时供应市场。本品在自然环境下，只能年收一次，新疆奇台县农民人工扩种成功，实现一年内多茬、多批次上市。期望应用杂交育种的方法改良其低产的缺陷，达到高产是有可能的。

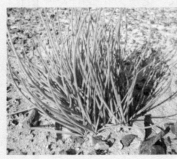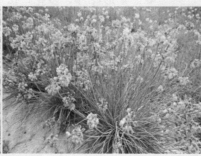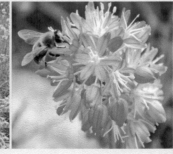

【别名】新疆野韭菜

【植物特征】多年生草本，具根状茎，鳞茎卵状柱形，粗 0.5~1 cm，鳞茎外皮灰褐色，网状纤维质。花葶圆柱形，高 15~45 cm，中部以下具叶鞘。叶 2~4 枚，条形，短平，远比花葶短，宽 2~7 mm，边缘粗糙。总苞 2 裂，宿存，伞形花序球形，多花，密集，花梗长，等于或略长于花被，基部具苞片，花淡黄或白色，有时背面略带紫色。花被片 6，长 4~6 mm，矩圆形或矩圆状卵形，钝头。花柱伸出花被。

【生境】分布于蒙古、中亚和新疆。生于山坡草地。

【功用及推广价值】食用，同韭菜。医用，补肾益阳、健胃通便。

　　[注] 我国现今市售的韭菜，多是白花韭，在新疆的天山、阿尔泰山山区有大量野生，除此之外，北韭、滩地韭、蒙古韭、紫花韭、砂韭、镰叶韭、宽苞韭、头花韭、棱叶韭、细叶韭等在新疆都有野生。都无毒，可采食，但食不可过量。

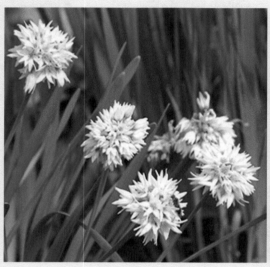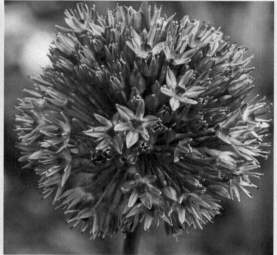

126.21　多叶韭 *Allium plurifoliatum* Rendle

【别名】野天蒜

【植物特征】多年生草本植物，具根状茎。鳞茎狭卵状柱形，常数枚聚生，鳞茎外皮灰褐色，条裂。花葶圆柱形，高 30~50 cm，中部以下具叶鞘。叶条形，与花葶近等长，宽 3~8 mm。总苞比花序短，具短喙，伞形花序，多花，松散，花梗为花被的 2~4 倍长，无苞片，花被片 6，红色，长 3~5 mm，子房基部具 3 个有盖的凹穴。

【生境】分布于四川、湖北、陕西、甘肃、山西、河南、安徽等地，生于 1 500~2 000 m 的山坡谷地。

【功用及推广价值】食用同蒜苗和韭菜。医用，全草发表散寒、开胃健脾。种子补肝健肾，壮阳固精。

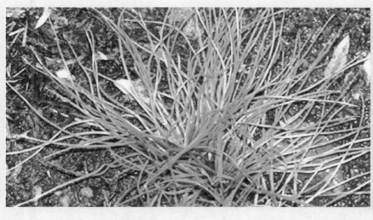
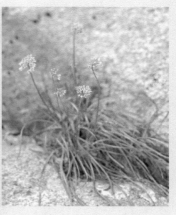

126.22 阿尔泰葱 *Allium altaicum* Pall

【别名】阿山野葱

【植物特征】多年生草本。鳞茎卵圆状柱形，粗 2~4 cm，单生，有时数枚聚生，鳞茎外皮红褐色，薄革质，有光泽，全缘。花葶粗壮，圆柱形，中空，高 40~100 cm，中下部粗 1~3 cm，向顶端渐狭，1/4~1/2 具叶鞘。叶 2~4 枚，圆柱形，中空，中下部膨大，粗 8~20 mm，为花葶的 1/2 长，向顶端渐狭。总苞与花序近等长，伞形花序球形，多花，密集，花梗较粗，略比花被短或稍长，无苞片；花被钟状，白色略带黄色，花被片 6，长 6~9 mm，顶端渐尖。在形态上与大葱十分相似。

【生境】分布于新疆和内蒙古北部，中亚各国也有。生于乱石山坡和草地。耐寒耐旱。

【功用及推广价值】医用与食用同大葱。本品味浓郁，并略有香甜，应人工栽培驯化。

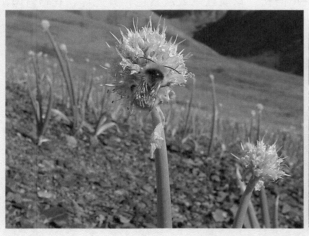
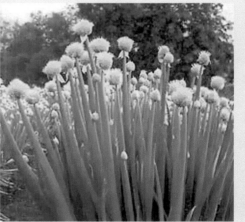

126.23 龙爪葱 *Allium fistulosum* L.

【别名】楼葱、红葱、龙葱

【植物特征】多年生草本，假茎圆柱状，有单生，多时聚生，高 20~40 cm，粗 1.5~2 cm。花茎高 40~60 cm，无花，生出气生鳞茎，鳞茎芽象龙爪，不规则伸展，（气生鳞茎为其繁殖器官）叶片扁圆柱状，中空，4~5 枚，先端渐狭，食用部分为假茎、气生鳞茎、叶片。富含葱蒜辣素，味极强烈。

【生境】全国各地均有少量栽培。本品耐寒、耐旱、耐瘠薄，也无病虫害。

【功用及推广价值】食用嫩茎叶和气生鳞茎，是重要的膳食调味佳品。因其富含钾（每100 g 食用部分含钾 339 mg）对心脑血管的养护有益。其所含挥发油能杀菌消毒。

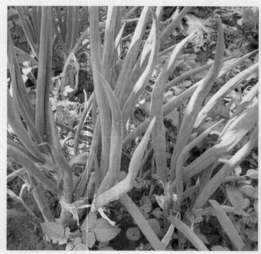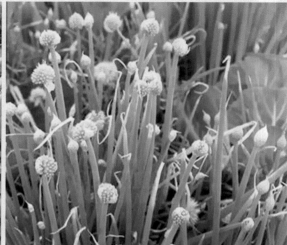

126.24 小山蒜 *Allium pallasii* Murray

【别名】野蒜苗

【植物特征】多年生草本植物，鳞茎圆形至近球形，直径 1~2 mm，外皮黑色，膜质。花葶高 15~30 cm，圆柱形，具叶鞘，叶 3~5 枚，比花葶短。总苞 2 裂，宿存，伞形花序球形，多花，花梗近等长，为花被的 2~4 倍长。花淡红色或淡紫色，具光泽，花被片 6，长 3~4 mm，披针形或圆状披针形，花柱略伸出花被。蒴果，种子黑色，扁圆。

【生境】多见于新疆，生潮湿山地或灌丛之中。

【功用及推广价值】食用鳞茎、花葶及嫩茎叶入蔬，味极佳。医用，开胃健食，扶阳益肾。

[注] 利用山地灌丛栽培本品应市，定有经济效益。

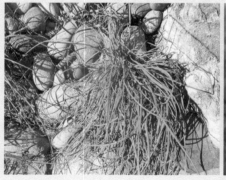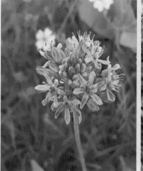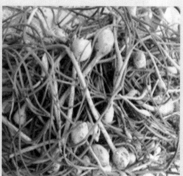

126.25 麦冬 *OphioPogon japonicus* (L. f.) Ker-Gawl

【别名】麦门冬、沿阶草

【植物特征】根较粗，常膨大成椭圆形或纺锤形的小块根，块根长 1~1.5 cm，或更长些，宽 5~10 mm。地下匍匐茎细长。叶基生成密丛，禾叶状，长 10~50 cm，宽

1.5~3.5 mm，具 3~7 条脉。花葶长 6~15 cm，总状花序轴长 2~5 cm，具 8~10 朵或更多的花。花被片 6，披针形，顶端急尖或钝，长约 5 mm，白色或淡紫色。种子球形，直径 7~8 mm。

【生境】除华北、东北、西北外,我国其他各地均有分布。生 2 000 m 以下山坡林下或溪旁。近年来河南、安徽等地的人工栽培面积扩大很快。

【功用及推广价值】肉质块根做药膳。将麦冬粒糖液煮饯食用,其味甚好。已有成品上市。为我国传统中药，为缓和的滋补强壮药。

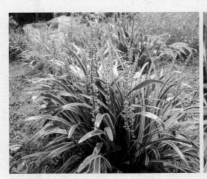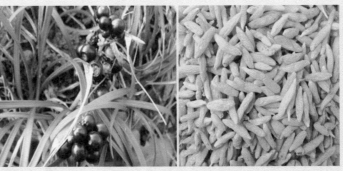

126.26 土麦冬 *Liriope spicata* Lour

【别名】土麦门冬

【植物特征】根直径 1~2 mm，有时分枝多，近末端处常膨大呈矩圆形，或纺锤形的肉质小块根。根状茎短，木质。具地下匍匐茎。茎短，有时丛生，叶基生成丛，禾叶状，顶端尖或钝，长 25~60 cm，宽 4~6 mm，具 5 条脉，中脉比较明显。花葶通常长于或等于叶长，长 25~65 cm，总状花序轴长 6~15 cm，具多数花，花皮片 6，长 4~5 mm，淡紫或淡蓝色。

【生境】分布于华北、华东，华中、华南、陕西、四川、贵州等地。生于低山林下或谷地。现在东北、西北各地已广泛盆栽。

【功用及推广价值】药食两用同麦冬。已完全代表麦冬入药入蔬。

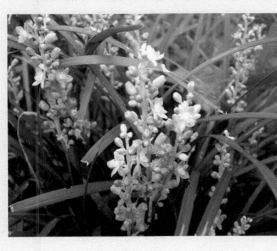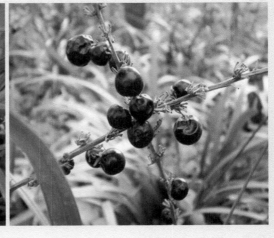

126.27　天门冬 *Asparagus cochinchinensis* (Lour.) Merr

【别名】天冬草、刺文竹、垂几竹

【植物特征】攀缘植物，多年生，根稍肉质，在中部和末端膨大成纺锤形，膨大部分长3~5 cm，粗 1~2 cm，茎长达 1~2 m，分枝具棱状或狭齿。叶状枝通常 3 枚成簇，扁平，或由中脉龙骨状而略呈锐三棱形，镰刀状，长 0.5~8 cm，宽 1~2 mm。叶鳞片状，茎部具硬刺，刺在茎上长 2.5~3 mm，在分枝上较短或不明显。花通常每 2 朵腋生，单性，雌雄异株，淡绿色。浆果球形成熟时红色，直径 6~7 mm。具种子 1 粒。

【生境】分布于华东、中南、西南及河北、山西、陕西、甘肃等地，生于山坡疏林和路旁。

【功用及推广价值】嫩茎段可炒菜或焯后凉拌。块根能做成药膳或蜜饯果干食用。医用块根为传统中药。天门冬的肉质块根有滋阴润燥、清火止咳、化痰镇咳等功效。对慢性支气管炎、肺结核、百日咳、咳血、便秘均有显著疗效。也可植作园林花境。也可盆栽雌株，观赏红果。

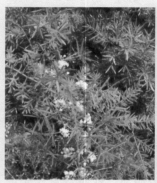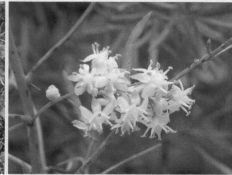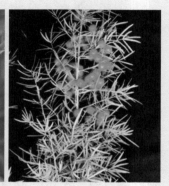

126.28　西北天门冬 *Asparagus persicus* Baker

【别名】縻马桩

【植物特征】多年生攀缘植物，不具软骨质齿，根稍肉质。茎平滑，长 30~110 cm，分枝略具条纹，叶状枝通常 4~8 枚成簇，近扁圆柱形，略具棱，伸直，或稍弧曲，长 0.5~2 cm，粗 0.4~0.7 mm。叶鳞片状，基部延伸为短的刺状距，或距不明显。花通常 2~4 朵腋生，单性，雌雄异株。花淡红或绿白色。雌花较小，花被长约 3 mm。浆果球形，成熟时鲜红色，直径约 6 mm，内含种子 5~6 粒，种子球形黑色。耐干旱，耐严寒，无病虫危害。

【生境】分布于甘、青、宁、新。生于低山草丛和荒漠灌草之中。

【功用及推广价值】嫩茎叶生食能开胃健食，也可炒食或凉拌，味似芦笋。

　　[注]分布区相近，同属的戈壁天门冬 *Asparagus gobicus* Ivan ex Grubov 为强旱生植物，生长在固定沙地、干旱山坡，也分布于荒漠草原地带，耐干旱，也耐较高的盐碱。全株可入药，名为寄马桩，抗癌效果明显。在固定沙丘，石质山坡和戈壁滩上，戈壁天门冬的根状茎稍肉质，须根发达，根系入土深，而在草原地带根系则变态为萝卜状。在西北干旱区，这两种植物利用闲置的荒漠半旱作（育苗期必须用水）插竿引蔓栽培，极具引种栽培价值。

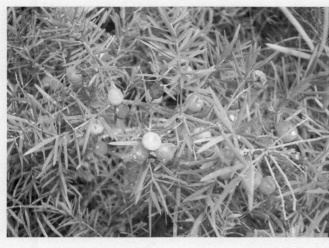
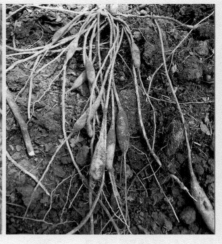

戈壁天门冬 *Asparagus gobicus* lvanova ex Grubov

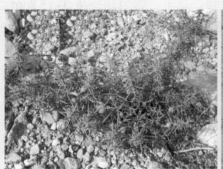
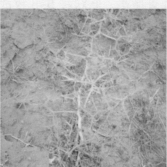
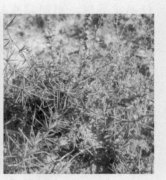

126.29　龙须菜 *Asparagus schoberioides* Kunth

【别名】玉带天门冬、雉隐天冬、雉隐天门冬、山苞米、雉忍天冬、雉隐

【植物特征】多年生直立草本植物，高可达 1 m，根稍肉质，茎上部与分枝具纵棱，有时有极狭的翅。叶状枝通常 3~4 枚成簇，条形，镰刀状，基部近锐三棱形，上部扁平，长 1~4 cm，宽 0.7~1 mm。叶鳞片状，基部无刺。花每 2~4 朵腋生，单性，雌雄异株，黄绿色，花梗很短，雄花花被片 6，长约 1.5 mm，雌花与雄花大小相似。浆果球形，直径约 6 mm，红色，内有种子 1~2 粒。

【生境】分布于东北、河北、河南、山东、山西、陕西、甘肃等地，也分布于日本、朝鲜和苏联西伯利亚。多生于山地林下和草坡。引入新疆栽培，可能成功。

【功用及推广价值】菜用幼茎，叶状枝未展开前采下食用，因嫩茎形似龙须而得名，是素菜之珍。可荤作素炒亦可凉拌。也可焯后晾成干菜。是食品工业提炼琼胶的上等原料。医用根状茎和肉质根。具滋阴止血，清肺通便，清脑醒神、消痰散结、清热利水、防癌等功效，可养颜瘦身，降血压，降血脂，调整身体机能，增强免疫力。

　　［注］芦笋和玉带天门冬都被称为龙须菜。

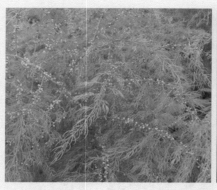
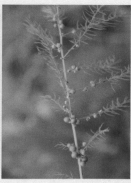
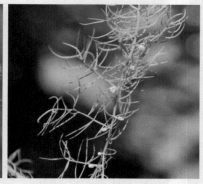

126.30　羊齿天门冬 *Asparagus filicinus* Hamex D. Don

【别名】滇北部、月牙一枝蒿

【植物特征】多年生直立草本。高 50~70 cm，块根粗 5~10 mm，成簇。茎近平滑，分枝通常具棱，有时稍有软骨质齿。叶状枝 5~8 枚成簇，扁平，镰刀状，长 3~15 mm，宽 0.8~2 mm。顶端渐尖。叶鳞片状，基部无刺。花每 1~2 朵腋生，单性，雌雄异株，淡绿色，有时带紫色，花梗细长 12~17 mm，关节位于近中部，雄花花被片 6，雌花略小。浆果球形，直径 5~6 mm，有种子 2~3 粒。

【生境】分布于甘肃、陕西、山西、河南、湖北、湖南、浙江、四川、贵州、云南，生于山谷阴坡，海拔 1 200 m 以上地带，分在林下灌丛之中。

【功用及推广价值】菜用，嫩茎枝也可当龙须菜食用。块根药用，可清热润肺，常与天门冬混用。也有作百部使用的。

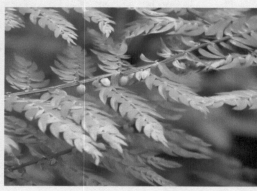
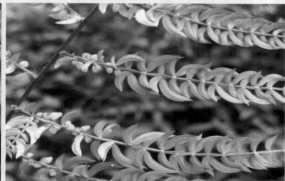

126.31　粉菝葜 *Smilax glauco-china* Warb

【别名】金刚藤头

【植物特征】攀缘灌木，高 05~4 m。具粗短的根状茎。茎与枝条通常疏生刺。叶厚纸质，椭圆形，长 5~8 cm，宽 2.5~5 cm，下面苍白色，叶柄长 7~15 mm，有卷须。花单性，雌雄异株，绿黄色，数朵，或十余朵排成伞形花序，生于叶尚幼嫩的小枝上，总花梗长 1.3 cm，雄花外轮花被片 3，矩圆形，长 5~6 mm，宽 2~3 mm，内轮花被片 3，条形。浆果球形，直径 7~8 mm，成熟时黑色，具粉霜。

【生境】分布于陕西、河南、四川、贵州、湖北、湖南、江苏、浙江、安徽、江西、广东、广西。生于海拔 1 600 m 的林下灌丛或山坡。

【功用及推广价值】根状茎富含淀粉可食用。根状茎治崩带、血淋、瘰疬、跌打损伤、嫩叶治臁疮。

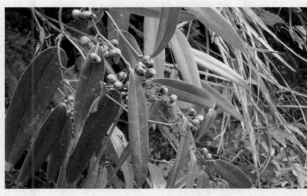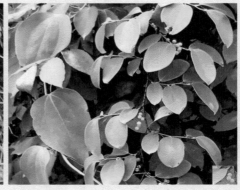

126.32　土茯苓 *Smilax glabra* Roxb

【别名】光叶菝葜 冷饭团、硬饭头、红土苓

【植物特征】攀缘灌木，高 1~4 m，根状茎粗短，不规则的根状，粗 2~5 cm，茎与枝条光滑无刺。叶薄革质，狭椭圆状，披针形至狭卵状披针形，长 6~12 cm，宽 1~7 cm，下面通常绿色，有时带苍白色，叶柄长 5~15 mm，有卷须。花单性，雌雄异株，绿白色，6 棱状球形，直径约 3 mm，通常十余朵排成伞形花序，总花梗短于叶柄，花序托膨大。雄花外轮 3 片，扁圆形，兜状，内轮花被片 3 片，近圆形，浆果球形，7~10 mm 大小，成熟时紫黑色。具粉霜。

【生境】分布于华东、中南、西南，生于 1 800 m 林下、灌丛、河岸。

【功用及推广价值】根状茎含淀粉可食，可酿酒或制糕点。根状茎入药，利湿、解热毒、健脾胃。

[注] 因其为常用中药，有必要向东北、西北等地扩展，可在保护地仿原生地栽培。

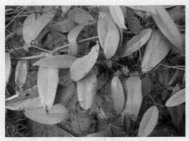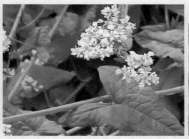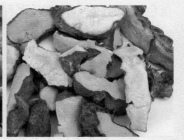

126.33　绵枣儿 *Scilla scilloides*（Lindl.）Druce

【别名】石枣儿、地枣、黏枣、天蒜、地兰、山大蒜、鲜白头、独叶芹、催生草、药狗蒜、老鸦葱、独叶一枝枪

【植物特征】多年生草本，鳞茎卵圆形，长 2~3.5 cm，具短的直生根状茎。叶基生，条形，长 10~50 cm，宽 0.3~1 cm，花葶直立连同花序高 20~60 cm，果期有时达 70 cm，总状花序的花在开放前密集，开放后变疏离，花梗长 5~12 mm，具 1~2 枚细条形的膜质苞片；花粉红色至紫红色，花被片 6，矩圆形，长 2.7~4 mm，宽 1.1~2 mm，顶端常具增厚的

小钝头。蒴果三棱状倒卵形，长 2~3 mm，种子黑色。

【生境】野生于丘陵、山坡、草地或田间。除蒙、青、新、藏外，全国各地都有分布。

【功用及推广价值】鳞茎富含淀粉和糖类，可食用，煮粥或酿酒。风味独特，滋补，性黏，可以补养身体，久储不坏。鳞茎药用，味甜，性寒，有小毒。可强心利尿，活血解毒、消肿止痛、治乳痈肠痈和跌打损伤。鲜鳞茎捣烂外敷治痈疽，乳腺炎。

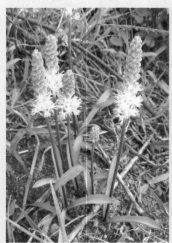 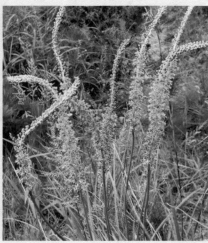 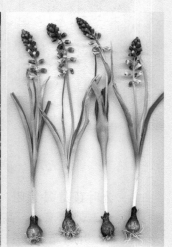

126.34　西伯利亚绵枣儿 *Scilla siberica* Haw.

【别名】戈壁土枣儿、土蕨麻（当地俗名）、地枣、黏枣

【植物特征】半春性短生植物，株高 10~20 cm，多年生草本，鳞茎卵形，下部有短根茎，根细索状，由块根组成不规则的串珠状主根，深入土中 8~30 cm。块根圆或纺锤形，长 1.5~3 cm，粗 1~2 cm，褐黄色，表皮薄纸质，皮膜稍呈紫色，内硬肉质，味微甜。叶基生，叶条形中脉显而背鼓，3~5 片丛生，长 10~15 cm，宽 2~3 mm，平卧地面呈莲座状，开花后渐渐竖起。总状花序，小花 3~4 朵，平伸或稍下垂，花被 6，长约 1 mm；花冠蓝色，浅蓝色；有白色变种（*Scilla siberica* var. *alba*）。6 月份之后进入夏眠，地上部分枯死。

【生境】原产西伯利亚、俄罗斯西南部、高加索、伊朗、土耳其等。我国分布新疆天山北坡戈壁地带。常生于伊犁郁金香和异叶郁金香群落之间或附近。

【功用及推广价值】块根洗净可煮粥，也可晒干备用，作粥时随用随取。功用应同绵枣儿，温补，当地药用块根用于产妇催乳。我国有引入作观赏栽培。

　　[注] 本品在极度干旱的荒漠环境中自然生长，可说是一种奇迹，预料生产成本不高，故可利用广袤荒漠进行人工栽培，以造福人类。

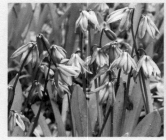 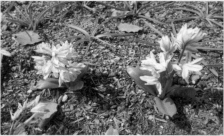 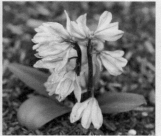

126.35　黄精 *Polygonatum sibiricum* Redonte

【别名】鸡头黄精、黄鸡菜

【植物特征】多年生草本植物，根状茎圆柱形，间节长 4~10 cm，直径 1~2 cm。茎高 50~90 cm，有时呈攀缘状。叶轮生，每轮 4~6 枚，条状披针形，长 8~15 cm，顶端 拳卷或弯曲成钩。花序常具 2~4 朵花，呈伞形状，俯垂，总花梗长 1~2 cm，花梗长 4~10 mm，苞片膜质，位于花梗基部，花被乳白色或淡黄色，全长 9~12 mm，会生成筒状，裂片 6，长约 4 mm，浆果熟时黑色，直径 7~10 mm。

【生境】分布于东北、河北、山西、陕西、内蒙古、宁夏、甘肃、河南、山东、安徽、浙江等地。生于林下、灌丛或山坡荫处。多地已人工栽培。

【功用及推广价值】食用，多用于药膳，与枸杞、当归配伍制粥。根茎为常用中药黄精，用于温补滋养，美容抗衰。

　　[注] 新疆天山北坡逆温带可试种，成功机率较高。本品近缘种 *P. roseum*（Ldb）Kunth 黄精，新疆有产，多入药，很少食用。

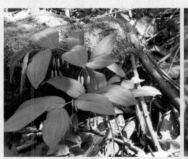 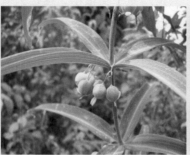 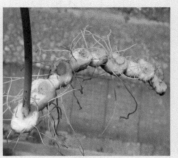

126.36　玉竹 *Polygonatum odoratum*（Mill.）Druce

【别名】葳蕤、尾参、铃铛菜

【植物特征】多年生草本植物，根状茎圆柱形，结节不粗大，直径 5~14 mm，茎高 20~50 cm。叶互生，椭圆形或卵状矩圆形，长 5~12 cm，顶端尖。花序腋生，具 1~3 花，在人工栽培情况下可多达 8 朵。总花梗长 1~1.5 cm，花被白色或顶端黄绿色，合生呈筒状，裂片 6，长约 3 mm，浆果直径 7~10 mm，蓝黑色。

【生境】分布于东北、华北、内蒙古、甘肃、青海、四川、湖北、河南、安徽、江苏、江西等地。现已多地栽培。野生者多生于林下或山野。东北栽培面积最大。

【功用及推广价值】鲜食可以根状茎煮粥。食用主要是药膳形式。其茶剂已包装上市。根状茎为中药玉竹，为缓补品，滋阴补虚，健肾益阳，为糖尿病、三高症患者的辅疗剂。并且有抗衰老的养颜功效。

　　[注] 可试引入疆，成功机率较高。天山北坡有小玉竹生长，未入药入蔬。

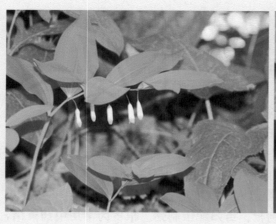
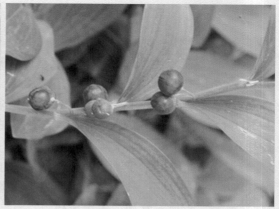

126.37　小圆葱 *Allium cepa* L.

【别名】小洋葱

【植物特征】与大颗洋葱同，只是鳞茎个头很小，横径只有 3 cm 大小。可能是洋葱的一个变种。

【功用及推广价值】采食嫩苗嫩叶，直到秋采鳞茎。鳞茎球适温窖藏可正常越冬随用随取。如果在保护地栽培，可保证全年供应。生产全程可不施农药。保健功能可代替葱蒜。补肾壮阳、添精益髓的功能明显。

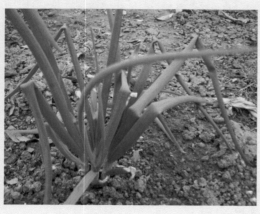
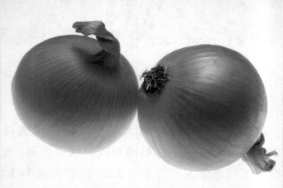

126.38　独头蒜 *Allium sativum* L.

【别名】独蒜头

【植物特征】全与大蒜相同，只是栽培的技术不同，使鳞茎不分化成蒜瓣，而成一个囵囵的独蒜头。

【生境】只见于栽培。栽培独头蒜的技术重点是：首先，是选择易成独蒜的大蒜品种，一般是选择红皮蒜。其次，是要剥去红蒜瓣的外皮；再者，是推迟晚种，等别人按节令适时播种的正规大蒜出土旬日之后才下种入土；之后，进行正常管理，秋收就可获得独头蒜了。

【功用及推广价值】食用，较普通蒜味更浓烈，用于调味，去腥膻。也腌渍成糖蒜、酱蒜，或制成脱水蒜片。医用治菌痢、开胃健食。但不可过量。

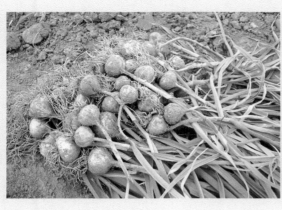 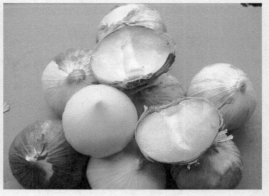

127. 香蒲科 Typhaceae

127.01　东方香蒲 *TyPha oriantalis* Presl

【别名】草芽、象牙菜、蒲菜、毛腊（新疆）

【植物特征】多年生沼生草本植物，直立高 1~2 m，地下根状茎粗壮，有节。叶条形，宽 5~10 mm，基部鞘状，抱茎。穗状花序，圆柱状，雄花序与雌花序彼此连接，雄花序在上，长 3~5 cm，雄花有雄蕊 2~4 枚，花粉粒单生；雌花序在下，长 6~15 cm，雌花无小苞片，有多数基生的白色长毛，毛与柱头近等长；柱头匙形，不育；雌蕊棍棒状。小坚果有一纵沟。

【生境】分布于东北、华北、华东、云南、湖南、四川、陕西、甘肃、新疆。生于水边和沼池之中。

【功用及推广价值】地下根状茎的嫩尖称草芽，是兴时蔬菜，味道鲜美。成株由叶鞘苞合的嫩茎段和嫩的花茎，也是名菜，称为蒲菜，有特殊风味。其花药药用，称蒲黄，用以行瘀利尿，炒炭可以收敛止血。成株叶片可用于编织。雌花称蒲绒，作枕头的充填物。也是园林水景的观景植物。

　　[注] ①草芽和蒲菜必须适时收获，才能保质保量，过早过迟都不行。②长苞香蒲和水烛，都是东方香蒲的近缘，所有功用与东方香蒲相同。③本类植物新疆很多，应重视开发利用。

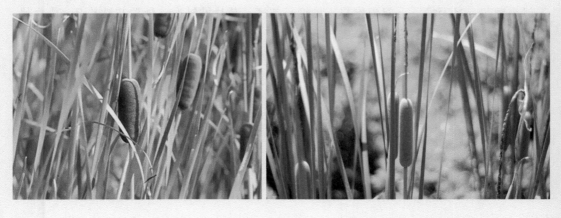

437

【别名】小毛腊

【植物特征】多年生沼生草本。细弱，高 30~50 cm。根茎粗壮。叶具大型膜质叶鞘，基生叶具细条形叶片，宽不及 2 mm，茎生叶具叶鞘而无叶片。穗状花序，长 10~12 cm，雌雄花序不连接，中间相隔 5~10 mm，雄花序在上，圆柱状，长 5~9 cm，花粉粒为四合体，雌花序在下，长椭圆形，长 1.5~4 cm，雌花有多数基生的顶端稍膨大的长毛，柱头披针形。

【生境】分布于东北、西北、河北、河南、西南。多生于河滩湿地，耐盐碱。

【功用及推广价值】与东方香蒲略同。

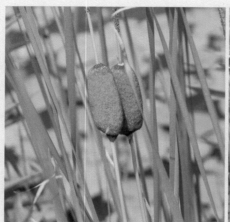 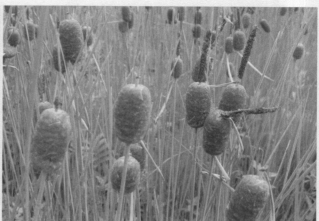

128. 泽泻科 Alismataceae

128.01　慈姑 *Sagittaria sagittifolia* L.

【别名】茨菇、燕尾草

【植物特征】多年生直立草本。有纤匐枝，枝端膨大成球茎。叶具长柄，长 20~40 cm，叶形变化极大，通常为戟形，宽或窄，连基部叶片长 5~40 cm，宽 0.4~13 cm，顶端钝或短尖，基部裂片短。花葶同总状花序，高 10~50 cm，总状花序，花 3~5 朵为一轮，单性，下部为雌花，具短梗，上部为雄花，具细长花梗，苞片披针形，外轮花被片 3，萼片状，卵形，顶钝圆，内轮花被片 3，花瓣状，白色，基部常有紫斑，雄蕊多数，心皮多数，密集成球形。瘦果斜倒卵形，长 4~5 mm，背腹两面有翅。适应力强，喜温喜光，不耐霜冻和干旱，要求肥沃的土壤。

【生境】南北各地稻田和沼泽地常见。

【功用及推广价值】球茎可食，营养丰富，味道可佳，炒炖皆可。医用，生津、润肺、补中、益气，清热、利尿、解毒，并有止咳、止血的功效。作水边岸边的绿化植物。新疆昌吉已于 20 世纪 70 年代盆栽成功。

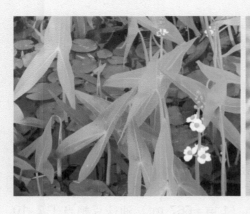
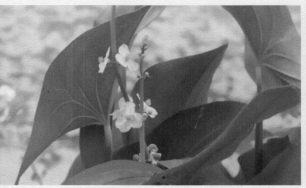

129．莎草科 Cyperaceae

129.01 荸荠 *Eleocharis tuberosa*（Roxb.）Roem et Schult

【别名】马蹄、地栗

【植物特征】多年生水生草本植物。有细长的匍匐根状茎和球茎，球茎称荸荠。秆丛生，直立，圆柱状，高 15~60 cm，直径 1.5~3 mm，光滑、无叶片，在秆的基部有 2~3 个叶鞘，叶鞘口斜。小穗一个，顶生，圆柱形，长 1.5~4 cm，直径 6~7 mm。有多数花，鳞片螺旋状排列，基部两鳞片内无花，最下一枚鳞片抱小穗基部一周，其余鳞片内均有花。小坚果宽倒卵形，长 2.4 mm，宽 1.8 mm，双凸状。生育过程喜充足的光照。繁殖用茎尖，无性繁殖。

【生境】国内大多地区有栽培。北方寒冷地区应设保护地栽培。

【功用及推广价值】球茎供食用，可生食也可熟食；或加工食品罐头和加工淀粉。药用可清热泻火、凉血解毒、利尿通便、止咳祛痰，消食除胀。

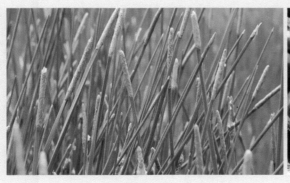
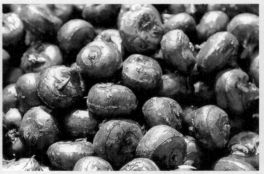

129.02 油莎豆 *Cyperus esculentus* L.

【别名】洋地栗、汕莎草

【植物特征】一年生草本植物，有须根，地下茎多数。高 50~80 cm，茎秆细弱，有节，直立。叶线形，质软。穗状花序圆柱形，小穗多数，长 8~30 cm。花黄白色。地下茎在土中延伸，尖端膨大成块茎，状如大粒花生豆，多棱角。能在土中越冬，翌年发芽成新株。根系发达，生长快，分蘖多，每穴结块茎 200~300 粒。

【生境】原产非洲及地中海沿岸国家，适应性极强，中国引进种植在黑龙江，北京、河北、湖南、山东、四川等地。油沙豆主要收获地下核状块茎，有大量的糖分，栽培收储与花生相似，喜光、好气、耐旱、抗盐碱，最适种植在黄沙土壤上。

【功用及推广价值】油莎豆是我国从非洲引进的综合利用前景广阔的集粮、油、牧、饲于一体的经济作物。块茎含油 35%，榨油食用。可生食、炒食、油炸，加工成食品出售，味道香甜。榨过油的饼粕可加工成糕点，制酱油和醋，也可提取优质淀粉、糖、纤维素和酿酒，余下的粉渣还是很好的精饲料。叶子细长有韧性，是编织手工艺品的理想原料。块茎医用，补肝、兴奋心脏、通便顺肠、促妇人经水正常，预防癌症，如乳房肿块、肿瘤等，也作春药使用。地上部分为优良饲草喂猪羊鱼鹅。可美化、绿化环境，护根固沙。一般亩产鲜块茎 1 000 kg，干品 500 kg，种 1 亩（1 亩 =667 m²）油莎豆相当于 7~10 亩油菜，品质优于菜籽油。我国引进栽培仅 30 年，南北各地的沙滩、山坡、丘陵、岗地、林间等均可种植，抗旱耐涝，易种易管，可单种，也可以与其他作物套种（如茶林、果园、瓜地等），在内蒙古、新疆、河北、湖南、湖北、广西等种植都很成功，抗旱耐涝，省工省肥。

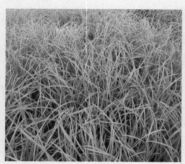 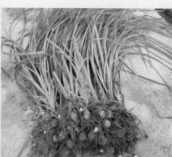 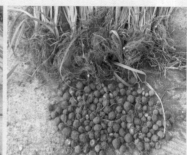

130. 雨久花科 Pontederiaceae

130.01　鸭舌草 *Monochoria vaginalis*（Burm. f.）Preslex Kunth

【别名】水锦葵、猪耳草、鸭咀菜

【植物特征】水生草本植物。根茎短，直立或斜向上，高 40 cm 左右，全株光滑。叶形及大小变化较大，有条形披针形矩圆形和卵形，先端渐尖，基部圆形截形或心形，全缘。叶柄长短不一，基部成鞘。总状花序从叶鞘内抽出，初直立，花为蓝色并略带红色。蒴果卵形。

【生境】多生于稻田和浅水池塘。

【功用及推广价值】食用嫩茎叶，先焯熟再冷浸去异味，后炒食。医用治疗痢疾、肠炎、咽喉肿痛、感冒、齿龈脓肿，慢性支气管炎、百日咳。

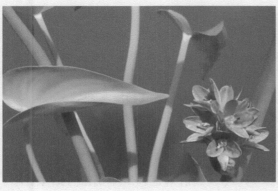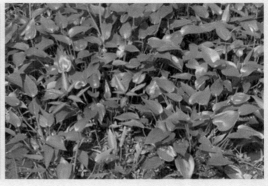

131. 石蒜科 Amaryllidaceae

131.01　晚香玉 *Polianthes tuberosa* L.

【别名】月下香、夜来香

【植物特征】多年生草本，根状茎粗厚，块茎状。基生叶条形，长 40~60 cm，宽不及 1 cm，顶端长略锐，茎生叶短小。花葶直立，高 40~90 cm，花成对生，白色，芳香，长 5~6 cm，排成较长的穗状花序，花被筒细长，长 2.5~4 cm，近基部弯曲，裂片 6，短于花被筒，矩圆形，钝头。蒴果卵形，种子扁。

【生境】原产墨西哥，现今我国多地盆栽。

【功用及推广价值】食用花，著名如香玉鸡丝等菜，炒制。晚香玉浸膏作化妆品。医用，叶花果均入药，清肝明目，去毒生肌，治急性角膜炎、结膜炎、疖肿。著名观赏花卉，用于园林、切花、礼花。晚上开放，晚香浓烈。

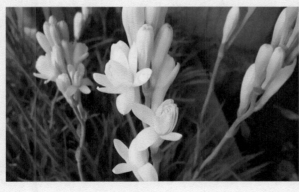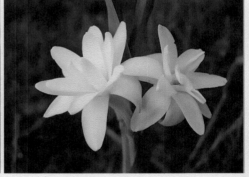

132. 鸭跖草科 Commelinaceae

132.01　竹叶菜 *Commelina communis* Linn

【别名】米汤菜、鸡舌草、鼻斫草、碧竹子、碧竹草、青耳环花、碧蟾蜍、耳环草、地地藕、蓝姑草、淡竹叶菜、竹鸡草、淡竹叶、碧蝉花、水竹子、露草、鹅儿菜、鸡冠菜、蓝花姑娘、鸭仔草

【植物特征】一年生缠绕植物，茎高 30 cm 左右，茎绿色带紫红。叶具长柄，叶片肥大，卵状或心形，叶长 6~15 cm，先端尖，叶脉平行。叶片正面绿色，背面紫色，叶柄亦带紫色。花序蝎尾状聚伞形，上部花白色为雄花，下部花序的花常为两性花。蒴果卵状三棱形，果顶有三齿状突尖。

【生境】宁、青、新、藏之外全国皆有生长，喜湿生，多见于稻田和浅水池塘。

【功用及推广价值】嫩茎叶沸水烫熟后再水浸，去邪味，然后炒食。为传统的中药材。性味甘寒，具有清热解毒、利水消肿、止血的功效。内服可治流行性感冒，急性扁桃体炎、咽喉肿痛、腮腺炎、黄疸型肝炎、急性肠炎、痢疾、小便不利、水肿、脚气、泌尿系统感染、尿血、鼻出血、崩漏、白带及疮疖肿毒、丹毒、麦粒肿等症。鲜草捣烂可贴敷肿毒。在有些地区是农田害草。

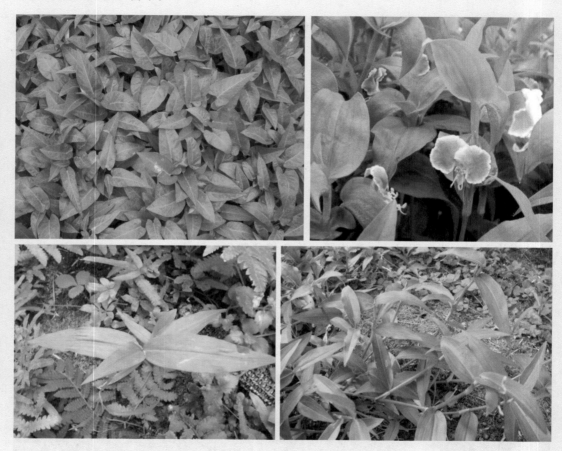

132.02　鸭跖草 *Commelina communis* L.

【别名】鸭仔草

【植物特征】一年生披散草本，叶鞘及茎上部被短毛。茎下部匍匐生根，长可达 1 m。叶披针形至卵状披针形，长 3~8 cm，总苞片佛焰苞状，有 1.5~4 cm 长的柄，与叶对生，心形，稍镰刀状弯曲，顶端急尖，长近 2 cm，边缘长有硬毛，聚伞花序有花数朵，略伸出佛焰苞。花瓣深蓝色，有长爪，长近 1 cm。蒴果椭圆形，长近 7 mm，2 瓣裂。种子 4 枚。

【生境】甘肃以东南北各地均有分布，喜生于湿地。

【功用及推广价值】将其嫩茎叶沸水煮熟后晾干，须食用时再复水。之后再炒作烹调。但孕妇不宜。医用，清热解毒、散结、利尿、活血，治跌打损伤和蛇咬。一次用量干品，9~15 g 鲜品用量 30~60 g。盆栽观赏品种不宜食用。

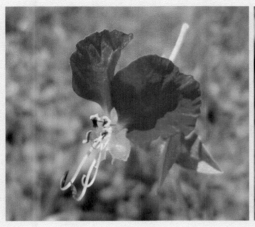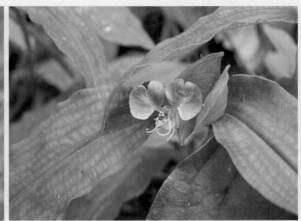

132.03 饭包草 *Commelina bengalensis* L.

【别名】火柴头、竹叶菜、卵叶鸭跖草、圆叶鸭跖草

【植物特征】多年生匍匐草本，茎披散多分枝，长可达 70 cm，被疏柔毛，叶鞘有疏而长的睫毛。叶有明显的叶柄，叶片卵形，长 3~7 cm，近无毛。总苞片佛焰苞状，柄极短，与叶对生，常数个集于枝顶，下部边缘合生而成扁的漏斗状。聚伞花序有花数朵，几不伸出，花萼膜质，长 2 mm，花瓣蓝色，具长爪，长 4~5 mm。蒴果椭圆形，长 4~6 mm，3 瓣裂，有种子 5 粒。

【生境】河北及秦岭，淮河以南各省区有分布。喜生湿地。

【功用及推广价值】嫩茎叶可食、可炒、可汤。医用与竹叶菜同。用于园林可供观赏，在塘坝强大根系可护岸。

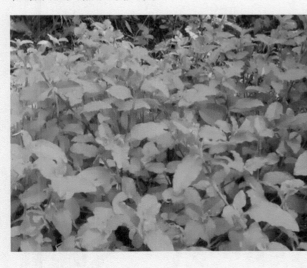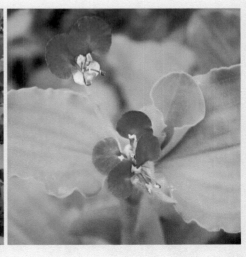

133. 天南星科 Araceae

133.01 魔芋 *Amorphophallus rivieri* Durieu

【别名】花杆莲、蒟蒻、鬼芋

【植物特征】块茎扁圆形。直径 25 cm。先花后叶，叶一枚具 3 小叶，小叶二歧分叉，裂片再羽状深裂，小裂片椭圆形至卵状矩圆形，长 2~8 cm，一侧下延于羽轴成狭翅，叶柄长 40~80 cm，青绿色，有暗紫色或白色斑纹。花葶长 50~70 cm，佛焰苞长 20~30 cm，卵形，下部呈漏斗状筒形，外面绿色硝紫绿色斑点，里面黑紫色，肉穗花序几乎 2 倍长于佛焰苞，下部具雌花，上部具雄花，花柱与子房等长，柱头微三裂。系半阴性植物，忌日光直射。喜湿润环境，怕旱，怕涝。

【生境】原主产于南方，现北方也广泛栽培。

【功用及推广价值】食用其块茎，是驰名的保健蔬菜；也可加工成精粉，再制成面条、面包、糕点。魔芋药用，具有清肠利尿、有减肥功能，也是糖尿病患者的保健品。

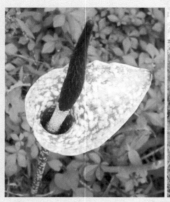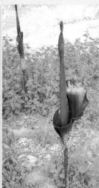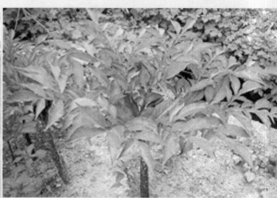

133.02 香芋 *Eolocasia esculenta*

【别名】菜用土栾儿

【植物特征】宿根草本。高 20~40 cm，块茎长卵圆形。多须根。叶根出，叶柄柔软而长，长 20~25 cm，叶片卵状长椭圆形，膜质，长 15~20 cm，宽 6~8 cm，先端尖，基部心形，光滑无毛。忌干旱也忌积水。生产中旺长时须摘除子芋。否则影响块茎膨大。

【生境】人工栽培，主要产区是湖南、广西。

【功用及推广价值】叶作菜用，粗纤维有利于通便。食用块茎，做香芋扣肉、香芋糕、拔丝香芋是其特色。

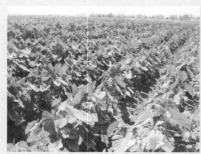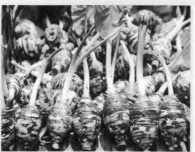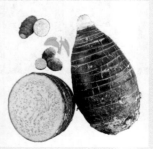

133.03　毛芋头 *Coloca siseaculenta*（L.）Schott

【别名】芋、芋头、芋艿

【植物特征】多年生草本植物。块茎通常卵形，叶盾状着生，卵形，长 20~60 cm，基部 2 裂片合生，长度为裂片基部至叶柄着生处的 1/2~2/3，具 4~6 对侧脉，叶柄绿色或淡紫色，长 20~90 cm。很少开花，总花梗短于叶柄，佛焰苞长达 20 cm，下部成筒状长约 4 cm，绿色，上部披针形，内卷，黄色，肉穗花序下部为雌花，其上有一段不育部分。上部为雄花。

【生境】我国各地广泛栽培。

【功用及推广价值】作蔬菜，也可作杂粮食用。有保健功能，常食能强筋益髓、丰润肌肤、还能预防肠道病患和心血管病。

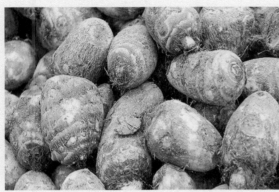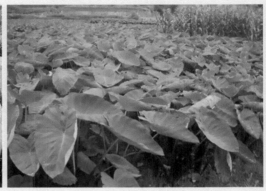

133.04　菖蒲 *Acoru scalamus* L.

【别名】臭蒲子、水菖蒲、白菖蒲

【植物特征】根状茎粗壮直径达 1.5 cm，叶剑形，长 50~80 cm，宽 6~5 mm，具明显突出的中脉，基部叶鞘套折，有膜质边缘。花葶基出，短于叶片，稍压扁，佛焰苞叶状，长 30~40 cm，宽 5~10 mm，肉穗花序圆柱形，长 4~7 cm，直径 6~10 mm；花两性，花被片 6，顶平截而内弯；雄蕊 6，花丝扁平，约等长于花被，花药淡黄色。果紧密靠合，红色，果期花序粗达 16 mm。

【生境】全国各省区皆有分布，

【功用及推广价值】食用，可作汤汁的调味。为传统中药，是芳香健胃剂。

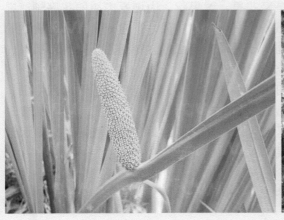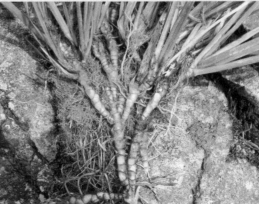

【别名】魁芋、槟榔芋

【植物特征】多年生水生植物。根为肉质纤维质。毛根少，吸收能力较弱。株高 1.5 m，分株力强，球茎大而多，母芋近短炮弹形，长 25 cm，粗约 13 cm，一般重 1.5 kg，最大者重 3.7 kg。每株有子芋十多个，最大子芋重达 2 kg；孙芋也有十多个，长棒锤形。曾孙、芋玄、孙芋也有不少。叶片盾形，肥大，长 60 cm，宽 50 cm。

【生境】因产于广西荔浦县而得名。又因品质极佳而声名远播。

【功用及推广价值】芋块富含营养物质，现为兴时的保健食品，可作主食主粮，又可作菜，用于许多慢性病的食疗。以前曾因风味独特，具香、甜、粉而成当地当时的贡品。可加工提取淀粉。有条件的地区宜引进推广。

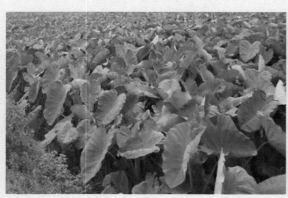
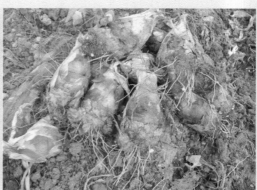

134. 凤梨科 Bromeliaceae

134.01　凤梨 *Ananas comosus*（L.）Merr.

【别名】菠萝、露兜子、菠萝皮、草菠萝、地菠萝、旺梨、旺来、黄梨

【植物特征】草本植物。茎短，叶多数，旋叠状簇生，剑状长条形，长 40~90 cm，边缘常有锐齿，上部的叶极退化，常呈红色。球果状的穗状花序顶生，长 5~8 cm，结果时增大，花稠密，紫红色，生于苞腋内，苞片三角状卵形至长椭圆状卵形，淡红色。外轮花被片 3，萼片状，卵形，肉质，长约 1 cm；内轮花被片 3，花瓣状，倒披针形，长约 2 cm，青紫色，基部有舌状小鳞片 2。其可食部分是聚花果，球果状，由增厚肉质的花序轴、肉质的苞片和螺旋排列不发育的子房、连合成一个多汁的聚花果，顶常冠有退化旋叠状的丛叶。主要由肉质增大之花序轴、螺旋状排列于外周的花组成，花通常不结实，宿存的花被裂片围成一空腔，腔内藏有萎缩的雄蕊和花柱。

【生境】菠萝原产于南美洲巴西、巴拉圭的亚马逊河流域一带，16 世纪从巴西传入中国。现在已经流传到整个热带和亚热带地区。我国分布于华南和海南岛，人工栽培。菠萝是热带植物，但是在冬季气温高于 5℃ 的地区就可以越冬。非常适合温室栽培，只要保证充足的光照和适当的温度，每年都能收获果实。

【功用及推广价值】为著名热带水果之一，可鲜食，绞汁，煎汤，或加工成罐头。含钾较多，有利于高血压患者；能清热解暑、生津止渴。菠萝性平、味甘、微酸、微涩、性

微寒，具有清暑解渴、消食止泻、补脾胃、固元气、益气血、消食、祛湿、养颜瘦身等功效，为夏令医食兼优的时令佳果。一次不宜吃太多。叶的纤维甚坚韧，可供织物、制绳、结网和造纸。中国已是菠萝的主要生产国、消费国之一。

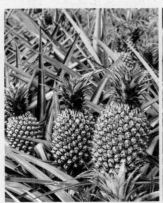 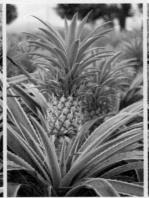 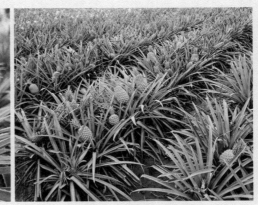

135. 薯蓣科 Dioscoreaceae

135.01　薯蓣 *Dioscorea opposita* Thnnb.

【别名】山药、山药蛋、淮山药

【植物特征】草质缠绕草本。块茎略呈圆柱形，垂直生长，长可达 1 m，茎右旋，光滑无毛。单叶互生，至中部以上叶对生，很少有 3 叶轮生，叶腋间常生有珠芽（名零余子，也称山药蛋）叶片形状变化较大，三角状卵形、广卵形或耳状三裂至深裂，中间裂片椭圆形或披针形，两侧裂片矩圆形或圆耳形。雄花序穗状，直立，2~4 腋生，花轴多数呈曲折状，花小，花被背面除棕色毛外常散有紫褐色腺点。蒴果翅半月形，表面常被白色粉状物。

【生境】全国各地栽培，少部分地区有野生。沙漠边沿地带适于栽培。

【功用及推广价值】块茎作蔬菜。零余子亦入药食用，为传统蔬菜，可煎、炸、炒、炖花样甚多。山药蛋亦食用，多制粥。其块茎切片干制后的产品为饮片，为传统中药，为滋养强壮剂，治脾胃虚弱、倦怠无力、食欲不振、久泄久痢、腰膝酸软、消渴尿频、遗精早泄、带下浊白、也抗衰老。

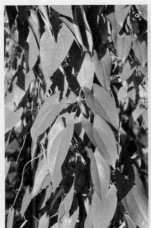 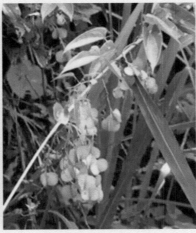 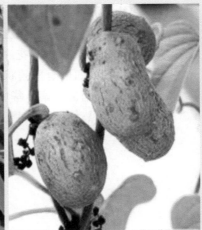

447

135.02　参薯 *Dioscore aalata* L.

【别名】大薯、云饼山药、脚板薯

【植物特征】缠绕藤本。块茎野生的多为圆柱形或棒状，栽培的形状变化较大。表面棕色或褐色，断面白色黄色或紫色。茎基部四棱形，有翅。叶腋内常生有大小不一的零余子。单叶互生，中部以上叶对生，叶卵状心形，至心状矩圆形，顶端尾状，基部宽心形，两面无毛。雄花淡绿色，构成狭的圆锥花序。雌花为简单的穗状花序。蒴果具3翅，顶端微凹。种子扁平，四周有薄膜状翅。

【生境】分布于广东、广西、湖南、湖北、福建、四川、云南、贵州、江西等地。生于山地溪边微酸性的黄壤或红壤地带。

【功用及推广价值】块茎作蔬。医用代淮山。

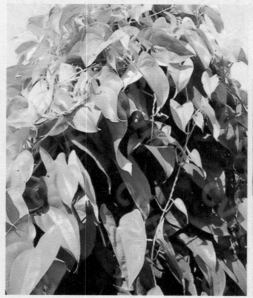 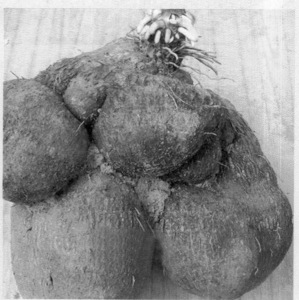

135.03　薯莨 *Dioscorea cirrhosa* Lour.

【别名】红孩儿、朱砂莲、山羊头

【植物特征】粗壮藤本植物。块茎形状不一，圆锥形、矩圆形或卵形，表面棕黑色，栓皮粗裂具凹纹，断面新鲜时红色，干后铁锈色。茎圆形，有分枝，平滑无毛，近基部有刺。单叶互生，革质或近革质，长椭圆形，基部宽心形。上部叶对生，卵形，下面网状支脉明显。雄花序穗状，高大植株，雄花序成金字塔形圆锥花序。雌花序与雄花序相似。蒴果光滑无毛，种子扁平，四周有薄膜状的翅。

【生境】分布于西南、华南、华中和台湾。多生于灌丛之中。

【功用及推广价值】块茎可作酿酒原料。药用有止血功效。

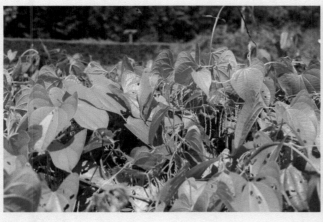
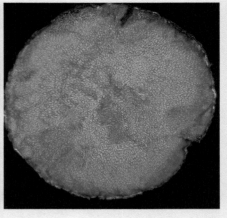

135.04 野山药 *Dioscorea japonica* Thunb

【别名】日本薯蓣、穿龙薯蓣、穿山龙、串地龙、地龙骨、鸡骨头、龙葶

【植物特征】缠绕藤本。块茎圆柱形，垂直生长，直径 3 cm 左右，表面棕黄色，断面白色。茎细长，光滑无毛。单叶互生，叶腋间常生有不等大小各种形状的珠芽。中部以上叶对生，叶片长椭圆状三角形，顶端锐尖，基部心形，长 5~10 cm，宽 2~5 cm，两面无毛。雄花序穗状，直立，1~4 个腋生，花被片圆形或椭圆形，发育雄蕊 6，雌花花序下垂，长 8~12 cm。蒴果肾形，不反曲，有 3 翅。种子广卵形，四周有薄膜状翅。

【生境】分布于西南、华南、华中、华东。野生于向阳山坡灌丛和林下。

【功用及推广价值】同薯蓣。

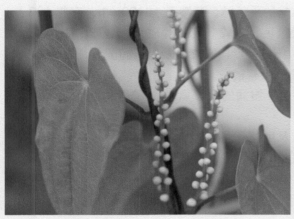
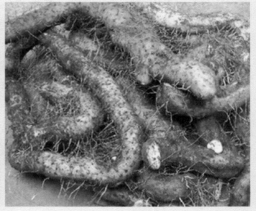

135.05 山薯 *Dioscorea fordii* Prainet Burkill

【别名】土淮山

【植物特征】缠绕藤本，块茎圆柱形，垂直生长；表面有稀疏细长的须根，新鲜或干燥后断面均呈白色。茎右旋，无刺。单叶互生，中部以上叶对生，叶卵状戟形，或箭形，顶端尾状，基部三角状宽心形，全缘，背面网状支脉不明显。雄花序穗状，长 2~2.5 cm，常着生在延长无叶的分枝上，花序间间隔 7.5~8 cm，雄花苞片卵圆形，顶端芒状，花被片 6，大小不等。蒴果有 3 翅，顶端微凹，基部截形。种子圆形，成熟后浓褐色，四周有薄膜状的翅。

【生境】分布于广东、广西、福建。生海拔 800 m 以下的杂木林中或路边。

【功用及推广价值】同薯蓣。

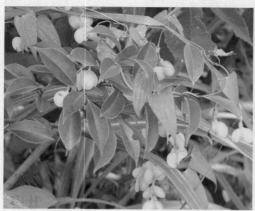
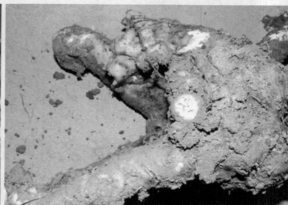

136．鸢尾科 Iridaceae

136.01　马蔺 *Iris ensata* Thnnb

【别名】马莲（其种子为传统中药蠡实）、马兰、蝴蝶花

【植物特征】多年生草本植物，根状茎短而粗壮。须根发达，棕褐色。长而坚韧。植株基部有红褐色，常裂成细长纤维状的枯死叶鞘残留物。叶基生，多数，坚韧，条形，长达 40 cm，宽 6 mm，先端尖，具两面突起的平行脉。花葶高 10~30 cm，有花 1~3 朵，苞片窄矩圆状披针形，长 6~7 cm，花紫蓝色，外轮 3 花被片较大，匙形，稍开展，顶端钝或尖，中部有黄色条纹；内轮 3 片，倒披针形，直立。蒴果长椭圆形，长 4~6 cm，具纵肋 6 条，有尖喙。种子近球形，棕褐色，有棱角。

【生境】分布于东北、华北、西北和西藏，多生在湿润的山坡草甸，常群落状生长，呈马莲坡、马莲滩盛状。

【功用及推广价值】将绽或已开放的花朵及嫩花葶可食，将采得的花及嫩葶在沸水中焯后晒干，用时复水，多用于汤菜和汤面调色、调味。种子与根入药。种子蠡实，清热解毒，治黄疸、泻痢、血崩、白带、痈肿等症。马莲根煎汤治疗伤寒、咽喉连舌肿痛。叶片搓绳使用，根作锅刷，能降解也环保。

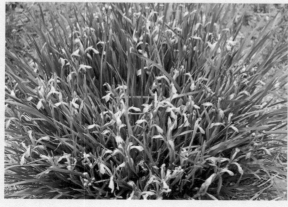
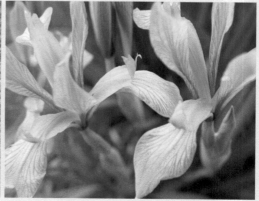

【别名】西红花、藏红花

【植物特征】多年生球茎草本。球茎扁圆，直径约 3 cm，外有黄褐色的皮膜。叶基生，9~15 枚，条形，灰绿色，长 15~20 cm，宽 2~3 mm，边缘反卷，基部包有膜质的鞘状叶。花茎甚短，不伸出地面，花 1~2 朵，红紫色或白色，有香味。直径 2.5 cm，花被裂片 6，2 轮排列，花柱橙红色，长约 4 cm（花柱为主要的药用部分）。

【生境】原产欧洲和伊朗，我国引进，现北京、浙江等地有栽培。

【功用及推广价值】香料调料、观赏植物、传统中药材。欧洲人多作香料调制食物。须严格加工炮制，保持其香味与色泽，才能保持药性和香料特征。药用其干燥的柱头。味甘性平，能活血化瘀、开结止痛，用于治疗忧思郁结、胸闷吐血，惊恐恍惚、血滞、月经不调等症。有些地方用于观赏。

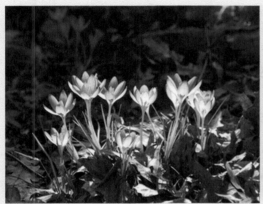 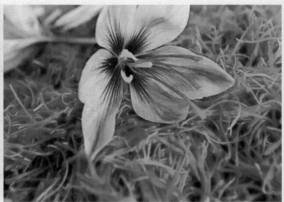

137. 芭蕉科 Musaceae

137.01　香蕉 *Musa nana* Lour.

【别名】龙溪蕉、天宝蕉、矮脚香蕉、金蕉

【植物特征】假茎粗壮，浓绿色而带黑斑，高 1.5~2.5 m，基径 15~30 cm。叶片长椭圆形，长 1.5~2.2 m，宽 60~80 cm，顶端钝圆，基部近圆形或微心形，对称，下面具白粉。叶柄粗，长 20~30 cm，叶翼显著，宽 5~8 cm，边缘褐红色，密被白粉。穗状花序下垂，序轴被褐色茸毛，苞片外面紫红，被白粉，内面深红，有光泽，雄花苞片不脱落，每苞片有花 2 列，花乳白或稍带浅紫；合生花被片 5 列，中央裂片两侧为小裂片，离生花被片近圆形，全缘，顶端急尖。最大果序有果 360 个之多。

【生境】我国福建、台湾、广东、广西、海南、云南有栽培。随着保护地技术的发展，西北、东北、华北各地都已试种并均获成功。

【功用及推广价值】为热带亚热带主要水果。能干制贮运。富含钾，对高血压有显著的辅疗作用，并能健脑安神、减肥美容和防治便秘。

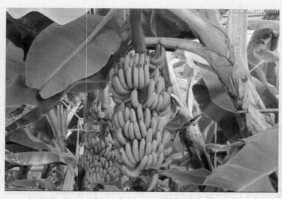
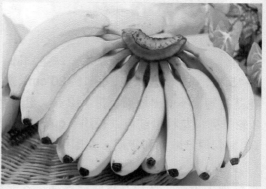

137.02 地涌金莲 *Ensete lasiocarpum*（Franch）E. E. Cheesman

【别名】地金莲、地涌莲、千瓣莲花、不倒金刚

【植物特征】植株丛生，具水平生长的匍匐茎，高不及 60 cm，假茎矮小，基径约 15 cm，基部存宿存的去年的叶鞘。叶片长椭圆形，长达 50 cm，宽约 20 cm，尖端锐尖，基部近圆形，对称，有白粉。花序直立、密集，长 20~25 cm，苞片黄色，有花二列，每列 4~5 朵花，在花序下部为雄花，上部者为雌花，合生花被卵圆状矩圆形，顶端 5 裂，离生花被与合生花被近等大，全缘，顶端微尖。果为三棱状球形，长约 3 cm，种子 6，扁圆形，深褐色。

【生境】产云南中西部，生山间坡地。全国其他各地多盆栽。

【功用及推广价值】嫩茎可食，亦可用其汁解醉酒。花可鲜食，亦可晒干后复水食用。花可药用，多用于止血、止带。现多引为观赏植物。

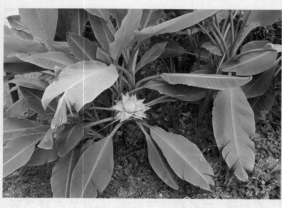
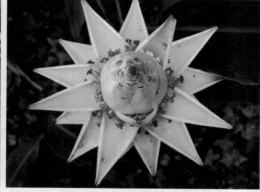

138. 姜科 Zingiberaceae

138.01 姜花 *Hedychinm coronarlum* Xoenig

【别名】蝴蝶花、蝴蝶姜、穗花山奈、香雪花、夜寒苏

【植物特征】多年生草本植物，高 1~2 m，叶片矩圆状披针形，或披针形，长 20~40 cm，宽 4~8 cm，下面被短柔毛，无柄，叶舌长 2~3 cm。穗状花序长 10~20 cm，苞片卵圆形，每 1 苞片内有花 2~3 朵，花萼管长 4 cm，花冠白色，花冠管长 8 cm，裂

片披针形长 5 cm，后面的一枚兜状，顶端具尖头。唇瓣倒心形，长和宽约 6 cm，顶端 2 裂，子房被绢毛。

【生境】分布于我国南部和西南部。各地多观赏盆栽。花芳香诱人。

【功用及推广价值】花可炒食，又可制作姜花浸膏用于香料。全株可食可药。根入药，发汗、解表、温经、止痛，对神经性失眠有显著疗效。傣族用以治疗尿痛、疼、气管炎、大便秘结。用于园林美化。

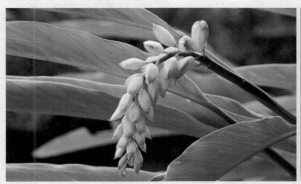 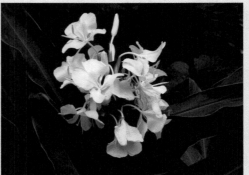

138.02　山柰 *Kaempferia galanga* L.

【别名】沙姜、三赖、山辣

【植物特征】多年生草本植物，根状茎块状。芳香。叶 2~4 片，贴地面生长，近圆形，长 7~13 cm，宽 4~9 cm，顶端微急尖，无毛，或于下面被长茸毛，干时于上面可见红色小点，近无柄，叶鞘长 2~3 cm。花 6~12 朵顶生，半藏于叶鞘中，花白色，有香味，易凋，萼管长 2.5 cm，花冠长亦 2.5 cm。

【生境】广东、广西、云南有栽培。

【功用及推广价值】调味剂。药用有散寒、祛湿功能和芳香、健胃功能。

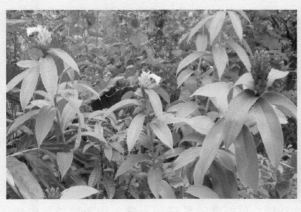 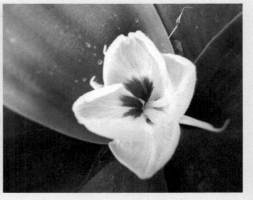

138.03　海南三七 *Kaempferia rotunda* L.

【别名】山田七

【植物特征】多年生草本植物。根状茎块状，叶片椭圆状矩圆形，长 17~27 cm，宽 7.5~9.5 cm，上面淡绿色，中脉两侧深绿色，下面紫色。穗状花序，有花 4~6 朵，生于紫色苞片中，春季先叶自根部抽出，花萼管长 5~7 cm，花冠与花萼等长，裂片条形，白色、平展；唇瓣紫蓝色，近圆形，裂片 2，长 3.5 cm，下垂。

【生境】广东有栽培。

【功用及推广价值】根茎粉为兴时保健品。药用，生服粉剂，主跌打损伤、外伤出血、产后血晕、吐血衄血，防治高血压、冠心病。熟服其粉，可补血活血，治失血贫血、身体虚弱、食欲不振、神经衰弱等。作园林花卉，可供观赏。

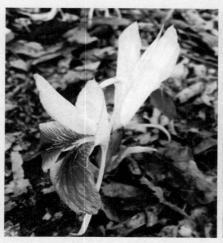
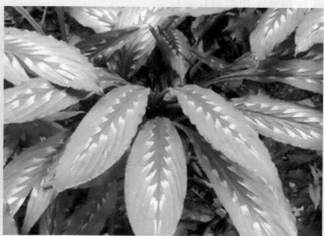

138.04　姜黄 *Curcuma longa* L.

【别名】郁金、亳命、黄姜、宝鼎香、毛姜黄、黄丝郁

【植物特征】多年生草本植物。根状茎深黄色，极香。根粗壮，末端膨大。叶片矩圆或椭圆形，长 30~45 cm，宽 15~18 cm，两面均无毛，叶柄长 45 cm。花葶由叶鞘内抽出，穗状花序圆柱状，长 12~15 cm，苞片卵形，长 3~5 cm，绿白色，上部无花的较狭，顶端红色，花萼长 8~9 mm，花冠管比花萼长 2 倍，唇瓣倒卵形，长 12 mm，白色，中部黄色。

【生境】分布于我国东南与西南部，栽培。原产印度，唐朝初期，印度的高僧把姜黄带到中国。

【功用及推广价值】根茎用于食品染色，作黄色着色剂；用于咖喱粉、调味料，味道独特。咖喱是以姜黄为主料，添加多种香辛料配制成复合调味料，咖喱是抗癌食品。在东南亚许多国家中，咖喱是必备的重要调料，中西餐常用的调味料。咖喱常见于印度菜、泰国菜和日本菜等，最有名的是印度和泰国烹调法。姜黄的"姜黄素"，能够促进代谢、调整身体机能，减肥降脂。姜黄根茎为传统中药，能活血行气破瘀，通经止痛，消炎利胆。主治胸腹胀痛，肩臂痹痛，心痛难忍，产后血痛，疮癣初发，月经不调，闭经，跌打损伤。有协助伤口复合，预防老年痴呆症、流行性感冒、抗癌等作用。经研究发现，姜黄所含的姜黄素具有激活肝细胞并抑制癌细胞的功能，可以清洁肝脏和胆囊。用药禁忌是血虚、无气滞血瘀及孕妇慎服姜黄。姜黄作为天然色素，被很多国家允许添加在化妆品，食物以及药品等里面。姜黄在印度自古以来就常被女性用来保养皮肤。姜黄所含姜黄素可作分析化学试剂。

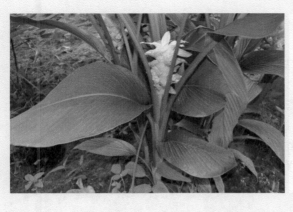
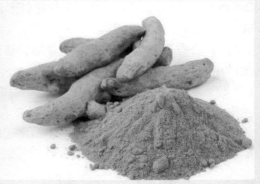

138.05 姜 *Zingiber officinale* Rosc.

【别名】生姜、百辣云、白姜、川姜

【植物特征】多年生草本植物，高 0.5~1 m，根状茎肥厚，有芳香及辛辣味。叶片披针形至条状披针形，长 15~30 cm，宽约 2 cm，叶舌膜质，长 2~4 mm。花葶单独自根茎抽出，穗状花序卵形，长 4~5 cm，苞片淡绿色，顶端有小尖头，花萼管长约 1 cm，花冠黄绿色，管长 2~2.5 cm，裂片披针形，长不及 2 cm，唇瓣中央裂片矩圆状倒卵形，短于花冠裂片，有紫色条纹和淡黄色斑点，侧裂片卵形，花药长 9 mm。

【生境】我国中部、西南、东南普遍栽培。

【功用及推广价值】嫩芽可做菜，根状茎为传统蔬菜和主要的调味品。根状茎为传统中药，具祛风散寒、活血发汗、化痰止咳和胃止呕等功效。

[注] 本品是现代生活的药品，非传统产区也应设保护地栽培。新技术可全年产出。

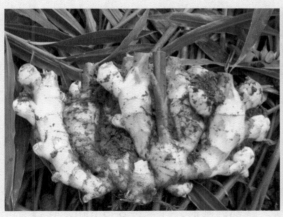
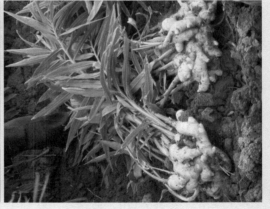

138.06 蘘荷 *Zingiber mioga* （Thunb.） Rosc.

【别名】洋藿、野姜、阳藿、嘉草、芋渠、阳荷、山姜、观音花、野老姜、土里开花、野生姜、莲花姜、猼月、蒚葙、覆葙

【植物特征】多年生草本。高 0.6~1 m。根状茎淡黄色，具辛辣味。叶片条状披针形，长 20~30 cm，宽 3~6 cm，顶端细尖，两面无毛或下面中脉附近被长毛，叶舌二裂，膜质，下部的长达 1.2 cm，上部的长仅 3~4 mm。穗状花序圆形，长 5~7 cm，单独由根状茎发出，总花梗通常短，长 1~6 cm，苞片卵状矩圆形，长 4~5 cm，花萼管状，长 2~

2.5 cm，花冠管长 4~5 cm，裂片披针形，长 2~3 cm，白色。唇瓣淡黄色，而中部颜色较深，倒卵形。蒴果卵形，3 裂。

【生境】分布于我国东南部。多栽培。喜生于荫蔽之地，山谷中荫湿处，山坡灌丛，山坡林中，溪谷林中湿地等。

【功用及推广价值】嫩花序、嫩叶作菜食用。可生食、凉拌、炒、烧、炝、煮汤及盐渍、酱腌、生泡。根状茎药用味辛，性温。可活血调经、镇咳祛疾、消肿解毒、温中止痛，散瘀消肿，平喘；治疗大叶肺炎，腰痛，颈淋巴结核，无名肿毒；解草乌中毒。花序可治咳嗽，配生香榧治小儿百日咳有显效。种子可治胃痛。

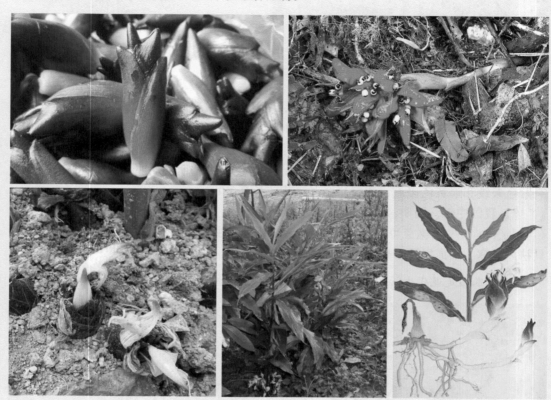

138.07　砂仁 *Amomum villosum* Lour.

【别名】阳春砂仁、小豆蔻

【植物特征】多年生草本植物。高 1~2 m，具匍匐茎。叶片披针形或矩圆状披针形，长 20~30 cm，宽 3~7 cm，顶端具尾状细尖头，基部近圆形，叶舌长 3~5 mm，叶鞘上可见凹陷的方格状网纹。穗状花序自根状茎发出，生于长 4~6 cm 的总花梗上，花萼白色，花冠管长 1.8 cm，裂片卵状矩圆形，长约 1.6 cm，白色，唇瓣圆匙形，宽约 1.6 cm，顶端具突出、2 裂、反卷、黄色的小尖头，中脉凸起，紫红色，其余白色。果矩圆形，直径约 2 cm，紫色，干时褐色。

【生境】分布于广东、广西、云南和福建。野生于山地阴湿处。也大面积人工栽培。

【功用及推广价值】用于调味品，特用于作咖喱的佐料。茎叶可提取油脂。果为芳香性健胃祛风药。用于行气调中、胸脘胀满、腹满少食。

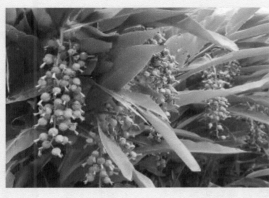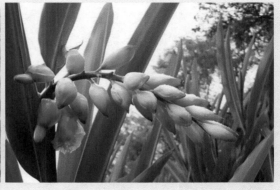

138.08　草果 *Amomum* tsao ko Crevost et Lemaire

【别名】草果仁

【植物特征】多年生丛生草本植物，高达 2.5 m，具匍匐茎。叶片长椭圆形或披针形，长约 55 cm，宽 20 cm，顶端渐尖，基部渐狭，边缘干膜质，具短柄或无柄，叶舌长 0.8~1.2 cm。穗状花序自根状茎发出，长约 13 cm，宽 5 cm，蒴果密集，矩圆形或卵圆形，长 2.5~4.5 cm，顶端具花柱的残迹，果皮棕红色，具皱缩的纵线条。

【生境】多分布于广西、贵州、云南。野生于疏林之下。广西的栽培面积最大。

【功用及推广价值】为主要调味料，用于菜肉调味。果实药用，有燥湿、祛寒、除痰、消食的功效。

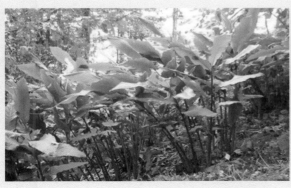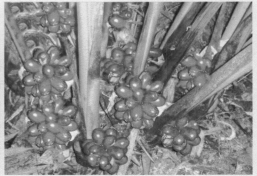

138.09　红豆蔻 *Alpinia galanga* Willd.

【别名】红豆、红扣、良姜子、山姜

【植物特征】多年生草本植物，高达 2 m，根状茎块状，有香气。叶片矩圆形或披针形，长 25~35 cm，宽 6~10 cm，两面均无毛或下面有长柔毛，干时边缘黑色；叶柄短，叶舌近圆形，长约 5 mm。圆锥花序密生多花，长 20~30 cm，花序轴被毛，分枝多；花缘白色，有异味，小苞片及萼筒果时宿存；花冠管长 6~10 mm，裂片矩圆形，长 1.6~1.8 cm，唇瓣倒卵状匙形，长达 2 cm，白色而有红条，深 2 裂。果矩圆形，长 1~1.5 cm，宽 7 mm，中部稍收缩，橙红色。

【生境】分布于广东、广西、云南，生于山野。也有人栽培。

【功用及推广价值】食疗有美容效果。果实药用，温中燥湿、醒脾消食治腹脘冷痛、呕吐泄泻。根状茎石油醚提取物有祛痰作用。

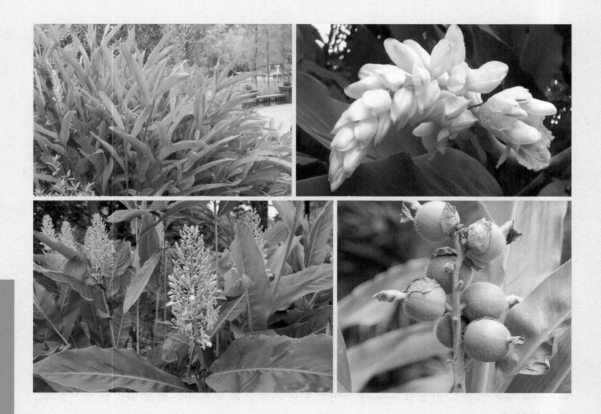

138.10　高良姜 *Alpinia officinarum* Hance

【别名】海良、姜风姜、小良姜、膏凉姜

【植物特征】多年生草本植物。高 40~110 cm，根状茎圆柱形。叶片条形，长 20~30 cm，宽 1.2~2.5 cm，顶端尾尖，无柄，叶舌披针形，长 2~3 cm，有时可达 5 cm。总状花序顶生，长 6~10 cm，花序轴被茸毛，小苞片长不逾 1 mm，花梗长 1~2 mm，花萼管长 8~10 mm，被小短柔毛，花冠管较萼管稍短，裂片长圆形，长约 1.5 cm，唇瓣卵形，长约 2 cm，白色而有红纹。果球形，直径 1 cm，红色。

【生境】分布于我国东南与西南部。野生于疏林之中。广东有大面积栽培。

【功用及推广价值】为重要的食用香料，用于肉食调香。根状茎供药用，能温中散寒，止痛消食。

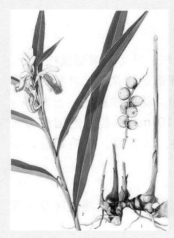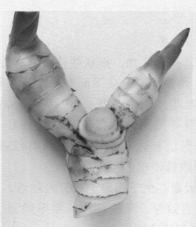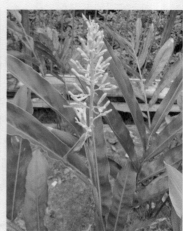

138.11　闭鞘姜 *Costus speciosus*（Koen.）Smith

【别名】广商陆、水蕉花

【植物特征】多年生草本植物。高 1~2 m，顶部常分枝。叶片椭圆形或披针形，长 15~20 cm，宽 6~7 cm，顶端渐尖或尾状渐尖，基部近圆形，下面密被绢毛，叶鞘不开裂。穗状花序顶生，椭圆形或卵形，长 5~13 cm，苞片卵形，长约 2 cm，红色，具锐尖头，花萼长 1.8~2 cm，2 裂，花冠管长 1 cm，裂片矩圆状椭圆形，长约 5 cm，唇瓣宽倒卵形，长 6.5~9 cm，白色，顶端具裂齿且呈皱波状，雄蕊花瓣状，长约 4.5 cm，白色，基部橙黄。蒴果稍木质，长 1.3 cm，红色。

【生境】分布于广东、广西、云南和台湾。生于山谷荫湿之地或疏林之下。各地林园也多有栽培。

【功用及推广价值】花可食用，味香甜。根状茎药用内服治水肿，外洗治疮疖。花极美，花期长，水插保鲜可达 15~20 d。可制干花。可盆栽，置阴湿处。

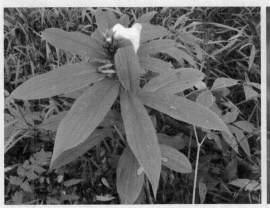
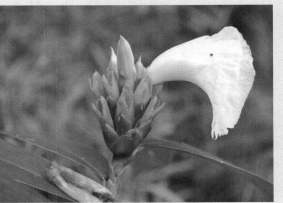

139. 美人蕉科 Cannaceae

139.01　蕉芋 *Canna edulis* Ker Gawl.

【别名】蕉藕、姜芋、食用美人蕉、芭蕉芋、旱藕

【植物特征】多年生高大草本植物。高可达 3 m，茎紫色，根茎圆锥形，断面粉性。叶互生，长 30~70 cm，宽 20~25 cm，表面绿色，叶背紫色，具羽状平行脉，中脉明显。总状花序，疏散，1~2 朵着生。花冠杏黄色，萼片带紫色，长 4 cm，蒴果 3 瓣裂，性喜温暖潮湿，不耐寒。

【生境】分布于我国华南、东南各地栽培，20 世纪中叶引自南美。东北、西北地区可在保护地试种。

【功用及推广价值】根茎含淀粉可炒食，也可提淀粉用于作粉条和勾芡。根茎药用，用于清热利湿、解毒消肿，并治泄泻。用于园林景观或大型盆栽。

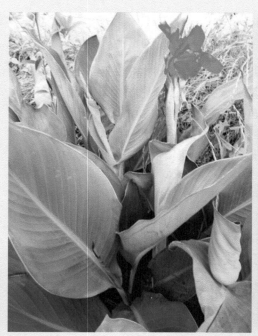
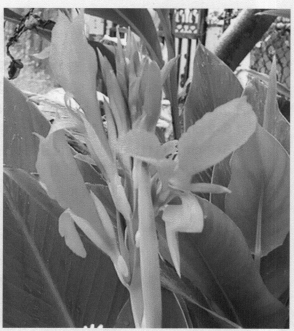

140. 兰科 Orchidaceae

140.01 金钗石斛 *Dendrobium nobile* Lindl.

【别名】金钗石、扁金钗、扁黄草、扁草、吊兰花、不死草、还魂草、紫萦仙株、林兰

【植物特征】多年生草本植物，茎丛生，直立，上部多少回折状，稍扁，长 10~60 cm，粗达 1.3 cm，具槽纹，节略粗，基部收窄。叶近革质，矩圆形，长 8~11 cm，宽 1~3 cm，顶端 2 圆裂。花期有叶或无叶，总状花序具 1~4 朵花，总花梗长 1 cm 左右，基部被鞘状苞片，苞片膜质，长 6~13 mm，花大，直径达 8 cm，点垂，白色带淡紫色顶端，萼片矩圆形，顶端略钝，萼囊短钝，长约 5 mm，花瓣椭圆形，与萼片等大，顶端钝。茎下部圆柱形，中部及上部扁圆形，稍曲折略呈"之"字状，长 18~50 cm，直径 4~12 mm，节间长 1.5~6 cm。表面金黄色或绿黄色。基部有光泽，具纵沟及纵纹，节膨大，棕色，有花序柄及膜质叶鞘。质轻而脆。鲜品茎绿色。味苦。

【生境】亚洲各地 有分布。我国主产四川、广西、云南、贵州。生于林中树上和岩石上。附生于林间大树或岩石之上。已有人工栽培。石斛多生在河涧，沟溪山谷旁峭壁上，常与苔藓、石苇等植物附生在一起。喜阴凉、湿润、通风多雾的小气候。东北、西北、华北等地，可在保温保湿、有遮阳网的保护地栽培。

【功用及推广价值】石斛为国家三级保护野生药材物种，濒危植物。石斛是名贵的中药材，具有广泛而重要的药理活性，享有"仙草"之美誉。花与茎为时下保健品流行于市。生食、榨汁、入膳、入酒或以切片煮水代茶饮均可。花有抗衰老之功。常服可轻身健体、祛脂减肥。茎药用，为传统中药，有养阴除热、生津止渴之效。全年均可采收，以春末夏初和秋季采者为好，煮蒸透或烤软后，晒干、烘干或鲜用。性微寒，味甘、淡、微咸。有滋阴清热，生津止渴，养胃，润肺，益肾，明目强腰，降血糖作用，增强机体免疫力。用于热病伤津、

口渴舌燥、病后虚热、胃病、干呕、舌光少苔。

石斛同属的有铁皮石斛 *Dendrobium candidum* Wall. ex Lindl.，马鞭石斛 *Dendrobium fimbriatum* Hook. var. *oculatum* Hook.，其他有束花石斛、美花石斛、细茎石斛、霍山石斛、罗河石斛、小美石斛等。环草石斛 *Dendrobium loddigessii* Rolfe.，黄草石斛 *Dendrobium chrysanthum* Wall. 。分布于台湾、广东、广西、湖北、江浙等地。及其近似品种的新鲜或干燥茎入药，功用相同。

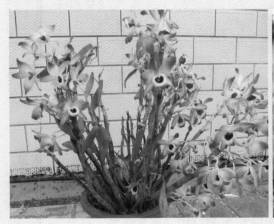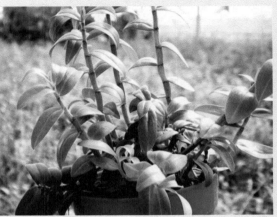

140.02　霍山石斛 *Dendrobium huoshanense* C. Z. Tang et S. J. Cheng

【别名】米斛、龙头凤尾草、皇帝草

【植物特征】多年生草本植物，茎直立，肉质，不分枝，具 3~7 节，淡黄绿色，有时带淡紫红色斑点，干后淡黄色。叶革质，2~3 枚互生于茎的上部，斜出，舌状长圆形。总状花序 1~3 个，从落了叶的老茎上部发出，具 1~2 朵花；花淡黄绿色，开展；花瓣卵状长圆形，先端钝，具 5 条脉；唇瓣近菱形，长和宽约相等。花期 5 月。

【生境】主产于大别山区的安徽省西南部霍山县，以及河南西南部（南召），大多生长在云雾缭绕的悬崖峭壁崖石缝隙间和参天古树上，生于山地林中树干上和山谷岩石上。

【功用及推广价值】中国国家地理标志产品，是石斛中的极品。其花、茎入药，属补益药中的补阴药。中国药典会委员，石斛属研究专家包雪声教授在《中华仙草之最—霍山石斛》一书前言开篇语中就说道："如果说世界上确有什么仙草的话，这种仙草应当是霍山石斛"。道家经典《道藏》曾把霍山石斛、天山雪莲、三两人参、百二十年首乌、花甲茯苓、深山灵芝、海底珍珠、冬虫夏草等列为中华"九大仙草"，且霍山石斛名列之首。霍山石斛历史上被誉为"中华九大仙草之首""救命仙草"，现代人尊称为"中华仙草之最""健康软黄金"，用霍山石斛加工的饮品——枫斗，被称为"枫斗之王"。其干燥茎（霍枫斗）和鲜斛均可入药。常代茶茗冲饮服用。霍山石斛能大幅度提高人体内 SOD（延缓衰老的主要物质）水平，对经常熬夜、用脑、烟酒过度，体虚乏力的人群，经常饮用非常适宜。霍山石斛有明目作用，也能调和阴阳、壮阳补肾、养颜驻容，从而达到保健益寿的功效。

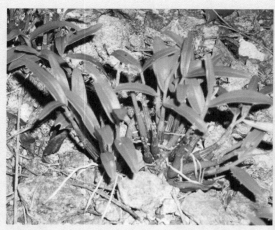
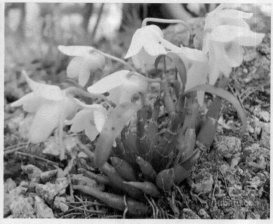

140.03　天麻 *Gastrodia elata* Bl.

【别名】赤箭、赤天箭、独摇芝、离母、合离草、神草、鬼督邮、木浦、明天麻、定风草、白龙皮

【植物特征】腐生兰，株高 30~150 cm，无根。块茎肥厚，椭圆形或卵圆形，横生，肉质。茎黄褐色，无绿叶，具鞘状鳞片。总状花序长 5~20 cm，苞片膜质，披针形，长约 1 cm，花淡绿黄色或肉黄色，萼片与花瓣合生成歪斜筒，口偏斜，顶端 5 裂，裂片三角形，钝头；唇瓣白色，3 裂，中裂片舌状，具乳突，上部反曲，基部贴生于花被筒内壁上，有一对肉质突起，侧裂片耳状。蒴果倒卵状椭圆形，常以块茎或种子繁殖。

【生境】分布于河北、辽宁、吉林、陕西、河南、湖南、湖北、四川、贵州、云南、西藏等地，生山区阳光稀疏的林地。

【功用及推广价值】块茎用于食疗，如天麻鲤鱼汤、天麻鹌鹑汤等补身汤羹。块茎为名贵中药。用于息风解痉、治头痛眼花、风寒湿痹、肢体麻木、小儿惊风等症。

　　[注] 天麻无根，不能自立生长，必须有密环菌伴生。现已利用密环菌培育方法，进行天麻人工栽培，彻底解决了天麻供应紧缺的难题。各地多在小环境（如木箱）中种植药用天麻。

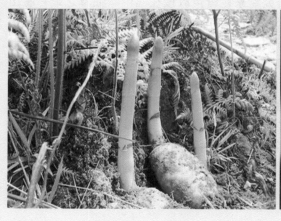
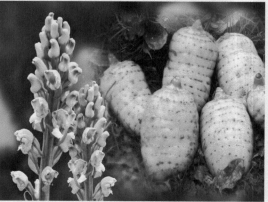

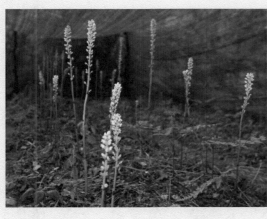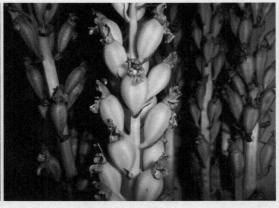

140.04 石仙桃 *Pholidota chinensis* Lindl.

【别名】石山莲、石橄榄、果上叶

【植物特征】附生兰。根状茎粗壮。假鳞茎矩圆形或卵状短圆形，肉质，长 4~5 cm，顶生 2 枚叶，叶椭圆披针形或倒披针形，长 10~18 cm，宽 3~6 cm，渐尖，基部收狭成短柄。花葶从被鳞片包住的幼小假鳞顶生伸出，总状花序直立或下垂，花苞片狭卵形，2 列，花先于叶，白色或带黄色，萼片卵形，近等大，分离，舟状，长约 1 cm，背面常具狭脊，花瓣和萼片近等长，扁平，条形，急尖。假鳞茎桃状。

【生境】分布于云南、贵州、广西、广东、福建等地。附生于山地阔叶树大树或沟边石头之上。

【功用及推广价值】用于养生保健，食疗食品如石仙桃鸡窝火锅。假茎入药，可治内伤出血、哮喘、咳嗽、心气疼、风湿、赤白痢、风火牙痛等症。栽培于小环境中供观赏，进行仿附生盆栽。

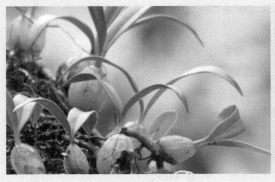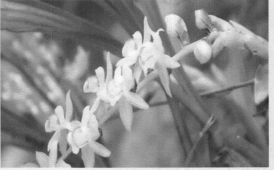

140.05 白芨 *Bletilla striata*（Thunb）

【别名】连及草、朱兰、连及草、甘根、白给、箬兰、紫兰、紫蕙

【植物特征】陆生兰，高 15~50 cm，假鳞茎扁球形，上面具荸荠似的环带，富黏性。茎粗壮，劲直。叶 4~5 枚，狭矩圆形或披针形，长 8~29 cm，宽 2~4 cm。花序具 3~8 朵，花苞片开花时常凋落，花大，紫色或淡红色，萼片和花瓣近等长，狭矩圆形，急尖，长 28~30 mm，花瓣较萼片宽，唇瓣较萼片和花瓣稍短，长 23~28 mm，白色，带淡红色具紫脉，在中部以上 3 裂，侧裂片直立，合抱蕊柱，顶端钝，具细齿，稍伸向中裂片，但不及中裂片的一半，平展其宽度为 18~22 mm。

藻类植物

蕨类植物

裸子植物

被子植物 双子叶植物

被子植物 单子叶植物

【生境】分布于长江流域各地。多生于山坡林下。也有人工栽培。

【功用及推广价值】药膳有白芨蛋羹煲；近又用于美容抗癌和养生。为传统中药，假鳞茎能止血，补肺，生肌止痛、强筋行气。

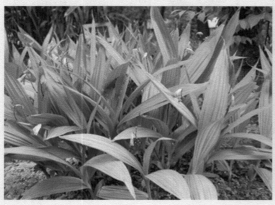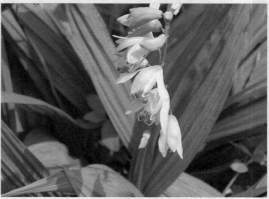

140.06　金线莲 *Anoectochilus roxburghii*（Wall.）Lindl

【别名】金线兰、金草、鸟人参、少年红、金线虎头蕉、花叶开唇兰

【植物特征】濒危植物。为兰科开唇兰属植物，花叶开唇兰的全草。多年生草本植物，高 8~20 cm，根茎细软，茎圆筒形，先端直立，基部成匍匐状，茎节明显；叶互生具柄，呈椭圆形，叶面有光泽、墨绿色中有金黄脉网，叶背淡紫红色；花为完全花，总状花序具有 1~6 朵松散的花，花序梗长 8~13 cm，被柔毛，花苞片淡紫色，卵状披针形。

【生境】分布在热带及亚热带地区。我国分布在福建、广东、广西、海南、四川、贵州、云南等地，均有野生。金线莲性喜阴凉、潮湿，尤其喜欢生长在有常绿阔叶树木的沟边、石壁、土质松散的潮湿地带，要求温度 20~32℃，忌阳光直射。目前主要进行保护地大棚人工栽培、仿野生栽培。

【功用及推广价值】是极稀有的野生山珍极品，为历代皇宫的专用御品。现为宾馆、酒家及家庭保健药膳的高档煲汤材料；也可热水泡饮降肝火。在民间具有广泛药用价值，台湾、福建及畲族等群众将其当作补虚的滋补强壮品，民间传说具有治疗百病之功效，素有"药王""金草""神草""鸟人参"等美称。金线莲全草均可入药，其性味平、甘；氨基酸和微量元素两者的含量均高于国产西洋参和野山参；其所含牛磺酸、多糖类成分具有抗衰老、养肝护肝、调节人体机体免疫的作用。金线莲药用调和气血、五脏，有清热凉血、祛风利湿、解毒、止痛、镇咳、强心利尿、固肾平肝、扶正固本、阴阳互补、生津养颜、益寿延年等功效，主治肺病、咯血、支气管炎、肾炎、膀胱炎、糖尿病、血尿、小儿惊风，破伤风，膀胱炎、肾炎水肿，急慢性肝炎、风湿性关节炎、跌打损伤、毒蛇咬伤、肿瘤、乳癌等疑难病症；也兼除青春痘。长江以南的老百姓常煲汤给新生儿喂食，使新生儿不易患胃肠疾病，并能去除胎毒等。福建龙岩地区的武平县是目前国内最大的野生金线莲交易集散地之一，武平金线莲为国家地理标志产品。福建省永安市、南靖县为"中国金线莲之乡"。金线莲除食疗药用外，还是一种极具观赏价值的室内观叶珍品。

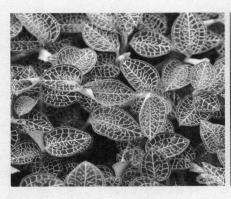
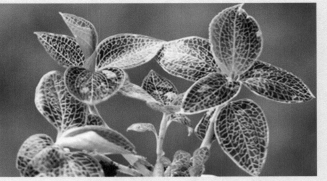

141. 棕榈科 Palmae

141.01　蒲葵 *Livistona chinensis*（Jacq）R. Br.

【别名】扇叶葵、葵扇叶

【植物特征】乔木，高达 20 m。叶阔肾状扇形，直径达 1 m 以上，掌状深裂至中部，裂片条状披针形，宽 1.8~2 cm，顶端长渐尖，深 2 裂，其分裂部分长达 50 cm，下垂，叶柄长达 2 m，下部有 2 裂逆刺。肉穗花序排成圆锥花序式，长达 1 m 有余，腋生，分枝疏散，总苞棕色，管状，坚硬，花小，两性，黄绿色，长约 2 mm，萼片 3，覆瓦状排列；花冠 3 裂，几达基部。核果椭圆形，状如橄榄，长 1.8~2 cm，径约 1 cm，黑色。喜充足阳光和温暖湿润的气候。

【生境】分布于我国广东、广西和海南。

【功用及推广价值】嫩芽可食。果实药用，治癌症、白血病；根治哮喘，叶治功能性子宫出血。叶制葵扇、簑衣，叶中脉可制牙签。可盆栽观赏。

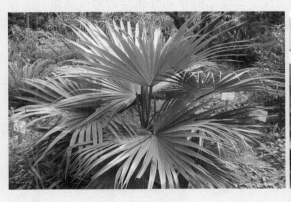
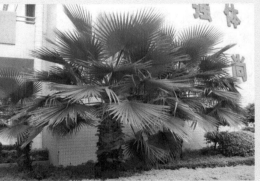

141.02　鱼尾葵 *Caryotao chlandra* Hance

【别名】假桃榔

【植物特征】乔木，高达 20 m。茎无吸枝，单生。叶为二回羽状全裂，裂片暗绿色，厚而硬，顶端一片扇形，有不规则的齿缺，侧面的菱形而似鱼尾，长 15~30 cm，内侧边缘有粗齿部分超过全长之半，外侧边缘伸长成一尾尖。总苞花序无鳞粃，花序长约 3 m，分枝悬垂，花 3 朵聚生，雌花介于二雄花之间；雄花萼片宽圆形，长约 5 mm，花瓣黄色，长约 2 cm，雄花多数，雌花较小，长不及 1 cm，花蕾三棱形。果球形，直径 1.8~2 cm，淡红色，有种子 1~2 颗。

【生境】分布于我国东南至西南部。生于低山山林或植于庭院中。

【功用及推广价值】茎含大量淀粉为桄榔粉的代用品，用于药物和饮食。根药用，可强筋健骨。可盆栽而成观叶植物。

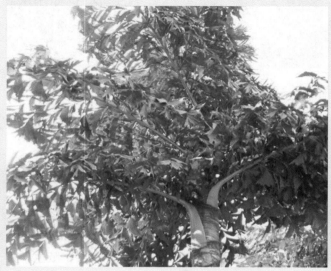
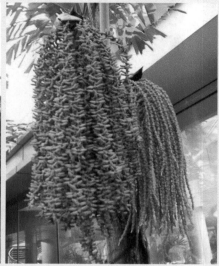

141.03 短穗鱼尾葵 *Caryota mitis* Lour

【别名】酒椰子、丛生鱼尾葵、丛生孔雀椰子、鱼尾葵、丛生孔雀椰子

【植物特征】小乔木，高 5~8 m，茎有吸枝，故聚生成丛，叶为二回羽状全裂，长 1~3m，裂片淡绿色，质薄而脆，长 10~20 cm，侧生的顶端近截平至斜截平，内侧边缘不及一半有齿缺，外侧边缘延伸成一短尖或尾尖尖头；叶柄和叶鞘被棕黑色鳞秕。总苞和花序有鳞秕，花序较短，长 30~40 cm，多分枝、下垂。果球形，直径 1.2~1.8 cm，紫黑色，中果皮有许多针刺状结晶体，内有种子一颗。

【生境】分布于广东、广西、云南和海南岛。生于山谷林中或植于庭院。

【功用及推广价值】茎的髓心含淀粉，可食，有养生作用。花序汁液含糖，可取糖或酿酒。树形美观，适于庭园栽培，供观赏。

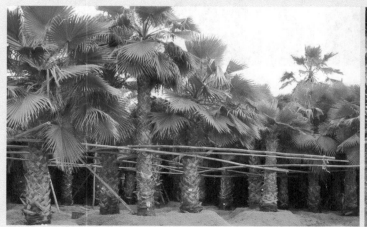
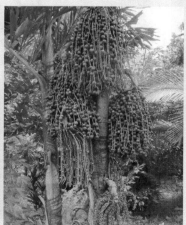

141.04　油棕 *Elaeis guineensis* Jacq.

【植物特征】乔木，高达 10 m，或更高。直径达 50 cm，叶羽状全裂，长 3~4.5 m，裂片条状披针形，芽时外向折叠，长 70~80 cm，宽 2~4 cm，下部的退化为针刺。花雌雄同株，雄花序较小，由多数具尖头的穗状花序组成，长 7~12 cm，雌花序较大，近头状，长 20~30 cm，基部承托具 7~30 mm 长刺的苞片。坚果卵形或倒卵形，长 4~5 cm，宽 3 cm，橙红色，外果皮海绵质，含油分，中果皮纤维质，内果皮骨质，顶端有 3 萌发孔，种子球形或卵形，含油分。

【生境】我国广东、广西、海南有栽培。

【功用及推广价值】果皮油称棕油，精炼后可作食用油，果仁油称棕仁油，是高级食用油，其饼粕为上好饲料和肥料。未成熟的花序汁液可制糖制酒进而制药。果壳制活性炭。

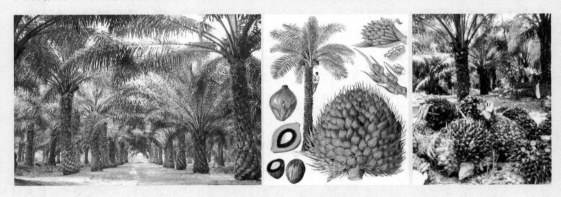

141.05　水椰 *Nypa fruticans* Wurmb.

【别名】烛子

【植物特征】国家三级保护植物，典型的热带海岸植物，又是子遗植物。丛生灌木，有匍匐状根茎。叶自根茎生出，羽状全裂，长 4~7 m，裂片狭长披针形，长 50~80 cm，宽 3~5 cm，茎部外向折叠，背面沿中脉有数至十余枚金黄色、纤维束状、丁字着生的附属物。肉穗花序长约 1 m，雄花序柔荑花序，生于雌花序下，雌花序球形，顶生。成熟心皮核果状，长 9~11 cm，倒卵形，稍压扁而具六棱，褐色而光亮，外果皮肉质，具纤维，内果皮海绵状。种子圆形长 3~4 cm，胚乳白色、均匀、中空。

【生境】原产菲律宾，中国产于海南。天然生长或人工栽培，生长于热带海岸、沼泽土。

【功用及推广价值】果肉像椰子，可生食，可糖渍。花序轴含糖，可制糖浆和酒、配药。佛焰花序上的汁液含蔗糖 15% 左右；种仁可食。其叶可盖屋及编织席篮等工艺品；还有防风浪、固海堤、绿化海岸、净化空气的作用。

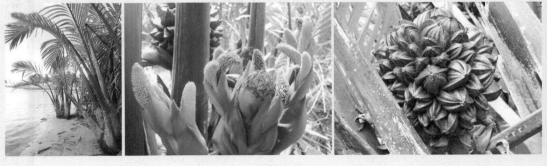

141.06 桃榔 *Arenga pinnata* (Wurmb.) Merr.

【别名】砂糖椰子、糖树、桃柳、莎木

【植物特征】乔木，高 12 m 或更高。叶通常 7 m 以上，羽状全裂，裂片条形，80~150 cm，宽 4~5.5 cm，顶端有啮蚀状齿，基部有两个不等长的耳垂，背面苍白色，叶鞘粗纤维质，包茎。肉穗花序腋生，多分枝，排成下垂的圆锥花序式，长达 1.5 m，鞘状总苞 5~6 枚，披针形，花雌雄同株，雄花常成对着生，萼片近圆形，雌花常单生。果倒卵状球形，长 3.5~5 cm，棕黑色，基部有宿存的花被片。

【生境】原产地在马来西亚、印度尼西亚雨林。分布于广东、广西和云南，

【功用及推广价值】花序汁液可制砂糖。髓心可提取桃榔粉，药用和养生用。茎髓可用来制作西谷米。花朵中采集的汁液可发酵为棕榈酒，医药上治疗月经不调和头晕，或蒸馏成烈酒。根在草药中治疗肾结石。叶基部有硬棕，可制绳、刷。景观树种。幼叶的叶鞘可制成有用的纤维，树干可做水管。

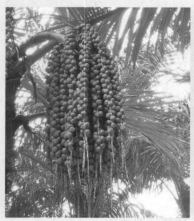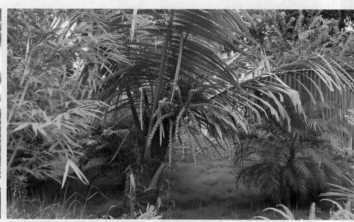

141.07 槟榔 *Areca cathecu* L.

【别名】槟榔子、玉片、仁频、宾门、洗瘴丹、青仔、榔玉、大腹子、马金南

【植物特征】乔木，高 17 m，或更高，茎基部略膨大，叶长 1.3~2 m，羽状全裂，裂片狭长披针形，长 30~60 cm，宽 2.5~4 cm，顶端渐尖，呈不规则齿裂，两面光滑。肉穗花序生于叶鞘束下，多分枝，排成圆锥花序式，长 25~30 cm，上部着生雄花，下部着生雌花。果长椭圆形，长 3.5~4 cm，基部存宿存的花被片，橙红色，中果皮厚，纤维质，种子卵形，基部平坦。

【生境】原产马来西亚，现广泛分布于亚洲、非洲、大洋洲及美洲的热带滨海及内陆地区。主要分布在南北纬 20° 之间，尤以赤道滨海地区分布最多。我国广东、广西、福建和云南、海南、台湾有栽培。

【功用及推广价值】我国湖南、广东、广西和海南有用石膏混鲜槟榔果咀嚼的习惯，谓能消除疲劳和引起兴奋（常嚼槟榔可引发口腔和牙齿病变）。气虚下陷慎服。为传统中药，种子能助消化和驱除肠胃寄生虫，果皮名大腹皮，能通大小便，治腹胀水肿。木材可作立柱，用于建筑。

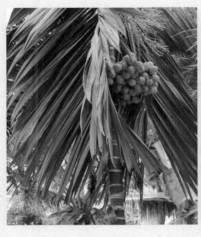
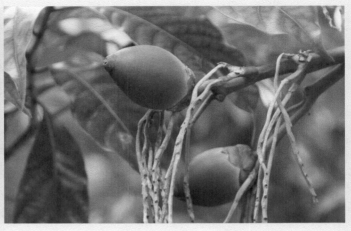

141.08 椰子 *Cocos nucifera* L.

【别名】胥余、古古椰子、椰瓢、胥耶、胥邪、可可椰子、越王头

【植物特征】高大乔木，高 15~30 m。叶羽状全裂，长 3~4 m，裂片条状披针形，长 50~100 cm，或更长，宽 3~4 cm，基部明显向外折叠。肉穗花序腋生，长 1.5~2 m，多分枝，雄花聚生于分枝上部，雌花散生于下部，总苞纺锤形，厚木质，长 60~100 cm，脱落。坚果倒卵形或近球形，长 15~25 cm，顶端微具三棱，中果皮厚而纤维质，内果皮骨质，近基部有三萌发孔。种子 1 颗，种皮薄，紧贴着白色坚实的胚乳，胚乳内有一富含液汁的空腔；胚基生。椰子自受精至果实发育成熟需 12 个月时间。

【生境】原产于亚洲东南部、印度尼西亚至太平洋群岛，赤道海滨地区。我国分布于两广、云南和台湾。

【功用及推广价值】椰果是著名的热带水果；椰汁、椰肉可做菜。椰汁是可口的清凉解暑饮料，因含有生长物质，作组织培养的促进剂。椰肉可加工各种食品和糕点、糖果，可制成椰干、椰奶粉、椰蛋白、椰蓉等。成熟的椰肉含脂肪达 70%，可榨油食用，也是主要工业用油，可制高级香皂、牙膏。椰花苞可割取椰花汁酿制椰花酒，或提炼椰汁糖等。以果肉、汁和果壳入药，性味甘，平。果肉补虚强壮，生津，益气祛风，利尿，消疳杀虫，用于心脏病水肿，充血性心力衰竭者，治小儿绦虫、姜片虫病，能抗衰老和健身美容。椰水具有滋补、清暑解渴的功效，主治暑热、口干烦渴。椰壳祛风，利湿，止痒，外用治体癣，脚癣。椰肉榨油后剩下的椰子油饼作饲料。椰壳可制成各种器皿和工艺品，也可制活性炭；树干可作建筑材料；叶子可盖屋顶或编织；果壳纤维可制毛刷、地毯、缆绳和垫物。椰子树形优美，是热带地区绿化美化环境的优良树种。

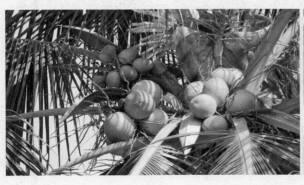
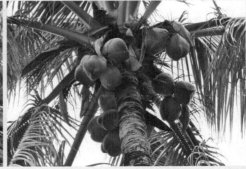

【别名】沙叻

【植物特征】常绿植物，株丛生，茎短，或几无茎。有刺。雌雄异株。叶自贴地面基部生出，羽状全裂，羽片披针形，或线状披针形，呈"S"状或镰刀状，先端渐尖。果实上尖下圆，高 5 cm，下部直径 5 cm，果皮薄但较硬，能划破手指，一级果单重 120 g。

【生境】分布于印度尼西亚、我国华南地区、川渝部分地区。喜热带湿润气候，高温高湿，年均气温高于 22℃，最冷月平均气温 18℃ 以上，相对湿度在 85% 以上。

【功用及推广价值】东南亚著名水果，也做菜肴类食用。果实鲜食味美，也用于加工蜜饯、果酱、腌制，罐头，发酵成酒。有美容益肤的功能。蛇皮果属于凉性水果，所以孕妇不能多吃。医用，果有消除脑疲劳，增强大脑记忆的功效。

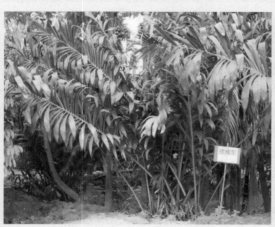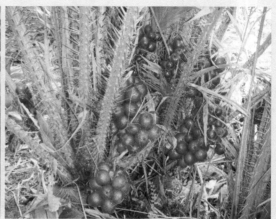

142. 浮萍科 Lemnaceae

142.01　*浮萍 Lemna minor* L.

【别名】漂浮草、青萍、田萍、浮萍草、水浮萍、水萍草

【植物特征】浮水小草本。根一条长 3~4 cm，纤细，根鞘无附属物，根冠钝圆或截切状。叶状体对称，倒卵形、椭圆形或近圆形，长 1.5~6 mm，两面平滑，绿色，不透明，具不明显的 3 脉纹。花单性，雌雄同株，生于叶状体边缘开裂处，佛焰苞囊状，内有雌花一朵，雄花两朵，果实圆形，近陀螺状，无翅或具窄翅。种子一粒。

【生境】全世界温热带地区普生分布。我国南北各地。生于水田、池沼或其他静水水域。

【功用及推广价值】近有研究证明，其蛋白质含量高达 60%，因之称为人类未来的粮食作物，产出颇高，667 m² 的水面，每日可收取 200 kg 鲜草。以带根全草入药，性寒，味辛，功能发汗透疹、清热利水消肿，主治风寒感冒，健胃发汗、麻疹、水肿等症。植物生长极快，可做家禽家畜饲料、饲喂鱼苗或做绿肥。同类植物紫萍 *Spirodela polyrhiza* L.，药效与本种同且强，其余用途同本种。

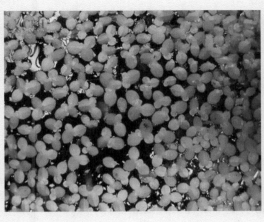
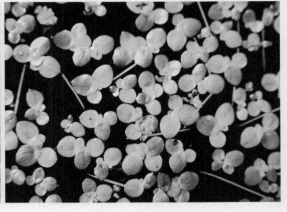

143. 旅人蕉科 Strelitziaceae

143.01 旅人蕉 *Ravenala madagascariensis* Adans

【别名】孔雀树、扇芭蕉、旅人木、散尾葵、扁芭槿、水木

【植物特征】为常绿乔木状，多年生大型草本植物。株高达 10~20 m，干直立，不分枝。叶成两纵列排于茎顶。叶片硕大奇异，状似芭蕉，像一把撑开的绿色折扇。叶片椭圆形长约 2 m，宽约 40 cm，柄木质化，长约 1.5 m。由于叶鞘呈杯状能贮存大量水液，其树液可供旅人饮用而得名。聚伞花序，蝎尾状，腋生。总苞船形，白色。花序轴边生佛焰苞 5~6 枚，长 25~35 cm，宽 5~8 cm，内有花 5~12 朵。萼片披针形，长约 20 cm，宽 12 cm，雄蕊纤形，长 5~16 cm，柱头纺锤形，子房扁压，长 4~5 cm。蒴果开裂三瓣，种子肾形，长 10~12 cm。

【生境】原产非洲马达加斯加，现各热带地区有栽培，中国见于广东、海南、上海、北京、台湾。北京、上海保护地引种。

【功用及推广价值】叶柄内藏有许多清水，可解游人之渴。每叶叶柄最下部有一匙形构造，内盛 1 000 mL 以上的清水。当沙漠旅行者饥渴时，就可切一个小口吸饮。（饮后小口愈合再贮水，翌日又供人饮）可谓救命蕉。作观赏植物，叶硕大奇异，姿态优美。

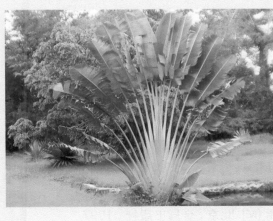
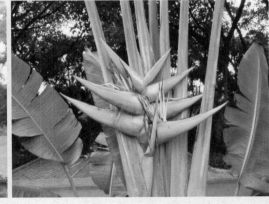

参考文献

[1] 中国科学院植物研究所，中国高等植物图鉴 [M]. 北京：科学出版社，1976.

[2] 李永和，聂继红. 新疆药用植物野外识别手册 [M]. 乌鲁木齐：新疆人民卫生出版社，2013.

[3] 明·李时珍. 本草纲目 [M].

[4] 张天柱. 名稀特野蔬菜栽培技术 [M]. 北京：中国轻工业出版社，2011.

[5] 吴红蓉. 药补与食疗 [M]. 北京：东方出版社，1997.

[6] 魏德保. 果品营养与食疗 [M]. 北京：中国林业出版社，1986.

[7] 明·朱橚原著. 王家葵，张瑞贤，李敏校注. 救荒本草校释与研究 [M]. 北京：中医古籍出版社，2007.

[8] 张卫明，肖正春，张广伦. 我国野生蔬菜资源的开发利用研究 [J]. 中国野生植物资源，2009，28：4-8.

[9] 石青，王宁. 我国古代药食两用植物探讨 [J]. 北京中医，2007，26：365-367.

[10] 陶桂全，傅国勋. 中国野菜图谱 [M]. 北京：解放军出版社，1987.

[11] 朱立新. 中国野菜开发与利用 [M]. 北京：金盾出版社，1996.

[12] 刘海英，仇农学，姚瑞祺，等. 我国 86 种药食两用植物的抗氧化活性及其与总酚的相关性分析 [J]. 西北农林科技大学学报，2009，37：173-180.

[13] 田关森，王嫩仙，陈煜初，等. 中国森林蔬菜 [M]. 北京：中国林业出版社，2009.

[14] 杨毅，傅运生，王万贤，等. 湖北野生蔬菜资源及开发利用 [J]. 湖北大学学报，2000，22：292-4.

[15] 龚汉雨，韩昕，肖猛，等. 湖北大别山地区野生蔬菜资源及其开发利用. [J] 湖北农业科学，2010，49：1389-1392.

[16] 中国科学院中国植物志编辑委员会. 中国植物志：77 卷. 第 1 分册 [M]. 北京：科学出版社，1999：315.

[17] 江苏新医学院. 中药大辞典：上册 [M]. 上海：上海人民出版社，1977：988.

[18] 金宗濂. 开发食疗宝库，发展中国特色的功能食品 [J]. 北京联合大学学报，1997（1）：1-3.

[19] 徐志祥. 食疗的起源及其应用 [J]. 食品研究与开发.2003，24（6）.

[20] 李都，尹林克. 中国新疆野生植物 [M]. 乌鲁木齐：新疆青少年出版社，2006.

[21] 张丽萍.181 种药用植物繁殖技术 [M]. 北京：中国农业出版社，2004.

[22] 孙建国，张哲普. 野菜的食用及药用 [M]. 北京：金盾出版社，1997.

[23] 罗宇，屈永红. 中国野菜 [M]. 长春：东北师范大学出版社，2010.

附录

卫生部关于进一步规范保健食品原料管理的通知
（卫法监发 [2002]51 号）

中华人民共和国国家卫生和计划生育委员会 2002-03-11

各省、自治区、直辖市卫生厅局、卫生部卫生监督中心：

为进一步规范保健食品原料管理，根据《中华人民共和国食品卫生法》，现印发《既是食品又是药品的物品名单》、《可用于保健食品的物品名单》和《保健食品禁用物品名单》（见附件），并规定如下：

一、申报保健食品中涉及的物品（或原料）是我国新研制、新发现、新引进的无食用习惯或仅在个别地区有食用习惯的，按照《新资源食品卫生管理办法》的有关规定执行。

二、申报保健食品中涉及食品添加剂的，按照《食品添加剂卫生管理办法》的有关规定执行。

三、申报保健食品中涉及真菌、益生菌等物品（或原料）的，按照我部印发的《卫生部关于印发真菌类和益生菌类保健食品评审规定的通知》（卫法监发 [2001]84 号）执行。

四、申报保健食品中涉及国家保护动植物等物品（或原料）的，按照我部印发的《卫生部关于限制以野生动植物及其产品为原料生产保健食品的通知》（卫法监发 [2001]160号）、《卫生部关于限制以甘草、麻黄草、苁蓉和雪莲及其产品为原料生产保健食品的通知》（卫法监发 [2001]188 号）、《卫生部关于不再审批以熊胆粉和肌酸为原料生产的保健食品的通告》（卫法监发 [2001]267 号）等文件执行。

五、申报保健食品中含有动植物物品（或原料）的，动植物物品（或原料）总个数不得超过 14 个。如使用附件 1 之外的动植物物品（或原料），个数不得超过 4 个；使用附件 1 和附件 2 之外的动植物物品（或原料），个数不得超过 1 个，且该物品（或原料）应参照《食品安全性毒理学评价程序》（GB15193.1—1994）中对食品新资源和新资源食品的有关要求进行安全性毒理学评价。

以普通食品作为原料生产保健食品的，不受本条规定的限制。

六、以往公布的与本通知规定不一致的，以本通知为准。

附件 1　既是食品又是药品的物品名单

（按笔画顺序排列）

丁香、八角茴香、刀豆、小茴香、小蓟、山药、山楂、马齿苋、乌梢蛇、乌梅、木瓜、火麻仁、代代花、玉竹、甘草、白芷、白果、白扁豆、白扁豆花、龙眼肉（桂圆）、决明子、百合、肉豆蔻、肉桂、余甘子、佛手、杏仁（甜、苦）、沙棘、牡蛎、芡实、花椒、赤小豆、阿胶、鸡内金、麦芽、昆布、枣（大枣、酸枣、黑枣）、罗汉果、郁李仁、金银花、青果、鱼腥草、姜（生姜、干姜）、枳椇子、枸杞子、栀子、砂仁、胖大海、茯苓、香橼、香薷、桃仁、桑叶、桑椹、橘红、桔梗、益智仁、荷叶、莱菔子、莲子、高良姜、淡竹叶、淡豆豉、菊花、菊苣、黄芥子、黄精、紫苏、紫苏籽、葛根、黑芝麻、黑胡椒、槐米、槐花、蒲公英、蜂蜜、榧子、酸枣仁、鲜白茅根、鲜芦根、蝮蛇、橘皮、薄荷、薏苡仁、薤白、覆盆子、藿香。

附件 2　可用于保健食品的物品名单

(按笔画顺序排列)

人参、人参叶、人参果、三七、土茯苓、大蓟、女贞子、山茱萸、川牛膝、川贝母、川芎、马鹿胎、马鹿茸、马鹿骨、丹参、五加皮、五味子、升麻、天门冬、天麻、太子参、巴戟天、木香、木贼、牛蒡子、牛蒡根、车前子、车前草、北沙参、平贝母、玄参、生地黄、生何首乌、白芨、白术、白芍、白豆蔻、石决明、石斛（需提供可使用证明)、地骨皮、当归、竹茹、红花、红景天、西洋参、吴茱萸、怀牛膝、杜仲、杜仲叶、沙苑子、牡丹皮、芦荟、苍术、补骨脂、诃子、赤芍、远志、麦门冬、龟甲、佩兰、侧柏叶、制大黄、制何首乌、刺五加、刺玫果、泽兰、泽泻、玫瑰花、玫瑰茄、知母、罗布麻、苦丁茶、金荞麦、金樱子、青皮、厚朴、厚朴花、姜黄、枳壳、枳实、柏子仁、珍珠、绞股蓝、胡芦巴、茜草、荜茇、韭菜子、首乌藤、香附、骨碎补、党参、桑白皮、桑枝、浙贝母、益母草、积雪草、淫羊藿、菟丝子、野菊花、银杏叶、黄芪、湖北贝母、番泻叶、蛤蚧、越橘、槐实、蒲黄、蒺藜、蜂胶、酸角、墨旱莲、熟大黄、熟地黄、鳖甲。

附件 3　保健食品禁用物品名单

(按笔画顺序排列)

八角莲、八里麻、千金子、土青木香、山莨菪、川乌、广防己、马桑叶、马钱子、六角莲、天仙子、巴豆、水银、长春花、甘遂、生天南星、生半夏、生白附子、生狼毒、白降丹、石蒜、关木通、农吉痢、夹竹桃、朱砂、米壳（罂粟壳)、红升丹、红豆杉、红茴香、红粉、羊角拗、羊踯躅、丽江山慈姑、京大戟、昆明山海棠、河豚、闹羊花、青娘虫、鱼藤、洋地黄、洋金花、牵牛子、砒石（白砒、红砒、砒霜)、草乌、香加皮（杠柳皮)、骆驼蓬、鬼臼、莽草、铁棒槌、铃兰、雪上一枝蒿、黄花夹竹桃、斑蝥、硫黄、雄黄、雷公藤、颠茄、藜芦、蟾酥。